周围动脉疾病 中西医诊疗精要

刘政 刘明

张玥◎主 编

中国中医药出版社·北京

U0343356

图书在版编目（CIP）数据

周围动脉疾病中西医诊疗精要 / 刘政，刘明，张玥主编 . —北京：中国中医药出版社，2024.11

ISBN 978 - 7 - 5132 - 9030 - 2

Ⅰ . ①周… Ⅱ . ①刘… ②刘… ③张… Ⅲ . ①周围—诊疗—问题解答 Ⅳ . ① R543.5.

中国国家版本馆 CIP 数据核字第 2024F05V43 号

中国中医药出版社出版

北京经济技术开发区科创十三街 31 号院二区 8 号楼
邮政编码　100176
传真　010-64405721
三河市同力彩印有限公司印刷
各地新华书店经销

开本 787×1092　1/16　印张　23　字数 460 千字
2024 年 11 月第 1 版　2024 年 11 月第 1 次印刷
书号　ISBN 978 - 7 - 5132 - 9030- 2

定价　99.00 元
网址　www.cptcm.com

服 务 热 线　010-64405510
购 书 热 线　010-89535836
维 权 打 假　010-64405753

微信服务号　zgzyycbs
微商城网址　https://kdt.im/LIdUGr
官 方 微 博　http://e.weibo.com/cptcm
天猫旗舰店网址　https://zgzyycbs.tmall.com

如有印装质量问题请与本社出版部联系（010-64405510）

编　委

主　编

刘　政　刘　明　张　玥

副主编

张大伟　王雁南　张玉冬　程志新

编　委（以姓氏笔画为序）

于四海　王　彬　王雁南　刘　明　刘　政　李　环

李扬会　李会含　张　玥　张　敏　张大伟　张玉冬

张筱杉　陈国栋　陈晓静　季　博　周　超　赵亚男

赵德杰　郝清智　侯玉芬　姜　振　秦红松　郭道成

梁　刚　梁佳玮　程志新

前　言

　　周围动脉是指人体动脉系统中除心脑动脉之外的动脉系统，随着人口老龄化和生活方式的转变，周围动脉疾病的发病率逐年增加，已经成为危害人类健康的主要病种。此类疾病病因复杂，发病后会对供血的组织脏器造成严重影响，常发生坏疽继而截肢，甚至危及生命，严重危害着人们的身体健康和生活质量。

　　尽管周围动脉疾病的疾病谱随着时代发展有所变化，但一直困扰着人类社会。无论是中医学还是西医学，在长期诊治此类疾病的过程中，积累了丰富的经验。中华人民共和国成立初期，血栓闭塞性脉管炎肆虐，正是前辈们积极发挥中医药治疗特色，拉开了中西医结合治疗周围血管疾病的序幕，逐步形成了我国独特的中西医结合诊治周围血管疾病的优势，主要体现在辨病与辨证相结合、内治疗法与外治疗法相结合、药物治疗与手术治疗相结合等。

　　山东中医药大学附属医院周围血管病科是国家卫健委和国家中医药管理局重点专科，几代人在周围动脉疾病中西医诊疗方面积累了丰富的经验，本书以全国名老中医尚德俊、侯玉芬诊治周围动脉疾病的临证经验为基础，结合学科进展，撮其精要，进行了系统论述。其中总论中介绍了周围动脉疾病中医和中西医结合诊疗简史，还介绍了周围动脉的解剖、诊断方法和治疗措施等，各论中按照主动脉疾病、肢体动脉闭塞性疾病、肠系膜动脉疾病、动脉炎性疾病和其他动脉疾病分别论述一些临床常见的周围动脉疾病的中西医诊疗问题，书后附有编者专科治疗周围动脉疾病常用中药方剂供大家检阅。该书力求守正创新、贴近实用，可供临床医师参考。

本书在编写过程中承蒙恩师、全国名老中医侯玉芬教授的指导和大力协助，在此深致谢忱。由于编者水平所限，疏漏不当之处，敬请不吝指正。

编　者

2024年6月于泉城

目 录

总 论

第一章 周围动脉疾病概论 ·················· **3**

　第一节 周围动脉疾病诊疗在我国的发展简史 ········ 3

　第二节 周围动脉的解剖结构 ············· 12

第二章 周围动脉疾病的诊断方法 ············· **20**

　第一节 询问病史 ·················· 20

　第二节 体格检查 ·················· 23

　第三节 辅助检查 ·················· 32

第三章 周围动脉疾病的中医辨证与血瘀证 ········ **39**

　第一节 周围动脉疾病的中医辨证 ········· 39

　第二节 周围动脉疾病的血瘀证临床表现 ······ 43

第四章 周围动脉疾病的特殊检查 ············· **45**

　第一节 彩色多普勒超声 ·············· 45

　第二节 血管内超声 ················· 52

　第三节 光电容积描记 ··············· 54

　第四节 血流动力学检测 ·············· 57

第五节　微循环检查 ……………………………………… 62

第六节　X线检查 ………………………………………… 68

第七节　电子计算断层成像 ……………………………… 70

第八节　核磁共振成像及磁共振血管造影 ……………… 80

第九节　动脉造影 ………………………………………… 86

第十节　数字减影血管造影 ……………………………… 98

第五章　周围动脉疾病的中医治则与治法…………… **104**

第一节　周围动脉疾病常用的治疗原则 ………………… 104

第二节　周围动脉疾病的内治疗法 ……………………… 106

第三节　周围动脉疾病的外治疗法 ……………………… 112

第六章　周围动脉疾病的药物治疗…………………… **118**

第一节　抗血小板疗法 …………………………………… 118

第二节　抗凝疗法 ………………………………………… 121

第三节　纤溶疗法 ………………………………………… 127

第四节　降黏疗法 ………………………………………… 132

第五节　扩张血管药物 …………………………………… 138

第七章　周围动脉的介入手术疗法…………………… **141**

第一节　穿刺与止血技术 ………………………………… 141

第二节　鞘管技术 ………………………………………… 143

第三节　导丝技术 ………………………………………… 144

第四节　导管技术 ………………………………………… 145

第五节　球囊和支架的选择 ……………………………… 146

第八章　周围动脉疾病的护理与康复………………… **148**

第一节　周围动脉疾病的护理 …………………………… 148

第二节　周围动脉疾病患者围手术期护理 ……………… 152

各 论

第九章 主动脉疾病·················· **159**

第一节 腹主动脉瘤 ·················· 159

第二节 主动脉溃疡 ·················· 165

第三节 主动脉夹层 ·················· 170

第十章 肢体动脉闭塞性疾病·················· **183**

第一节 血栓闭塞性脉管炎 ·················· 183

第二节 闭塞性动脉硬化症 ·················· 198

第三节 糖尿病肢体动脉闭塞症 ·················· 223

第四节 急性肢体动脉栓塞 ·················· 232

第五节 肢体动脉血栓形成 ·················· 241

第六节 腘动脉陷迫综合征 ·················· 251

第十一章 肠系膜动脉疾病·················· **256**

第十二章 动脉炎性疾病·················· **262**

第一节 多发性大动脉炎 ·················· 262

第二节 结节性多动脉炎 ·················· 272

第三节 变应性皮肤血管炎 ·················· 277

第四节 巨细胞性动脉炎 ·················· 283

第五节 类风湿血管炎 ·················· 288

第六节 血管型白塞病 ·················· 300

第七节 青斑血管病 ·················· 311

第十三章 其他动脉疾病·················· **317**

第一节 红斑肢痛症 ·················· 317

第二节 雷诺综合征 ·················· 322

第三节 手足紫绀症 ·················· 329

第四节 血管损伤 ·················· 333

附 篇

治疗周围动脉疾病常用方剂…………………………………… **341**

    第一节　内服方剂 ……………………………………… 341

    第二节　外用方剂 ……………………………………… 349

主要参考文献…………………………………………… **353**

总　论

第一章

周围动脉疾病概论

第一节 周围动脉疾病诊疗在我国的发展简史

一、中医学对周围动脉疾病的认识

周围血管疾病学在历史的长河中逐渐发展、成长、壮大，现已成为独立的一门学科。早在几千年前，我国中医学对周围血管疾病就有了一定的认识，人们经过长期与疾病的斗争，对周围血管疾病的诊断及治疗均积累了丰富的经验，并形成了独特的理论及治疗方法，对我国周围血管疾病的防治作出了巨大的贡献。

春秋战国时期，《黄帝内经》奠定了中医学的理论体系，为中医学术的发展打下良好的基础，对周围血管疾病学亦是如此。《灵枢·经脉》就记载有"脉道以通，血气乃行"，对血液循环进行了初步的探讨；同时还记载了"恶血""留血"等病名，对血瘀证进行了比较详细的总结。《灵枢·痈疽》首次记载了肢体缺血性坏疽："发于足指，名脱痈，其状赤黑，死不治，不赤黑，不死，治之不衰，急斩之，不则死矣。""发于足旁，名曰厉痈，其状不大，初如小指发，急治之，去其黑者。"描述了肢体缺血性疾病的发病特点、发展规律及严重性，同时提出了肢体坏死时应采取手术的方法。以上文献中记载的病证，可能包括西医学周围动脉疾病中的血栓闭塞性脉管炎、闭塞性动脉硬化症、糖尿病肢体动脉硬化症、急性肢体动脉栓塞、大动脉炎、雷诺综合征等，因肢体严重缺血导致肢体坏死者。周围动脉疾病早期，尚未发生肢体坏死时，《黄帝内经》称为"痹""血痹""脉痹"等。《素问·平人气象论》言"脉涩曰痹"，《素问·五脏生成》谓"血凝于肤者为痹，凝于脉者为泣，凝于足者为厥"，《素问·痹论》则指出"痹……在于脉则血凝而不流"，总结出周围动脉疾病的发病机理。《黄帝内经》不但记载了周围动脉疾病的发病特点、发病机理，而且还提出了治疗法则和治疗方法。如《素问·至真要大论》曰"疏其血气，令其调达"，《素问·调经论》提出"病在脉，调之血；病在血，调之络"，指出了治疗周围血管疾病应疏通血脉、调和气血的治疗法则，对周围动脉疾病的临床治疗及研究均有重要的指导意义。

汉代，对周围动脉疾病的研究更加深入，治疗方法也更加丰富多彩。张仲景《伤寒杂病论》首先提出"瘀血"病名，创立辨证论治体系，开辟了以"活血化瘀"法治疗周围血管疾病之先河，总结出治疗周围动脉疾病的有效方法。其主要治疗方法有：①温通活血法：用黄芪桂枝五物汤治疗"血痹"（大动脉炎、雷诺综合征）。②泄热通瘀法：主要用大黄、芒硝等治疗"瘀热在里""热结蓄热"，如桃仁承气汤、抵当汤等，临床应用桃仁承气汤加减治疗取得较好的疗效。③活血破瘀法：主要应用虫类药物，如水蛭、虻虫、䗪虫、蜣螂、蛴螬等，活血破血，治疗瘀血重症，如鳖甲煎丸、大黄䗪虫丸等。临床实践证实，应用虫类药物治疗周围动脉疾病取得较好疗效。张仲景创立治疗血瘀证的治疗大法，对现代临床治疗周围动脉疾病的研究有重要的价值。华佗《神医秘传》中说："此症发生于手指或足趾之端，先痒而后痛，甲现黑色，久则溃败，节节脱落，宜用生甘草，研成细末，麻油调敷……内服药用金银花三两，玄参三两，当归二两，甘草一两，水煎服。"这是最早提出药物内外并用治疗"脱疽"的记载。其中，这四味内服药物被后世称为"四妙勇安汤"，具有清热解毒、凉血养阴、活血化瘀之功，治疗血栓闭塞性脉管炎、闭塞性动脉硬化症等周围动脉疾病疗效显著。

西晋皇甫谧《针灸甲乙经》（282）提出"脱疽"的病名，如"发于足指，名曰脱疽"，将"脱痈"改名为"脱疽"。南北朝时期，龚庆宣《刘涓子鬼遗方》（5世纪）是我国现存较早的外科学专著，亦有"发于足指名曰脱疽"的记载。此后，脱疽之名一直沿用，周围动脉疾病的研究向前推进了一步。

隋代巢元方《诸病源候论》（610）认识到消渴可引发"脱疽"，认为"夫消渴者，以其病变，多发痈疽"，提出了"脱疽"发病与脏腑、经络及营卫气血功能失调有密切关系，认识到"脉痹，则血凝不流"，"血痹者……于血而痹"，"血得温则宣流，得寒则凝结"，为周围动脉疾病的研究作出了较大的贡献。

唐代，受《黄帝内经》学术思想的影响，《千金翼方·黄父相痈疽论第一》（7世纪）中对"脱疽"的治疗主张"毒在肉则割，毒在骨则切"。这对周围动脉疾病的临床治疗研究有重要指导意义。《外台秘要》（752）对"脱疽"的治疗、预后判断有了新的认识，如"发于足指者，名曰脱疽，其状赤黑，死不疗，不赤黑可疗，疗不衰，急斩去之得活，不去者死"，说明对脱疽早期"不赤黑者"行手术截趾（肢），可以治愈。

宋代，中医外科学有了很大的发展和突破，并有外科专著出版。如《太平圣惠方》

（992）和《圣济总录》（1117），记载了许多相关外科的疾病，重视整体与局部治疗相结合，突出外科疾病的辨证论治；同时创立了"内消法"和"托里法"。《外科精要》对外科疾病的病因、症状、诊断和治疗都有详细论述。但这个时期有关周围动脉疾病的记载较少，如《圣济总录》中载"脉痹"的相关论述"脉痹血道壅涩""血凝不流""治脉痹，通行血脉"，《窦氏外科全书》言"消渴之症发于手足指，名曰脱疽，其状赤紫者死，不赤者可治"，表明此时对糖尿病引起的脱疽已有了较深的认识。

明代，随着社会生产的发展、工商业的繁荣，中医外科的发展进入了全盛时期。当时对周围血管疾病的认识有了突飞猛进的提高，并积累了相当丰富的临床经验，众多医家著书立说，如《外科发挥》（1528）和《外科枢要》（1571）均有"脱疽"专论，对肢体缺血性坏疽详细论述。《外科发挥》曰："谓疔生于足趾，或足溃而自脱，故名脱疽。亦有发于手指者，名曰蛀节疔，重者腐去本节，轻者筋挛。""有先渴而后患者，有先患而后渴者……初发而色黑者，不治。"并提出"脱疽"的治疗原则为"色黑焮痛者，托里消毒""若色黑，急割去，速服补剂""作渴者，滋阴降火"。根据病情选用真人活命饮、托里散、人参败毒散、十全大补汤、加减八味丸等，并用隔蒜灸治疗。对后世治疗研究周围动脉疾病有很大的帮助。《外科理例》（1531）对"脱疽"亦有详细的记载："足指患一泡，麻木色赤，次日指黑，五日连足黑。""其发于指……色紫黑。或发于脚背，亦不治。"又曰："一膏粱年逾五十亦患此，色紫黑，脚焮痛……喜其饮食如故，动息自宁，为疮善症……次年忽发渴，服生津等药愈盛，用八味丸而止。"这是糖尿病肢体坏疽典型病案的记载。《医学入门》（1575）记载："脱骨疔，以其能溃脱也。"将"脱疽"列于"疔"的范畴，已认识到了"脱疽"的严重性。《外科启玄》（1604）云："是足之大指次指，或足溃而脱，故名脱疽。"《证治准绳》（1602）亦载有"脱疽"。说明当时对周围动脉疾病的认识已经有相当高的水平。《外科正宗》（1617）对周围动脉疾病的记述最为详尽，设有"脱疽"专篇论述，对"脱疽"的病因、发病机制、症状、预后及治疗有详细记载。书中曰："夫脱疽者，外腐而内坏也，此因平昔厚味膏粱，熏蒸脏腑，丹石补药，消烁肾水，房劳过度，气竭精伤……凡患此者，多生于手足，手足乃五脏枝干，疮之初生，形如粟米，头便一点黄泡，其皮犹如煮熟红枣，黑气侵漫，传遍五指，上至脚面，其疼如汤泼火热，其形则骨枯筋缩，其秽异香难解，其命仙方难活。"书中不但主张内服中药解毒济生汤、人参养荣汤、补中益气汤、十全大补丸等，还提出应用针灸、熏洗和外用药粉等治疗方法；并指出肢体坏死发展的严重性——"若割取之后，黑色仍漫，痛肿尤甚，败恶无脓，口干舌硬，精神不爽，食不知味者终死"。此时对周围血管疾病病种的认识更加精当、全面，对其病因的分析更加合理，其治疗方法更加丰富。

清代，中医学对周围血管疾病的认识更加深入，尤其对"脱疽"论述更加详细。并且有了比较成熟的治疗方法。《外科证治全生集》（1740）强调治疗外科疾病"以消为贵，以托为畏"，主张治疗"脱骨疽"内服阳和汤、犀黄丸和小金丹，这些宝贵方剂对临床治疗周围动脉疾病起到了重要的作用。《疡科心得集》（1805）记载："脱疽者，足指生疔，重者溃而紫黑……亦有患于手指者，名曰蛀节疔。""指疔色紫黑者，其毒必恶。""如不溃无脓，黑色过节者险。"应用黄连解毒汤、犀角地黄汤、真人活命饮等治疗。将肢体缺血坏死性疾病视为"疔毒"，已经认识到周围动脉疾病出现肢体缺血坏死时的严重性。《验方新编》（1846）载："脱骨疽……黑色不退，久则溃烂，节节脱落，延至足背腿膝，腐烂黑陷，痛不可忍。"主张应用"四妙勇安汤"治疗。《增订治疗汇要》中有"脱骨疔"的专篇论述，应用顾步汤、调中托里散和荭薢金银散等治疗。《杂病源流犀烛》中记载有"脱疽""脱骨疽""敦疽"等名称，主张内服真人活命饮加牛膝治疗。《血证论》提出血瘀疾病的治疗法则，总结了血瘀疾病活血化瘀的治疗方法。如"瘀血流注，四肢疼痛肿胀，宜化去瘀血，消利肿胀"，"有瘀血肿痛者，宜消瘀血……瘀血消散，则痛肿自除"。对"血寒血痹者"主张应用温热药，"以温达之"。清末《马培之外科医案》认为，脱疽"有湿热为患者，有感瘟疫毒疫之气而成者……有严寒涉水，气血水凝，积久寒化为热，始则手足木冷，继则红紫之色，足跗肿热，足趾仍冷，皮肉筋骨俱死，节缝渐久裂开，污水渗流，筋断肉利而脱，有落数趾而败者，有落至踝骨而不败者，视其禀赋之强弱"。这是对血栓闭塞性脉管炎的详细描述。此外，《外科大成》《医宗金鉴》《外科秘录》《疡医大全》和《外科真诠》等著作中均有"脱疽"等疾病的记载。

　　纵观我国中医学对周围动脉疾病的研究，历史悠久。中医学具有独特的理论和治疗方法，长期以来积累了许多宝贵的经验，创立的血瘀证及活血化瘀疗法、辨证论治整体疗法及外治疗法的应用，对周围动脉疾病的治疗和研究均有较大的指导意义，值得我们深入挖掘和研究，更好地继承、发扬和光大。

二、中西医结合治疗周围动脉疾病的发展简史

　　中华人民共和国成立以来，我国广大医务工作者治疗周围血管疾病在继承和发扬的基础上，有了新的发展和提高，尤其中西医结合治疗周围动脉疾病取得了重大的成就。现将1949年以来我国中西医结合治疗周围动脉疾病的发展简史进行回顾。

（一）1949—1971年

　　从应用中医药治疗血栓闭塞性脉管炎一个病为开端，到逐渐探索周围血管疾病辨证施治的规律，发展为中西医结合治疗周围血管疾病，这一时期为中西医结合治疗周围血管疾病的初期阶段。1950年，河北省沧州市著名老中医释宝山应用四妙勇安汤治疗血栓闭塞性脉管炎取得显著疗效。1954年，河北省沧州专区人民医院在我国首先报道应用四妙勇安汤治疗血栓闭塞性脉管炎取得显著效果。此后，山东省莱西县卫生院安省亮、济南市中医医院李廷来、吉林医科大学刘开琏、吉林医科大学王嘉桔等先后报道应用中药

治疗血栓闭塞性脉管炎取得的经验。

1960年，在华北地区血栓闭塞性脉管炎经验交流会议上，天津津仓医院报道了中西医结合治疗血栓闭塞性脉管炎120例，首次总结了血栓闭塞性脉管炎的辨证论治经验，分为4型：①虚寒型：散寒回阳、温经通络。②瘀滞型：活血化瘀。③毒热型：清热解毒，滋阴凉血。④气血两虚型：补气养血。1964年，山东中医学院附属医院尚德俊、赵绚德报道80例血栓闭塞性脉管炎的治疗经验，肯定了中医药的疗效。1965年7月，在南京召开的中医药治疗血栓闭塞性脉管炎临床研究工作的会议上，雷爱光、顾亚夫、尚德俊、王书桂、王景春、王嘉桔等交流中西医结合治疗血栓闭塞性脉管炎的经验。1971年10月，在济南召开的全国中西医结合治疗血栓闭塞性脉管炎经验交流会议上，中西医结合治疗有了比较成熟的经验。中西医结合治疗血栓闭塞性脉管炎的宗旨是，明确西医学诊断之后，再按中医辨证论治进行治疗。既重视中医学的"证"，又不忽视西医学的"病"，充实了诊断的完整性和治疗的全面性。

（二）1972—1979年

这个阶段是我国对周围血管疾病研究的新起点。除了对血栓闭塞性脉管炎进行治疗研究，逐渐扩大治疗研究的范围，总结中西医结合治疗周围血管疾病的经验，并且有了治疗周围血管疾病的专著。1972年，尚德俊主编了《血栓闭塞性脉管炎防治手册》，总结了我国中西医结合治疗血栓闭塞性脉管炎的经验。这对全国开展血栓闭塞性脉管炎治疗研究起到了推动作用。

1976年4月，在泰安市召开了山东省中西医结合治疗血栓闭塞性脉管炎经验交流座谈会，济南市中医医院总结了肢体坏疽的处理经验，山东中医学院附属医院总结了对三期一级坏疽患者施行趾或指切除缝合术的经验。会上还总结了白花丹参注射液、超声波和中药麻醉等治疗血栓闭塞性脉管炎的经验。1979年4月，在辽宁省锦州市召开了全国血栓闭塞性脉管炎学术讨论会。王嘉桔总结了"我国20年来血栓闭塞性脉管炎研究概况"，肯定了中医药的治疗效果和作用机理。1978年，尚德俊报道了401例血栓闭塞性脉管炎，总结了中西医结合辨证论治规律：①阴寒型：温通活血。②血瘀型：活血化瘀。③湿热下注型：清热利湿。④热毒炽盛型：清热解毒。⑤气血两虚型：补气养血法。1979年，尚德俊撰著的《周围血管疾病证治》一书出版，该书总结了周围血管疾病治疗法则和具有一定水平的辨证论治规律。对周围血管病的临床治疗及研究有重要的指导意义。

周围血管疾病是血瘀证疾病，活血化瘀法是治疗周围血管疾病的重要治疗法则，受到普遍重视。中国医学科学院血液学研究所应用通脉灵治疗血栓闭塞性脉管炎，王书桂应用益气活血片治疗闭塞性动脉硬化症，王正甫应用活血温阳汤治疗雷诺病，陈城应用复元活血汤治疗胸腹壁血栓性浅静脉炎，奚九一应用清营解瘀汤治疗急性深静脉血栓形成等。吴肇汉等总结大动脉炎中西医结合治疗，活动期以养阴清热、宣痹通络为主，稳定期以活血化瘀为主，并口服强的松或地塞米松，以控制血管炎症。这一阶段对周围血管疾病的理论研究和临床研究均奠定了稳固的基础。

（三）20世纪80年代至今

这个阶段是开拓中西医结合周围血管疾病研究新领域的时期。1980年10月，在济南召开的山东省中西医结合治疗周围血管疾病学术会议，推动了我国中西医结合治疗周围血管疾病的发展。1983年11月，在西安市召开了首届全国中西医结合治疗周围血管疾病学术会议，周围血管疾病研究进入新的阶段，为我国中西医结合周围血管疾病学的形成奠定了基础。1983—1988年，尚德俊组织全国著名周围血管疾病专家、教授，对血栓闭塞性脉管炎、闭塞性动脉硬化症和雷诺病的病因与发病机理、临床表现、诊断与鉴别诊断、中西医结合治疗等，进行了广泛和深入的论述，并将会议内容以中西医结合治疗周围血管疾病笔谈形式分期在《山东医药》杂志发表。1993年，王嘉桔对血栓闭塞性脉管炎和谭鸿雁对闭塞性动脉硬化症分别组织笔谈学术活动，分别发表于《吉林医学》和《辽宁医学杂志》。1997年，尚德俊组织周围血管疾病研究发展趋向与展望的专题笔谈，发表于《中国中西医结合外科杂志》。这些活动对推动我国中西医结合治疗周围血管疾病研究具有重要作用。2003年，人民卫生出版社出版了由尚德俊教授主编的《外科熏洗疗法》，该书系统总结了中药熏洗治疗外科疾病尤其对周围血管疾病等更为详细；2004年，人民卫生出版社出版了《中西医结合周围血管疾病学》和《中西医结合血栓病学》，更是对本专业的一次详细全面的学术总结。

1980年，西安市中医医院姜树荆报道中医中药治疗血栓闭塞性脉管炎132例，临床治愈率45.5%，显效率48.5%，总有效率98.5%。1981年，河南中医学院附属医院崔公让报道413例，以中医辨证论治为主治疗：①虚寒型：应用阳和汤或四逆汤。②气血瘀滞型：应用化瘀汤。③湿热型：应用化湿祛痹汤。④热毒型：应用四妙勇安汤。同时重视创口处理和外治法的应用。临床治愈率59%，显效率26%，截肢率4.0%。同年，张怀忠报道针刺治疗181例，临床治愈率49.2%，显效率31.5%，认为针刺治疗具有调整脏腑功能，调和气血，通脉止痛作用。1982年，顾亚夫等和李廷来报道了坏死期血栓性脉管炎的治疗，认为中医辨证论治结合抗生素控制感染，及时切除坏死组织等中西医结合治疗，可以改善患者的全身情况和患肢血液循环，控制坏疽感染，促进创面愈合，降低截肢率。1982年，凌兆熙著《中西医结合治疗血栓闭塞性脉管炎》，1983年，尚德俊著《中西医结合治疗血栓闭塞性脉管炎》，两书全面系统地总结了治疗血栓闭塞性脉管炎的临床经验。1984年，河北省袁鹤青等报道中西医结合治疗454例，临床治愈率72.9%，显著好转率14.1%，进步率8.4%。1985年，胡征林等报道应用清栓酶治疗142例，取得满意效果。1986年，尚德俊、赵绚德总结活血化瘀法治疗144例血栓闭塞性脉管炎取得满意效果。1997年，黄学阳等通过中医辨证论治血栓闭塞性脉管炎47例，临床治愈25

例，有效率 89.4%。1998 年，张秀英应用活血化瘀法治疗 630 例血栓闭塞性脉管炎，临床治愈率 53.5%，好转率 39.5%，有效率 5.4%。1998 年郭水英等报道蕲蛇酶及刺五加治疗血栓闭塞性脉管炎 128 例，结果治愈 42 例，有效率 98.5%。1999 年赵岩等以乳香、没药各 6g，地龙 15g，水蛭 10g（焙用）为基本方治疗血栓闭塞性脉管炎。据临床表现不同分为五型加减用药：①阳虚寒凝者加桂枝、炮姜各 10g。②湿热下注型多合并游走性静脉炎，易反复发作，治疗加玄参、金银花、蒲公英各 30g，当归尾 20g，黄柏、苍术各 10g。③热毒炽盛型加金银花、蒲公英各 30g，天花粉、紫花地丁各 15g，黄芩、黄柏各 10g。④气滞血瘀型加穿山甲 15g，桃仁、红花、川芎、路路通各 10g。⑤气血两虚型加人参 6g，黄芪 30g，当归、熟地黄各 20g，有效率 87.8%。2004 年，贺军等报道 1997—2000 年运用溶栓丸 I～IV 号分期治疗血栓闭塞性脉管炎 154 例，治疗最短者 2 个月，最长者 2 年，其中治愈 67 例，占 43.50%，显效 52 例，占 33.77%，好转 31 例，占 20.13%，无效 4 例，占 2.60%。全部治愈患者随访 2 年未复发。

郑萍、赵文光、杨博华、于爱莲等对血栓闭塞性脉管炎的免疫发病机理进行了许多研究，结果表明：活动期体液免疫功能亢进：IgG、IgA、IgM、CIC 和抗动脉抗体阳性率明显增高；细胞免疫功能降低；淋巴细胞和红细胞功能下降，T 细胞亚群百分率减少，T_4/T_8 比例失调；还有其他免疫病理学变化。因此认为血栓闭塞性脉管炎是自身免疫性疾病。

闭塞性动脉硬化症是全身性动脉粥样硬化在肢体局部的表现，为常见的慢性肢体动脉闭塞性疾病。随着我国人民饮食结构的变化和社会老龄化的发展，本病的发病率日趋增高。1984 年，王嘉桔报道闭塞性动脉硬化症 84 例，研究其临床表现特点，认为以中药为主的中西医结合治疗有较好的效果。1988 年，陈淑长报道 141 例早期闭塞性动脉硬化，应用温脉通和通脉宁治疗效果满意。同年，孙希龙等报道中西医结合治疗 200 例，临床治愈率 53.25%，显效率 21.57%。1988 年，尚德俊总结中西医结合治疗经验，临床辨证分型论治：①阴寒型：宜温通活血，应用阳和汤加味。②血瘀型：宜益气活血，应用丹参通脉汤。③湿热型：宜清热利湿、活血化瘀，应用四妙勇安汤加味。④热毒型：宜清热解毒、活血化瘀，应用四妙活血汤。同时兼服四虫片、通脉安，应用丹参注射液静脉滴注治疗，有满意效果。这使中西医结合防治高脂血症、高血黏滞综合征和动脉粥样硬化受到广泛的重视。1993 年，张秀英报道中西医结合治疗 225 例闭塞性动脉硬化症，应用辨证论治、药物静脉滴注疗法、药物动脉注射疗法和外治疗法，临床治愈率 70.9%，好转率 23.5%，截肢 7 例，死亡 2 例。王嘉桔统计闭塞性动脉硬化症 765 例，中西医结合治疗的优良率为 50%～60%，高位截肢率为 3.6%，死亡率在 2% 左右。1998 年，尚德俊、赵绚德主编的《中西医结合治疗闭塞性动脉硬化症》，总结了闭塞性动脉硬化症治疗研究的新进展和成就。

近年来，糖尿病的发病率增高，而糖尿病血管病变和糖尿病坏疽的发生率随之增高，受到人们的关注。1993 年，牛志世等报道糖尿病足（均伴有周围神经损害）57 例，中西医结合治疗取得满意效果，有 3 例截肢。1995 年，周涛等报道中西医结合治疗糖尿病血管病变 51 例，应用中西医结合辨证论治整体疗法，积极控制糖尿病，重视并发症的处理和患肢的局部处理等，取得满意效果，临床治愈率 35.29%，股部截肢者 12 例，死亡 4 例。1999 年，陈柏楠等报道中西医结合治疗糖尿病坏疽 82 例，临床治愈率 35.37%，股部截肢者 21 例（25.61%），死亡 5 例。侯玉芬报道中西医结合治疗糖尿病坏疽 121 例，截肢者 32 例（26.45%）。1995 年，杜钰生等报道中西医结合治疗糖尿病坏疽 60 例，强调辨证论治，使用足量胰岛素和积极患肢局部处理，临床治愈率 93.3%，截肢 3 例（5%），死亡 3 例（5%）。中西医结合治疗在控制糖尿病（血糖）的同时，重视辨证论治和患肢的局部处理，使截肢率降到 0 ～ 5.3%，死亡率为 0 ～ 5.8%。

我国于 20 世纪 50 年代已有针刺治疗大动脉炎的报道。1980 年，房芝萱等报道 55 例大动脉炎的中医治疗，首先对中医辨证论治进行研究。1985 年，郑德裕等报道 372 例大动脉炎随诊观察，活动性病变占 29.1%，伴有高血压者占 63.7%，有并发脑血栓、心衰、失明等，5 年及 10 年生存率分别为 93.8% 及 90.9%。1987 年，初洁秋等报道 164 例大动脉炎中西医结合治疗，急性活动期（热毒阻络型）应清热解毒、活血化瘀，用四妙勇安汤加味，并使用强的松等。慢性炎症期：①气血虚弱型，应益气养血，活血通络，用黄芪桂枝五物汤加味。②气滞血瘀型，应行气活血通络，用血府逐瘀汤加减。③肝阳上亢型，应滋阴潜阳、活血化瘀，用镇肝熄风汤加减。瘢痕固定期：中医辨证治疗同前，重用软坚通络、活血化瘀药。同时，应用低分子右旋糖酐加入丹参注射液、维生素 C 静脉滴注治疗，对改善肢体血液循环有明显效果，仅有 3 例施行手术。临床治愈率 33.54%，好转率 63.41%，死亡 2 例。2003 年，林翠茹报道温针灸治疗大动脉炎综合征，予温针灸足三里配合针刺。取足三里（双侧）、内关（右侧）、尺泽至太渊沿肺经穴（双侧）。配穴取上星、头维、印堂、太阳、合谷（双侧）。各穴均常规消毒后，取 0.38mm×40mm 毫针刺之，足三里穴施以捻转补法后艾灸 3 壮，余穴施以平补平泻手法，每日 1 次，效果明显。2004 年，初洁秋报道中西医结合治疗大动脉炎，她认为应根据寒、热、虚、实辨证论治，结合其他疗法，以提高疗效，防止复发。活动期，用西药和清热解毒或清热利湿、活血通脉法中药治疗，不宜手术治疗；慢性期，以活血化瘀通脉法为主，并根据辨证论治，佐以补气养血、滋阴潜阳、疏肝理气、温肾健脾法等中药治疗，以调整机体免疫功能，防止病变进展，维持病情稳定；瘢痕期，应重用软坚散结通脉中药治疗，如鳖甲、䗪虫、穿山甲等。此期只用中药治疗即有效。手术治疗可改善血供维持功能，但术后中西医结合治疗巩固疗效也很重要。同年，雷小明采用中西医结合治疗多发性大动脉炎活动期 53 例，结果治愈 21 例

（39.62%），显效 24 例（45.28%），有效 7 例（13.21%），无效 1 例（1.89%），愈显率 45 例（84.90%）。

1975 年，王嘉桔对雷诺病与雷诺征作了详细论述，指出两者的诊断标准。1980 年贾景余、1984 年孙武进、1986 年陈淑长分别报道应用当归四逆汤加减治疗雷诺病取得良好效果。1982 年金学仁、1987 年冷光顺分别报道应用黄芪桂枝五物汤加减也取得良好效果。1990 年，程运文报道 40 例雷诺病，应用温阳化瘀汤治疗，临床治愈 37 例，好转 2 例。1991 年，张秀英报道雷诺病 98 例，应用辨证论治：①虚寒型：应用温阳散寒法。②气滞血瘀型：应用益气活血法。③湿热型：应用清热活血利湿法。同时应用川芎嗪注射液静脉滴注治疗，疗效满意，总有效率 92%。张秀英认为，结缔组织疾病并发雷诺病，治疗甚为困难。1997 年，游开泓以《医学衷中参西录》中的活络祛寒汤加减治疗雷诺病 12 例，药用黄芪、当归、丹参、芍药、桂枝、乳香、没药、生姜，结果：痊愈 10 例，好转 2 例，总有效率为 100%。1999 年，柏正平采用中药内外结合治疗雷诺病 21 例，内服自拟温阳祛瘀通闭汤，处方：制附子、桂枝、细辛、生姜、丹参、当归、黄芪、伸筋草、地龙、乳香、没药。水煎服，日 1 剂。外洗方：生川、乌头、生草、乌头、威灵仙、艾叶、伸筋草、路路通、桂枝。每日 1 剂，煎水 1500mL，水温约 55℃，每次泡患肢 10 ～ 15 分钟。结果：临床治愈 3 例，好转 12 例，有效 7 例，无效 2 例，总有效率为 90.5%。2000 年，毛军民等用黄芪桂枝五物汤治疗雷诺病 15 例。寒甚加细辛、吴茱萸，湿甚加羌活、独活、薏苡仁，气滞加乌药、香附，瘀重加乳香、没药、王不留行，血热加生地黄、牡丹皮。结果治愈 9 例，好转 6 例，总有效率为 100%。倪爱华等以阳和汤为基本方治疗雷诺病 60 例。上肢发病加片姜黄以之为引经药，下肢发病加川牛膝，疼痛甚加乳香、没药，发作频繁加蜈蚣，因情绪激动而诱发加柴胡、白芍。第 3 煎倒入盆内熏洗患肢，每日 1 次，每次 30 分钟。结果治愈 39 例，显效 12 例，有效 6 例，无效 3 例，总有效率 95%。蓝美成报道以补阳还五汤为基本方治疗雷诺病 38 例，阳虚寒凝加附子、鹿角胶、桂枝、细辛，血瘀甚加丹参、桂枝、鸡血藤、莪术，疼痛剧烈加乳香、没药，因情绪激动诱发或易激动加柴胡、白芍。血瘀者每日取第 3 煎液约 800mL，药液 43℃左右浸泡患肢 20 分钟。结果治愈 28 例，好转 8 例，无效 2 例，总有效率为 94.8%。

中西医结合治疗周围血管疾病的研究广泛开展，不断积累和总结临床经验，全国学术活动空前活跃。1987 年 9 月在南京市，1991 年 9 月在石家庄市，1995 年 10 月在三明市，1999 年 10 月在青岛市，2004 年 4 月在郑州市，相继召开多次全国中西医结合治疗周围血管疾病学术会议；1989 年 10 月在福建省永安市召开全国中西医结合治疗周围血管疾病专病学术会议；1993 年 9 月在济南市召开全国中西医结合治疗周围血管疾病学术研讨会，1990 年 10 月在泰安市召开山东省第二届中西医结合治疗周围血管疾病学术会议等。这些会议均总结和交流了中西医结合治疗周围血管疾病的经验和成就，推动我国周围血管疾病事业的发展。自 20 世纪 90 年代以来，我国中西医结合治疗周围血管疾病在临床、基础、治疗机理的研究，以及血管腔内介入、手术治疗等方面，均取得新的进展和成就。众多专家纷纷著书立说。1990 年，尚德俊、秦红松著《中西医结合治疗周围血管疾病》；1993 年，裴玉崑主编《周围血管病学》；1995 年，尚德俊、王嘉桔、王书桂主编《中西医结合实用周围血管疾病学》；1999 年，陈柏楠、侯玉芬、周涛主编《周围血管疾病中西医结合诊疗学》；2004 年，尚德俊、王嘉桔、张柏根主编《中西医结合周围血管疾病学》等。这 5 部周围血管疾病学术专著的出版，总结了我国中西医结合周围血管疾病研究的进展和成就，标志着创立中西医结合周围血管疾病学，进入周围血管疾病新理论体系的创建时代。

（刘政、侯玉芬）

第二节　周围动脉的解剖结构

一、动脉的解剖

动脉是从心运送血液到全身各器官的血管。体循环的动脉主干是主动脉，其由左心室发出，起始段为升主动脉，在右侧第 2 胸肋关节高度移行为主动脉弓，弯向左后方，在第 4 胸椎体下缘处移行为胸主动脉，穿过膈的主动脉裂孔，移行为腹主动脉，至第 4 腰椎体下缘处分为左、右髂总动脉。

（一）主动脉

1. 升主动脉

升主动脉起于左心室，斜向右上前方，在右侧第 2 胸肋关节高度移行为主动脉弓，长约 5cm，分支仅有左、右冠状动脉。

2. 主动脉弓

主动脉弓全长 5～6cm，起始端直径为 2.5～3.0cm，末端直径为 2.0～2.5cm。主动脉弓的凸侧发出 3 大分支，从右到左为头臂干、左颈总动脉和左锁骨下动脉。头臂干向右上方斜行至右胸锁关节后方，分为右颈总动脉和右锁骨下动脉。

（1）颈总动脉：左、右各一。右颈总动脉发自头臂干，成人平均长度为 9.91cm，平均周径为 2.18cm。左颈总动脉直接发自主动脉弓，成人平均长度为 12.87cm，平均周径为 2.05cm。两侧颈总动脉分别经过左、右胸锁关节的后方，沿气管和喉的外侧上升，至甲状软骨上缘处分为颈内动脉和颈外动脉。从前侧看，颈总动脉的下段被胸锁乳突肌和舌骨下肌群所遮盖，上段位于颈动脉三角内，位置表浅，于此可触及动脉的搏动。内侧与食管、气管、喉和甲状腺相邻。外侧与颈内静脉相邻，两者的后方有迷走神经。颈总动脉、颈内静脉和迷走神经共同被包于颈动脉鞘内。

颈内动脉与颈外动脉处有两个重要的结构。颈内动脉起始处略为膨大，称颈动脉窦。管壁内含有大量来自舌咽神经的感觉神经末梢，构成压力感受器，其作用与主动脉弓的压力感受器相同。另一重要结构为颈动脉体（颈动脉小球），由上皮细胞构成扁椭圆形的小体。位于颈总动脉分叉处的后方，借结缔组织连于后壁上。内含大量来自舌咽神经的感觉神经末梢，构成化学感受器，作用与主动脉体（球）相同。

颈外动脉是颈总动脉终支之一，平均长度为 6.02±1.01cm，有 8 条分支。颈外动脉沿途发出甲状腺上动脉、舌动脉、面动脉、枕动脉、耳后动脉、咽升动脉、颞浅动脉和上颌动脉，颞浅动脉和上颌动脉为两终支。颈外动脉的变异较常见，主要是其分支起源的变异。

颈内动脉是颈总动脉的终支之一。其平甲状软骨上缘，自颈总动脉发出。先在颈外动脉的后外侧，然后转向后内侧上升至颅底，经颈动脉管入颅腔。其外径平均值男性为 4.93cm，女性为 4.68cm。该动脉在颈部无分支，在颅内的分支主要分布于大脑的前 2/3 部和视器，有后交通支、大脑前和中动脉，参与构成大脑动脉环。

（2）锁骨下动脉：锁骨下动脉是颈根部的一大动脉干。右侧发自头臂干，平均长度为 7.08cm，左侧起自主动脉弓，平均长度为 8.54cm。锁骨下动脉起始部外径平均为 9.90mm。沿胸膜顶内侧，斜过前面达颈根部，在前斜角肌后方，弓形向外跨过第 1 肋骨移行为腋动脉。其主要分支有椎动脉、胸廓内动脉、甲状颈干、肋颈干、颈横动脉等，分布于头颈、胸腹壁等区域。

锁骨下动脉全程以前斜角肌为界分为 3 段：由起点至前斜角肌的内缘为第 1 段，位于前斜角肌后方的为第 2 段，余为第 3 段。第 1、2 段的后下方与胸膜顶和肺尖相邻，第 2、3 段的外上方与臂丛相邻。锁骨下动脉的前下方有同名静脉伴行。

锁骨下动脉除运送血液至上肢外，沿途还发出分支分布于头颈部器官和胸壁。但其分支数目常不固定，常见的分支有椎动脉、胸廓内动脉，甲状颈干、肋颈干和颈横动脉等 4～5 支。

3. 胸主动脉

胸主动脉又称主动脉胸部，是降主动脉位于胸腔后纵隔内的一段。平均长度为 18.74±0.14cm，外径平均值为 2.16±0.03cm。平第 4 胸椎体下缘的左侧高度，续主动脉弓。起始段位于脊椎的左侧，逐渐移向其前面下降，达第 12 胸椎体高度，穿膈的主动脉裂孔进入腹腔，移行为腹主动脉。胸主动脉的沿途分支有脏支、壁支两种。脏支较细小，主要有心包支、支气管动脉和食管动脉等，分布于心包、支气管、肺和食管等胸腔脏器。壁支有膈上动脉、纵隔动脉和肋间动脉等，主要分布于膈的上面、纵隔和胸壁等处。

4. 腹主动脉

腹主动脉又称主动脉腹部，是降主动脉位于腹腔内的一段，平第 12 胸椎体高度，自膈的主动脉裂孔处续胸主动脉，沿脊椎的左前方下降至第 4 腰椎体下缘高度分为左、右髂总动脉和骶中动脉。腹主动脉平均长度为 14.5cm，上端外径平均为 18.3cm，中段外径平均为 15.85cm，下端外径平均为 16.42cm。腹主动脉居于腹膜之后方，其右侧有下腔静脉，前方有十二指肠下部、胰、小肠系膜根。

腹主动脉的沿途分为壁支和脏支 2 种。壁支较细小，主要有膈下动脉（1 对）、腰动脉（4 对）和骶正中动脉（1 条），它们主要分布于膈的下面、腰部、腹前外侧的肌肉、皮肤和脊髓及其被膜等处。

脏支比较粗大，分为成对与不成对的脏支 2 种，每种各有 3 支。成对的脏支自上而下有肾上腺中动脉、肾动脉和精索内动脉或称睾丸动脉（女性为卵巢动脉）。不成对的脏支自上而下有腹腔动脉、肠系膜上动脉和肠系膜下动脉。它们主要分布于腹腔内不成对的脏器（肝、胆、胰、脾和胃肠）。

（1）肾上腺中动脉：在腹腔干起点的稍下方，约平第 1 腰椎的高度起自腹主动脉侧壁，分布于肾上腺。该动脉在肾上腺内与肾上腺上动脉和肾上腺下动脉相吻合。

（2）肾动脉：平第 1～2 腰椎椎间盘的高度，起于腹主动脉，横向向外，经肾门入肾，在进入肾门之前发出肾上腺上动脉至肾上腺。

（3）睾丸动脉：在肾动脉起始处的稍下方发自腹主动脉的前臂，细而长，沿腰大肌的前面斜向外下行，穿经腹股沟管入阴囊，又称精索内动脉，参与精索的组成，分布于睾丸和附睾。在女性，相对应的动脉称为卵巢动脉，经卵巢悬韧带下行入盆腔，分布于卵巢和输卵管壶腹。

（4）腹腔干：腹腔干是腹主动脉平第 12 胸椎发出的第一条单数脏支。粗而短，长 1～2cm，在胰上缘分为胃左动脉、肝总动脉及脾动脉。

（5）肠系膜上动脉：肠系膜上动脉在约第 1 腰椎高度起自腹主动脉前壁，在脾静脉和胰头的后方下行，跨过胰腺钩突的前方，在胰腺下缘和十二指肠水平部之间进入小肠系膜根，斜行向右下，至右髂窝处，其末端与回结肠动脉的回肠支吻合。肠系膜上动脉的主干呈向左侧稍凸的弓状，从弓的凸侧依次发出胰十二指肠动脉和十余支空肠动脉、回肠动脉，从弓的凹侧依次发出中结肠动脉、右结肠动脉和回结肠动脉。

（6）肠系膜下动脉：在平第 3 腰椎自腹主动脉前方发出，行向左下方。它发出的分支有左结肠动脉、乙状结肠动脉、直肠上动脉。肠系膜下动脉营养横结肠左部、降结肠、乙状结肠及直肠的上 2/3。

（7）髂总动脉：腹主动脉在第 4 腰椎或 4、5 腰椎之间稍左侧分为左右髂总动脉。左髂总动脉，成年男性平均长度为 4.63±0.13cm，女性平均长度为 4.30±0.19cm；成年男性外径平均为 11.20±0.15mm，女性外径平均为 10.70±0.25mm。右髂总动脉，成年男性平均长度为 4.23±0.13cm，女性平均长度为 4.05±0.22cm；成年男性外径平均长度为 11.50±0.17mm，女性外径平均长度为 10.90±0.27mm。

髂总动脉沿腰大肌的内侧下行至骶髂关节处分为髂外动脉和髂内动脉。

髂外动脉沿腰大肌内侧缘下降，至腹股沟韧带的中点深面，经血管腔隙进入股部，移行为股动脉。右髂外动脉长约 11.28cm，左髂外动脉长约 10.55cm，外径均为 9.0mm。主要分支有腹壁下动脉、旋髂深动脉。

于骶髂关节前方由髂总动脉分出后，斜向内下进入盆腔，长约 4cm。髂内动脉按其分布，可分为壁支与脏支。壁支有髂腰动脉、骶外侧动脉、臀上动脉、臀下动脉和闭孔动脉。脏支有脐动脉、膀胱下动脉、直肠下动脉、子宫动脉和阴部内动脉。

（二）上肢动脉

1. 腋动脉

腋动脉系锁骨下动脉的直接延续。横过背阔肌的下缘后，续于肱动脉，全长平均为 11.4±0.9cm。腋动脉在腋窝的深部，胸大肌、胸小肌的后面，内侧有腋静脉伴行，臂丛的神经干初在其外侧，后在其周围，发出胸肩峰动脉、胸外侧动脉、肩胛下动脉、旋肱后动脉、旋肱前动脉，营养肩带诸肌、肩关节及乳房。腋动脉被其前方的胸小肌跨过分成 3 段，肌近侧的为第 1 段，长 1.3±0.7cm；肌后方的为第 2 段，长 2.7±0.6cm；肌远侧的是第 3 段，长 7.4±0.9cm。腋动脉各段均有分支，即胸上动脉、胸肩峰动脉、胸外侧动脉、肩胛下动脉、旋肱后动脉及旋肱前动脉。

2. 肱动脉

肱动脉系腋动脉的直接延续。沿肱二头肌内侧沟，与同名动、静脉及正中神经伴行向下。先在神经的内侧至上臂中部稍下方互相交叉，转至神经的外侧；至肘窝的深部，平桡骨颈处分为桡动脉和尺动脉。肱动脉全长为 17.3～27.5cm，平均为 23.06cm，外径平均值为 3.9cm。在肘窝内肱二头肌肌腱的内侧可触及该动脉的搏动，故此处常作为测量血压的听诊部位；在进行前臂止血时，用手指自肱二头肌内侧压向肱骨，此处是一重要止血点。肱动脉除有肌支分布于上臂的屈伸肌外，它的分支有肱深动脉、尺侧上副动脉、尺侧下副动脉，营养其分布区域的组织。

3. 桡动脉

桡动脉是肱动脉的终支之一，较尺动脉稍小。桡动脉长为 18.7～27.9cm，平均为 24.48cm；起端外径约 3.28mm，中点外径为 2.60mm，下端外径为 2.20mm。桡动脉在肱动脉分出后，行向外下，先经肱桡肌与旋前圆肌之间，继而行于桡侧腕屈肌与肱桡肌之间，至桡骨下端斜过拇长展肌和拇短伸肌腱深面，至手背后进入解剖学鼻烟窝，穿第 1 掌骨间隙入手掌深部，分出拇主要动脉后，即与尺动脉掌深支吻合成掌深弓。桡动脉的分支有桡侧返动脉、肌支、腕掌支、掌浅支、腕背支、掌背动脉、拇主要动脉。桡动脉在桡骨下端与桡侧腕屈肌腱之间，位置较浅，是摸脉和穿刺的理想部位。桡动脉有恒定的二静脉伴行。自肘窝中心以下 2.5cm 处向外下至桡骨茎突的内侧划一直线，为桡动脉的体表投影。

4. 尺动脉

尺动脉为肱动脉两终支的较大一支。尺动脉全长为 17.50 ~ 26.0cm，平均为 23.3cm；起端外径平均为 3.57mm，中点处外径平均为 2.50mm，下端外径为 2.20mm。尺动脉经前臂浅、深两层屈肌之间斜下向内，尺神经伴行于尺动脉下 1/3 的尺侧，在接近桡腕关节时，尺动脉位于指浅屈肌和尺侧腕屈肌腱之间，位置较浅，继续下行至豌豆骨桡侧，经腕掌侧韧带和腕横韧带之间进入手掌，立即分出掌深支入手掌深处，尺动脉本干则转向外，与桡动脉的掌浅支吻合构成掌浅弓。尺动脉的分支有尺侧返动脉、骨间总动脉、肌支、腕掌支、腕背支、掌深支。

（三）下肢动脉

1. 股动脉

股动脉是髂外动脉的直接延续，起自腹股沟韧带中点的后方，穿血管腔隙进入股三角，由股三角尖端向下进入收肌管，穿大收肌腱裂孔至腘窝，移行为腘动脉。

股动脉在血管腔隙的部分，位于股静脉与髂耻骨梳韧带之间，与静脉被包于一个共同的血管鞘中，但两者之间有结缔组织间隔。股动脉在股三角内，起始段长 3 ~ 4cm，外径较粗，可达 9.0mm，股动脉的这一部分位置较浅，位于卵圆窝镰状缘的深侧，靠近股三角尖处，股内侧皮神经从外侧向内侧跨过股动脉，隐神经在动脉外侧进入收肌管。股动脉的外侧为股神经。在髋关节和膝关节屈曲并外旋、外展状态下，自前上棘至耻骨联合连线的中点，向内下至股骨内上髁的连线，此线的上 2/3 的部分，即为股动脉的体表投影。股动脉的主要分支，除股深动脉外，还有腹壁浅动脉、旋髂浅动脉、阴部外动脉和膝最上动脉。

股深动脉为股动脉最大的分支，于腹股沟韧带下方 2.5 ~ 5cm 处（占 76%）起于股动脉后外侧壁，下降至长收肌、大收肌之间和股内侧肌内侧，其终末支穿大收肌下部至股后部。主要分支有旋股内侧动脉、旋股外侧动脉和穿动脉。

2. 腘动脉

腘动脉自收肌腱裂孔续于股动脉，位置较深，邻贴股骨腘面及膝关节囊后部。沿半腱肌外缘向外斜行，至股骨髁间窝水平居膝后中部，而后垂直向下达腘肌下缘，分为胫前动脉和胫后动脉。腘动脉的平均长度为 17.54±0.15cm，其起始外径平均为 5.40±0.05mm，终端外径平均为 4.90±0.06mm。腘动脉除发出肌支分布于邻近诸肌外，尚有 5 条关节支，即膝上内、外侧动脉，膝中动脉及膝下内、外侧动脉，均参与组成膝关节动脉网。

3. 胫后动脉

胫后动脉为腘动脉的直接延续。在腘肌下缘分出后，向下行于小腿屈肌浅、深两层之间，经内踝后方，通过屈肌支持带深面转入足底，分为足底内侧动脉和足底外侧动脉两个终支。腓动脉是胫后动脉分支。胫后动脉全长平均为 30.74±0.20cm，其外径平均为 2.95±0.06mm。

4. 胫前动脉

胫前动脉是腘动脉的终支之一，在平胫骨粗隆处发自腘动脉，随即穿小腿骨间膜至小腿前面，沿骨间膜前面下降，与腓深神经伴行。胫前动脉在小腿上部，位于胫骨前肌与趾长伸肌之间，向下贴胫骨外侧面行于胫骨前肌与拇长伸肌之间，后经拇长伸肌肌腱深面至其外侧，在足背延续为足背动脉。胫前动脉全长平均为 29.2cm，外径平均为 3.01±0.04mm。其主要分支有胫后返动脉、胫前返动脉、内踝前动脉和外踝前动脉。

5. 足背动脉

足背动脉系胫前动脉的延续部分。此动脉在足背的内侧（位置浅表，很易触知，为一摸脉点），走向第一跖骨间隙分为两个终支：一支为足底深支，从第一跖骨间隙穿向足底，与足底外侧动脉构成足底弓；另一支弓形向外至足背的外缘，称为弓形动脉，由弓向远侧发出 4 个分支，行于各跖骨间隙内，向前分布于各趾的相对面，且与足底弓所发出的相应分支吻合。足背动脉的外径平均为 2.47mm。

二、动脉的结构与功能

所有的动脉均由内膜、中膜和外膜组成。内膜是管壁的最内层，由内皮和内皮下层组成，是 3 层膜中最薄的一层。中膜位于内膜和外膜之间，血管平滑肌是其主要细胞成分。外膜由疏松结缔组织构成，含纵向或螺旋状排列的胶原纤维束和弹性纤维。动脉的管腔大小和管壁构造是渐变的，没有明显的分界。习惯上，根据管径的大小将动脉分为大动脉、中动脉、小动脉和微动脉 4 级，也可根据动脉管壁的主要结构成分及其功能，将动脉分为弹性动脉和肌性动脉。大动脉多属于弹性动脉，中动脉和小动脉属于肌性动脉。

（一）大动脉

大动脉多属弹性动脉，富含弹性膜和弹性纤维，平滑肌较少，其管径较大，管壁较薄，约占管径的 1/10。大动脉随心室的收缩（射血）和舒张而扩张和回缩，使血流保持连续性，并在维持正常血压中起重要作用。大动脉包括主动脉、肺动脉及其分支，其管壁结构特点如下。

1. 内膜

有较厚的内皮下层，内皮下层含少量弹性纤维。内皮下层之外为多层弹性膜组成的内弹性膜，由于内弹性膜与中膜的弹性膜相连，故内膜与中膜的分界不清楚。

2. 中膜

中膜最厚，达 500μm。成人大动脉有 40 ～ 70 层弹性膜，呈波浪状。各层弹性膜由弹性纤维相连。弹性纤维胶原纤维散布于基质中，有细长分支的平滑肌细胞，弹性膜与平滑肌细胞间由胶原纤维相连。

3. 外膜

外膜较薄，由结缔组织构成，不仅含纵向螺旋状排列的胶原纤维束和弹性纤维，还含有成纤维细胞、肥大细胞和少许纵行的平滑肌。外膜没有明显的外弹性膜，逐渐移行为周围的疏松结缔组织。

（二）中动脉

除大动脉外，凡在解剖学中有名称的动脉大多属中动脉。中动脉多为肌性动脉，管壁的平滑肌丰富，它们对于血管收缩和舒张以调整血流有更重要的作用。中动脉管壁结构特点如下。

1. 内膜

中动脉内膜内皮与大动脉内膜相似。内膜的基质通过弹性膜的窗孔与中膜的基质相通，内膜细胞间有缝隙连接和紧密连接，内皮下层含胶原纤维和少许平滑肌纤维。内弹性膜明显。

2. 中膜

中膜较厚，由 10 ～ 40 层呈同心圆排列的平滑肌组成，下肢血管的平滑肌比上肢多。中膜没有成纤维细胞，只在平滑肌纤维之间穿插少许弹性纤维和弹性膜。

3. 外膜

外膜厚度与中膜相等，外层较疏松，内层较致密，中膜和外膜交界处有明显的外弹性膜。

（三）小动脉

管径 0.3 ～ 1mm 的动脉称为小动脉，也属肌性动脉。小动脉的管径由大变小，其管壁也逐渐变薄。较大的小动脉有完整的 3 层膜；较小的小动脉在内皮外只有 1 层平滑肌和少量的结缔组织；接近毛细血管的小动脉，管壁有环形的平滑肌，其舒缩可以改变血管口径，从而对血压及血流量起重要的调节作用。

（四）微动脉

微动脉的管径在 0.3mm 以下，内膜无内弹性膜，中膜由 1 ～ 2 层平滑肌组成，外膜较薄。微动脉和小动脉的环形平滑肌舒缩共同调节血流外周阻力，影响血压。

（五）血管壁的特殊感受器

血管壁内有一些特殊感受器，如颈动脉窦、颈动脉体和主动脉体。颈动脉窦是颈总动脉分叉处的一个膨大部，该处中膜薄，外膜中有许多来源于舌咽神经的形态特殊的感觉神经末梢，能感受因血压上升而致的血管扩张刺激，将冲动传入中枢，参与血压调节。颈动脉体位于颈总动脉分叉处管壁外，直径 2～3mm，由排列不规则的上皮细胞团组成，是感受动脉血氧、CO_2 含量和血液 pH 变化的化学感受器，并可将该信息传入中枢，对心血管系统和呼吸系统进行调节。主动脉体在结构和功能上与颈动脉体相似。

三、动脉的年龄变化

血管由胚胎时的间充质化生而来。间充质细胞先分化为内皮细胞，排成管状，此后周围的间充质分化为管壁的平滑肌和结缔组织，到 25 岁左右，动脉管壁结构的发育才分化成熟。由于动脉始终不停地进行着舒缩活动，较其他器官易发生损伤和衰老变化，其中尤以主动脉、冠状动脉和基底动脉等的变化较明显。中年时，血管壁中的结缔组织成分增多，平滑肌减少，血管壁硬度渐大。老年时，血管壁增厚，内膜出现钙化和脂类物质等的沉积，血管壁硬度增大。管壁结构的生理性衰老变化常不易与动脉硬化的病理变化区分。一般认为，只有在血管壁的结构变化超越该年龄组血管变化的标准时，方能认为是病理现象。

（刘政、郭道成）

第二章
周围动脉疾病的诊断方法

周围动脉疾病主要是包括动脉闭塞性和扩张性疾病。如同对其他疾病的诊断一样，仔细询问病史、系统全面的体格检查、结合必要的实验室等特殊检查后，才能作出正确的诊断。在明确诊断的同时，通过详细了解疾病的程度、部位、性质，为制订正确的治疗措施提供可靠依据，这对临床工作者来说尤为重要。临床医师还应熟悉各种检查的原理、特点、适应证，并要掌握一些检查技术，如血管的无创伤性检查、血管造影术、血管镜技术等，有利于掌握疾病的第一手资料。

第一节　询问病史

病史对所有疾病的诊断及鉴别诊断都十分重要，详细询问病史有助于全面了解病情和鉴别周围动脉疾病。

一、发病的年龄、性别

不同的周围动脉疾病，发病年龄分布也不同。如血栓闭塞性脉管炎好发于 20 ～ 40 岁有吸烟史的男性患者；闭塞性动脉硬化症多为 40 岁以上患者，男女都可患病；多发性大动脉炎多见于 20 ～ 30 岁的青年女性；手足紫绀症多见于青春期女性，常于 15 岁左右起病，25 岁左右病情自然缓解；雷诺综合征好发于 20 ～ 40 岁的女性患者；巨细胞性动脉炎多见于 55 岁以上者，女性居多数；腘动脉陷迫综合征多见于男性，发病年龄多在 30 岁之前。

二、发病的地域性

某些周围动脉疾病有着明显的地域性分布。如血栓闭塞性脉管炎多发生于寒冷、潮湿地带，大部分患者主要分布在中东、远东和亚洲；白塞综合征患者多分布于地中海到远东这个范围的区域；多发性大动脉炎的患者多是亚洲人；巨细胞性动脉炎的患者以白种人多见。

三、发病诱因

长期吸烟的患者易发生血栓闭塞性脉管炎、闭塞性动脉硬化症等。患有心血管疾病如细菌性心内膜炎、心肌梗死、房颤等患者可发生急性肢体动脉栓塞。既往有高脂蛋白血症、糖尿病、高血压的患者如出现肢体缺血，多为闭塞性动脉硬化症。细菌性心内膜炎、菌血症以及血管附近有感染、损伤的患者均可诱发动脉瘤。有文献报道，恶性肿瘤患者接受放射性治疗也可发生动脉瘤。

四、肢体疼痛

肢体疼痛是周围动脉疾病的常见症状，主要由动脉供血不足所致。因此，详细询问和分析肢体疼痛情况是诊断和鉴别周围动脉疾病的重要内容。

（一）肢体疼痛的分类

1. 间歇性疼痛

间歇性疼痛通常与肢体活动、体位及环境温度有关。患者以一定的速度步行一段距离后，下肢出现疼痛等，迫使止步，休息 1～5 分钟后疼痛缓解，再次行走同样远的距离，又出现同样的症状，临床上称为间歇性跛行。根据疼痛程度不同可表现为胀痛、钝痛、痉挛痛和锐痛。从开始行走到出现疼痛的距离称为跛行距离。行走的时间称为跛行时间。若步行速度恒定，跛行距离和跛行时间越短，提示肢体缺血程度越严重。下肢深静脉功能不全时，也可出现间歇性跛行，称为"静脉性间歇性跛行"，表现为患肢沉重、酸胀等。当肢体出现跛行样症状时，还需与腰椎间盘突出、增生性脊椎炎、髋关节炎、小腿肌纤维炎、平足症等相鉴别。若抬高患肢，出现疼痛，多系肢体动脉供血不足；如患肢下垂时，诱发或加重胀痛，多因加重静脉瘀滞所致。血管痉挛性疾病受寒冷刺激疼痛加重，在热环境下减轻；而血管扩张性疾病则在热环境下症状加重。

2. 持续性疼痛

持续性疼痛又称静息痛。闭塞性动脉硬化症、血栓闭塞性脉管炎、急性肢体动脉栓塞等患者因组织严重缺血及缺血性神经炎，可出现静息痛，常于夜间加重，患者因疼痛不能入睡，常常屈膝抚足而坐，以求减轻疼痛。动脉缺血性坏疽、静脉性溃疡周围炎或淋巴管的急性炎症，因炎症刺激或缺血性神经炎导致局部有持续性疼痛。

（二）肢体疼痛部位

血栓闭塞性脉管炎开始多为单侧下肢发病，以后可渐次累及其他肢体，而开始单独发生于上肢者很罕见，其间歇性跛行患者的疼痛主要发生在足跖部和小腿，也多局限于足部。闭塞性动脉硬化症患者由于血管闭塞的平面不同，跛行疼痛的位置也不同，可出现在臀部、股部、小腿肚或整个下肢。下肢深静脉血栓形成的疼痛部位主要在小腿、大腿内侧和腹股沟部位，并在静脉栓塞部位有明显压痛，往往有不同程度的全身发热反应，之后出现下肢肿胀。下肢出现放射性疼痛常为腰椎间盘突出、增生性脊椎炎和坐骨神经痛。双手指疼痛伴有对称性皮肤颜色程序性改变者，为雷诺综合征。红斑性肢痛症表现为双足或双手阵发性烧灼样剧痛，皮肤发红、皮温高，患手或患足喜冷怕热。

五、肢体皮肤颜色和温度

皮肤颜色呈现苍白、青紫，伴肢体发凉、怕冷属动脉闭塞性疾病。下肢深静脉血栓形成会出现肢体皮色暗红，站立后皮肤充血，抬高患肢后皮肤充血消退，皮温较对侧肢体略高。雷诺综合征患者因受凉或情绪刺激，表现为双手或双足呈对称性"苍白—青紫—潮红"三色变化，发作间歇期恢复正常。

六、溃疡和坏疽

溃疡和坏疽除常见于动、静脉疾病外，有时其他疾病也可发生。如热带溃疡属于一种神经病变过程，主要原因是对局部的敏感性降低。浸渍足为长时间浸泡在冷水中所致，足部的动脉供血减少。战壕足为在0℃以下长时间不活动，导致足部皮肤苍白、青紫、水疱，甚至发生坏疽。冻疮是皮肤反复暴露在潮湿寒冷的环境中，局部出现红斑、肿胀、瘙痒或溃破，冻伤多发生在面部、手或足，常见于登山及滑雪者，或高纬度地区的人群，常有组织的坏死。

七、其他情况

对有肢体动脉闭塞的患者，应询问既往肢体有无痛性发红的硬结及硬索条状物，这是鉴别闭塞性动脉硬化症与血栓闭塞性脉管炎的主要依据。既往曾经发作过游走性血栓性浅静脉炎，这在血栓闭塞性脉管炎的诊断中有特殊意义。反复发作游走性血栓性浅静脉炎往往表示疾病处于活动期。

（刘政、于四海）

第二节　体格检查

一、一般情况

应注意患者的发病年龄、神志情况、营养发育情况、体质强弱等。若患者烦躁，有濒死感，多系病情危险；若表情淡漠，消瘦无力，多属病变晚期；若全身浮肿，不能平卧，多见心肺功能不全；体质健壮、精神好者，一般预后较好。

肺部检查注意胸壁有无浅静脉怒张，有无胸腔积液的表现（肺栓塞、大血管病变后期常可出现），有无干、湿啰音。必要时行 X 线、CT 扫描检查。

心脏检查注意心率快慢，有无心律失常，有无心脏杂音等。心律不齐患者可发生动脉栓塞，高血压患者可有心脏增大等。必要时可行心电图、心脏彩超等特殊检查。

腹部检查注意腹部有无搏动性肿块，腹壁有无浅静脉怒张，有无腹膜刺激征，肝脾有无肿大，听诊有无血管杂音等。布－加氏综合征常有肝脏肿大；肠系膜血管血栓栓塞、腹主动脉瘤常有腹部搏动性肿块，若动脉瘤破裂常有腹部压痛。必要时行肛门指诊，肠系膜血管血栓栓塞常有便血。

周围神经系统检查注意有无感觉异常（迟钝或敏感），腱反射有无减弱，运动功能是否正常等。糖尿病足或下肢缺血性神经病变常有末梢神经异常。

二、肢体检查

肢体（四肢）检查在周围动脉疾病的诊断及鉴别诊断中占有重要地位。尽管现在先进的检查仪器不断出现，但是每个医师都不应忽略对患者四肢情况的常规检查，以随时发现细小变化。

（一）皮肤颜色和温度

皮肤的颜色及温度，可以反映肢体血液循环状况。肢端皮色呈苍白色、潮红色、青紫色为动脉闭塞的表现；皮肤充血发红，可能由动脉扩张所致；皮肤呈"苍白—青紫—潮红"三色变化则为动脉痉挛所致。血栓闭塞性脉管炎、闭塞性动脉硬化症早期，皮肤颜色尚好，或呈轻度潮红色；随着病情发展，皮肤可呈苍白色、紫红色、青紫色；接近坏疽时，皮肤呈黑青色。当发生血管痉挛时，患肢可突然剧烈疼痛，出冷汗，皮肤冰冷，呈苍白色。肢体皮肤发凉，则为明显血液循环障碍而血流量减少，是由于肢体动脉闭塞，同时动脉侧支循环建立不良。如大动脉炎侵犯上肢，发生腋动脉闭塞时，则上肢明显发凉，手呈苍白色或淡青色。在夏季时，如肢体持久性发凉和颜色改变，表示动脉有闭塞。一般可利用手背或手指粗略测定皮肤温度，应在两侧肢体相对称的部位以及肢体的远端、近端对比检查，便于发现肢体皮肤温度的差别。也可应用皮肤温度计测定。

（二）肢体的营养状况

当肢体动脉闭塞后，远端肢体长期供血不足，常可见到肢体营养障碍征改变，表现为皮肤干燥，光薄，弹性差，脱屑或广泛性脱皮，皮肤容易皲裂；肌肉萎缩，趾（指）变细；趾（指）甲肥厚，变形，生长慢或不生长；汗毛脱落、不生长。如血栓闭塞性脉管炎、闭塞性动脉硬化症等患者，除有上述营养障碍征表现外，冬季里皮肤容易皲裂，趾（指）端干燥、厚硬，甚至出现瘀点和瘀斑（血瘀重）。皮肤瘀斑发展加重，可形成皮肤坏死或溃疡。皮下组织被吸收而变薄，出现手足皱缩现象。因肢体慢性缺血，出现皮肤萎缩，而影响汗腺的分泌，患肢出汗减少或完全停止出汗。

（三）肢体肿胀

周围动脉疾病患者因肢体严重缺血，常常抱膝端坐或下垂患足，导致患足或小腿浮肿。单侧下肢突发广泛性粗肿，伴有胀痛，皮肤暗红多为髂股静脉血栓形成；如小腿突发粗肿、胀痛、浅静脉扩张，为腘静脉或小腿深静脉血栓形成；双下肢广泛性粗肿、胀痛，多考虑下腔静脉血栓形成；上肢粗肿、胀痛，为上肢深静脉血栓形成。同时要注意肢体淋巴水肿。若双下肢浮肿，要排除低蛋白血症、心功能不全、肾功能不全等疾病。

（四）溃疡和坏疽

足踝部的溃疡应明确是何种原因所致。典型的动脉性或缺血性溃疡，基底部为灰白色肉芽组织，挤压时不易出血，溃疡边缘呈锯齿状，伴剧烈疼痛，通常有缺血的其他表现，多在受压或跗趾、小趾部位出现溃疡或坏疽。静脉性溃疡由慢性静脉疾病所致，好发于足靴区。初期溃疡表浅，呈类圆形，继续发展可变大且不规则，基底部肉芽组织湿润，色暗红，易出血，周围有皮炎、水肿和色素沉着，抬高肢体有利于溃疡愈合，但治愈后易复发。

当患者出现一个足趾的坏疽（发黑）或坏疽前期（青紫）时，并不一定是闭塞性动脉硬化症导致的，其他的病因如局部感染在糖尿病患者中更常见，切开和引流将有助于治疗。另外，栓塞也可出现足趾发黑或呈青紫色，栓子可来源于心脏、近端动脉瘤或近端动脉硬化病灶。若栓子来源于动脉硬化病灶，小的胆固醇、血小板或纤维蛋白栓子停留在跖骨间动脉或趾（指）动脉，而足部动脉搏动可以正常，这种情况称为蓝趾（指）综合征。

体检所见有助于判定动脉病变程度，并作出一个大概的诊断和治疗方法。肿胀及皮肤变色提示感染存在及感染的程度，检查时要特别注意足跟和足趾间有无缺血性溃疡和感染。对侧肢体也应仔细检查，例如，闭塞性动脉硬化症的表现是对称性和四肢发病，可以发现对侧肢体缺血性的损害。

（五）动脉搏动情况

检查动脉搏动在血管疾病的诊断中非常重要，检查者需要有一定的经验，并且仔细。动脉搏动的分级（搏动强弱）可分为消失、减弱、正常、增强，常用（−）、（＋）、（＋＋）、（＋＋＋）对应表示。动脉搏动增强见于动脉瘤或主动脉瓣功能不全。如果一侧肢体动脉搏动减弱，而另一侧肢体动脉搏动正常，表明动脉搏动减弱，一侧的血压也可能降低。检查动脉搏动时，不要把检查者自己的动脉搏动误认为是患者的动脉搏动，同时还应仔细查找异位动脉。即使在无创伤性血管检查广泛应用的今天，触摸动脉检查也不能忽视，它是一种简单的、可及时判断肢体动脉供血情况的方法，而且还有助于选择治疗方法。例如，有足趾坏疽的患者，如果足部动脉搏动存在，那么肢体预后较好，常常通过局部治疗就可获得成功。

四肢主要动脉的触摸部位：

1. 桡动脉（寸口脉）

桡动脉在腕部桡侧，腕屈肌腱与桡骨之间的纵沟中，桡骨茎突的上下，为通常诊脉的部位。

2. 尺动脉

尺动脉在腕部尺侧，指浅屈肌和尺侧腕屈肌腱之间，位置较浅，容易触及尺动脉。

3. 肱动脉

肱动脉在上臂下段肱二头肌内侧沟，位置较浅，向肱骨扪压，容易摸到搏动。有时向上至腋窝扪诊，可摸到腋动脉的搏动。

4. 足背动脉（趺阳脉）

足背动脉在踝关节前方足背部第一、二跖骨之间，位置较浅，可清楚摸到搏动。有8%～13%正常人缺如。

5. 胫后动脉（太溪脉）

胫后动脉在内踝后缘与跟腱之间。正常人有3%～8%缺如或变异。

6. 腘动脉

腘动脉位于腘窝中央深部，约为委中穴处，使膝部屈曲便于扪诊。

7. 股动脉

股动脉位于腹股沟韧带中点稍下方，位置浅，容易扪到搏动。

在进行四肢动脉扪诊时，应注意肢体侧支循环动脉的建立情况，如踝部、膝部和腕部等处有无侧支循环动脉搏动的存在。还必须考虑足背动脉、胫后动脉的解剖异常。因此，若无肢体动脉血液循环障碍的征象，不能以足背动脉、胫后动脉搏动消失作为诊断动脉闭塞性疾病的依据。

（六）动脉杂音

听诊血管杂音是检查动脉性疾病的重要步骤。听诊血管杂音的部位主要有颈部、背部、腹部、腰部，以及腹股沟等部位，应注意动脉血管杂音的性质和强度等。

三、常用检查方法

（一）肢体位置试验

患者平卧于检查床上，两下肢伸直抬高45°，持续3～5分钟，如果足部皮肤出现苍白或蜡黄色，提示肢体动脉供血不足。肢体苍白或蜡黄的程度越明显，提示肢体血液循环障碍越严重。然后让患者坐起，双足下垂，观察足部颜色的恢复时间，若超过10秒，则为阳性，证明有肢体血液循环障碍，血流量减少。下垂后双足出现紫红色，提示肢体动脉严重缺血。

（二）泛红试验（乳头下层静脉丛充盈时间）

检查者以手压迫患者手、足1分钟，将末梢的血驱空，使皮肤变苍白。正常情况下，停止压迫1～3秒后皮肤颜色可恢复正常；若超过4秒，提示肢体动脉缺血。此试验可判定指（趾）动脉是否有闭塞。

（三）艾伦试验（Allen's test）

艾伦试验主要用以判定尺、桡动脉是否通畅。试验时患者握紧拳，检查者以手压迫患者桡动脉，然后让患者松开拳，如果手部仍呈苍白色，说明患者尺动脉阻塞，同法可检测桡动脉是否阻塞。

（四）冷水试验

将手指（足趾）放入4℃左右的冷水中1分钟，可诱发雷诺现象，诱发率在75%左右。

（五）握拳试验

令患者握拳1分钟后，在屈曲状态下松开手指，可以诱发雷诺现象。

四、病变好发部位

不同的疾病往往累及不同部位的血管，血栓闭塞性脉管炎主要累及中小动脉，病变多在肘、膝以下，可有游走性血栓性浅静脉炎；多发性大动脉炎主要累及主动脉及其分支和肺动脉；白塞综合征主要累及下肢浅静脉和深静脉，在动脉系统，主动脉是主要发病部位；过敏性血管炎主要影响手部和指动脉；巨细胞性动脉炎通常累及颈动脉分支；闭塞性动脉硬化症以大中动脉病变为主，可累及全身动脉。

五、中医辨证在周围动脉疾病中的应用

（一）舌诊

舌诊包括舌形、舌质和舌苔3个方面，对周围动脉疾病的诊断具有重要意义。舌诊

部位和脏腑的关系：舌尖部属心肺，舌中间部属脾胃，舌根部属肾，舌边部属肝胆。因此，舌的变化与脏腑气血有密切关系，从舌的变化可以了解全身疾病的情况。舌质血运丰富，舌苔由脾胃之气上浮形成。疾病可以引起舌形、舌质和舌苔的改变。观察舌形、舌质和舌苔的变化，可以了解周围动脉疾病的病情轻重、病变的发展和预后，以及指导临床辨证论治等。

1. 舌形

舌体胖大而色赤，属热证，可见于肢体坏疽继发感染。舌体有裂纹或生芒刺，系热毒炽盛，热盛阴液耗伤，多见于肢体坏疽继发感染。舌体胖嫩而色淡红，舌边有齿痕，多为脾虚、气血两虚。舌体瘦薄淡红而嫩，多为心脾两虚、气血不足，常见于血栓闭塞性脉管炎、闭塞性动脉硬化症患者肢体坏疽继发感染的恢复阶段，以及久病身体虚弱者。如舌体瘦薄而绛，舌有瘀斑久不消退者，则为阴虚热盛，瘀血凝滞，肢体坏疽继发感染可能扩展加重。

2. 舌质

（1）舌淡：舌质淡白，多为虚证、寒证，常见于周围动脉疾病气血两虚型、阴寒型的患者。

（2）舌红：舌质红为热证；红而干燥为阴虚火旺；舌红而起芒刺为热毒炽盛；舌红而苔黄为实热证；舌尖红为心火上炎；舌边红为肝胆实热。

（3）舌绛：舌色红绛，为有瘀血、热毒炽盛，常见于肢体严重坏疽继发感染（第Ⅲ期2级、3级坏疽）患者，郁久化热的炽盛阶段，有不同程度的耗伤阴液，病情比较严重。舌质红绛而苔白为有瘀热，肢体缺血（瘀阻）较轻；红绛而苔黄为实热证，肢体坏疽继发感染较重；红绛而苔黑为热毒炽盛（热极），肢体严重坏疽继发感染，伴有高热，毒血症症状明显，一般病情危重。舌质红绛而有瘀斑为血瘀证，常因肢体血液循环、微循环障碍明显，以及有可能发生肢体坏疽。

（4）舌紫：舌质紫暗，多是瘀热为重，常见于肢体严重血液循环障碍，或者是肢体坏疽继发感染，以及腔静脉梗阻、下肢深静脉血栓形成等，或为热毒入营，病情危重。舌紫而干燥，或有裂纹起芒刺者为热证；舌紫而湿润者为寒证。

3. 舌苔

（1）白苔：多属表证、实证，病情比较轻。周围动脉疾病患者一般多为白苔，随着病情发展，白苔发生变化。苔薄白而润为寒湿，苔薄白而燥为伤津。白厚干苔，为实热证；白厚腻苔，为痰湿和水湿蓄积，常见肢体肿胀。如苔白中间带黄，则为病情发展，处于寒湿郁久化热的演变过程中。

（2）黄苔：多属里证、热证，多为周围动脉疾病处于寒湿郁久化热的初期阶段，肢体轻度坏疽继发感染，以及急性血栓性静脉炎等，病情比较重。苔薄黄为热轻，苔黄厚为热盛。舌苔黄腻，为湿热蕴结；舌苔黄燥，或有裂纹而起芒刺，为热盛伤津。如黄苔中间带黑，则为病情发展加重，处于寒湿郁久化热、热毒炽盛的演变过程中。

（3）黑苔：在临床上比较少见，一般在疾病发展到相当程度、病情比较严重时才出现黑苔。《辨舌指南》说："凡舌苔见黑色，病必不轻。""均属里证无表证。"多为血瘀、热极重症，病情危重。可见舌中间部黑苔，舌根部黑苔，全舌焦黑苔，甚则起芒刺，而舌质必红绛或紫暗。常见于周围动脉疾病处于寒湿郁久化热的热毒炽盛阶段，肢体严重坏疽继发感染，出现高热，热极耗伤阴液。

（4）无苔：舌质淡白无苔，为气血两虚；舌红无苔，为阴虚内热；舌绛无苔，为热盛伤津。

（二）脉象

人体血脉的运行，与气血脏腑有密切关系。因此，通过脉诊可知人体气血脏腑的盛衰，再结合临床表现辨别疾病的表里寒热虚实。现将周围动脉疾病常见的脉象及注意事项概述如下。

1. 常见脉象

（1）浮脉：轻按即得，重按则弱。主病在表。大动脉炎急性活动期可见浮数脉。慢性动脉闭塞性疾病，肢体严重坏疽继发感染，出现高热，可见浮洪脉。在肢体坏疽的恢复阶段，脉象浮而无力，为久病气虚。

（2）沉脉：重按始得，轻取不易觉察。主病在里，病情重，气血瘀滞。血栓闭塞性脉管炎、闭塞性动脉硬化症、大动脉炎等疾病可见沉涩脉；病情严重者，则出现伏脉，因气血郁闭，阳气不能宣通。

（3）迟脉：脉来迟缓，一息不足四至。主寒证。迟而无力为虚寒，沉迟为里寒，常见于周围动脉疾病属阴寒证者，寒凝血瘀，气血运行不畅。

（4）数脉：一息六至以上。主热证。脉数而有力为实热，数而无力为虚热或气血不足，数而洪大为高热。大动脉炎出现细数而无力脉，为阴虚内热。肢体动脉闭塞发生坏疽继发感染，热毒炽盛，高热者，常可见洪数脉。

（5）洪脉：脉浮而充满。主热盛。洪大而有力为实火，洪而无力为虚火。常见于肢体坏疽继发感染，高热者。

（6）虚脉：轻按无力，重按空虚。主虚证。常见于周围动脉疾病身体虚弱，气血两虚者。

（7）细脉：细如丝线，沉而无力。主气虚、血虚、阳气不振。常见于周围动脉疾病身体虚弱、气血两虚者。血栓闭塞性脉管炎、闭塞性动脉硬化症、多发性大动脉炎等疾病，肢体动脉高度狭窄，在桡动脉、足背动脉可见沉细脉，提示气血郁闭较重。

（8）涩脉：往来涩滞，如轻刀刮竹。主气滞、血瘀、津亏。多见于周围动脉疾病血瘀证以及血虚津亏者。

（9）滑脉：往来流利，如盘走珠。主气实血盛、痰湿等。肢体动脉闭塞性疾病，出现坏疽继发感染，发热，可见滑数脉。闭塞性动脉硬化症，痰凝血瘀，可见弦滑脉。

（10）弦脉：端直而硬，如按弓弦。主肝郁气滞、疼痛、痰湿。常见于闭塞性动脉硬化症，可有弦滑、弦细、弦涩脉，甚至桡动脉、足背动脉弯曲成波浪状，或扭曲成团块状，提示肢体动脉硬化较重。

（11）缓脉：一息四至，来去和缓。主血瘀、湿病。均匀而和缓，是正常脉象。有周围动脉疾病而身体比较健康者，可见缓脉。如缓而涩者，为气滞血瘀；缓而细者为气血两虚。

（12）结脉与代脉：结脉为脉跳缓慢，不规则间歇。代脉为脉跳间歇，而有规律。主寒结、血瘀、气血不足、脏气衰微。常见于闭塞性动脉硬化症等疾病。

2. 注意事项

临床上应注意的是，某些周围动脉疾病患者的脉象并不能完全反映疾病的性质和病变程度，应根据临床表现和实验室、辅助检查作出正确判断，称之为"舍脉从证"。由于周围动脉疾病比较复杂，各种动脉疾病的演变过程不同，往往两种脉象并见，而单一脉象比较少见。周围动脉疾病的脉象以沉细、迟涩多见，其次是弦缓、细缓、弦滑等，随着疾病的发展变化而脉象也发生变化。早期血栓闭塞性脉管炎、闭塞性动脉硬化症可呈弦、缓、涩脉，如病变侵犯上肢时，其脉象可呈沉、细、迟、涩、微之象。久病身体虚弱、气血两虚者，其脉可呈沉细、沉涩、沉迟之象。患病后期，肢体坏疽继发感染，高热者，可见数而洪大脉象。久病津液亏损、阴虚发热者，其脉细数而无力。晚期血栓闭塞性脉管炎、闭塞性动脉硬化症，肢体呈进行性广泛坏疽，身体衰弱，其脉沉细数，或脉反见洪大者，说明病情危重。

诊脉的部位，常用寸口部位（腕部桡动脉搏动处），以及趺阳脉（足背动脉搏动处）。诊脉时，还应注意桡动脉解剖部位的异常，如在寸口部位摸不到脉搏，应考虑在腕背部是否有"反关脉"或"斜飞脉"。不能把"反关脉"和"斜飞脉"当作病脉看待，尤其是"正位与反关俱有脉"这一类型。寸、关、尺三部原有脉细如丝，但反关脉粗大，跳动明显，这样在"独取寸口"诊脉时，如未注意到"反关脉"的存在，就容易误诊，得出错误的结论。血栓闭塞性脉管炎、闭塞性动脉硬化症患者，常见寸、关、尺三部脉沉细涩，不易扪及，或寸、关、尺三部无脉，但常有肢体发凉、怕冷、间歇性跛行和皮肤颜色改变等缺血表现，很容易与"反关脉"混淆。在上肢无脉时，还应想到多发性大动脉炎的可能，应注意，"反关脉"与无脉症相鉴别。若寸、关、尺三部无脉，而"反关脉"也不存在，形成"正位与反关俱无脉"时，就应考虑无脉症（大动脉炎）。患者有上肢缺血表现，如一上肢血压测不出等。此外，血栓闭塞性脉管炎患者桡动脉发生闭塞搏动消失后，由于侧支循环的建立，在前臂腕背侧出现明显的动脉搏动，而形成"反关脉"，这是一个好的征象。

六、常见周围动脉疾病的临床特点及鉴别要点

在对周围动脉疾病的发病原因、临床表现、体格检查及实验室检查有了充分认识之后，简单总结常见周围动脉疾病的临床特点，有助于更全面地掌握诊断方法。

（一）闭塞性动脉硬化症

闭塞性动脉硬化症多见于中老年人，表现为间歇性跛行，动脉搏动消失，后期可有肢体的溃疡或坏疽，也可发生动脉瘤或急性动脉闭塞。动脉狭窄时可闻及血管杂音，患者往往有高脂血症、高血压、糖尿病。血脂高密度脂蛋白（HDL）水平低；眼底检查可有视网膜动脉硬化，还可见全身动脉粥样硬化表现，有助于和其他动脉病变相鉴别。必要时可行 CT 扫描及血管造影检查以明确诊断。

（二）糖尿病血管病变

超过 50 岁的糖尿病患者发生肢体坏疽的概率比非糖尿病患者高 15 倍，大多数患者需要截肢，20% 的人在 2 年之内死亡。40% 的糖尿病足病变由神经病变所致，因此肢体敏感性降低是糖尿病患者的严重潜在性危害。糖尿病大动脉阻塞性病变的主要症状是间歇性跛行、静息痛和溃疡、小动脉病变由毛细血管基底膜增厚所致，胰岛素依赖性糖尿病尤其易患小动脉病变。35% 的糖尿病患者可并发神经病变，最常见的症状是感觉异常，尤其是对热、冷、疼痛和轻触觉异常，包括麻木和过度敏感。

（三）动脉瘤

70%～75% 的腹主动脉瘤是在进行体格检查，或因其他原因行放射检查时被发现的，常无明显临床表现而出现厌食、恶心和呕吐，这种情况常常会延误诊断，或误诊为消化道疾患。锁骨下或腋动脉瘤多继发末端动脉栓塞（占 68%），其他表现可有坏疽、疼痛以及臂丛神经受压迫的表现。前臂或手部的动脉瘤很容易诊断，可触及搏动性肿块，也可通过超声或 CT 扫描来确诊。股腘动脉瘤通常是可触摸到的，因为股动脉表浅，所以股动脉瘤更容易触及。

（四）急性肢体动脉缺血

急性肢体动脉缺血的临床表现与阻塞血管的平面、程度、范围及侧支循环等状况有关。急性肢体动脉缺血的表现为无脉、疼痛、苍白、感觉异常、麻痹（5"P"征）。肢体皮肤出现瘀血斑，如果按压后不变色，很可能出现坏疽，属缺血晚期。进一步发展，皮肤会出现水疱，水分丢失后皮肤干燥，出现典型的干性坏疽。

（五）结节性多动脉炎

结节性多动脉炎发病的男女比例为 2∶1，常伴有动脉瘤形成，肾、心、肺、肝和

消化道是最常见的受累器官，同时常有内脏动脉的狭窄。腹内动脉瘤可破裂出血，消化道病变可有出血、穿孔以及节段性坏疽。

（六）白塞综合征

白塞综合征最根本的病理损害是血管炎，可导致静脉血栓形成和动脉损害，后者包括动脉阻塞和动脉瘤，当出现动脉阻塞或动脉瘤时，有较高的死亡率（＞20%）。累及静脉是最突出、最常见的病变，下肢浅静脉或深静脉血栓形成占12%～27%。

（七）巨细胞性动脉炎

局限于年龄55岁以上人群，女性发病是男性的3倍，在白种人更多。这是一种系统性疾病，以主动脉及其主要分支的慢性炎症为特点。常见的症状是头痛。病史中通常首先出现背、肩、骨盆部肌肉疼痛，沿着颞动脉走向有剧痛是其最大特点，可触及小结节和有局部压痛，皮肤有红斑。最常见和最严重的并发症是视力障碍，超过50%的患者出现视力障碍，42%的患者部分或全部永久性丧失视力功能。

（八）多发性大动脉炎

多发性大动脉炎在临床上与巨细胞性动脉炎是有不同的，85%的患者是青年女性，初次发病的年龄在3～15岁。2/3的患者早期症状主要有发热，肌肉疼痛，食欲减退。血管病变主要表现为动脉狭窄导致的缺血症状，有头晕、头痛、心慌、视力模糊、眼前黑矇、上肢乏力等，并有表浅动脉搏动消失和高血压。

（九）血栓闭塞性脉管炎

临床表现和病理与动脉硬化及各种免疫性动脉炎均有明显不同。年轻的吸烟男性患者占绝大多数，40%～50%的患者有游走性血栓性浅静脉炎或雷诺综合征，或两者都存在，病变动脉在上下肢的末梢部位，常伴有趾（指）的坏疽，特别是足趾。体积描记检查或动脉造影检查发现有明显的末梢部位动脉阻塞性病变。

（十）腘动脉陷迫综合征

在解剖上属先天性异常，90%的患者是男性，50%以上的患者在30岁之前出现症状，有20%的患者双侧受累。当腓肠肌收缩致腘动脉阻塞时出现症状，可表现为急性腘动脉阻塞（占10%）、严重的缺血或进行性间歇性跛行加重。下肢动脉搏动可能正常、减退或消失，在踝关节屈曲或膝关节伸直时，可阻塞动脉，使动脉搏动减弱或消失。动脉造影可证实本病。

（刘政、于四海）

第三节　辅助检查

在周围动脉疾病的诊断过程中，有些辅助检查是十分必要的，如血生化检查、临床免疫学检测、出血与凝血功能检查、血液流变学检测、微循环检查、CT（电子计算机断层扫描）、核磁共振成像（MRI）、放射性核素检查、非创伤性血管功能检测、血管造影检查等，其中非创伤性血管功能检测在周围动脉疾病的诊断中具有特殊意义。

一、肢体动脉检查

（一）阶段性肢体血压测定

正常情况下下肢的收缩压比上肢高，下肢的血压与上肢的血压之比应大于 1.0，如果比值小于 1，表明在测量点的近端有动脉阻塞。同样，在两个测量点之间有明显的梯度变化，表示该部位有动脉阻塞。通过测量腿部不同平面的压力可获知阻塞性疾病的其他情况，阶段性压力测量可用袖带分别测量大腿、小腿肚和踝上动脉的压力。虽然阶段性动脉压广泛用于检测近端阻塞性疾病，但有 25% 的误诊率。在临床上，可测量肱动脉和两侧足背动脉及胫后动脉的血压。踝臂指数（ankle brachial index，ABI）指在踝部动脉和肱动脉处所测收缩压（systolic blood pressure，SBP）的比值，用以反映患足缺血的严重程度。ABI 在 0.9～1.3 表示正常阶段；小于 0.9，大于 0.4 表示下肢缺血的间歇性跛行阶段；0.4 以下表示下肢重度缺血阶段。ABI 由 Winsor 于 1950 年最先提出，最初被提议用于下肢周围动脉病（peripheral artery disease，PAD）的无创性诊断。后来研究证实，ABI 也是其他血管部位动脉粥样硬化的标志，可作为心血管事件和功能障碍的预测指标。

（二）多普勒波形分析

多普勒波的形状反映检测部位血管的状况，下肢正常动脉血流速度波是三相波。当动脉狭窄发生时，首先表现为反向波的消失，严重狭窄时，收缩波变钝而舒张波延长。但这种方法也会出现假阳性率。多普勒波形量的分析可用脉动指数 PI（峰间的频移与平均频移之比）来表示。末端 PI 与近端 PI 之比为衰减因数，正常情况下衰减因数大于 1.0，小于 1.0 则反映在测量的两点之间有病变。

（三）阶段性容积（体积）描记法

阶段性容积描记法的定性诊断可分为正常，轻度异常，中度异常和严重异常。正常的波形是快速、尖锐上升的收缩峰波，通常有一个显著的二重波切迹；早期病变时，二重波切迹消失，并且有逐渐延长的降波；中度病变表现为圆形收缩波；严重病变呈现扁平的缓慢上升和缓慢下降的波形。一般情况下，容积检查应与阶段性多普勒压力测定一起应用，尤其是对闭塞性动脉硬化症患者，能够确定有无阻塞性病变。

非创伤性检查应用于动脉疾病的首要优点是能够提供客观和定量的测定，检查方法可重复进行，并且能够分辨出疾病的进展和动脉重建后的血流状况。

二、实验室检查

（一）血液学检查

1. 血常规检查

白细胞总数及中性粒细胞增高见于肢体坏疽感染、肠系膜血管血栓栓塞、真性红细胞增多症。白细胞总数减少见于红斑性狼疮，布－加氏综合征合并脾功能亢进。嗜酸性粒细胞数增多见于血管神经性水肿、结节性多动脉炎等。血红蛋白和红细胞计数增多见于真性红细胞增多症。原发性血小板增多症、真性红细胞增多症时血小板计数增多，血栓性血小板减少性紫癜则有血小板计数减少。

2. 红细胞沉降率（ESR）测定

ESR 加快见于多发性大动脉炎、白塞综合征、结节性动脉炎等急性活动期和缺血性坏疽进展期等。

3. 血生化检查

（1）糖类及代谢产物的测定：血糖增高见于糖尿病、甲状腺功能亢进等。闭塞性动脉硬化症常有轻度的血糖增高，而糖尿病血管病变的患者都有血糖的明显增高。糖基化血红蛋白 A1（HbA1c）增高见于糖尿病患者。HbA1c 是由血红蛋白 A 的 β－链氨基末端与葡萄糖或代谢物以非酶化的方式联接而形成的。它在红细胞生存期（约 120 天）内相对稳定，能反映测定前 8 ～ 12 周的血糖浓度水平，可作为糖尿病的诊断和评价糖尿病是否得到控制的一项较为有意义的指标。

（2）蛋白、含氮物质的测定：白蛋白降低或总蛋白降低可见于蛋白摄入不足、合成不足以及消耗过多，如血管疾病长期慢性坏疽不愈合，糖尿病坏疽或肾病综合征合并血管疾病等。球蛋白增高见于自身免疫性疾病机体的免疫功能亢进，如系统性红斑狼疮、硬皮病、类风湿血管炎等，但各类病变中球蛋白各值的变化有所不同。尿素氮增高见于肾功能不全，如慢性肾炎、尿毒症等；血管疾病如肾动脉硬化、多发性大动脉炎肾动脉狭窄常可导致尿素氮增高。

（3）酶类测定：动脉闭塞导致肢体坏疽时，血清谷丙转氨酶和血清谷草转氨酶升高。血清肌酸磷酸激酶（CK）增高常见于急性心肌梗死，当动脉闭塞致肢体坏疽时，肌酸磷酸激酶活性也升高。同工酶的检测中，CK-MB 对心肌损伤是一种特异性较高的酶，而 CK-MM 则是骨骼肌损伤的特异性指标。血清乳酸脱氢酶（LDH）增高可见于心肌梗死、肿瘤、血液病、肌病和肾脏疾病。在急性动脉闭塞出现骨骼肌坏死时，常有血清乳酸脱氢酶增高。同工酶检测中，LDH4、LDH5 升高对测定骨骼肌损伤有一定意义。

（4）脂类测定：脂类的测定在动脉粥样硬化的诊断中有特殊意义，高脂蛋白血症是动脉粥样硬化形成的危险因素之一。一般认为，总胆固醇水平高于 6.2mmol/L 或甘油三酯水平高于 1.7mmol/L 可视为高脂蛋白血症。胆固醇可以分为低密度脂蛋白（LDL），高密度脂蛋白（HDL）和极低密度脂蛋白（VLDL）等类型。其中，LDL、VLDL 升高是动脉粥样硬化的重要危险因素。血清载脂蛋白（apo）测定，主要是 apoA、apoB 和脂蛋白 a 的测定。

（5）无机元素测定：血清钾增高见于肾功能不全，挤压综合征，急性动脉闭塞组织坏死、破坏；血清钾降低见于周围动脉疾病长期患者身体消耗衰竭，进食少，肢体感染坏疽。

微量元素检测日益受到重视，其中对周围动脉疾病影响较大的有铜、锌等几种。锌有促进生长发育的功能，可促进创面的愈合；能增强吞噬细胞的杀菌功能，增加免疫因子的释放。当锌与铜之比高于 14 ∶ 1 时，血液中的胆固醇含量将迅速增多。有文献报道周围动脉疾病患者血清微量元素的变化规律：肢体缺血性疾病患者的血清锌、铜、铁在不同阶段的变化曲线基本相似。血清锌、铁含量早期降低，坏死早期呈增高趋势，严重坏死时又显著降低。铜与锌比值每增加 1，严重坏死的发生率增加 51.5%。同时观察到，阳虚血瘀型脱疽患者的血清锌含量降低显著，湿热型患者的血清铜含量升高显著，毒热内陷型患者的血清锌含量显著降低，血清铜含量显著增高。其他的元素有锰、铬、硒、钼、钒、镉等，其血清含量在周围动脉疾病的发生、发展过程中，也有不同程度的变化。

（二）内皮细胞的检查

1. 外周循环血内皮细胞计数的检测

外周循环血内皮细胞（circulating endothelial cells，CEC）是由血管内皮细胞损伤脱落后产生的，可作为血管内皮细胞损伤的指标。CEC 升高表示血管内皮损伤，并可能与内皮细胞损伤程度呈正相关性。

2. 内皮素的测定

内皮素（endothelin，ET）是由血管内皮细胞分泌的最强的内皮源性血管收缩因子，可引起小动脉、小静脉及某些大动脉收缩。高血压和动脉粥样硬化患者循环血中的 ET 水平升高，并且升高程度与病变广泛性呈正相关性。内皮素是内皮细胞损伤的标志物之一，可作为了解病情变化、治疗效果的参考指标。

3. 血栓调节蛋白的测定

血栓调节蛋白（thrombomodulin，TM）是一种糖蛋白，存在于血管内皮细胞表面，能与凝血酶结合形成复合物而改变凝血酶的促凝活性。血浆 TM 起调节血液内凝血酶的作用，有血管内皮细胞损伤的多种疾病，TM 都有增高，可作为内皮细胞损伤的指标之一。

4. 血管性血友病因子相关抗原的测定

血管性血友病因子（von willebrand factor，vWF）在血管内皮细胞中合成。如果内皮细胞损伤，在血液中就可检测到血管性血友病因子相关抗原（vWF：Ag）升高。

（三）血小板功能检测

1. 血栓素 B2 测定

血栓素 B2（TXB2）是血小板花生四烯酸环氧化酶代谢途径的重要产物之一。在多种疾病如动脉粥样硬化、糖尿病、血栓性疾病等发生时，体内血小板易于活化，使血中 TXB2 值升高。

2. 血小板黏附功能试验

血小板黏附功能试验（PAdT）是用来测试血小板黏附功能的。血小板黏附率增高，常提示高凝状态，在许多疾病如肢体动脉闭塞性疾病、深静脉血栓形成、糖尿病等中均有明显异常。

3. 血小板聚集试验

血小板聚集试验（PAgT）是反映血小板聚集程度和速度的指标。高凝状态和血栓性疾病如糖尿病、血栓闭塞性脉管炎、闭塞性动脉硬化症、高脂蛋白血症、深静脉血栓形成等，血小板聚集率增高。

4. β – 血小板球蛋白和血小板第 4 因子的测定

β – 血小板球蛋白（β–thromboglobulin，β–TG）和血小板第 4 因子（platelet factor 4，PF4）是由血小板 α 颗粒合成和分泌的特异蛋白。在血栓形成时，血小板被激活后释放进入血液，因此血浆 β–TG 和 PF4 水平可升高。

5. 血小板 α 颗粒膜蛋白 –140 的测定

血小板 α 颗粒膜蛋白 –140（granule membrane protein–140，GMP–140）是血小板 α 颗粒膜上分子量为 140 KDa 的糖蛋白。在血栓性疾病中，血小板被激活，GMP–140 释放入血液，因此血液 GMP–140 水平可升高。它是反映血小板活化的特异性标志之一。

6. 血小板的环核苷酸（cAMP 和 cGMP）测定

环核苷酸（cAMP、cGMP）在调节血小板功能中有重要作用。cAMP 生成降低或 cGMP 生成增高，促进血小板发生聚集反应。许多血栓性疾病中，血小板 cAMP 降低，而 cGMP 增高。

（四）抗凝物质检测

1. 抗凝血酶Ⅲ抗原测定

抗凝血酶Ⅲ抗原（AT–Ⅲ：Ag）测定用于检测血浆中的 AT–Ⅲ含量。AT–Ⅲ缺乏容易发生血栓栓塞性疾病。遗传性抗凝血酶Ⅲ缺乏症是一种常染色体显性遗传性疾病，容易发生血栓栓塞性疾病。

2. 抗凝血酶Ⅲ活性测定

抗凝血酶Ⅲ活性测定（AT–Ⅲ：A）的意义同抗凝血酶Ⅲ抗原测定。

3. 蛋白 C 抗原测定

蛋白 C 抗原（PC：Ag）测定用于检测血浆中的蛋白 C 含量。蛋白 C 系统由蛋白 C（PC）、蛋白 S（PS）、血栓调节蛋白（TM）及激活的蛋白 C 抑制物（APCI）组成。蛋白 C 是体内一种重要的抗凝蛋白，被激活的蛋白 C（APC）有抑制激活的因子 V 和Ⅷ的作用，从而影响凝血过程。遗传性蛋白 C 缺乏症的患者可引起静脉血栓形成。

4. 蛋白 S 的测定

蛋白 S（PS）的作用是促进激活的蛋白 C 对因子 V 的抑制作用。遗传性蛋白 S 缺乏症可引起静脉血栓形成或其他血栓性疾病的发生。检测 PS 的血浆水平有助于与其他血栓性疾病相鉴别。

（五）纤溶系统检测

1. 优球蛋白溶解时间测定

优球蛋白溶解时间测定（ELT）是一项反映纤溶活性的试验，主要反映纤溶酶原活化剂的活性。ELT 缩短表示纤溶亢进；ELT 延长表示纤溶活性降低，见于血栓形成前期和血栓性疾病。

2. 组织纤溶酶原激活物测定

组织纤溶酶原激活物（t–PA）由血管内皮细胞生成，它可被纤溶酶、激肽释放酶或因子 Xa 激活。t–PA 可游离于血浆或结合在纤维蛋白凝块上，并在纤维蛋白表面选择性地活化纤溶酶原。在高脂血症、冠心病、心肌梗死、动脉栓塞时，t–PA 水平降低，易促发血栓形成。

3. α2– 纤溶酶抑制物活性测定

α2– 纤溶酶抑制物（α2–plasmin inhibitor，α2–PI）是纤溶酶的生理性抑制剂，并与纤溶酶竞争结合纤溶酶原。其主要功能是快速抑制纤溶酶。溶栓治疗后，α2–PI 水平降低，表明纤溶系统激活，纤溶酶活性增强，纤溶药物有效。

4. 纤维蛋白（原）降解产物试验

纤维蛋白原降解产物（FDP）的测定主要反映溶栓治疗中，纤维蛋白原被降解。可作为溶栓治疗效果的一项指标。

5. 凝血酶原片段 1+2 的测定

凝血酶原片段 1+2（F1+2）是凝血酶原被凝血酶原酶（凝血活酶）水解时释放出的片段，是凝血酶原被激活的特异分子标志物。有血栓形成倾向患者的血浆 F1+2 水平可升高。

6. 纤维蛋白肽 A 和纤维蛋白肽 B 的测定

纤维蛋白肽 A（fibrinopepide A，FPA）和纤维蛋白肽 B 是在纤维蛋白原转变为纤维蛋白的过程中产生的。血栓性疾病血中的 FPA 显著增高。

7. 可溶性纤维蛋白单体复合物的测定

可溶性纤维蛋白单体复合物（SFMC）由纤维蛋白 I 和纤维蛋白 II 自行聚合而成，是反映高凝状态的敏感指标。特异性地反映凝血酶的活性。

（六）血液流变学

血液流变学研究的内容十分广泛，血液黏度是血液流变学的基本参数，而且又随切变率的变化而变化。许多周围动脉疾病都有不同程度的血液流变性质改变，主要表现为高黏、高聚、高纤，并且与病变程度呈正相关。检测血液流变学，可以为了解病情变化、制订和调整治疗方案、判定疗效和预后提供客观依据，具体内容另章论述。

（七）免疫学检查

1. 免疫球蛋白含量的测定

免疫球蛋白（immunoglobulin，Ig）是指一类在抗原物质刺激下形成的具有与该抗原发生特异性结合的球蛋白。目前，测定免疫球蛋白的目的主要包括三个方面，一是测定体液免疫功能，二是寻找增殖症和缺陷症，三是检查异常免疫球蛋白。Ig 低血症主要见于体液免疫缺陷或大量蛋白流失的疾病。Ig 高血症主要见于自身免疫性疾病，如结节性动脉周围炎、类风湿血管炎或红斑狼疮等。IgM 增高主要见于多发性骨髓瘤、巨球蛋白血症；IgE 升高主要见于变态反应性疾病，如红斑狼疮、类风湿关节炎等。冷球蛋白有可逆性沉淀的特性，在 4℃时不溶解，而在 37℃时解离。冷球蛋白含量增高见于冷球蛋白血症、巨球蛋白血症、类风湿关节炎、红斑狼疮、干燥综合征等。

2. T 淋巴细胞亚群测定

T 细胞是一个功能极其复杂的特异性群体，有多种表面标志（表面抗原和表面抗体）。根据不同的表面标志和功能，可以分成许多功能各异的 T 细胞亚群，是反映机体免疫功能的一项重要指标。目前，国际上重新命名，抗原与抗体均以 CD 表示。如 CD3 代表全部的 T 细胞，可视为外周的总 T 细胞标志；CD4 是 TH/T（辅助 / 诱导）的亚群；CD8 是 TS/C（抑制 / 细胞毒性）亚群，具有抑制和杀伤功能。测定人类 T 细胞亚群的变化，对了解这些疾病的发病机制，控制其发生、发展，指导临床治疗，评估机体免疫状态有非常重要的意义。CD4/CD8 比值升高，见于红斑狼疮、硬皮病、类风湿关节炎和血栓闭塞性脉管炎等。

（八）尿液检查

尿糖阳性见于糖尿病患者。尿酮体阳性见于糖尿病酮症酸中毒、代谢性酸中毒等。

肾病综合征、糖尿病肾病、狼疮性肾炎等均有大量尿蛋白。急性动脉闭塞，组织缺血坏死或肌肉组织受损伤时，肌红蛋白可大量释放到细胞外而进入血液，并可由肾脏排出，尿肌红蛋白检测呈阳性。尿液显微镜检查主要为红细胞的检查。在溶栓及抗凝治疗时应随时对尿中红细胞进行检测，以免出血的并发症。

三、经皮氧分压测定

通过测定肢体局部的氧分压，来确定局部的血液供应情况。经皮氧分压测定（transcutaneous oxygen pressure，$TcPO_2$），是一种肢体动脉性疾病的非创伤性的检查，能够测定血液动力学的生理性指标，可根据测试的结果来划分缺血的程度并进行分类。经皮氧分压测定最突出的应用是对糖尿病患者肢端的氧分压进行测定，可以间接判断肢端的血液循环情况。经皮氧分压测定的另一种主要用途是判定缺血性损伤能否愈合，是否需要截肢。虽然经皮氧分压测定已开始应用，但是其技术本身及应用的说明仍没有标准化，应用时仍需要一定的经验才能测定经皮氧分压的值，对各种临床情况下经皮氧分压值的范围，以及经皮氧分压测定技术的应用还需进一步探讨。目前，这种检查方法已成为无创伤性血管检查方法之一。

四、其他

在周围动脉疾病的临床检查和诊断方面，尚有微循环、CT、MRI、放射性核素及血管造影等检查方法，对于明确诊断，了解病情程度、制订治疗方案和评定治疗效果等均提供了很大的帮助。详细内容参见有关各章节。

（刘政、陈国栋）

第三章

周围动脉疾病的中医辨证与血瘀证

　　周围动脉疾病的中医辨证，是通过询问病史、体格检查（包括四诊），必要时结合实验室和辅助检查，按照中医理论体系，对疾病的临床表现（证候）加以分析、归纳，进行辨证。周围动脉疾病的中医辨证方法主要有八纲、病因、脏腑辨证。在辨证的基础上，给予论治——立法、处方、用药。这种辨证论治原则，是中西医结合诊治周围血管疾病的重要内容。

第一节　周围动脉疾病的中医辨证

一、八纲辨证

　　八纲辨证是辨证论治的核心，是临床最基本的辨证方法。辨阴阳是八纲辨证的总纲。一般热证、实证、表证属阳证，寒证、虚证、里证属阴证。表里指疾病的部位、深浅。寒热指疾病的性质，反映机体阴阳的偏盛与偏衰。辨虚实是辨别邪正盛衰的纲领，虚指正气亏虚，实指邪气盛实。虚证是对人体正气虚弱的各种临床表现的病理概括；实证是对人体感受外邪，或是体内病理产物蓄积而产生的各种临床表现的病理概括（表3-1）。

表 3-1　八纲辨证

证型	病势	部位	全身症状	局部情况	舌苔	脉象
阳证	急性新病	病位浅，在肌表、经络、腑，病轻	发热，面红，口渴，喜冷饮，烦躁，尿黄或短赤，大便秘结	肢体红肿，发索条硬结，灼热疼痛，或肢体溃烂，脓液黄白，坏死组织多，有恶臭气味，肢体肿胀紧韧，或红肿高起，灼热剧痛，拒按，脓液黄稠，肉芽鲜红，疮口易愈合	苔黄燥，舌质红绛	洪数、滑数、弦数洪数有力
阴证	慢性久病	病位深，在脉、筋骨、脏，病重	怕冷，形寒，面色苍白，口不渴，喜热饮，安静懒动，便溏，尿清长不发热，或潮热，身体虚弱，消瘦，倦怠，无力，气弱懒言，纳呆	肢体冰凉，呈苍白色，或肢体干性坏疽，微肿，不热，无脓，或脓液清稀，肢体萎缩，不红或微红，肢体疼痛轻，脓液清稀，肉芽淡白，疮口难愈合	苔薄白，舌质淡	沉迟、沉细、细弱无力、沉数、沉实

　　由于周围动脉疾病比较复杂和发展阶段不同，其证型也复杂多样，变化多端。如寒证转化为热证，热证又可以转化为寒证，或为虚实夹杂。临床辨证时，应将患者的全身症状与肢体局部情况结合起来，并结合多种辨证方法，进行分析、判断。周围动脉疾病最常见的临床症状是肢体疼痛，现将肢体疼痛的辨证列述如下（表 3-2）。

表 3-2　肢体疼痛的辨证

	寒痛	热痛	血瘀痛
病因	寒凝	热结	瘀阻
临床特点	不热或低热，肢体冰凉、苍白，缓痛、胀痛，得温而痛缓，遇寒而痛甚	发热或高热，肢体焮红灼热，剧痛或拒按，遇冷而痛缓，遇热而痛甚	不热或低热，肢体紫暗、瘀斑，持续疼痛而固定，遇寒而痛甚
舌苔	苔薄白，舌质淡	苔黄燥，舌质红绛，有瘀斑	苔薄白，舌质红绛，有瘀斑
期型	多为局部缺血期，或营养障碍期，阴寒证	多为坏死期，热证	多为营养障碍期，血瘀证
病种	动脉闭塞性疾病，雷诺病等	动脉闭塞性疾病，肢体坏疽感染，红斑性肢痛病等	动脉闭塞性疾病等
治疗原则	温通活血法	清热凉血法	活血化瘀法

二、病因辨证

周围血管疾病的病因辨证主要有以下几种。

（一）寒

以寒凝血瘀，气血凝滞，阳气不能宣通为主。肢体冰凉，畏寒，皮肤呈苍白色，疼痛持续或间歇发作，遇寒冷则症状加重，或引起发作，疼痛加剧。舌苔薄白，脉沉迟。见于血栓闭塞性脉管炎、闭塞性动脉硬化症、肢体动脉血栓形成、雷诺综合征等。

（二）热

以外感热邪，或脏腑蕴热，以及寒凝郁久化热为主。全身发热，肢体皮肤起红色结节、红斑，或肢体坏疽继发感染，灼热疼痛。舌苔薄白或黄，脉滑数。化热炽盛阶段，高热，烦躁，口渴，尿黄赤。肢体严重坏疽继发感染，红肿灼热剧痛，重则神昏谵语，热伤津液，舌苔黄燥或黑苔，脉洪数。可见于肢体动脉闭塞，发生肢体坏疽，出现毒血症或败血症。

（三）湿

以湿热或寒湿为主。湿热蕴结时，发热，肢体肿胀，或肢体坏疽继发感染，发红灼热，肿胀疼痛，舌苔黄腻。多见于动脉闭塞性疾病发生轻度肢体坏疽。寒湿凝滞时，肢体肿胀，发凉怕冷，沉重沉胀，舌苔白腻。多见于肢体动脉闭塞性疾病。

（四）痰

以痰瘀为主。痰湿内蕴，瘀阻脉络，肢体发凉，麻痛，肿硬，肢体结节呈苍白色，或皮色不变。腰酸重着，步行滞重。舌苔白腻，脉弦滑、坚硬。多见于闭塞性动脉硬化症，血管炎等。

三、气血津液辨证

（一）气

气证以气滞、气郁、气虚为主。气滞血瘀，血脉瘀阻，肢体发凉怕冷，患肢皮肤呈潮红色或苍白色，疼痛时轻时重，或时而消失。当生气、情致抑郁或情绪激动时，肝郁气滞，气机不畅，可引起发作或使症状加重。气虚时，气血运行不畅，肢体恶风寒、发凉、疼痛，或身体虚弱，倦怠无力，少气懒言。舌苔薄白，舌质淡，脉弦或细弱。见于闭塞性动脉硬化症、血栓闭塞性脉管炎、肢体动脉血栓形成、雷诺综合征等。

（二）血

血证以血瘀为主，并可见血虚、血热和血寒。气滞血瘀，肢体发凉怕冷，呈持续性固定性疼痛，皮肤呈紫暗色或有瘀斑，或肢体紫暗结节、索条状物。舌质红绛、紫暗，或有瘀斑。脉沉涩，或弦涩。见于周围动脉闭塞或栓塞，肢体严重血液循环障碍等。血虚时，面色少华，口唇淡白，头晕眼花，肢体酸麻，肌肉萎缩，皮肤趾甲干燥，脱屑，疮面久不愈合。舌质淡红，脉沉细无力。多见于周围动脉疾病导致的肢体缺血，发生营养障碍改变，或久病身体虚弱，气血耗伤所致。血热时，皮肤红斑、紫斑，见于某些血管炎。血寒时，手足疼痛，皮肤紫暗，常常与血瘀证并见。

（三）津液

津液病证包括津液不足和水液停聚两方面。津液不足证，以肌肤口唇舌咽干燥，尿少，大便干结为主；水液停聚时，出现水肿和痰饮。表现为肢体水肿，或是肢体皮肤结节等。

四、脏腑辨证

脏腑辨证，是根据脏腑功能和病理变化，对疾病证候进行分析、归纳，判断病机、病变部位、病性，以及正邪盛衰的一种辨证方法。周围动脉疾病的脏腑辨证，以心、脾、肾、肝多见。

（一）心

心主血脉，主神明，开窍于舌。虚证多由久病伤正、思虑伤心等因素导致，实证多由痰阻、火扰、寒凝、气郁等引起。心阳虚（心气不足），则心悸，胸闷痛，体虚无力，面色㿠白，肢体发凉怕冷。舌苔白质淡，脉细弱。心阴虚（心血不足），则心悸，健忘，失眠，头晕，目眩，面色淡白无华。舌质淡白或淡红，脉细数。心的阳气足，则血脉运行畅通，维持正常血液循环。当心血耗伤，心的阳气不足时，血脉瘀闭，不能外荣肌肤，肢体畏寒；或突发心脉痹阻，胸部憋闷疼痛。心火亢盛常因情志郁结，或毒热之邪内侵，以及内热化火所致，肌肤疮疡，红肿疼痛，舌尖红绛，糜烂疼痛。

（二）肾

肾主藏精，主水，主骨生髓，开窍于耳。肾藏元阴元阳，一有损耗，则诸脏皆病，故肾多虚证。肾阳虚，则身体瘦弱，全身畏寒，腰脊酸痛，肢体发凉怕冷，阳痿，阴冷，食少，便溏，浮肿。舌苔白质淡，脉沉细无力。肾阴虚，则头晕，目眩，耳鸣，腰腿酸痛无力，手足心热，盗汗。舌质红，脉细数。肾气不固，小便频数，尿后余沥不尽，夜尿频多。肾阳与肾阴是协调平衡的，肾阴虚则肾阳亢，命门火旺；而命门火旺又耗伤肾阴。肾阴虚又可导致心肾失调。肾阳虚，命门火衰，阳气不能下达，发生肢体血液循环障碍，出现下肢发凉怕冷、麻木、疼痛等。

（三）脾

脾主运化，主四肢、肌肉，统血，开窍于口。脾虚湿盛，则胃脘胀满，不思饮食，肢体肿胀，沉重无力。舌苔白腻，舌质淡，脉沉缓。脾阳不振，则食后腹胀满，消化不良，疲乏无力，面黄唇淡，四肢发凉怕冷，肌肉萎缩。舌苔白，舌质淡，脉沉细。脾阳不振，阳气虚衰，运化功能失常，不能输送精微于血脉，气血难达四肢末端，出现肢体缺血征象。

（四）肝

肝主疏泄，主藏血，主筋，开窍于目。虚证多由阴亏和血亏所致，实证多见气郁火盛，以及寒邪、湿热等侵袭。肝喜畅达，肝气郁结时，则胸胁疼痛，胸闷不舒，烦躁易怒，食欲不振。舌苔薄白，脉弦。肝血（阴）不足，血脉瘀阻，则头晕，目眩，耳鸣，手足震颤，肌肉颤动，肢体疼痛，麻木，行步无力，面色苍白无华，爪甲不荣干枯，舌苔白或黄，舌质红绛，脉弦涩或弦数。肝风内动，眩晕欲仆，手足麻木，头痛，舌强。

（刘政、秦红松）

第二节　周围动脉疾病的血瘀证临床表现

血瘀证是多种原因造成的与血液循环障碍有关的诸多疾病，而形成瘀血后又可以引发多种更严重的病变。中医将血瘀证的机制概括为"瘀滞内结""血液离经""血液污秽"三个方面。"瘀滞内结"指血液在脉道中运行迟缓、阻滞、凝聚，"内结之血为血瘀"；从西医研究来看，表现为血液流变学异常、血流动力学改变、血栓形成和动脉管腔狭窄。"血液离经"也被认为是瘀血。"污秽之血"的性质是败血、毒血、恶血。

虽然周围动脉疾病的发病原因和病理变化有所不同，但都存在血瘀共性，有血液循环障碍和微循环障碍，表现为瘀血、缺血、瘀斑、肿胀、粥样斑块、血栓形成，甚至出现溃疡或坏疽。周围动脉疾病的血瘀证临床表现主要有以下几方面。

一、肢体疼痛

寒凝血脉，瘀血阻络，或是火热毒邪侵袭，常导致肢体疼痛。周围动脉疾病以肢体固定性胀痛或剧痛难忍为其特点。如肢体动脉闭塞性疾病，患肢麻痛、剧痛，患趾（指）固定性持续性疼痛，不易缓解，这说明肢体缺血（瘀血）严重，常是发生趾（指）坏疽的先兆，或者预示着坏疽扩展加重。

二、肢端紫绀

肢体动脉闭塞性疾病，由于瘀血闭阻四肢血脉，常可见肢端紫绀，呈紫红色或青紫色，或出现肢端、肢体皮肤瘀点或瘀斑，这说明肢体缺血（瘀血）严重。血瘀加重时，肢体严重血液循环障碍，可发生溃疡或坏疽。

三、肢体结节、红斑

血栓闭塞性脉管炎、游走性血栓性浅静脉炎、白塞综合征、结节性多动脉炎等，由于湿热下注和瘀结脉络,肢体和胸腹部出现发红痛性结节、红斑或索条状物。

四、肢体营养障碍

肢体动脉闭塞性疾病,由于肢体慢性缺血,可出现肢体营养障碍改变,肌肉萎缩、皮肤干燥、脱屑,指(趾)甲干厚、脆硬,足背、小腿汗毛脱落,足部或手部软组织萎缩(干缩)。这种"肌肤甲错"表现,说明肢体动脉闭塞性疾病的瘀血比较明显。

五、溃疡和坏疽

肢体动脉闭塞后,因肢体严重血液循环障碍(瘀血),常发生溃疡或坏疽。肢体坏疽继发感染,可有不同程度的全身发热(瘀血发热)。

六、舌苔与脉象

周围动脉疾病常表现为舌质红绛、紫暗、青紫,或有瘀点、瘀斑,同时舌下静脉曲张、淤滞。这是全身血液循环障碍和微循环障碍的一种表现,是诊断血瘀证的一个重要依据。舌质的变化对判断肢体动脉闭塞性疾病(血瘀证)的轻重很有价值。脉象多沉涩、沉迟、弦涩。

七、微循环障碍

周围动脉疾病常有甲皱微血管畸形、狭窄、闭塞,血细胞聚集,微循环缓慢、淤滞,有渗出、出血等。血瘀证舌质的变化多伴有甲皱微循环异常。而微循环障碍的程度与病情轻重是一致的。

八、血液流变学改变

周围动脉疾病发生的动脉闭塞或栓塞,常有血液流变性异常和血液黏度增高,红细胞、血小板聚集和凝结,以及血液成分改变,使血液处于高凝状态。血液流变学改变与肢体动脉闭塞性疾病(血瘀证)的病程早晚、病情轻重有关,患者的血液黏度愈高,血液流动性愈差,而患肢血液循环障碍和组织缺血缺氧也愈严重。

(刘政、秦红松)

第四章

周围动脉疾病的特殊检查

第一节 彩色多普勒超声

虽然目前血管造影仍被称为血管疾病诊断的"金标准"，但是因其有创、可重复性差等特点，并不宜作为周围动脉疾病的检查及随访手段。随着诊断仪器的不断更新以及检查技术的进步，彩色多普勒超声的成像效果和准确率均得到巨大提高，能同时提供血管解剖和血流动力学信息。因此，彩色多普勒超声成为血管外科医生的另一只眼睛，已经成为血管疾病最重要的无创检查技术。

一、彩色多普勒超声的基本原理

彩色多普勒超声是利用超声波的声学特性及多普勒效应，通过计算机伪彩编码加以显示的检查技术。超声探头是一种换能器，其核心是压电晶体和复合压电材料，当给压电晶体施加不同电压，晶体可以产生不同频率的超声波射入人体，经组织反射后，超声波转化为电信号，经过实时频谱分析，然后输入数字扫描转换器以图像的形式显示。血管超声的基本原理是通过二维灰阶超声显示血管壁、管腔及周围组织解剖结构，将血流的彩色信号叠加在二维超声显像图上，实现彩色多普勒血流成像（color Doppler flow imaging，CDFI）。彩色多普勒超声诊断仪通过运用自相关技术做信号处理，运用目标滤波器（motion target indication filter，MTI）滤掉非血流运动产生的回声信号，彩色增强功能使彩色信号的亮度随血流速度增快而增强，以获得稳定又容易辨识的彩色血流信号，并以不同颜色显示血流的方向和速度，通常朝向探头流动的血流呈红色，离开探头的血流呈蓝色，不能单纯地认为红、蓝代表动、静脉血流。一般层流颜色比较纯正，只显示一种颜色，湍流显示红蓝镶嵌的图案。同时颜色的明亮度代表了血流速度，越鲜亮代表流速越快，同时利用脉冲多普勒（PW）的原理，测定血流的速度。

二、检查方法和仪器的调节

血管超声不同于一般的软组织及脏器超声检测，它需要清晰地显示血管形态、管腔内容以及血流信息，对超声诊断仪器及操作人员提出了更高的要求。检查人员需要熟悉血管解剖及体表投影，了解先天变异，疾病的病理解剖和病理、生理变化，根据疾病的种类及病变部位采取不同的检测手法，实时调节检测条件以获得最优图像，同时要有分辨不同超声伪像的能力。血管超声诊疗工作需要超声诊断仪配备中高频线阵探头和低频凸阵探头，超声诊断仪具有良好的组织分辨能力和准确的血流显示能力，集灰阶超声、彩色多普勒血流成像、脉冲多普勒、能量多普勒等技术于一体，甚至应用超声造影剂、复合成像技术及谐波成像技术等提高血流成像的质量。

三、动脉疾病的临床应用

（一）颅外颈动脉疾病

1. 颈动脉狭窄性疾病

颈动脉狭窄发生的主要原因是动脉硬化，动脉粥样硬化斑块引起管腔狭窄，造成脑供血不足，病变进一步发展可导致血管完全闭塞。颈动脉狭窄、闭塞性病变多发生在颈动脉分叉处。

颈动脉硬化指动脉管壁正常的三层结构消失，管腔内可见大小不等、形态不一的各种粥样斑块，造成管腔不同程度的狭窄。根据斑块的不同成分，其回声可分为 3 型：①软斑：由脂肪细胞、弹性纤维胶原和炎性细胞包裹形成，超声表现为均匀或不均匀的形态不规则的弱低回声。②硬斑：低回声斑块内，大量钙盐沉积钙化后形成的强回声或伴有声影。③混合回声斑块：由大量脂肪、纤维、细胞碎片、钙化及血栓组成，表现为形态不规则，回声不均匀，强弱不等，范围较广，容易发生斑块溃疡，斑块内出血及坏死等，容易造成严重的狭窄或脱落，是造成脑血管事件的主要斑块类型。

在行颈动脉超声检查时，应结合脉冲多普勒检测血管的血流动力学改变。微小病灶并不会引起血流动力学的改变，当动脉斑块引起管腔严重狭窄时，颈动脉层流消失，引起血流紊乱，这时会表现为特征性的脉冲多普勒频谱，因此可以通过脉冲多普勒测量血流速度来确定动脉狭窄的程度（表 4-1）。实践证明，血管横截面积减少超过 75% 可引起血压降低及血流减少，横截面积减少 75% 相当于管腔直径减少 50%。

表 4-1　英国颈动脉超声检查的联合建议　颈动脉狭窄诊断标准

狭窄百分比（NASCET）	颈内动脉峰值流速（cm/s）	收缩期流速峰值比值（ICAPSV/CCAPSV）	ST MARY 比值（ICAPSV/CCAEDV）
<50	<125	<2	<8
50~59	>125	2~4	8~10
60~69			11~13
70~79	>230	>4	14~21
80~89			22~29
>90	>400	>5	>30
接近闭塞	高、低或线状血流	不确定	不确定
闭塞	无血流	不应用	不应用

注：NASCET—北美有症状的颈动脉内膜切除术实验协助组，ICA—颈内动脉，CCA—颈总动脉，PSV—收缩期峰值流速，EDV—舒张末期流速。

2. 颈动脉瘤

（1）真性动脉瘤：多由动脉粥样硬化所导致。多发生在颈动脉分叉处，表现为动脉呈梭形或囊状扩张，扩张的内径一般大于正常管径的 2 倍，内壁粗糙，有时瘤壁内可见大小不等、形态各异的强回声结节，后方伴声影，有时较大的瘤腔内可见附壁血栓，彩色多普勒检测可见红蓝镶嵌的紊乱血流。

（2）假性动脉瘤：颈动脉周围，与颈动脉紧密相连的无回声包块，圆形或不规则形，有搏动性，边界清楚，没有明确三层结构的动脉壁包裹，典型的病例可看到与颈动脉相沟通的瘤颈，一般较短，彩色血流显示红蓝镶嵌血流信号在瘤体内形成涡流。

（二）肢体动脉疾病

1. 动脉狭窄、闭塞性疾病

肢体动脉狭窄、闭塞性疾病根据发病类型可分为急性发病和慢性发病两种。急性发病多见于急性肢体动脉血栓形成和急性肢体动脉栓塞，慢性发病多见于闭塞性动脉硬化症、血栓闭塞性脉管炎、多发大动脉炎等。

（1）急性肢体动脉栓塞和肢体动脉血栓形成：急性肢体动脉栓塞指不同来源的栓子突然阻塞动脉管腔，造成肢体的急性缺血性疾病，临床表现为典型的"6P"症。栓子的来源包括内源性、外源性以及医源性栓子，其中最常见的为内源性栓子，约占栓塞原因的 80%，主要包括心脏附壁血栓、感染性心内膜炎赘生物、瘤体血栓和动脉硬化溃疡斑块等。

肢体动脉血栓形成一般由局部动脉因素引起，包括动脉粥样硬化、动脉损伤以及部分全身性系统性疾病等。其中，因动脉粥样硬化斑块引起的血栓是最常见的类型，多表现为慢加急的特点，肢体动脉血栓的临床表现与急性动脉栓塞相似，难以鉴别，容易误诊，但两类疾病的发病机理和处理方法不同，临床需要区别对待。

急性肢体动脉栓塞：发病早期，病变处管腔内径一般正常，内膜欠光滑，管壁结构正常，当伴有动脉硬化时可表现为管壁回声增强或有形态各异的斑块，病变近端动脉管壁搏动增强，栓塞远端动脉搏动幅度减弱；完全栓塞时，管腔内可见长条形或圆形实性低回声或等回声，栓塞部位与正常动脉界限清楚。彩色多普勒血流图像显示管腔内血流信号突然中断并有彩色翻转现象，据此可以判断栓塞的起点，因发病急骤，侧支血流尚未开放，栓塞远端无血流信号。

肢体动脉血栓形成：如果是继发于动脉粥样斑块基础上的血栓，主要表现为一较大或不规则斑块为起始的不规则实性低或等回声；继发于动脉损伤部位的血栓则表现为动脉损伤处正常管壁结构异常，或管腔缩窄的基础上并发实性回声充填，彩色多普勒血流表现为突然中断，血栓远端无血流信号或有少量微弱血流。

（2）闭塞性动脉硬化症：动脉粥样硬化可发生在全身的所有动脉血管，一般多累及大、中动脉，以下肢动脉最常见，具有节段性分布的特点，常发生在动脉分叉部位。病变早期可见内膜增厚，有黄色条块样隆起的脂纹形成，继而融合、增大，并有胆固醇、成纤维细胞、炎性细胞和组织碎片等变性物质形成粥样物质；随着疾病发展，血栓形成和钙盐沉积、形成逐渐增大的斑块而阻塞管腔。二维图像的表现取决于病变的程度，早期较轻时表现为病变处内膜的局限性增厚、粗糙，可有强回声斑点；病变进一步发展，管壁正常结构消失，管壁僵硬，回声增强，内中膜不规则增厚、凹凸不平，典型表现为动脉管壁搏动减弱或消失，可见形态各异、大小不等、回声不均的斑块，部分斑块后方伴有声影，管腔不同程度狭窄甚至闭塞。彩色血流成像在早期，病变血流图像改变不明显，仅见血流束边缘不规整；当斑块形成时，可见斑块处血流充盈缺损，狭窄部位血流变细。频谱多普勒在早期，病变可无明显改变；当病变严重时，频谱会失去正常的三相波而呈单相波，频谱边缘不光滑，频窗变小甚至消失。

二维图像和彩色多普勒血流图像结合起来测定狭窄面积的方法，能直接反映管腔的真实狭窄程度，测定原始管腔的截面积（A_1）和残余管腔截面积（A_2），根据公式 $[(A_1-A_2)/A_1] \times 100\%$ 计算面积的最大狭窄百分率。超声多普勒对下肢动脉狭窄的判定标准如下（表4-2）。

表4-2　超声多普勒对下肢动脉狭窄的判定标准

狭窄程度	频谱形态	收缩期最大流速增加百分率	病变远端频谱形态
正常	正常三相波，无频带增宽	无改变	正常

续表

狭窄程度	频谱形态	收缩期最大流速增加百分率	病变远端频谱形态
狭窄1%~19%	三相波，频带轻度增宽	增加<30%	正常
狭窄20%~49%	三相波，反向波速度减小，频带增宽，收缩期频窗消失	增加30%~100%	正常
50%~99%	正向单相波形，反向血流消失，频带明显增宽	>100%	远端为收缩期血流速度减低的单相波形
闭塞	病变管腔内无频谱信号	测不到频谱信号	远端为收缩期血流速度减低的单相波形

（3）血栓闭塞性脉管炎：血栓闭塞性脉管炎是一种慢性、非粥样硬化性、节段性、炎性、闭塞性的血管疾病，主要侵及四肢中、小动脉及其伴行静脉。

不同阶段血栓闭塞性脉管炎的超声表现特点如下。

血管炎性改变期：灰阶超声显示，受累血管壁增厚明显，以血管内膜增厚为主，内膜回声降低，呈细锯齿样或虫蚀样改变，局部内膜中断，管腔内局部可见内膜上有部分实性回声附着。彩色多普勒血流成像显示，血流信号呈实性回声附着处充盈缺损。脉冲多普勒示，血管内流速无明显改变，频谱形态可表现为正常三相波形或仅有收缩期流速较正常稍有减慢。

血栓形成期：灰阶超声显示，受累血管早期表现为节段性增宽，搏动减弱或消失，血管腔内充满实性低回声，病变血管与未病变血管界限清晰，呈节段性发病。彩色多普勒血流成像显示，无法探及血流信号，周围不能探及代偿性侧支血流信号。脉冲多普勒示，频谱消失，此为血管性闭塞性脉管炎的典型特征。

血栓迁延期：灰阶超声显示，随着病变的发展，血栓新生及机化再通相交替发生，此时受累血管开始恢复正常或变细，管壁回声降低或增强。彩色多普勒血流成像显示，病变血管腔内可探及部分血流信号，呈不规则充盈缺损改变，是典型的"螺旋状"或"串珠样"血流信号，病变血管周围可探及走行紊乱的细小代偿侧支动脉，受累段血管壁上可探及细小的侧支动脉进入。脉冲多普勒示，受累段远端血管腔内血流速度明显减低，频谱根据病变范围及程度的不同而形态多样，频谱可增宽、呈单相、频窗充填等。

（4）多发性大动脉炎：多发大动脉炎是一种累及主动脉及其主要分支、肺动脉的慢性非特异性炎症性疾病，主要分头臂型、胸腹主动脉型、肾动脉型、肺动脉型和混合型。其中头臂型最常见，也是超声多普勒诊断率最高的分型。超声表现为颈动脉或锁骨下动脉内膜弥漫性均匀增厚，呈低回声，管腔狭窄，彩色血流明显变细、明亮，频谱呈湍流样改变。

2. 动脉瘤

动脉瘤由于先天性结构异常或后天病变使动脉管壁变薄或破裂，在血流长期冲击下，动脉管壁局限或弥漫性地向外扩张膨出而成。其主要病因包括动脉粥样硬化、损伤、感染、先天因素及后天血管炎性病变等，按动脉瘤形成的方式可分为真性动脉瘤、假性动脉瘤和夹层动脉瘤。动脉瘤的超声具体表现如下。

（1）真性动脉瘤：病变动脉局限性的囊状或梭形扩张，扩张内径一般大于相邻正常动脉内径的1.5倍，瘤壁可见完整的三层结构，搏动增强，内膜不光滑，瘤腔内无血栓时为无回声，瘤体内有血栓时可见强弱不等的实性回声。彩色多普勒血流显像（CDFI）显示瘤体内方向紊乱的涡流或旋转式红蓝相间血流信号，有血栓时可见充盈缺损。脉冲波多普勒超声（PW）显示，大的动脉瘤频谱形态异常，边缘不光滑，呈双向，频宽增加，波峰切迹不清。在二维图像上可以测量瘤体内径、长度及瘤颈的范围等。

（2）假性动脉瘤：动脉周围可见囊状的搏动性肿物，边界尚清晰，无明确的正常动脉三层结构，与周围组织关系密切，瘤体经瘤颈与病变血流相沟通，瘤腔内呈无回声，或为移动的细沙样弱回声。CDFI显示，收缩期，瘤体内呈红蓝镶嵌的涡流信号；舒张期血流减慢，当挤压瘘口或近端动脉时瘤体可减小。PW显示瘤体内频谱呈涡流样改变，为双相、频谱边缘不规整，频宽增加，血流速度高低不等。

（3）夹层动脉瘤：病变处动脉内径增宽，可见撕裂的动脉内膜呈线状强回声，与动脉管壁游离，形成内膜与动脉壁间的假腔，内膜断端摆动不定。CDFI显示，收缩期可见真腔内血流经内膜破口进入假腔，呈明亮的五彩血流。PW显示，在真、假腔内可测得动脉频谱。真腔血流呈动脉样，形态可与正常频谱相似；假腔内频谱仍随心动周期变化，但形态不规则，频谱方向不一致，波峰高低不等。

四、超声检查中需要鉴别的其他疾病

（一）下肢静脉倒流性疾病的彩色多普勒超声表现

1. 原发性下肢深静脉瓣膜功能不全

原发性深静脉瓣膜功能不全的超声表现：静脉管壁增宽，内膜光滑，不增厚，管腔内无实性回声，探头加压可压瘪管腔，瓣膜纤细，有时可见瓣膜增厚、缩短，回声增强，活动受限，Valsalva试验（瓦氏试验）或挤压肢体后瓣膜处可见反向血流信号，颜色鲜亮，频谱多普勒可见持续相反方向的频谱信号。

2. 继发性下肢深静脉瓣膜功能不全

继发性下肢深静脉瓣膜功能不全主要为深静脉血栓形成后综合征表现，具体超声表现：血栓机化导致血栓与静脉壁粘连，静脉管壁毛糙、增厚或弥漫性管壁增厚，不光滑，静脉管径缩小，静脉管腔内的血栓回声演变为中等回声甚至强回声，边界不规则，静脉瓣膜僵硬或固定于血栓之中。彩色血流成像显示，根据静脉血栓再通程度表现不一。部分再通者管腔内可见部分血流信号，血流变细不规则；完全再通者，血流基本充满管腔，但边缘不规整，Valsalva 试验或挤压肢体后，甚至在平静状态下，瓣膜处可见明显反向血流信号，颜色鲜亮，频谱多普勒可见持续相反方向的频谱信号。

（二）静脉回流障碍性疾病

深静脉血栓形成

深静脉血栓的超声诊断标准应结合灰阶声像图、彩色多普勒血流图以及频谱多普勒综合判断。

（1）灰阶超声：病变的深静脉管腔内有实性回声，部分或全部占据管腔。急性期，静脉管壁毛糙边缘模糊不清，管径增粗较明显（直径可增加 10% 以上）；探头体表加压后，静脉管腔不能被压瘪或只能部分被压瘪；血栓可呈弱回声、低回声或等回声甚至不均质混合回声。慢性期，管壁增厚，管腔变细，血栓回声增强；深吸气或 Valsalva 试验后，静脉管径无明显变化。

（2）彩色多普勒血流成像：急性期完全闭塞性血栓，管腔内自发性血流完全消失，即使加压及挤压远端肢体也无血流信号显示；急性期非闭塞性血栓或慢性血栓，管腔内可见不规则血流信号。急性期深静脉完全栓塞时，彩色多普勒可显示远心端静脉血流向浅静脉。如股总静脉血栓时，可见血流经大隐静脉流入其属支。慢性期血栓可见周围代偿侧支血流。

（3）频谱多普勒：血栓远心端频谱期相性减弱或消失。

（三）非血管性疾病

1. 软组织水肿

灰阶超声表现为软组织内大量无回声管状间隔，呈大理石样、网格样改变，因水肿明显可造成声波衰减，影响深部肌肉、血管结构的显示。

2. 血肿

血肿可引起肢体肿胀、疼痛，其超声表现为囊性、混合性或实性低回声区，早期血肿边界不规则，由液性和实性回声混合而成，具体取决于血凝块的多少。随着时间推移，血肿回缩，形态趋于规则，横切面一般呈扁平或不规则形，与静脉管腔的圆形表现可以相鉴别。

3. 肌肉损伤

肌肉损伤一般是外伤或剧烈运动后，突然出现剧烈疼痛，肌肉撕裂伴有不同程度的出血，超声表现为损伤的肌肉或肌腱可见纹理紊乱或中断，早期呈略强回声，周围可见无回声区。

4. 腘窝囊肿

腘窝囊肿是半膜肌与腓肠肌之间的滑囊扩张，正常情况下延伸至膝部内侧，与膝关节腔相通，通常与关节炎、外伤、感染有关。超声表现为腘窝的软圆形或新月形囊性无回声包块，边界清楚，后方回声增强。如果囊肿因压力过大破裂，囊液向小腿远端肌束间扩散，表现为大片低或无回声区，内部回声不均匀或碎屑样回声。

（梁刚）

第二节　血管内超声

血管内超声（intravenous ultrasound，IVUS）是无创性的超声技术和有创性的导管技术相结合，使用末端连接有超声探针的特殊导管进行的医学成像技术。血管内超声最早于 20 世纪 80 年代应用于冠状动脉介入领域，因其能在三维层面提供血管直径，斑块负荷、形态、性质等诊断信息，成为冠脉复杂病变中指导治疗的重要参考诊断工具。借鉴冠状动脉的成功使用经验，血管内超声目前逐渐开始应用于外周血管病变，可直接提供血管狭窄率、夹层的分型、病变范围和性质，以及治疗效果的评价等。

一、原理及操作方法

IVUS 系统包括 2 个主要部件：配备有微型超声传感器的导管（微型化的超声探头）和装载重建图像所需的电子元件的超声主机。部分还配备有自动回撤装置。常用的血管内超声导管分为机械旋转型及电子相控阵系统 2 种。

血管内超声是通过导管将微型化的超声换能器置入血管腔内，显示血管断面形态和（或）血流图形，主要包括超声显像技术和多普勒血流测定两方面。这种技术使得超声技术，如压电传导或者超声传感器得以用于检查血管内壁的情况。血管内超声是一种有创性断层显像技术。具体操作方法是在血管导管检查过程中，在透视下，经导丝将 IVUS 导管送达目标血管远端，然后缓慢回撤导管，导管探头到达目标血管后持续进行超声检测，同时开始实时记录连续的图像，进而获得连续的 360° 血管横截面图像，并通过血管内超声机器的显示屏显示出来，根据观察对象的大小调节景深（图像大小），以显示血管全貌并获得足够大的图像以便于分析。在操作过程中随时调整增益大小，以获得理想图像，尽量减少图像中假象的干扰。

二、血管内超声在动脉疾病中的应用

IVUS 可以术前定性并定量地评估外周动脉血管情况，为治疗提供可靠呈参考指标。

（一）IVUS 斑块定性分析指标

1. 偏心指数

偏心指数 = 某横截面斑块最薄处厚度 / 斑块最厚处厚度。

2. 偏心性斑块

偏心指数＜ 0.5 的斑块为偏心性斑块。

3. 向心性斑块

偏心指数＞ 0.5，且斑块最厚处厚度小于最薄处 2 倍为向心性斑块。

4. 硬斑块

斑块回声高于血管外膜回声且无声影的纤维斑块为硬斑块。

5. 软斑块

斑块回声低于血管外膜回声的脂质斑块为软斑块。

6. 钙化斑块

后伴有声影的强回声斑块为钙化斑块。

7. 混合性斑块

上述 2 种或 2 种以上斑块混合形成的斑块为混合性斑块。

8. 斑块破裂

斑块表面局部回声中断为斑块破裂。

（二）IVUS 定量分析指标

1. 血管外弹力膜面积（external elastic membrane area，EEMA）

又称血管总截面积，即外弹力膜边界包绕区域的面积，包括管腔面积和斑块面积之和。

2. 管腔面积（lumen area，LA）

血管管腔边界回声包绕区域的面积，IVUS 测量选择狭窄程度最明显的截面，测量血管总截面的最大直径和最小直径、管腔最大直径和最小直径血管总截面积、管腔面积，IVUS 机器自带软件计算出管腔面积狭窄率。

IVUS 除了可以术前评估病变，术中也可提供重要的参考信息。其可以实时观察夹层病变的破口位置及大小，明确闭塞性病变是血栓还是斑块，以及血栓的新旧等信息。在治疗后，IVUS 可评估治疗效果，评价支架与血管壁的贴合情况及膨胀系数（最小支架横截面积/最大支架横截面积，支架膨胀指数＞ 0.8 为支架膨胀良好），测量治疗前后血流速度变化等。

（三）IVUS 具备的优点

1. 可生成血管全层结构的高分辨率图像，精确测量血管的内径、截面积。

2. 容易操作，安全可靠。

3. 能探查到斑块并确定其类型及组成成分。

4. 可对斑块厚度及管腔狭窄程度进行定量评价，能判定斑块的稳定性。

5. 可识别动脉夹层、血栓、内膜撕裂等。

6. 能发现血管造影所不能显示的早期病变。

7. 对支架的大小、形状、贴壁程度和膨胀满意度进行系统评价，评估血管介入治疗效果。

（梁刚）

第三节　光电容积描记

光电容积描记（photo plehysmo graphy，PPG）是借助光电手段在活体组织中检测血液容积变化的一种无创检查方法。随着技术的不断更新，PPG 广泛应用于心血管，外周动、静脉及末梢微循环的检测中。

一、原理

皮肤组织受到一束特定波长的光照射时，部分光在浅层皮肤组织会产生反射，深层皮肤组织和血液会吸收一部分光，所以光电检测器检测到的光强会降低。在光束照射人体表面时，非血液成分对光的吸收量是恒定的，这些反馈回到光电接收器中的光转换为电信号就是恒定的直流分量；只有容积连续发生变化的血液对光的吸收量在改变。对光的吸收越多，反馈回光电接收器中的光强越弱，反之，光电接收器接收到的光强越强，这也就形成了交流分量。而血液对光的吸收视肢体的运动状态而定。当肢体静息时，静脉血对光的吸收变化很小，动脉血的容积随心脏的搏动而周期变化，因而产生的光吸收亦随之周期变化。当肢体做功能实验时，静脉血的容积随血液的排出和灌注变化很大，动脉血容积变化量可忽略不计，因而产生的光吸收亦随静脉血的排出和灌注而变化。PPG 探头整合了反射单元和接收单元，通过分析发射前后光学信号的变化推测血液容积的变化。

二、设备及操作方法

目前，主流的 PPG 检测设备一般整合在外周血管检测系统中，属于整个外周血管检测的子系统，主要包括主机、探头、图像显示系统及打印设备。主机包括 PPG 主程序、病例管理系统、数据存储、检索系统等，负责 PPG 信号的收集、处理、重建，结合显示系统实现 PPG 波形的实时显示，是 PPG 系统的核心组成部分。PPG 探头集成了发光二极管和光敏接收器，负责光学信号的发射和接收，实现光学信号和电信号之间的转换。目前，主流的 PPG 探头包括指夹式探头和蝶形探头两种形式。

具体操作时，要求患者在室温下暴露肢体，平静状态下，采取平卧位或端坐位，探头紧密固定与肢体末端，检测时要求保持固定，选择动脉模式或静脉模式，根据实时波束形态，选择合适的滤波器挡位，当出现规律波束时，选择记录并存储打印。

三、PPG 在周围动脉疾病中的应用

外周动脉疾病包括闭塞性动脉硬化症、血栓闭塞性脉管炎、大动脉炎、糖尿病足、雷诺病、胸廓出口综合征、腘血管陷迫综合征、各种血管炎性疾病等。PPG 具有很强的灵敏性，当血管弹性、血流速度、血流形态及压力发生改变时，PPG 均有明显改变，从中可了解局部循环状态、有无阻塞、侧支代偿情况、功能性还是器质性改变，能够客观反映肢体血管的弹性和血运情况，为进一步评价周围血管疾病提供参考依据。

（一）PPG 波形主要参数（图 4-1）及意义

1. 收缩期波幅

收缩期波幅为收缩期波峰最高值，主要反映循环血容量即搏动性血液供应强度（血管充盈度）。当动脉痉挛、栓塞、受压时，血流减少，波幅降低，反之，波幅升高。

2. 舒张期波幅

舒张期波幅为从基线到重搏波顶的高度，一般为收缩期波幅的 2/3，波幅高提示血管阻力升高。

3. 流入时间

流入时间为从曲线开始到最高峰所需要的时间，提示心脏收缩后血管扩张到最大程度的时间，反映心脏收缩时动脉扩张的速度，如果血管弹性减弱，流入道受阻，流入时间延长，反之缩短。

4. 流出时间

流出时间为由最大波峰到下降支曲线回到基线的时间，反映心脏舒张期血管回缩的速度。如果动脉硬化血管弹性差，动脉狭窄，血流受阻，流出时间延长，甚至延长至下一个周期。

5. 流入容积速度

流入容积速度为最大波幅与流入时间之比，反映心脏收缩后，血液流入器官，器官扩张到最大程度与时间之比，表示单位时间内动脉流通容量多少。动脉供血减少时，数值降低。

6. 流出容积速度

流出容积速度为最大波幅与流出时间之比，表示单位时间内动脉流通容量的多少。动脉供血减少时，数值降低。

7. 重搏波高度

重搏波高度为切迹到重搏波顶的高度。重搏波的有无反映动脉弹性的优劣，对判断动脉硬化具有重要价值。

8. 流入角

流入角为上升支与基线构成的角度，临床称为斜率。正常应小于 90°，在 90° 以内，角度越大，说明血管功能越好，反之越差。

9. 流出角

流出角为下降支与基线构成的夹角，在 90° 范围以内，角度越大越好。

10. 主峰角

主峰角也称峰值角，指 PPG 波形中最高点的角度，由上升支与下降支形成的夹角，正常呈锐角。当动脉弹性减退，阻力增强，血液供应减少时，角度增大，顶角变为钝角或圆顶。可以反映血管壁的弹性和血流的动态特性。

11. 顶峰角

顶峰角通常指 PPG 波形中波峰的切线角度，与主峰角相似，更侧重于波峰的局部特性。

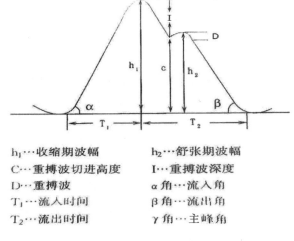

h_1···收缩期波幅　　　　　h_2···舒张期波幅
C···重搏波切进高度　　　　I···重搏波深度
D···重搏波　　　　　　　　α角···流入角
T_1···流入时间　　　　　　β角···流出角
T_2···流出时间　　　　　　γ角···主峰角

图 4-1　PPG 波形主要参数

（二）正常 PPG 波形

外周动脉 PPG 波形是随心动周期变化的，每一周期开始，PPG 曲线由开始轻度倾斜升起后，快速上升，成为陡峭的上升支，至最高点为第一峰，主峰角为锐角；然后开始下降，成为下行支，下行支开始比较倾斜，出现一个小波，称为重搏波；最后波形回到基线，重新开始新的周期。

（三）异常 PPG 波形

1. 单峰波

只有单相波峰，幅度正常或轻度降低，上升时间延长，主峰角度略增大，重搏波和切结模糊不清或消失。

2. 正弦波

曲线左右对称，呈拱门状，上升时间延长，主峰角度增大，主峰圆钝，重搏波和切记消失。

3. 低平波

波幅较正常降低超过 50%，形成低平的曲线。

（四）PPG 在具体不同动脉疾病中的表现

1. 闭塞性动脉硬化症

患者指、趾 PPG 升支时间延长，波幅降低，多数重搏波消失，常见波形为正弦波、沉默波、三角波、硬性波，提示血管弹性降低，末端循环障碍。

2. 血栓闭塞性脉管炎

血栓闭塞性脉管炎（TAO）患者 PPG 波幅明显降低，随着缺血加重，常见波形表现为失律性震颤波、低平波等。

3. 雷诺病

雷诺病表现为 PPG 升支时间延长，波幅减低，缺血重者可表现为低平波，尤其在冷激发试验时尤其明显。

4. 腘血管陷迫综合征

检查时，患者仰卧位，PPG 探头置于足趾。自然放松状态下，PPG 波形可表现为正常波形；让患者跖屈时，PPG 波幅明显减弱，当放松时又逐渐恢复正常。

5. 胸廓出口综合征

检查时，患者取坐位，双手放于膝上，PPG 探头固定与手指。自然放松状态下，PPG 可表现为正常状态；当患者上肢高举外展、外旋时，PPG 波幅明显降低，恢复自然状态，PPG 波形恢复正常。

（梁刚）

第四节　血流动力学检测

一、踝臂指数

踝臂指数（ankle brachial index，ABI）又称踝肱指数或踝臂压力指数（ankle brachial pressure index，ABPI），是下肢胫后动脉或足背动脉的收缩压与上臂肱动脉收缩压的比值，是判断下肢动脉阻塞的重要指标。其又可分为静态踝臂指数（static ankle brachial index，

SABI）与运动后踝臂指数（post kinetic ankle brachial index，PABI）。静态踝臂指数是受检者在安静状态下所测量出的 ABI 值，运动后踝臂指数是受检者经过简单下肢运动负荷试验或平板运动负荷试验后所测量出的 ABI 值。

（一）踝臂指数计算方法

双下肢的 ABI 应分别计算，记录到小数点后 2 位。美国心脏病学会（ACC）和美国心脏协会（AHA）指南建议采用多普勒测压法的 ABI 计算公式：足背动脉和胫后动脉中收缩压的高值作为分子，两上臂肱动脉收缩压的高值作为分母。

$$ABI = \frac{足背动脉和胫后动脉收缩压（取高值）}{上臂肱动脉收缩压（取左右侧高值）}$$

采用示波法测压的 ABI 计算公式：踝部收缩压作为分子，两侧肱动脉收缩压高值作为分母。

$$ABI = \frac{踝部收缩压}{上臂肱动脉收缩压（取左右侧高值）}$$

（二）踝臂指数评价标准

正常人的踝部收缩压比上臂肱动脉收缩压高 10 ～ 15mmHg。因此，正常人的 ABI 值应＞ 1。各文献所报道的 ABI 正常值的下限从 0.85 ～ 1.00 不等，但多数文献将静态 ABI 值的正常标准定为≥ 1.00。ACC/AHA 2006 年推荐的 ABI 评价标准：①静态 ABI 正常值为 1.00 ～ 1.29。②静态 ABI 临界值为 0.91 ～ 0.99，需进一步行运动负荷试验，同时结合临床体征及 PVR 波形等检测指标判断是否存在下肢动脉疾病。③静态 ABI ≤ 0.90 为异常值，是诊断下肢动脉疾病的标准。ABI 在 0.41 ～ 0.90 时，血流轻到中度减少；ABI ≤ 0.40 时，血流严重减少。这种相对的分类有预测价值。例如，ABI ＞ 0.50 表明，在随后的 6.5 年随访期间，进展为严重的下肢缺血的可能性较小。相反，ABI ＞ 0.40 时，患者很可能发生缺血性静息痛。与此类似，患者踝部收缩压低提示缺血性损伤不易愈合。ABI 明显减低表明，患者发生静息痛、缺血性溃疡或坏疽的风险很高。ABI ＞ 1.30 提示动脉钙化不可压缩。有文献报道，ABI ≤ 0.40 为重度缺血，0.40 ＜ ABI ≤ 0.70 为中度缺血，0.70 ＞ ABI ≤ 0.90 为轻度缺血。

（三）踝臂指数检测临床适用范围

中国动脉功能无创检测专家共识（2009）指出：与下肢动脉造影相比，ABI 诊断下肢动脉疾病具有较高的敏感性、特异性和准确性。ABI 的阳性预测率为 90%，阴性预测率为 9%。总的准确率为 98%。除用于诊断外，ABI 检测还有助于对患者预后进行评估，从而为患者治疗策略的制订提供可靠依据。ABI 异常增高（＞ 1.3）时，可能提示下肢动脉僵硬度明显增加，此时可测定趾收缩压和趾臂指数（toe brachial index，TBI），通常 TBI < 0.7 即可诊断下肢动脉疾病。随着对 ABI 研究的不断深入，此指标的意义已经不仅仅限于对下肢动脉疾病的诊断。越来越多的证据表明，ABI 可作为心血管系统风险评估的重要指标，与心血管死亡率以及全因死亡率密切相关。ABI 检测的适用范围如下。

(1) 下肢动脉疾病的高危人群：年龄 < 50 岁的糖尿病患者伴有一项其他动脉粥样硬化的危险因素（包括吸烟、高脂血症、高血压、高同型半胱氨酸血症）；年龄在 50 ～ 69 岁，有吸烟或糖尿病史者；年龄在 70 岁以上者；已确诊的粥样硬化性冠状动脉、脑动脉或肾动脉疾病患者。上述受检对象若静态 ABI 正常，应 3 ～ 5 年测量 1 次。当 ABI 的变化大于 0.15 时，即认为出现了显著变化。

(2) 有肢体缺血症状的患者：有间歇性跛行、脉搏减弱或消失、皮肤颜色或温度改变者，若静态 ABI 正常，应测量运动后 ABI。

(3) 有严重肢体缺血的患者：缺血性静息痛、溃疡或坏疽者。

(4) 急性肢体缺血的患者：突发肢体无脉、苍白、麻木、运动障碍和厥冷者，应立即测量 ABI。

(5) 已诊断为外周动脉疾病的患者，不管疾病严重程度如何，应定期测量 ABI。

(6) 已接受外周动脉支架植入、人工血管自体动脉搭桥或内膜剥脱治疗的患者应定期测量 ABI。

（四）踝臂指数在下肢动脉疾病诊疗中的临床应用

1. 下肢动脉疾病

下肢动脉疾病诊断的方法很多，主要包括 DSA、CTA、MRA 和血管彩超等。下肢动脉造影检查有创伤和使用造影剂，使之用于筛查受限。国内外大量研究显示，对于经动脉造影证实的中度至闭塞性下肢动脉疾病，ABI 诊断的敏感性大于 95%，特异性接近 100%。因此，目前 ABI 测量是筛查下肢动脉疾病的一种准确无创的手段。

2. 踝臂指数与下肢动脉疾病的部位和严重程度

下肢动脉疾病的严重程度取决于病变部位、狭窄程度和侧支循环建立情况。下肢动脉逐渐狭窄，一般首发症状是间歇性跛行，即活动时下肢肌肉疼痛、痉挛及乏力，在快速行走或上坡时，症状出现更早，程度更重。疼痛的部位最常见于小腿，但也可在脚、大腿、股部或臀部出现，与动脉狭窄的部位有关，休息后疼痛可以缓解。通常患者坐或站 1 ～ 5 分钟疼痛缓解，行走相同距离再次出现疼痛。随着病情加重，跛行距离越来越短，随后发展至休息时也出现疼痛，即静息痛，甚至坏疽。

下肢动脉出现狭窄或闭塞后，下肢供血不足将影响下肢功能，如步行速度下降、下肢乏力和间歇性跛行等下肢功能障碍。出现间歇性跛行、静息痛，甚至坏疽，已是下肢动脉疾病的中晚期，而步行速度下降、下肢乏力是早期下肢缺血的征兆。对于无明显下肢缺血症状的这部分患者，下肢功能的评估和 ABI 测量对患者早期诊断尤其有意义。

目前，多数研究将 ABI ≤ 0.90 确定为下肢动脉疾病的诊断标准，其敏感性和特异性均为 95%。一般认为 0.70 < ABI ≤ 0.90 为下肢动脉轻度缺血；0.40 < ABI ≤ 0.70 为中度缺血，可能发生间歇性跛行；ABI ≤ 0.40 为重度缺血，容易发生静息痛，甚至肢体坏疽。ABI ≤ 0.30 意味着需要血管外科治疗。

3. 踝臂指数在下肢动脉疾病诊断中的局限性

虽然 ABI 对检测下肢动脉缺血的敏感度较高，但长期患糖尿病、高龄以及终末期肾病正在透析的患者由于动脉中层广泛钙化、下肢动脉僵硬度明显增高而导致下肢动脉血压明显增高，ABI 值升高（> 1.3），出现假阴性。此时，可以通过测定趾收缩压和趾臂指数（TBI）进行下肢动脉疾病的诊断，因为动脉钙化常不累及足远端动脉。TBI < 0.7 即可诊断下肢动脉疾病。对有下肢溃疡的患者，临床常需要对溃疡愈合作出评估，而 ABI 对溃疡愈合的预测性不强，利用趾收缩压和 TBI 常可对此作出评估。ABI 只是踝部动脉收缩压与上臂动脉收缩压的比值，下肢踝部以上动脉单节段或多节段的病变都会出现踝压降低，所以 ABI 的降低只能提示踝部以上血管有狭窄或闭塞，不能对病变进行准确定位。可采用多节段压力测定弥补此缺憾。下肢动脉阻塞患者如果同时伴有两侧锁骨下动脉重度狭窄时，由于两侧肱动脉收缩压均降低，会直接影响 ABI 的计算结果，此时不能根据 ABI 值来评估下肢动脉阻塞性疾病。

二、趾臂指数

趾臂指数（TBI），又称趾肱指数或趾臂压力指数（toe brachial pressure index，TBPI），是趾动脉收缩压与上臂肱动脉收缩压的比值。TBI 是评价下肢动脉到末梢缺血状态的指标，适用于临床怀疑下肢动脉疾病，但因为血管僵硬度明显增高，动脉中层钙化而导致 ABI 检测不可靠的患者（通常是患糖尿病多年或高龄患者）。

（一）趾臂指数计算方法

两侧 TBI 应分别计算，记录到小数点后 2 位。TBI 计算公式：用趾动脉收缩压作为分子，用两上臂肱动脉收缩压高值作为分母。

$$TBI = \frac{足背动脉和胫后动脉收缩压（取高值）}{上臂肱动脉收缩压（取左右侧高值）}$$

（二）趾臂指数评价标准

TBI=0.70 为正常值，0.60 ≤ TBI < 0.70 为临界值，TBI < 0.60 为异常值。

（三）趾臂指数临床应用

长期患糖尿病、高龄以及终末期肾病正在透析的患者，因为动脉中层钙化，下肢动脉非常僵硬，而影响 ABI 测定的准确性。当 ABI > 1.3，或测得的下肢收缩压异常增高，如超过生理情况的从心脏到下肢动脉节段收缩压的增高时（通常大于 20mmHg 或高于上臂收缩压的 20%），考虑可能存在动脉僵硬的情况。因为趾动脉通常不涉及近端弹性动脉的钙质沉着，可通过测定趾动脉收缩压和 TBI 进行下肢动脉疾病的诊断。

三、脉搏波传导速度

心脏左心室收缩将血液搏动性地射入主动脉，可扩张主动脉壁产生脉搏压力波，并以一定的速度沿血管壁向外周动脉传导。脉搏波在动脉中的传导速度称为脉搏波传导速度（pulse wave velocity，PWV），通过测定两个动脉记录部位之间的距离和脉搏波传导时间可以计算出来。PWV 是评价动脉功能，反映主动脉、大动脉、中动脉的扩张性和僵硬度的经典指标。

（一）脉搏波传导速度异常评价标准

大量研究证实，PWV 的数值随着年龄的增大而增高。所以在确定每个受检对象的 PWV 值是否异常时，必须考虑到年龄因素。国内外现多使用肱踝脉搏波传导速度（baPWV）、颈股脉搏波传导速度（cfPWV）来判断动脉血管的弹性情况。baPWV > 1400cm/s，cfPWV > 900cm/s 为异常的基准值，但此值不适宜评价 60 岁以上受检者。PWV 越快，动脉的扩张性越差、僵硬度越高、弹性越差。虽然 PWV 可以良好地反映大动脉的扩张性，但是在临床常规检测报告中，评估 PWV 增快程度尚不能采用轻度、中度和重度动脉僵硬度增高的分级，因为目前国内外还没有详细分度的标准；更不能轻易使用轻度、中度和重度"动脉硬化"之用语，因为这种用语可能造成受检者的精神负担，特别是中年受检者会在心理上产生巨大压力，甚至引起抑郁症。建议使用"按年龄提示动脉僵硬度增高或明显增高"之用语。

（二）脉搏波传导速度与动脉阻塞

baPWV 检测选择肱动脉和踝动脉为采集脉搏波信号的部位。因两部位间动脉管腔狭窄，特别是相对较长的下肢动脉狭窄可能会影响 baPWV 的测定结果，所以用 baPWV 评价动脉僵硬度时需要排除下肢动脉狭窄的病例。动脉阻塞后影响 baPWV 测定精确度的原因是脉搏波的传播在阻塞部位被阻断，只好取道侧支吻合支，所以脉搏波的传播会变缓，baPWV 值也会不同程度地降低。当 baPWV 值显著降低与受检者年龄不符时，或者两侧 baPWV 值明显不对称时，要考虑 baPWV 值减低侧可能存在严重的动脉阻塞，应结合血压值、ABI 值和 PVR 波形进行综合评价。

（三）脉搏波传导速度检测临床适用范围

中国动脉功能无创检测专家共识（2009）指出：PWV 是反映动脉僵硬度的早期敏感指标，PWV 检测有较广泛的临床应用价值。一般推荐在以下人群中应用此技术进行动脉功能异常的筛查。

（1）年龄 ≥ 60 岁的老年人。

（2）高血压、高胆固醇血症、糖尿病、吸烟或有 2 项以上其他致动脉粥样硬化的危险因素者（早发冠心病家族史、肥胖、持续精神紧张、缺乏运动）。

（3）已确诊的冠心病、脑卒中与缺血性肾脏疾病者检测 PWV 可有助于评估其整体危险水平。

（四）脉搏波传导速度的影响因素

许多因素均能影响 PWV，如年龄、血管壁厚度、血管半径、血压、血液密度和血流速度等。管腔变形、狭窄和血管弯曲时，PWV 减慢。此外，测量部位也影响 PWV，距离心脏越远，PWV 越快。随年龄增加，动脉系统逐渐衰老并常伴随结构的改变，包括弹力蛋白的断裂和变性、胶原增加、动脉壁增厚和扩张。这些变化导致脉管系统逐渐变硬及当压力波沿主动脉传播时，其速率增加。年龄每增加 10 岁，PWV 一般增大 10% ～ 15%。随着血压水平的升高，管壁承受压力的部位从具有较大弹性的弹力纤维转移到硬度较高的胶原组织部位，引起 PWV 增加、收缩压升高、舒张压降低和脉压增宽。PWV 升高可作为冠心病患者外周血管粥样病变进程的评估指标。在下肢动脉造影比较中，随下肢动脉狭窄程度加重，PWV 呈上升趋势，ABI 逐渐下降。

（李会含）

第五节　微循环检查

一、微循环概述

微循环是指直接参与组织、细胞物质、能量、信息交换的血液、组织液和淋巴液的循环状态。它直接参与细胞、组织的物质交换，是循环系统的基本机构和功能单位。微循环由血液循环、组织液循环、淋巴液循环三部分构成。由于组织液与淋巴液无色，观察较困难，故通常所称的微循环是指可直接观察到的血液循环。

微循环是微动脉与微静脉之间的微血管血液循环，是一种直接参与细胞、组织物质交换的体液循环动态。其由微动脉、后微动脉、毛细血管前括约肌、真毛细血管、通血毛细血管、动 – 静脉吻合支、微静脉组成。微循环在属性、形态、功能调节方面既有一般循环系统的共性，又有脏器属性的特殊性，在各脏器组织的结构有所不同。

微循环检查方法对周围动脉疾病的辅助诊断及疗效评价的价值日益受到重视，其机制在于：动脉硬化使血管弹性降低，动脉狭窄闭塞，远端供血不足甚至缺如，毛细血管内充盈不足或空虚，因此微血管血流灌注减少、局部组织氧分压降低。故而应用微循环检查作为疗效的观察指标理论上是完全可行的。

人体甲襞、眼球结膜、舌、唇、牙龈、皮肤、鼓膜以及直肠黏膜是临床活体观察外周微循环的常用部位。尤以甲襞部位表皮较薄，透光性强，易于固定，患者无痛苦，为微循环临床检查的最常用部位。但甲襞一般只能看到毛细血管，不能观察到微循环全貌，同时其仅代表皮肤微循环，反映人体微循环的一般动态，与内脏微循环仍有一定差别，所以临床常联合观察人体外周微循环，综合正确判断人体微循环状态。如球结膜微循环，舌、唇微循环临床亦常用作观察项目。

临床检测微循环需患者洗净皮肤后，借助一定的仪器和设备开展。其基本方法是在适当的光源照明下（聚光、强光或冷光），选择适宜的显微镜（40～100倍的普通光学显微镜、解剖显微镜或其他工作矩长且分辨率高的显微镜），根据临床的具体情况，选择患者体表适当部位（指或趾甲襞、球结膜、唇、龈、舌尖、耳郭对耳轮上下脚交叉的凸隆处、病损局部皮肤等，避开皮肤损伤与感染处），观测微血管的形态（排列与清晰度、外形、数目、长度、管径、袢顶宽度、管壁压力、乳头、乳头下静脉丛及各种畸形），微血管内的血流动态（血色、流态、流速、白色微血栓、白细胞数目、血球聚集、微血管运动计数），微血管袢周围的变化（渗出、出血）。根据不同疾病需要，选做不同的微血管功能试验，如指动脉压测量、微血管壁通透性测量、激光多普勒皮肤黏膜微区血流量测量、微血管反应性充血测量、经皮氧分压和二氧化碳分压测量、毛细血管脆性试验、微血管针刺反应、束臂试验时管袢反应及对冷热温度刺激及药物刺激反应、容积脉波描记；观察皮肤黏膜、甲床颜色，用点温度计测量局部皮温，指压皮肤黏膜，甲床颜色恢复实验，皮肤划痕试验，皮肤发汗试验，组织胺皮内发泡试验，肢体位置试验也能反映微血管的功能状态。

二、闭塞性动脉硬化症的微循环改变特点

闭塞性动脉硬化症是在全身性动脉硬化的基础上产生的外周血管病变，患者因动脉硬化病变发展累及周围动脉产生管腔狭窄乃至闭塞，从而出现患肢缺血疼痛等一系列临床表现。因此，本病的微循环改变基本上是全身性动脉硬化的进一步发展。

（一）甲襞微循环改变

手指甲襞是覆盖于指甲根部的皮肤皱褶，其表皮为复层鳞状上皮，上皮下为结缔组织突起形成的真皮乳头，每个乳头内一般有一支毛细血管走向表皮，接近表皮时与表皮平行，在显微镜下易于观察。因此，甲襞是观察微循环的良好部位，也是临床微循环检查最常用的部位。甲襞的血管分布和一般皮肤相似，但也具有一定特点。甲襞的血管来自指动脉。指动脉分出小动脉进入甲襞的真皮，斜走穿通深层真皮过程中分支，至真皮中层再次分支，成为细动脉，互相连接形成乳头下细动脉丛。由细动脉分支成毛细血管，走向表皮，是毛细血管的输入支，在乳头顶端毛细血管急剧反转和输入支平行，是毛细

血管的输出支。甲襞毛细血管输入支和输出支形如发夹，统称毛细血管袢（简称管袢）。管袢的输出支单独或汇合 2～3 条输出支，注入乳头下静脉丛。

动脉粥样硬化患者，其甲襞微血管袢较长，多呈三排乃至多排管袢，清晰易见，较易观察。约 1/3 病例的管袢长度可达 300～400μm。管袢数目较正常偏多或增至每毫米 15 支。微血管口径特别是输入支常明显痉挛纤细，输出支也可痉挛纤细或正常，偶有轻度扩张者。扭转迂曲的管袢明显增多，比例常增至 40%～90%。近半数病例可见袢顶淤血，颗粒状血细胞聚集，血流速度正常或减慢。乳头下静脉丛易见到血管扩张可达 1～3 排或呈网状，偶见个别病例有渗出或小出血点。

（二）球结膜微循环改变

眼球结膜为覆盖于眼球前面结膜的一部分，其本身为睑结膜的延续。结膜薄而透明，血管平面分布。其下为巩膜，血管与巩膜红白对比，景象清晰，可以观察到细动脉、毛细血管、集合毛细血管和细静脉等微循环的全部流程。球结膜的血管大部分属于颈内动脉的分支，它的变化在一定程度上可以反映颅内血管的状态。因而观测球结膜微循环，可以获得较多的信息。特别是为脑血管、心血管等疾病的诊断、治疗、病情监护等方面可提供重要依据。

球结膜血管分 3 组，呈深、浅两层分布，即深在的睫状前动静脉，和浅在的结膜后动静脉及结膜前细动静脉系统。上述 3 组球结膜血管来源于颈内动脉，其分支眼动脉又有 3 个分支，即外睑动脉、内动脉及睫状前动脉。

正常人球结膜在上、下、左、右各分布有 1～2 条小动静脉，肉眼即可看见。小动、静脉走行中分支形成的细动、静脉，数量不多，分布较均匀。细动脉走行较直，细静脉走行虽稍弯曲，但外形柔和自然。毛细血管呈树枝网状，网眼大小比较相近，数量则个体差别较大，一般可见小动脉、细动脉、分支毛细血管、网状毛细血管、集合毛细血管、细静脉和小静脉。细静脉的分支连接，走行比较自然，比例适当。

球结膜微循环改变较甲襞微循环改变更常见。球结膜可见到长而僵直、纤细的细动脉，细静脉口径正常或稍扩张，有时可见到过度迂曲缠绕的细静脉。一般微血管口径变细至 6μm 左右（正常为 8～13μm），甚至细至 4μm 以下。细动脉变细使二者口径之比更趋悬殊，可达 1∶（4～6），极易辨别。细动、静脉及毛细血管常可见到血细胞聚集，血流速度减慢，致使微血管变得边缘毛糙不光滑，且粗细不匀或呈断续状。

（三）舌、唇循环改变

舌是消化系统最上部的肌性器官。其背侧黏膜直接被覆肌层，缺少黏膜下层结构。舌背面有菌状乳头、丝状乳头、轮廓乳头、叶状乳头，上述结构方面的特点规定和影响舌微循环的形态、动态以及其病理改变。

舌微循环观测属于无损伤检查，既可以观测舌微循环状态，又可以探索上皮细胞的改变；既可以直接认识舌局部变化，又可以追溯全身微循环状态。因而它是值得推广的临床观测方法。

左右舌动脉源自颈外动脉，由舌根部进入舌体后分支为舌深动脉，平行向舌尖走行过程中分支，进入舌背肌层，在肌层和黏膜固有层之间，形成乳头下动脉丛，由此再分出细动脉，灌注黏膜乳头，形成乳头微血管丛。流经黏膜的血液经细静脉，注入乳头下静脉丛，汇入静脉。灌注舌黏膜的动、静脉都需要经过舌肌，各层舌肌的走行方向、排列不等，随语言、咀嚼而经常进行不同方向的运动。故而供应舌黏膜的动脉血流阻力经常有大幅度的变动，安静状态时其阻力也大于一般血管。静脉血液回流不能保持稳定、通畅，且舌静脉无瓣，局部回流血可反流。上述走行形态、功能状态的特点，直接影响舌微循环。

唇黏膜为复层鳞状上皮，厚 $100 \sim 400\mu m$，其下为黏膜固有层，它以乳头形式伸入上皮层。乳头固有层中有丰富的毛细血管管袢及微血管，便于微循环的观察。颈外动脉的分支颌外动脉，在口角处穿过口轮肌，分为上唇动脉和下唇动脉。它们在近黏膜侧横行走向对侧，于左右动脉间吻合。在上述动脉走行过程中分出小支，在黏膜下层构成黏膜下小细动脉丛。乳头下细动脉分出毛细血管形成输入支，几乎与黏膜表面平行走向上皮层，接近上皮处急剧反转形成输出支。输出支汇合乳头下静脉丛，而后注入上唇或下唇静脉而进入面前静脉。

唇黏膜固有层、黏膜下层血管的分布和管径在唇的皮肤侧和黏膜侧有很明显的差别：唇黏膜侧与皮肤侧比较，其血管十分丰富，管径显著粗大。这与口腔的吸吮产生的负压和与食物的理化刺激、生物刺激对黏膜的作用有关。

唇黏膜近唇红侧，输入支和输出支呈管袢状，可见输出支汇合注入细静脉。部分人的唇黏膜深层可见粗大分支的乳头下静脉丛。唇黏膜接近口腔前庭深部部位，微血管失去管袢状构型而呈树枝网状。唇血管有丰富的静–静脉吻合支、动–动脉吻合支和动静脉短路支，在局部受到压迫时很易调节和保证局部血液灌流。上、下唇静脉及面前静脉缺少瓣膜，当肌肉收缩或挤压时血液可以反流。唇黏膜微血管的超微结构与一般微血管基本相似，部分毛细血管及集合毛细血管的内皮细胞为有窗内皮细胞。常可见内皮细胞核部位胞体突向腔内，甚至完全闭塞管腔，借此可以调节微循环。

舌、唇微循环改变基本与甲襞微循环改变相类似。管袢清晰，数目增多，微血管迂曲扭转且纤细。当动脉硬化进一步发展，肢体主干动脉管腔发生明显狭窄或闭塞时，微循环障碍程度亦显著加重。渗出增多，致使管袢模糊、缩短或仅见袢顶，数目减少，血细胞聚集加重，血流更加缓慢或有出血。这些改变可随病情好转而变化。

若动脉硬化发展致肢体某部位血管狭窄或闭塞，则相应部位的微循环改变加重。管袢周围渗出增多，致使管袢模糊缩短或仅见袢顶，管袢数目明显减少，血细胞聚集加重或有出血，血流更缓慢甚至淤滞。同时患肢（指、趾）皮温降低，皮肤血流量下降。这些改变可随病情而变化，微循环观察对于本病的鉴别诊断、病情变化分析、用药指导及疗效追踪都具有一定的参考价值。

三、鉴别诊断

（一）雷诺病

对于有雷诺现象的患者进行微循环检测，其最重要的意义是有助于区别该现象是继发于其他疾病——雷诺现象或雷诺征，还是原发性雷诺现象——雷诺病。这对此病诊断后确立治疗方案具有重要的临床价值。

对于雷诺病，通常选择双侧指（趾）甲襞、球结膜进行微循环检测，唇及舌尖微循环也有改变。其改变程度往往与患者的病程以及病情轻重有关，发作期和间歇期不同，发作期的各个阶段也有差别。非发作期轻症患者微循环可无异常，但大部分患者间歇期和轻症患者发作期的甲襞微循环可见到近曲扭转异形管襻的比例增多（正常人的异形管襻数＜30%），并可见到或多或少的针尖样管襻存在于正常管襻之间（正常人管襻呈较为平直的"发夹样"，有一个较细的输入支、较粗的输出支和略微膨大的襻顶），大多数管襻的输入输出支口径正常，少数管襻痉挛纤细，口径处于正常范围低限；个别管襻的输出支扩张明显，纵观整个视野，管襻形态呈"多形性"改变。大部分患者的血流速度正常，偶见粒状流。在发作期，特别是病程较久者，其改变较显著。发作初始，指（趾）皮色苍白或呈微黄的蜡白色，皮温明显降低。镜下观察微血管襻输入支口径痉挛纤细，输出支口径较正常稍细，血流速度有不同程度的减慢或停滞，血细胞聚集；偶见个别管襻输入支内血细胞稀少呈稀疏的颗粒状，血色暗红，襻周有渗出，管襻显示模糊。待指（趾）皮肤紫绀阶段，可见微血管襻口径正常或略显扩张，而输出支扩张显著，可扩张至正常时的 2 倍甚至 3 倍，输入支与输出支的口径之比明显扩大 [正常值为 1 ∶（1.5 ～ 2）]，血流呈旋涡状甚至停滞，血细胞聚集呈团块状，血色变深呈紫蓝色，襻周渗出较显著，呈明显的"云雾感"；持续数分钟乃至 10 余分钟后，血流逐渐恢复流动，血色也渐趋正常，管的输入支、输出支血流充盈饱满，口径扩张更大，尤其是输入支口径较发作初始明显增宽。对于病程较长者，其微循环的改变更为显著，但是无论口径有何改变，微血管都始终保持着"发夹形"的基本形态，无襻顶的显著膨大，更无"巨形管襻"的形成。

雷诺病频繁发作的患者，还可见到微血管管襻周散在的红细胞渗出，偶可见小出血点，但均未见像胶原病那样大量巨大的，甚至成层排列的出血点形成。若患者出现指（趾）末端营养障碍，则管襻周渗出更明显，管襻模糊不清，管襻的输入支、输出支口径扩张趋于相同，使输入支、输出支的辨识困难，此时尤需注意排除是否有原发性疾病存在。轻症患者球结膜的微循环可正常，但大多数患者有与病情轻重相一致的改变。多见细动脉痉挛纤细，细静脉扩张，毛细血管颜色呈淡棕红色；有时见细静脉呈暗蓝色，甚至骤然中断似无毛细血管接续的状态，细动、静脉口径之比可达 1 ∶（3 ～ 6）。血流缓慢，并有不同程度的血细胞聚集。唇黏膜微血管大都扩张充血，偶可见显著扩张的管袢存在。但正常人的唇黏膜也偶见粗细不匀或囊状扩张管袢。因此，在观测唇黏膜时要仔细分析结果。

（二）血栓闭塞性脉管炎

血栓闭塞性脉管炎是一种发生于四肢中小动脉、静脉的慢性炎性节段性闭塞性疾患。尽管本病常见于一侧下肢，但却是一种有血液高凝状态的全身性疾病，其指（趾）甲襞、球结膜、口唇微循环检测均可发现异常。因此，在进行微循环检查时，以两侧肢体对比为好，有助于阐明发病原理、判断病情以及观察临床疗效。甲襞微循环的改变往往随病史久暂、病情严重程度和病期不同而有所差别。1972年，Farrell曾对15例有肢端皮肤坏疽的患者做了患趾甲襞微循环检查，结果用分级法表示。

0级：毛细血管呈袢状、圆圈状或逗点状。

1级：管袢呈轻度扩张。

2级：管袢普遍扩张，有许多微小血池形成。

3级：管袢模糊。

4级：管袢数目明显减少。

5级：管袢消失。

正常时甲襞微循环处于0～1级。而病理状态下，微循环改变在2级以上。也有报道认为，血栓闭塞性脉管炎病变为第Ⅰ期者管袢数目增加，第Ⅱ期或第Ⅲ期者则管袢数目明显减少为多见。管袢排列紊乱，迂曲扭转畸形增多，袢周渗出，管袢显示模糊，管袢长度变短，有的仅见袢顶。微血管口径多痉挛纤细，但病情较重者也可见到微血管口径轻度扩张，袢顶易见扩张淤血。血色暗红，血流缓慢呈粒流或粒缓流。红细胞常呈颗粒状聚集，重者呈絮块状聚集。管袢周围有渗出或出血点。以上改变在第Ⅰ期者较轻、第Ⅲ期者多较重。国外资料报道，球结膜微血管数目增多，管袢口径扩张，对吸烟反应敏感，抽半支香烟即可使球结膜微血管数目明显减少，管袢口径明显变细，红细胞聚集加重。甲襞微血管口径也变细，汗滴消失。另外，微循环障碍可加重局部病变，导致组织缺血的恶性循环。金惠铭指出，血栓闭塞性脉管炎的微循环异常，不仅反映了肢体动脉供血不足，而且微循环血流的淤滞、血细胞的聚集可以导致血黏度增高，血流"淤泥化"，甚至有微血栓形成，出现"微栓塞"综合征。因此，微循环检查对血栓闭塞性脉管炎虽无诊断上的特异性，但却反映了其发病过程中的一个重要病理生理改变。

（李会含）

第六节　X线检查

X线检查，尤其是血管造影检查在闭塞性血管疾病的诊断及治疗中，得到广泛的应用，是可靠的诊断方法。

一、X线平片检查

闭塞性动脉硬化症X线检查的特征：主动脉弓突出、迂曲；在大动脉走行路径可显示钙化斑块，尤其在腹主动脉发生的概率最高。

二、动脉造影检查

虽然无创伤性血管检查技术大大方便了科研与临床应用，但仍有不足，在某些情况下还必须进行动脉造影。动脉造影检查仍是最可靠、最常用、最直观的检查方法。常用的方法有动脉穿刺造影，经皮穿刺插管造影，切开暴露动脉穿刺造影。

（一）动脉穿刺造影

对于股动脉或肱动脉搏动存在的患者可采用此法，观察穿刺点远端动脉的病变情况。局部消毒后，浸润麻醉，用带软管的12号针头直接穿刺动脉，见有动脉回血后，固定针头，手推快速注入60%～76%泛影葡胺20～30mL，注完后摄片；下肢动脉造影时，患者下肢可外展外旋屈膝90°，一次曝光可显示股浅动脉、腘动脉及小腿动脉（胫后动脉、胫前动脉、腓动脉）。方法简单，不需用特殊设备，对动脉血管的损伤小。操作的关键是穿刺准确，针头固定要牢固，有搏动性回血时，才可推入造影剂，以免注造影剂的时候针头从动脉腔内脱出。用带套管的穿刺针可防止穿刺针头脱出，但选用的套管穿刺针不能太细，否则显影不佳。

（二）插管造影

采用经皮穿刺技术（Seldinger技术），利用导管技术选择动脉造影。插管造影在闭塞性动脉硬化症的诊疗中多采用，因为闭塞性动脉硬化症狭窄闭塞的位置主要在主动脉、髂动脉及股动脉。如一侧股动脉闭塞，可经对侧股动脉插管至腹主动脉下段行造影检查，造影包括腹主动脉、双侧髂动脉、股总动脉。如双侧股动脉均闭塞，可经肱、腋动脉插管至腹主动脉下段行造影术；上肢动脉闭塞时仍采用股动脉插管为宜，四肢动脉均不宜插管时，可于静脉插管行数字减影血管造影（DSA）来达到观察动脉的目的。

（三）切开暴露动脉穿刺造影

若股动脉搏动无明显减弱，考虑病变的部位在穿刺部位远端时可采用此种造影方法。在腹股沟部做切口暴露股动脉后，穿刺股动脉行造影术，方法同动脉穿刺造影。优点是能保证一次造影成功，经皮动脉穿刺造影未成功时，可改用切开暴露的方法。

三、造影前的准备

造影前需做碘过敏试验，方法是静脉注射 30% 泛影葡胺 1mL，观察患者有无反应，如恶心、咳嗽、喷嚏流涕、胸闷、心悸、荨麻疹等。如有不良反应，应禁行造影。造影前，患者一般应禁食 3 小时，防止造影时患者出现剧烈呕吐，影响造影的效果。术前半小时肌注地塞米松 5mg。准备好急救药品，以防万一。目前，临床上应用的造影剂有离子型造影剂和非离子型造影剂。非离子型造影剂的主要优点是对血管的刺激性小，造影剂的不良反应发生少和症状轻，但价格昂贵。离子型造影剂主要为泛影葡胺制剂，临床常用。离子型造影剂与非离子型造影剂在成像质量上无明显差异。如果是腹主动脉造影，服用缓泻剂，减少肠道积气、粪便，保证成像质量也有必要，在 DSA 造影时更有必要。

四、闭塞性动脉硬化症动脉造影的特点

造影所显示的主干动脉几乎都有异常表现，动脉有扭曲，走行僵硬，呈节段性狭窄或闭塞，有虫蚀样阴影，动脉壁呈串珠样改变。与血栓闭塞性脉管炎有明显不同，血栓闭塞性脉管炎所显示的动脉造影片除了有病变的动脉，其余的动脉基本上无病变。闭塞性动脉硬化症动脉闭塞的位置高，在腹主动脉下段髂总动脉分叉处、髂外动脉与髂内动脉分叉处多见，以大动脉闭塞为主，以某一部位极度狭窄或闭塞为主，同时，其余的动脉也有程度不同的狭窄。血栓闭塞性脉管炎的病变动脉呈闭塞性改变，狭窄的动脉管壁光滑，多在腘动脉以下，髂、股动脉病变少见。闭塞性动脉硬化症出现急性动脉闭塞时，造影显示动脉突然中断。

五、动脉造影的注意事项及并发症的处理

由于闭塞性动脉硬化症绝大多数是大动脉的狭窄或闭塞，除非股动脉搏动无明显减弱，可选用股动脉穿刺造影外，一般应选择股动脉插管造影术，避免股动脉造影遗漏穿刺部位近端动脉的狭窄病变。在决定采用插管造影还是股动脉穿刺造影时，股动脉的多普勒（Doppler）检查有较好的参考价值。如股动脉的 Doppler 检查基本正常，说明动脉狭窄闭塞在远端，可选择股动脉穿刺造影术；反之，股动脉 Doppler 检查有明显异常，说明近端动脉也有病变，应选择插管造影，以了解近端动脉病变程度。

采用插管造影时，对下肢动脉闭塞缺血的患者，导管的位置应在腹主动脉下端（X 线下导管头端在腰椎第 2、3 节之间），造影时普通摄片，观察起自腹主动脉下段，包括双侧髂动脉、双侧股总动脉的显影情况，即一次注入造影剂就能够观察双侧髂、股动脉，没有必要选择一侧髂动脉造影，这样可以与对侧动脉作对照，提供对比依据，判定闭塞的程度，并可发现轻度的血管狭窄，对诊断及制订治疗方案均有意义。为获得满意的摄片效果，选取 76% 泛影葡胺 40～50mL，以每秒 10～15mL 的速度注入，在注入造影

剂 1.5 秒后摄片，每秒 1 张，连续摄片 5 张。

插管造影普通摄片由于规格所限，不能将病变动脉完全包括其中时，可更换导管选择髂动脉造影，采用 DSA 造影观察其余的病变动脉，以减少造影剂的用量，这样可以观察远端流出道的情况，为手术治疗提供依据。

腹主动脉造影时，应注意造影剂对脊髓的损伤，损伤与造影剂进入脊髓动脉有关，插管的位置应避开腰动脉开口的位置。在第 2 腰椎平面，腰动脉管径较粗，置管时导管的头端应避开第 2 腰椎平面，可向上或向下一个椎体，以减少脊髓损伤的发生率。一旦发生，应尽早应用大剂量地塞米松及神经营养药物。

导丝及导管误入动脉内膜下，如插管不当可致动脉撕裂，或使血栓内膜分离阻塞动脉，出现急性动脉闭塞。在动脉硬化管腔狭窄明显时，插管遇到阻力不可强行插入，可手推少量造影剂，确定导管的位置及动脉狭窄的程度，以便调整导管的位置。造影过程中应随时注入肝素盐水以防导管阻塞；造影结束后，还应静脉滴注低分子右旋糖酐、维脑路通等，口服阿司匹林，防止动脉血栓形成。

动脉硬化时，动脉弹性差，动脉穿刺部位不易闭合，造影结束后，穿刺部位应加压按压不少于 10 分钟，局部用绷带加压包扎 24 小时。以采用 8 字交叉包扎加压较妥当。切开暴露动脉穿刺造影时，如果按压不能止血时，穿刺口处动脉壁应用 5-0 无创血管缝合线缝合止血。加压包扎是防止局部出血形成血肿的重要措施，其次是卧床制动，穿刺肢体保持伸直位。

（李会含）

第七节　电子计算断层成像

电子计算机断层成像（computerized tomography，CT）是计算机与 X 线检查技术相结合的产物。根据是否注射造影剂，可以分为平扫 CT 和增强 CT 两种检查方式。

一、仪器

设备构造主要由三部分组成：螺旋 CT，造影剂自动注射器及用于三维立体影像处理计算机工作站。

（一）CT 机

CT 机主要由以下三部分组成。

1. 扫描部分

扫描部分由 X 线球管、探测器和信号转换系统组成。X 线球管由第一、二代 CT 机采用的静止阳极管发展为第三、四代 CT 机采用的旋转阳极管。近年来，X 线球管的功率及热容量不断加大，以帮助加快扫描速度和提高低对比度分辨率。探测器从原始的 1 个发展到现在的 4800 个。扫描方式也从平移 / 旋转、旋转 / 旋转、旋转 / 固定，发展到利用滑环技术开发的螺旋 CT 扫描，而超高速 CT 扫描所用的扫描方式与前者完全不同。扫描时间可缩短至 40 毫秒以下，每秒可获得多帧图像。由于扫描时间短，可避免运动的干扰，例如呼吸运动的干扰，提高图像质量，适合小儿和急性创伤等不能配合的患者检查。扫描层面是连续的，所以不至于漏掉病变。

2. 计算机系统

随着计算机容量的增大和运算速度的加快，实现了扫描、重建、处理、存盘、照相等同时进行，将扫描收集到的大量信息数据进行贮存运算，可达到立即重建图像，并且可行三维重建。注射造影剂增强扫描可得 CT 血管造影影像，因此适用于心血管造影检查。

3. 图像显示和存储系统

图像显示在电视屏上，图像记录系统为多幅照相机，将图像拍摄成软片永久保存。激光照相机的出现，进一步提高了图像质量。存储系统有硬盘、软盘、磁带以及可再写磁光盘（MOD）。作为档案长期保存的只写一次的 12 英寸光盘（WORM），存储量大，数据检索快，保存性能好。

（二）造影剂

CT 检查广泛使用含碘造影剂作增强扫描，以增加病变组织与正常组织的密度差别，从而提高病变的显示率与诊断的准确性。关于造影剂的种类与不良反应详见血管造影节。

二、原理

CT 是用 X 线束对人体某部按一定厚度的层面进行扫描，由探测器接收透过该层面的 X 线，转变为可见光后，由光电转换器转变为电流，再经模拟 / 数字转换器转为数字，输入电子计算机处理。图像形成的处理：将选定层面分成若干个体积相同的长方体，称为体素，扫描所得信息经过计算而获得每个体素的 X 线衰减系数或吸收系数，再排列成矩阵，即数字矩阵。数字矩阵可存贮于磁盘或磁带中。经数字 / 模拟转换器把数字矩阵中的每个数字转为由黑到白不等灰度的小方块，即像素，并按矩阵排列，即构成 CT 图像。不同 CT 装置所得图像的像素大小及数目不同。大小可以是 1.0mm×1.0mm 或 0.5mm×0.5mm 不等，数目可以是 256×256 或 512×512 不等。显然，像素越小，数目越多，构成的图像越细致，即空间分辨力越高。CT 图像的空间分辨力不如 X 线图像高。但 CT 与 X 线图像相比，CT 的密度分辨能力很高。因此，即使人体软组织的密度差别小，吸收系数接近于水，CT 也能形成对比而成像，这是 CT 的突出优点。实际工作中，衡量密度的高低，不用吸收系数，而是换算成 CT 值说明密度。CT 值的单位为 Hu（hounsfield unit，Hu）。CT 图像是断面图像，常用的是横断面。为了显示整个器官，需要多个连续的层面图像。CT 设备上图像重建程序的使用，还可获得冠状面和矢状面的层面图像。

经血管注射造影剂，在循环血或靶血管内造影剂浓度达到最高峰期间进行容积扫描，在短时间内获得大量、薄层、重叠的 CT 断面图像。而普通 CT 机不能达到上述要求。检查过程中，螺旋 CT 扫描器在检查台连续移动时，50 秒内可完成 50 次旋转。检查床以 3mm/s 的速度移动，在 50 秒内可完成 15cm 范围的扫描。将旋转扫描所获得的信息处理后，得到 150 个 3mm 厚的断层，每个邻近的层面有 2mm 厚的重叠。经肘前静脉以 2mL/s 的速度注射造影剂 120mL 可以在动脉维持较高浓度的造影剂。完成上述扫描过程，所得资料经工作站处理后形成三维立体血管造影图像。

三、方法

CT 的技术参数有很多，包括电压、电流、扫描速度、层厚、扫描层间隔、位置及扫描时间等。对于这些参数的选择，应根据已有资料（包括临床检查、X 线及超声等）所了解的病变范围大小来决定。需指出的是，不必过分强调薄层及相邻层连续扫描，以减少患者不必要的 X 线曝光量，缩短检查时间和节省机器消耗。CT 检查分平扫、增强扫描和血管造影三维重建（CTA）。

（一）平扫

平扫是指不用造影剂的普通扫描。平扫能显示大血管轮廓以及与周围器官、组织的比邻关系，对显示血管壁增厚、扩张、钙化有一定帮助。本法或作为增强扫描前的定位。

（二）增强扫描

增强扫描是经静脉注入水溶性有机碘剂，如 60% ～ 76% 泛影葡胺 60mL 后，再行扫描的方法。血内碘浓度增高后，器官与病变内碘的浓度可产生差别，形成密度差，可能使病变显影更为清晰。增强扫描在血管病变的专项检查中十分重要和必不可少。静脉内注射造影剂有两种方法，即团注法（快速注射法）和滴注法。①团注法：静脉内快速注射 60% 碘溶液 50 ～ 100mL，特点为增强效果较好，但维持时间较短。②滴注法：30% ～ 60% 碘溶液 150 ～ 300mL，以每分钟 20 ～ 30mL 的速度从静脉内滴注。此法维持时间较长，但造影剂用量大，血管增强效果不如前者好，为弥补两者的不足，可两种方法合用，先一次大量注射，然后快速滴注。

（三）动态扫描（CTA）

动态扫描是经血管快速注入造影剂后，应用螺旋 CT 或超高速 CT 对感兴趣区域进行薄层、重叠横断面大容量扫描，通常为 2 ～ 3mm 层厚，1 ～ 2mm 重叠，连续扫描 40 ～ 60cm 层次，利用重建软件从一次扫描数据里算出几次以上的 CT 图像，可得到冠状面重建、矢状面重建、多平面重建（multi planar reconstruction，MPR）、三维图像重建、CT 仿真内窥镜成像（CT endoscopy）及 CTA。适用于颈动脉、肾动脉、髂动脉和股动脉等阻塞性病变的检查，以及夹层动脉瘤的检查。

　　从造影剂进入血循环的方式而言，有外周静脉注射法和经股动脉插管法。经外周静脉注射操作简便、几无创伤，目前一般 CTA 指外周静脉注射。由于检查中造影剂的用量大，注射速度快，为安全起见和减少不良反应，宜选用非离子型造影剂。剂量一般为 80 ～ 120mL，多层螺旋 CT（MSCT）用量可明显减少，甚至 20mL 即可清楚显示血管，具体应视受检者个体大小和检查部位而决定。注射速率 2.5 ～ 3.5mL/s，能满足绝大多数的临床要求；当速率小于 2.5mL/s 时，造影剂在血管中易被稀释分散，造成充盈不匀。据 Rubin 等研究，4mL/s 和 5mL/s 的注射速度在腹主动脉内的强化程度差别不显著。此外，可以采取分段注射法，即先以 3 ～ 5mL/s 注入 40 ～ 60mL 造影剂，然后以较小的速率 1 ～ 3mL/s 将剩余部分注射完。因检查部位不同，由静脉注射造影剂后经心脏到达靶血管的时间不同，为了能在靶血管内造影剂浓度达峰值状态时进行扫描，选择最佳扫描时间是十分必要的。为此，可以使用与正式检查相同的速率先做短时间（如 3mL/s，5 秒）试验注射，然后在靶血管部位做同层面动态扫描，画出时间 - 密度曲线，所得到的峰值时间即为正式检查的扫描延迟时间。延迟时间指开始静脉注射造影剂起至容积扫描开始的一段时间间隔。不同时相 MSCT 可分别显示动脉或静脉，测定血流速度和流量。

　　为了取得理想的 CTA，扫描方案的选择显得十分重要，应该综合检查范围的大小、受检者一次屏气时间的长短、X 线管的热容量（冷却率）、旋转一周的时间、扫描床移动的速度等因素制订最佳扫描计划。只要条件许可，扫描尽可能采用薄的层厚，螺距（pitch，为扫描时床进速度与扫描层厚的比值）设置范围为 1.0 ～ 2.0，MSCT 在快速高分辨扫描时，螺距可达 4.0 ～ 6.0。大于此范围，重建图像质量将下降，螺距越大，图像质量下降越明显。重建间隔一般为层厚的 30% ～ 50%，这样不但能保证图像质量，还能节省计算机内存及操作时间。

　　CTA 横断面图像具有较好的细节显示，但血管的三维空间关系难以明确。可通过计算机软件采用多种方法，如 MPR、表面遮盖法（surface shaded display，SSD）、最大密度投影法（maximum intensity projection，MIP）、仿真内镜法（virtual endoscopy，VE）等，将 MSCT 容积扫描所采集到的信息多角度地显示出来，以弥补横断面图像的不足。以上这些成像方法在 CTA 中各有特点，简述如下。

1.MPR

　　MPR 是将横断面图像叠加起来，根据指定的要求重新组合成矢状面、冠状面、任意角度斜面及曲面的图像。尽管重建图像仍是二维断面图像，但能从不同角度观察和了解血管的形态和解剖关系。MPR 以斜面、曲面重组应用较多，有利于观察可能遮盖部分的通畅管腔的偏心性钙化或可能掩盖靶血管的重叠结构，显示血管腔内血流情况，区别血管壁钙化与腔内对比剂及动脉瘤的附壁血栓。

2.SSD

SSD 采用确定所要显示结构的阈值进行表面轮廓的重建，图像立体感颇强，但只能显示其外表，不能显示血管内部结构、内壁钙化及血流情况。SSD 根据显示器官的多少，可分为单器官和多器官重建。根据选取阈值个数的多少尚有多阈值重建（multiple threshold display，MTD）。阈值的选择根据靶血管内对比剂的强度来确定。阈值过高影响小血管的显示，狭窄病变的程度加重；阈值过低，靶血管周围组织显示增加，靶血管轮廓变得模糊。多阈值重建则可选择多个阈值，将各个体素分配到不同的阈值等级中，并行组织透明化处理，这样就能透过表层的组织器官观察到深层的结构。SSD 主要用来显示病变，使之与周围结构的空间关系更加直观。而最具价值的诊断信息仍源于横断面 CT 图像及矢状面、冠状面重建图像。SSD 对显示血管外壁结构、血管走向及邻近结构的空间关系比较形象直观，但受强化立体感的光源的照射角度影响，血管弯曲处出现暗区易误判为血管狭窄，此时可旋转多角度审视。

3.MIP

MIP 是二维图像，即将容积扫描数据中每条射线上所遇到的最大密度进行重组，是一种较为简单的成像方法，临床上应用广泛。根据观察要求可以使图像围绕 X 轴、Y 轴或 Z 轴旋转 360°，以弥补单一角度成像空间立体关系不足的缺点。为了显示好靶血管图像，可以选择适当的角度避开骨骼等高密度影的干扰，也可以采用各 CT 机计算机软件提供的一些技术，去除靶血管外的影像。与 SSD 相反，MIP 能反映血管内血液的流动情况，可对动脉硬化性钙化斑块与腔内对比剂作出鉴别。

4.VE

VE 利用容积扫描数据，采用 VE 软件消除不予观察的组织影像，保持欲观察的组织图像，即对有相同像素值的器官或组织进行表面重建，调节人工伪彩，获得类似纤维内镜观察到的仿真效果。仿真血管镜可以显示 3mm 以上的动脉瘤，显示纤维内镜尚不能涉及的血管区域，用于诊断血管腔内狭窄、闭塞、粥样斑块和血栓等。VE 还能显示夹层动脉瘤的真假腔、内膜瓣情况和破口的位置。

四、特点

（一）CT 的优点

1. CT 为非损伤性检查，对体衰、病危及外伤性病例更为适宜。

2. CT 具有很高的密度分辨力，这有助于区分各种病变的性质，如血管性、实质性、脂肪瘤性或囊性等，从而有助于鉴别疾病的良性或恶性，避免进一步做损伤性的诊断检查。CT 尤其对钙化灶病变特别敏感。

3. 与常规 X 线技术相比，CT 横切面解剖图对重叠的结构来说有无可比拟的优点。在决定病灶的确切范围和位置及与周围组织关系方面，CT 较任何 X 线技术更有价值。CTA 较常规 X 线血管造影来说，具有三维成像、节省造影剂等优势。

4. CTA 较超声多普勒能提供一套血管概况的整体图像，并同时显示血管周围比邻关系图像，可为外科手术方案设计提供参考。

5. 多断面及三维重建大大改观了主动脉疾病的 CT 显示。螺旋 CT 血管造影与常规血管造影比较，有两个优点：第一，可以从任意角度观察血管的解剖，而常规血管造影是不可能的；第二，CT 血管造影能使血管"层层切开"，直接看到血管内部情况。

（二）CT 的缺点

1. 检查范围有限，仅对区域性病灶检查效果理想，而对广泛性血管病变检查效果欠佳。

2. 对大血管及脏器主干血管的病变易诊断，对分支血管不易观察。

3. 由于有部分容积效应，小的血管病灶（直径＜1cm）易漏诊。

4. 对动脉扩张扭曲与动脉瘤的 CT 征象，应稍仔细观察分析，以免误诊。

五、应用范围

随着 CT 检查技术的不断进展，CT 的应用范围在逐步扩大，但最理想的检查部位还是与 CT 扫描平面垂直的、比较大的血管，那些细小的、弯曲迂行的血管分支和在 CT 扫描平面走向的血管虽可重建成像，但有一定的限度，效果较差。目前，CT 适用于胸腹主动脉及其较大分支的检查，如头臂血管、腹腔动脉、肾动脉、肠系膜血管和髂动脉等，CT 血管造影（CTA）的发展使检查范围进一步扩大，头颈部血管、肾动脉以及髂股动脉等血管都能得到良好的显示，各种动脉瘤病变以及阻塞性血管病变为最主要的应用适应证。上、下腔静脉及其主要分支，以及门静脉系统均可由 CT 显示，各种先天性畸形和腔静脉阻塞综合征为主要适应证。但 CT 不能很好地显示肢端血管的情况。

六、正常血管的 CT 表现特点

正常血管在 CT 中显示的位置较恒定，各血管大小具有一定比例，结构具有特征。动脉断面呈圆形，轮廓光整。在平扫图上，没有钙化病灶的动脉壁与其腔内的血液无法区别，除非贫血病例。正常人动脉内血液的 CT 值为 50～70Hu，而贫血患者的 CT 值明显降低。因此，在平扫图上若能显出无钙化的动脉壁，则提示有贫血存在。增强后，动脉腔内的 CT 值可上升到 450Hu 或更高，这有助于评估动脉血管的通畅性、狭窄或其他病变。大静脉呈卵圆形或椭圆形，密度与动脉相似。不同的是，静脉壁很薄，即使在严重贫血的病例中也很少能与其他结构分开而显示。当因有病灶存在或血管走向变异而不能确定某一结构是否为血管时，只需应用适量造影剂。大血管的增强常常是一目了然的，无须仔细地测量其衰减值。因大血管的解剖位置已为大家熟知,不再赘述。

七、CT 在周围动脉疾病的应用

(一)颈部血管疾病

1. 无名动脉迂曲

无名动脉迂曲见于17%高血压和动脉硬化患者,临床体征有时易与动脉瘤混淆,CT检查则很易鉴别诊断。如在纵隔右侧近纵隔胸膜可见造影剂充盈的扩张迂曲的动脉,据此亦可与纵隔肿瘤相鉴别。

2. 颈动脉粥样硬化和血栓形成

对于轻度的颈总(颈内)动脉狭窄或扩张,CT 不能显示。对于较严重的粥样硬化,CT 平扫显示颈总(颈内)动脉管腔狭窄,双侧动脉不对称,颈动脉的局部扩张性改变,多呈梭形,与正常侧对比明显;注入造影剂后,病变动脉均匀强化,显示更清。对于颈动脉血栓形成,CT 平扫呈稍高密度,注入造影剂后血栓不强化,而管壁呈环状强化。CT 除了能显示颈动脉狭窄或(和)阻塞,还能同时对脑部扫描,了解脑部有无缺血改变。

3. 颈动脉体瘤

颈动脉体瘤的 CT 表现:在颈总动脉分叉平面可见软组织块体影;压迫并使颈内动脉向后外侧移位,颈外动脉向前内侧移位;瘤体增强明显,密度均匀。若 CT 发现周围组织受侵犯及附近区域有肿大的淋巴结,提示肿瘤有恶性倾向。与动脉造影相比,CT 更能明确肿瘤与颈内动脉、颈外动脉及周围组织的关系;特别当肿瘤具有恶性倾向时,CT 对于手术切除肿瘤难度的估计有很大价值。

4. 胸廓出口综合征

胸廓出口综合征为锁骨上动脉或静脉经过锁骨后方和第一肋骨前方的胸廓出口处,受到异常的骨或软组织压迫导致的疾病。与血管造影相比,CT 检查的优点在于能明确病因,即明确是骨骼(颈肋、第一肋、锁骨)异常,还是软组织(前斜角肌肥厚或纤维化)异常,为手术解除压迫提供明确的诊断。检查时,患者取仰卧位,上肢上举外旋,或头部转向患侧,颏部上抬,使血管处于受压状态,CT 显示的征象更为明显。

5. 血管瘤

CT 增强扫描可清楚显示血管瘤的范围,但也有增强不明显或不增强的病例。

(二)胸、腹部动脉疾病

1. 动脉先天性变异

(1)走向变异:因 CT 为横断面图像,只需在一系列 CT 图像上追踪动脉的行径,可明确先天性血管排列异常,以免做其他损伤性检查。CT 可发现的动脉变异主要有右位主动脉弓、双主动脉弓及迷走大动脉（锁骨下动脉、肺动脉、无名动脉）等。

（2）管腔变异：常见的有主动脉、肺动脉狭窄。CT可看到管腔狭窄段及狭窄后扩张段和侧支血管。由于有部分容积效应，CT对长度＜1cm的短段狭窄不太敏感，在菲薄层扫描中易遗漏。

2.动脉粥样硬化

CT平扫表现为血管壁毛糙且不规则，管壁内可见钙化斑，在X线上虽可观察到钙化灶，但CT显示壁层钙化敏感性很高，在平扫图上表现为沿管壁的弧形或环形高密度影。CT可见管腔狭窄或轻度扩张，血管扭曲度增加，偶尔可显示管腔面溃疡形成。增强扫描后可发现低密度粥样斑块及血栓。严重的动脉粥样硬化病例可见主动脉扭曲移至脊柱右侧。胸主动脉粥样硬化主要导致主动脉延长、扩张扭曲和壁层钙化。腹主动脉粥样硬化病变主要累及肾动脉水平以下，往往一直延伸到盆腔内的髂血管，向上延伸可累及肠系膜上动脉和肾动脉开口。造成狭窄的粥样斑块常见于腹主动脉分叉处、髂总动脉远端和髂外动脉近端，所以采用腹部CT可对主髂动脉段进行扫描，以提高对闭塞性动脉硬化症的诊断水平。据我们对50例患者的CT扫描观察发现，主–髂动脉壁的钙化率占76%，抗链球菌溶血素O（ASO）第Ⅰ、Ⅱ、Ⅲ期的检出率分别为33%、77%和86%。对局部范围的血管病变可采用CTA三维重建术，其显示中等大小血管如肾动脉和髂动脉甚至股动脉的能力与血管造影接近，但显示细节和小血管方面不及后者。CTA可作为腹主动脉及其分支血管，以及盆腔和下肢血管阻塞性病变的初步和筛选检查。如病变范围广泛，或拟作外科手术、经皮经腔血管扩张成形术以及血管内置放内支架的患者，选择腹主动脉、盆腔血管和下肢血管造影更适宜。

3.多发性大动脉炎

CT诊断大动脉炎具有一定的特征性，如受累动脉壁的增厚、中膜的钙化、CT增强扫描钙化血管呈多层环状影等，且无创伤，可反复多次检查，有利于随访比较。

4.动脉瘤

主动脉瘤的CT检查包括平扫和增强。平扫可观察瘤壁钙化及大致确定主动脉瘤部位，增强扫描可清楚显示主动脉瘤的大小、部位及与周围脏器的关系。

（1）主动脉瘤的大小和范围：正常人的主动脉宽径有个体差异，特别是老年人动脉迂曲扩张，因此，通常认为胸主动脉宽径4.5cm，肾动脉平面以上的腹主动脉宽径4cm，肾动脉平面以下的腹主动脉宽径3.5cm。超过病变近端主动脉管径的1/3以上可诊断为主动脉瘤。CT为横断面扫描，可清楚显示动脉瘤的管径大小，通过观察一系列连续横断面图像，以确定动脉瘤的远近端范围。

（2）周围性钙化：动脉瘤的动脉内膜可发生粥样钙化，为周围性钙化，这一征象对动脉瘤具有诊断价值。

（3）附壁血栓形成：主动脉瘤内常存在附壁血栓。CT平扫所见主动脉内开放管腔与血栓的密度差异多不明显，增强后，主动脉开放管腔明显强化而血栓则为低密度，无强化。如血栓内有钙化，则在低密度中见高密度影，而无强化改变。附壁血栓的形成可为新月形、半月形和环形等。

（4）分支的受累：主动脉瘤可累及分支，在胸主动脉可累及主动脉弓的大分支，腹主动脉瘤可累及肾动脉、髂动脉、肠系膜上动脉及腹腔动脉等。CT是横断面扫描，对总体观察动脉瘤及其分支有一定局限性，可在相应部位进行薄层加动态增强扫描以及图像重建加以克服。螺旋CT连续重叠扫描加重建可达到与血管造影几乎接近的图像。

（5）动脉瘤与周围脏器的关系：主动脉瘤发展到相当大小后，可压迫推移周围器官。如胸主动脉瘤可压迫推移气管、食管、上腔静脉和肺动脉等，也可压迫胸骨或胸椎造成侵蚀性缺损。巨大腹主动脉瘤可以压迫推移下腔静脉、十二指肠、胆总管以及输尿管等。

（6）主动脉瘤破裂：胸主动脉瘤破裂由于病情危笃，进行CT检查的机会不多。CT可见纵隔和心包积液及胸腔积液，积液的密度较高，可伴动脉瘤与周围组织间脂肪层消失等。对于疑有腹主动脉瘤破裂而临床情况尚难确定的患者，CT是重要的检查方法。CT可清楚地显示腹膜后血肿或出血的部位和范围。腹膜后血肿表现为软组织密度，如为急性出血，CT值高达 $40 \sim 60Hu$，若破裂部位在主动脉后壁，局部主动脉壁与血肿间不存在脂肪层，瘤体破裂后，血液可进入肾周间隙和腰大肌。

（7）术后改变：作为无损伤性检查方法，CT可对术后患者进行近、远期随访。术后可能发生的并发症主要有出血、感染和假性动脉瘤形成等，CT检查很有帮助。术后近期，在移植血管和主动脉之间存在少量血液和气体是正常的；如缝合口裂开，血液将漏入此间隙，同层动态增强扫描可见造影剂进入此间隙。移植血管感染是一种致死性并发症。有文章指出，术后2周后仍发现移植血管与主动脉间隙内有气体，或6周后仍有液体存在，则提示感染存在。术后可并发假性动脉瘤。

主动脉瘤的诊断并不困难，但在以下两种情况时须注意鉴别：①由于CT是横断面扫描，当主动脉明显伸展扭曲，与CT扫描层面斜交而不是垂直相交时，在CT图像上所示"扩大"的主动脉管腔为主动脉的斜径，不要误认为是主动脉瘤。②主动脉瘤内半月形或新月形血栓形成，需与主动脉夹层动脉瘤的假腔内充满血栓相鉴别。

5. 假性动脉瘤

（1）平扫所见肿块与母体血管关系密切。在慢性患者中，假性动脉瘤的瘤壁和瘤腔内有斑块状或斑片状钙化。

（2）增强后见母体血管腔显影后，假性动脉瘤内开放的管腔开始显影，假性动脉瘤与母体血管之间有颈相连。增强和延迟扫描见假性动脉瘤的显影和排空较母体血管迟缓。瘤腔内常有大量血栓。个别病例，瘤体内几乎完全被血栓充填，开放瘤腔很小，使含造影剂的血液难以进入，而误诊为软组织肿瘤。

（3）假性动脉瘤瘤壁的钙化和强化。急性患者瘤壁既无钙化也无强化表现，慢性患者瘤壁的钙化和强化相当常见，亚急性患者瘤壁可有强化而少见钙化。

（4）假性动脉瘤发展到相当大小，常可压迫、推移邻近器官，如胸主动脉假性动脉瘤可压迫推移气管、肺动脉等，腹主动脉假性动脉瘤可以压迫推移肾脏等。

6. 夹层动脉瘤

（1）内膜钙化内移：CT 平扫显示内膜钙化从主动脉壁外缘内移 5mm 以上。

（2）撕裂的内膜片：CT 为横断面扫描，对内膜片的显示率高，且不受方向影响。在增强后 CT，内膜片多显示为弯曲的线样负性影。

（3）真假两腔：增强 CT 可同时显影真假两腔，或假腔的增强与排空比真腔稍延迟。动态增强扫描和时间密度曲线能更好地显示真假两腔的密度差异。真腔可受压变形。真假两腔的大小无一定规律。

（4）血栓形成：血栓形成多见于假腔内，偶有假腔完全被血栓充满，而造成诊断困难。

（5）内膜撕裂口：由于技术条件限制，常规 CT 较少显示此征象。

（6）主动脉夹层并发症：包括渗漏或破裂，可造成心包、纵隔、胸腔积血。

7. 主动脉周围纤维化

主动脉周围纤维化亦称为炎性动脉瘤，有时髂动脉亦可累及。病理基础为纤维组织增生合并混合性细胞浸润并包绕主动脉、腔静脉和输尿管，使之变窄甚至阻塞。CT 上可见主动脉及腔静脉周围有软组织密度的鞘包裹，并使主动脉及腔静脉轮廓不清。这种表现与淋巴瘤或转移性淋巴瘤极难区别，鉴别诊断时应考虑。

（三）四肢动脉疾病

由于四肢动脉位置解剖变异较多，且动脉病变范围往往较广泛，通常动脉造影检查的效果优于 CT 检查，而对于下述不宜做动脉造影或动脉造影诊断效果不佳的动脉疾病，CT 可为明确诊断提供依据。

1. 感染性动脉瘤

由于瘤壁脆弱，动脉造影易造成瘤壁破裂。而 CT 检查为非损伤性，可以安全实施，并能明确瘤体大小及范围。

2. 血管瘤

血管瘤种类较多，主要有毛细血管瘤、蔓状或海绵状血管瘤以及淋巴血管瘤等。血管瘤大多数为先天性，少数为获得性。以往明确血管畸形需做动脉造影、静脉造影或畸形血管直接穿刺造影。目前，CT 增强扫描基本上可显示上述血管畸形，且可准确了解病变部位、范围和大小以及与邻近组织结构的关系。海绵状血管瘤 CT 扫描可见肿瘤呈结节状、条索状或分叶状改变。肿瘤密度不均，边界较清楚、完整，有圆形的钙化灶（静脉石）。增强后病灶有明显强化。CT 还可用于与其他软组织肿瘤鉴别诊断。血管瘤有时易与一些软组织肿瘤相混淆，如脂肪瘤、错构瘤等，尤其是后者，瘤体内也有血管组织，有时血管造影也较难鉴别。而 CT 对组织密度有很高的分辨力，增强造影后更易鉴别。

（1）特殊部位的静脉瘤、海绵状血管瘤：对于位于大腿肌肉深部、由股深静脉引流的静脉瘤、海绵状血管瘤，下肢顺行静脉造影时，造影剂难以进入股深静脉系统，而局部穿刺造影需用较长的穿刺针，穿刺成功率低。CT 增强造影不但能明确诊断，而且可了解血管瘤与周围肌肉、组织的关系，以便选择手术途径。

（2）特殊类型血管瘤：当静脉瘤或海绵状血管瘤引流静脉内血栓形成时，瘤体张力很高，不宜做穿刺造影，或瘤体内有血栓形成，穿刺不易抽到回血，均可做 CT 检查以明确诊断。

（刘明、赵亚男）

第八节　核磁共振成像及磁共振血管造影

一、原理

（一）核磁共振成像原理

核磁共振成像（magnetic resonance imaging，MRI）是以物质的磁共振这一物理现象为基础发展起来的一门新的成像技术。广泛存在于人体内的氢原子核为含有单数质子的原子核，带正电，其质子具有自旋及磁矩的物理性能。当其质子在特定磁场内自旋时，若外加一个与特征频率相同的射频脉冲，可激发质子使其自旋方向改变。质子从稳定状态跃变为高能状态，即发生了核磁共振现象。停止发射射频脉冲后，被激发的质子把吸收的能量逐步释放出来，产生磁共振信号，质子从高能状态恢复到静态场的平衡状态。质子由高能状态恢复到静态场的平衡状态所需的时间称弛豫时间（relaxation time）。弛豫时间有 T_1 和 T_2 两种，T_1 弛豫时间为自旋核把吸收的能量传递给周围原子核所需的时间，T_2 弛豫时间为高能级自旋核的能量传递给低能级自旋核所需要的时间。

人体不同组织、器官及病理组织单位体积内的质子密度、T_1、T_2 是有一定差别的。磁共振成像方法是把检查层面分成一定数量的小体积，即体素。接收器收集信息，经电子计算机处理后获得每个体素的磁共振信号，即质子密度、T_1 和 T_2 值，并进行空间编码，再经转换器将其转换为模拟灰度而使图像重建，产生质子密度加权像（PDWI）、T_1 加权像（T_1WI）、T_2 加权像（T_2WI）。

（二）磁共振血管造影（magnetic resonance angiography，MRA）原理

磁共振信号强度除了取决于组织质子密度，组织 T_1、T_2 值，还取决于组织的流动状态。血液等液体组织的流动会引起磁共振信号改变，磁共振血管造影就是以特殊的扫描技术，建立以血管内血液流动因素为基础的磁共振血管图像。由于血液流空现象，在自旋回波（SE）序列图像上，流动血液呈黑色无信号结构，而在梯度回波序列图像上，血管呈白色高信号结构。横断面、冠状面和矢状面三维成像使血管结构的显示更为直观和全面。但由于心脏大血管的搏动、呼吸运动和胃肠道蠕动等均可产生一定的伪影，并降低图像的信噪比，使图像质量下降。因此，常采用心电门控和呼吸门控技术减少运动伪影，或采用快速扫描技术，如快速自旋回波序列（fast spin echo，FSE）、平面回波成像（echo planar imaging，EPI）以及电影 MRI（cine MRI）等，大大缩短了扫描和成像时间，可以让患者屏气扫描，甚至可以进行实时显像扫描（real time imaging），使图像质量大大提高。同时可以测定血流方向、血流量、流速和流率以及脏器的血流灌注量和功能。

MRA 采用特殊的扫描技术，使预定扫描层面中的流动质子的信号得到加强，而静止组织中的质子信号抑制，从而产生在极低信号的静止组织背景基础上显现高信号血管图像。采用的技术主要有以下两种。

1. 时间流逝法 MRA（time of flight，TOF）

由于流空现象，在 SE 序列 MRI 图像上，血管中流动的血液呈低信号或无信号。但在梯度回波序列中，RF 脉冲对选定层面或体素内的质子在短时间内反复激发，该层面中的静止组织达到饱和的稳定状态，而流动中的质子未受到反复激发的 RF 脉冲的影响，处于未饱和状态，当进入成像层面时，产生很强的信号，此即流动相关增强现象，时间流逝法 MRA 就是利用这一现象进行血管成像。时间流逝是指流动中的质子从激发标定到被检测的时间过程，非扫描层面的远端血管在标定时间过程中得不到激发信号，因而不能成像。流动快的血液得到的信号强，而流动慢的血液和小血管或静脉血管得到的信号弱。二维（2D）和三维（3D）TOF 各有优缺点，3D-TOF 主要显示动脉血管，2D-TOF 同时显示动脉和静脉，如果在采样层面的两侧设置预饱和脉冲，可以分别抑制动脉或静脉血流信号，达到单独显示静脉或动脉的目的。

2. 相位对比法 MRA（phase contrast，PC）

相位对比法的基础是流动质子的相位效应，如果施加一个流动编码梯度脉冲，引起相位移动，流动质子信号增强，而静止组织中的质子信号被抑制，同样可得到磁共振血管图像。

动态增强 MRA 是一种不同于常规 MRA 的新技术，它是通过静脉注射顺磁性对比剂（Gd- 螯合物，如马根维显）大大缩短血液的 T_1 时间，再利用梯度回波技术扫描兴趣血管，将所得资料经工作站后处理，进行 MIP 三维重建而成。动态增强 MRA 克服了常规

MRA 的缺点，使图像质量和对血管病变显示的准确性大大提高。

二、仪器

（一）磁体

磁体是 MTI 系统的心脏，产生使原子核化所必需的静磁场。磁体有常导型、超导型和永磁型 3 种。目前应用较多的为超导型磁体，因其图像质量较高，成像也较快。

（二）梯度线圈

梯度线圈由 3 个互相垂直的直流线圈组成，用于产生梯度磁场，为 MR 信号进行空间定位和三维编码。

（三）射频系统

射频系统由射频线圈、射频发射器和接收器组成。前二者用于产生不同的脉冲序列，激发体内氢质子核产生 MR 信号，后者则用于接收氢质子核释放的 MR 信号。

（四）计算机图像处理和显示系统

计算机图像处理和显示系统用以收集、处理数据和图像显示。

三、特点

MRI 与其他周围动脉疾病诊断方法相比较，具有以下特点。

（一）主要优点

1. MRI 利用 T_1、T_2、P 等多参数成像，MRA 利用流空效应获得的血管成像清晰、逼真，很少伪影，能在良好的解剖背景上显示病变的影像。

2. 除能显示血管本身病变外，MRI 还能满意地观察血管与周围组织器官的关系。

3. MRI 横、冠、矢、斜层面的多维成像。

4. 不需要造影剂就可使心腔及血管显影。

5. 没有电离辐射，对机体无不良影响，是一种无创伤性检查方法，在随访病例中可多次重复检查。

6. 不受骨组织的干扰，不像超声诊断那样受透声窗的限制。

7. 这一技术使机体组织的显像从单纯的解剖显像，提高到解剖学与组织生物化学、物理学特性变化相结合的高度，具有潜在的检测机体生化成分、代谢和病理状态的能力。从而有可能获得更多有关早期病变的信息，如血管阻塞时，相应脏器缺血造成的代谢障碍等，有利于疾病的早期诊断。

（二）主要缺点

1. 图像质量受身体运动（自主或不自主）干扰而成像所需时间较长，为使图像清晰，要求患者在较长时间内保持体位不变，这对重症患者及儿童有一定的困难。

2.钙化灶和骨皮质总是表现为极低信号，因此，小的砂粒状钙化和早期的骨皮质破坏难于发现。

3.MRI 的空间分辨力还不够好，对细微病变的显示有局限性。

4.有磁性的物体，如起搏器、体内金属置入物和生命支持监护系统等不能带入检查室，因此，对依靠上述器械维持血液动力学的患者不适用本法。

5.整套仪器设备昂贵，检查费用较高。

四、应用范围

MRI 适用于胸腹主动脉及其较大分支的检查，如头臂血管、腹腔动脉、肾动脉、肠系膜血管和髂动脉等，MRA 技术的发展使检查范围进一步扩大，头颈部血管、肾动脉以及髂股动脉等血管都能得到良好的显示，各种动脉瘤病变以及阻塞性血管病变为最主要的应用适应证。

五、各种病变特征

（一）动脉阻塞性病变

1.动脉硬化性闭塞症

MRI 不仅同常规的血管造影一样，能提供周围血管的解剖形态，还能如超声检测一样，获得血流方向和速度等生理参数。因而对动脉硬化性闭塞症的诊断，尤其对腹主动脉、颈动脉及腘动脉等动脉硬化性改变的显示较为理想。与常规血管造影比较，上述部位的 MRI 检测正确率可达 95.5%。MRI 能显示附在动脉壁上的散在斑块，有助于早期发现动脉粥样改变。此外，MRI 可较敏感地反映血液流速的变化与血管通畅性的关系。在动脉转流术后，当移植血管内出现血流慢并发展为管腔闭塞时，动态 MRI 可发现移植血管腔内的信号密度增加，提示尽早采取治疗措施予以纠正。

颈动脉为 MRI 及 MRA 应用最多、最成熟和图像质量最好的一个部位。对于颈动脉硬化性病变所致颈动脉狭窄或阻塞，MRI 可了解脑部有无病变，MRA 可发现颈动脉狭窄的部位、范围和程度。MRA 确定颈动脉狭窄病变的敏感性和准确性与选择性血管造影相仿，且血管造影一旦发现狭窄或（和）阻塞病变，仍需做脑部 MRI 以了解脑部有无缺血改变。彩色多普勒超声虽对斑块的显示较敏感，但准确性仍不及 MRA，仅可作为筛选方法。

MRI 显示腹主动脉及其较大分支，以横断面及矢状面较好，MRA 的显示能力优于MRI，但与 CTA 一样，限于局部范围，在某些方面如空间分辨率，尤其是对钙化病灶的显示不及 CTA。当周围动脉粥样硬化伴有动脉扭曲时，弯曲段血管如无法投影在同一像平面上，可造成动脉闭塞假象。此外，狭窄性病变的远端因湍流和平均流速下降可导致 MR 信号丧失，或因血管斜行进入扫描层面，引起自旋恢复延迟而动脉过窄的假象。这些都将影响 MRI 诊断的正确性。据 Mulligan 对一组周围动脉硬化性闭塞症的 MRI 和常规血管造影资料加以比较，MRI 的总符合率为 71%。因此，MRI 和 MRA 等可作为腹主动脉及其分支血管、盆腔和下肢血管的阻塞性病变的初步和筛选检查，如病变范围广泛，或拟做外科手术、经皮经腔血管扩张成形术以及血管内置放内支架的患者，选择腹主动脉、盆腔血管和下肢血管造影更适宜。

2. 多发性大动脉炎

MRI 及 MRA 不仅能显示动脉的管腔改变，如胸主动脉及其分支、腹主动脉及其分支管腔狭窄或闭塞，而且可显示动脉壁的异常增厚。增厚的动脉壁表现为中等密度的 MRI 信号，与外周高密度信号的脂肪及腔内低密度信号的流动血液形成鲜明的对比。MRI 对肾动脉起始段狭窄的显示，具有高度的敏感性和特异性（> 90%），但对肾动脉远端或肾内肾动脉狭窄的显示，其可靠性有限。MRI 可通过测定肾静脉流量，从血液动力学角度估计肾动脉狭窄的严重程度。正常人肾静脉的血流量几乎与肾血流量相等，两侧肾静脉的血流量差别甚小。当单侧肾动脉狭窄时，狭窄侧肾静脉的血流量明显减少。

（二）血管畸形

血管畸形包括血管瘤、动静脉畸形（AVM）、动 – 静脉瘘和静脉畸形等。MRI 和 MRA 基本可显示上述血管畸形，且可准确了解病变部位、范围、大小以及与邻近组织结构的关系。血管畸形最常发生在周围肢体、脑部，其次是脏器，单独发生或以综合征的形式出现。传统的 X 线诊断肢体血管瘤的方法是动脉造影或静脉造影。前者用于具有动脉、静脉成分伴有动静脉瘘的蔓状血管瘤或动静脉畸形，后者则用于毛细血管后血窦组织病变 – 海绵状血管瘤。MRI 与血管造影比较，不仅能更精确地显示血管瘤的范围，而且能描绘血管瘤与邻近器官、神经、肌腱以及肌肉等组织的解剖关系，因而对估计手术范围及手术完全切除的可能性有很大的帮助。MRI 还能对低流量海绵状血管瘤与高流量蔓状血管瘤及动静脉畸形等作出鉴别。在长 TR/TE 的自旋回波序列扫描中，海绵状血管瘤显示为高强度 MR 信号，并具有蜿蜒分隔状特征，常伴有肌肉萎缩等表现；蔓状血管瘤和动静脉畸形则显示为低信号的流空效应。

（三）动脉瘤

MRI 除了能发现主动脉壁变形及管腔局限性扩张，还能较正确地显示动脉瘤的大小、范围、腔内血栓和粥样斑块。常规的动脉造影只能显示动脉瘤部位血管腔的局限性扩张，MRI 则可显示动脉瘤的外壁、动脉瘤与周围脏器的关系。如腹主动脉瘤与下腔静脉间有无粘连或压迫移位等，对术前估计手术的难度有较大的意义。由于 MRI 显像不受肠道气体重叠的影响，又能多方位成像，因而在确定腹主动脉瘤及其与肾动脉的关系时，MRI 优于超声显像和 CT，但对动脉瘤壁钙化斑块和附壁血栓的显示不如 CT 敏感。

1. 胸、腹主动脉瘤（真性）

MRI 为主动脉瘤的常用检查技术，包括心电门控 – 自旋回波法（SE）和磁共振电影（cine MRI）。不论是胸主动脉瘤还是腹主动脉瘤，横断面扫描是最基本的方法。胸主动脉瘤可以再做斜矢状位（相当于左前斜位）扫描，以观察瘤体全貌及其与主动脉弓分支的关系。而对于腹主动脉瘤，由于多数老年患者的腹主动脉伸展扭曲明显，冠状面或矢状面常不能在同一层面显示其全貌。主动脉瘤的 MRI 表现如下。

（1）主动脉瘤的大小和范围：横断面扫描能清楚地显示动脉瘤的外径大小，而观察连续横断面扫描图像可了解主动脉瘤的远近端范围和长径。观察胸主动脉瘤时，通过左前斜位扫描图像可清楚地显示动脉瘤的范围及其与主动脉弓主要分支的关系。

（2）血栓形成及残腔大小：横断面扫描可显示动脉瘤内附壁血栓和残留的开放管腔。在 SE 序列残腔可显示为信号流空。但在较大的动脉瘤内，血流缓慢可产生一些腔内信号，此时须与附壁血栓相鉴别。缓慢血流在 T_2 加权图信号增强，而陈旧血栓在 T_1 加权图为中等信号，在 T_2 加权图则产生相当低的信号。

（3）动脉瘤压迫推移周围器官：MRI 可以显示胸主动脉瘤、腹主动脉瘤压迫推移邻近器官的情况。

（4）主动脉瘤破裂出血：主动脉瘤周围或纵隔内血肿在 T_1 加权图上产生高信号，具有特征性。但也有些作者指出，在出血的最初几天内无此发现。

2. 主动脉夹层

通过多方位成像，MRI 能正确地判断主动脉夹层的类型、部位、向远端延伸的范围及分支受累情况。此外，应用心电门控、多次回波或相位显示技术有助于判定真假腔，区别假腔内缓慢血流或栓子，从而提高主动脉夹层诊断的准确性。MRI 还可显示是否伴有胸腔积液或心包积液。MRI 的局限性在于对钙化不敏感，不能明确显示内膜钙化内移的征象。主动脉夹层分离的 MRI 表现如下。

（1）内膜片的显示：在自旋回波法（SE）序列，如在真假两个管腔内均为快速流动的血液时，内膜片表现为在两个信号流空的管道之间呈一略弯曲的线样结构。如假腔内血流较慢，内膜片通过一侧无信号的真腔和另一侧异常血流信号的假腔勾画出其线形结构。但当假腔内血流很慢，或有血栓形成完全闭塞时，内膜片则难以辨认。

（2）夹层撕裂破口的显示：MRI 对夹层撕裂破口的显示率比 CT 要高。尤其是斜矢状位比横断面扫描对破口的显示率更高、更清楚。表现为某一面的内膜片缺如，无信号的血流在真假腔之间沟通，而相邻层面的内膜片仍完整。

（3）真假两腔的显示：在自旋回波法（SE）序列，真假两腔的信号视其管腔内流速不同而异。如真假两腔均为快速流动血液，则两腔均表现为信号流空。如假腔流速较慢，则可见真腔内信号流空，而假腔内有信号改变。

（4）假腔内血栓形成与缓慢血流产生的不同信号：缓慢血流在 T_2 加权图为高信号，而陈旧性血栓在 T_2 加权图则信号降低。另外，在多相位 – 门控成像（multiphase-gated images），由于在心脏收缩期与舒张期动脉的流速不同，缓慢的血流在心脏收缩期和舒张期产生的信号强度不同，而血栓的信号强度则保持不变，由此可以区别两者。

（5）夹层范围及分支受累情况：MRI 可以从三个不同方位显示主动脉情况，可清楚了解夹层的范围。夹层伸展的范围一般较长，但个别患者夹层范围相当局限，仅局限于 $1 \sim 2$ 个层面的范围内。MRI 可显示主动脉分支（如主动脉弓分支、腹腔动脉、肠系膜上动脉、肾动脉和髂动脉等）受累的情况及其发自真腔还是假腔。如分支血管存在信号流空现象，表明该分支血管通畅。

（6）内膜片在心脏周期内的运动，可给 SE 序列显示内膜片造成一定困难。而 cine MRI 则是显示运动的内膜片的最好方法。而对于由夹层引起的主动脉瓣关闭不全，可以在一次 MR 检查中加做 cine MRI 及反流程度定量分析明确诊断，不必再做主动脉造影，既省时又无损伤。

（7）主动脉夹层分离渗漏或破裂引起的并发症：包括心包、胸腔、纵隔积血和主动脉周围血肿。在心电门控自旋回波法（SE）序列中，T_1 加权图上出血通常表现为高信号。

3. 假性动脉瘤

MRI 可以从横断面、冠状面及矢状面等多方位显示假性动脉瘤与主动脉母体血管之间相连的空间关系。在自旋回波法（SE）序列可见主动脉管腔内信号流空。假性动脉瘤腔内开放管腔可见信号流空，并与主动脉管腔相连，而假性动脉瘤内血栓有一定的信号强度。但 MRI 不能很好显示血栓内钙化。

（刘明、赵德杰）

第九节　动脉造影

一、原理

血管造影是在透视下，把导管插入动脉内注射造影剂，以 X 线快速连续摄影将在动脉内流动的造影剂形态、分布及血液动力学情况显示出来。

二、仪器和器械

（一）血管造影设备

1. X 线机

动脉造影，尤其是大动脉的造影检查，对 X 线设备的要求较高，要求在短时间内连续摄取十几张或数十张 X 线片。因为动脉血流速度很快，一旦注入造影剂，必须快速连续地摄片，否则造影剂将被快速的血流稀释或流过而失去摄片良机。快速连续摄片，每次曝光时间极短，因此只有容量大、性能高的 X 线机才能达到这种要求。目前多用 1000 ~ 1250mA，150kV 的 X 线机。

周围动脉造影的诊视床要求床面可前后、左右移动，整个诊视床可上、下两个方向倾斜，可至床面完全垂直。运用于下肢动脉造影的新型诊视床，具有程序控制，可做 4 ~ 5 次节段性向前移动功能，以便一次造影，同时可分段将腹主动脉远端至足部的所有动脉摄入。

2. 影像增强器及其组合设备

影像增强器是现代 X 线诊断设备中的重要附件之一，它为电视、电影引用 X 线影像的传送和记录提供了基础，使白光下透视、遥控、磁带录像和数字减影血管造影得以实现。

影像增强器的主要结构为影像增强管。影像增强管为大型的玻璃真空管，管内前端有一面积较大的输入屏，紧贴其后的是光电阴极，管壁有聚焦电极，管尾部有一面积较小的输出屏。当 X 线透过人体投射在输入屏上，形成 X 线的光子影像，再由光电阴极产生与其密度相对应的电子影像。电子影像在阳极电极的作用下，通过静电透镜聚焦加速向阳极运动而冲击在输出屏上，使涂有荧光物质的输出屏产生荧光，因而又使电子影像转换为荧光（光子）影像，荧光影像较输入屏上的影像增强了数千倍。

影像增强器配置一系列光学设备和电子设备，即可形成不同的影像增强器组合设备。

（1）X 线电视：X 线电视系统为有线传送（闭路电视），主要为影像增强器上配置的摄像管、摄像管控制元件、电视机等部件所构成。X 线电视可在白光下进行观察，无疑对某些必须在 X 线电视监视配合下进行操作的血管造影检查是一大便利。

（2）X 线录像：将 X 线影像间接用磁带贮存，具有影像增强器和 X 线电视，均可配用视频磁带录像设备。X 线录像可将显影血管 X 线影像全部记录在磁带上，需要时又可将全部造影情况立即重显在 X 线电视屏上，可供会诊、讨论以及教学示教之用。

（3）X 线电影：将影像增强器和光学仪器结合，将增强的荧光影像记录在电影胶片上。X 线电影可记录快速变动的影像，主要用于心脏造影、肺动脉造影、冠状动脉造影以及需要进行动态观察的其他血管造影。

3. 快速连续换片装置

如机械传动换片装置和自动化换片装置。快速换片装置能快速连续摄影，主要用于动脉造影或血流速度较快的大静脉，如腔静脉等。

4. 高压注射器

为了得到满意的影像，必须在短时间内注入足量的造影剂，使血流较快的血管内有大量高浓度的造影剂以产生良好的对比。弹簧压力式注射器一般仅用于注射压力要求不高的四肢静脉造影和局部穿刺造影等，杠杆加压式注射器适用于一般动脉造影，电动式高压注射器每秒能注射 15～25mL 造影剂。

5. 自动洗片机

自动洗片机是必不可少的装置之一。以往陈旧延时的显影定影及漂洗 X 线片的暗室工作被自动洗片机取代，后者于 1 分半钟内可提供干燥的造影片，大大缩短了检查及诊断的过程。

（二）穿刺、插管器械

动脉造影是将造影剂注入动脉腔内再进行摄片的过程，因此需要一定的穿刺或插管用具，包括穿刺针、导引钢丝、扩张器和导管等。这些器械的种类和规格繁多，如何合理地选择穿刺、插管用具，是做好动脉造影检查的基本条件之一。

1. 穿刺针

穿刺针为不锈钢金属套管针，由金属针芯和套针构成，针芯为尖头，套针为钝头（也称 Seldinger 针）。穿刺时，为明确套针是否在动脉腔内，需拔出针芯观察喷血情况。还有一种无针芯穿刺针，类似于 Riley 针的套针，穿入血管后即见回血，适用于动脉穿刺。

2. 导丝

（1）导丝的结构和种类：Seldinger 技术插管均需用导丝，导丝的原料为一种特殊的不锈钢。常用导丝由芯轴和外套组成。为了避免损伤血管内膜，导丝前部相对较柔软，柔软段一般长 3～5cm，特殊用途者柔软段可长达 10～20cm。还有一种带活动芯的导丝，随要求不同而改变其柔软段的长度。

导丝根据柔软段的形态可分为直形（通用标准型）、"J"形。后者的弧度可大可小，一般曲度为 1.5～3.0cm，长者可达 7.5cm。为防止凝血，导丝表面涂有一层聚四氟乙烯（Teflon），使导丝表面光滑。有的导丝表面经肝素化处理，有的导丝表面经亲水性复合物处理，当接触到生理盐水或血液，立即变得更为顺滑，以减低血管壁的摩擦阻抗，减少对血液沾黏。

（2）导丝的规格：导丝的直径以"英寸"表示。0.035 英寸（0.889mm）和 0.038 英寸（0.965mm）导丝较常用。选用的导丝，其直径应与穿刺针和导管内径相匹配，其长度应长于导管 20～30cm，便于操作。

（3）导丝的作用：①对导管插入血管起引导和支撑作用；②引导导管顺利通过因动脉硬化迂曲的血管；③导管过软在血管内不易推进，或扭力不够难以转动控制时，置入导丝可增加硬度，帮助导管推进或超选择插管。

3. 扩张器

扩张器由质地坚硬的聚四氟乙烯制成，前端光滑而细小成锥状，末端类似针头尾部的接头。当导丝经穿刺针进入血管后，拔出穿刺针，沿导丝插入扩张器，进入血管穿刺口数次，目的是扩大导管进入血管的入路，使动脉壁上的穿刺口略大些，以便导管头端通过较坚韧的动脉壁而不被损坏，同时减轻血管的损伤。

4. 导管

导管是选择性血管造影的主要器械，其品种繁多，制作材料不同，导管头端开孔和形态不一（如端孔、侧孔、端侧孔、直形、C形、盘曲形、RH形、猪尾形等），导管质量和选用是否得当，往往是血管造影成功与否的重要因素。所以，手术者必须了解各种导管的性能，选择最合适的导管。一根好的导管应具备以下特点：①适当的硬度；②具有相当的弹性和扭力；③可塑性（记忆性），能即刻恢复原来形状；④能耐高温或消毒液的腐蚀；⑤表面摩擦系数小。目前最常用的为聚乙烯导管。

根据造影部位不同，选择不同的导管。导管的长度以厘米表示，常用 80～125cm 等数种；导管粗细常以 French（缩写 F）表示，F 数等于导管周径的毫米数，1F 约等于直径 0.333mm。相同 F 的导管，由于管壁厚薄不同，其内径可能不同。根据靶血管的解剖走向，选择有利于插管的导管形态，必要时可自己塑形。

常用导管形态及用途：猪尾形导管，常用于主动脉造影；C形单弯导管及眼镜蛇导管（Cobra 导管）常用于腹腔动脉、肠系膜上动脉及肠系膜下动脉造影；盘曲导管及 RH 导管常用于选择性肝动脉造影；猎人头导管（Headhunter 导管）、响尾蛇状导管及牛顿导管（Newton 导管）常用于主动脉弓分支血管造影；还有牧羊钩状导管及肾动脉造影导管等，前者除可用于腹腔内脏动脉造影外，还用于支气管动脉插管。

（三）造影剂

1. 造影剂的种类

近 10 年来，造影剂的发展很快。常用的造影剂种类很多，主要分为两大类，即离子型和非离子型造影剂。

（1）离子型造影剂有钠盐制剂、葡胺盐制剂以及由钠盐和葡胺盐配制的混合制剂 3 种。

①泛影酸：泛影酸的钠盐制剂为泛影钠（hypaque sodium），制剂浓度为 50%，纯葡胺盐制剂为泛影葡胺（商品名为安其格钠芬，angiografin），浓度有 60% 和 85% 两种，钠盐和葡胺盐的混合制剂为复方泛影葡胺（商品名为优洛格钠芬，urografin），浓度有 60% 和 76% 两种。泛影酸制剂的毒性和刺激性都较低，是目前最常用的造影剂。其主要缺点为渗透压较高，钠盐制剂含钠离子量高，对血管壁的通透性和血脑屏障有一定的损害作用，葡胺盐制剂的黏稠度大，在需要快速注入高浓度溶液时常有困难。

②异泛影酸：钠盐制剂为异泛影钠，亦称碘钛钠，其特点是含碘量高，黏度低，便于造影时高浓度快速注射，适用于心血管造影检查，但其含有钠离子，对神经组织的刺激较大，不能用于脑室造影和椎管造影。葡胺盐制剂为异泛影葡胺，亦称碘酞葡胺，因

对血脑屏障的损害和对神经组织的毒性反应都明显降低，因此可用于脑室、椎管造影。

③碘卡明酸：为异泛影酸的二聚体。葡胺盐制剂为双碘酞葡胺，亦称碘卡明（dimer-X），葡胺盐和钠盐的混合制剂为碘卡葡甲胺（商品名为 hexabrix）。碘卡明酸的渗透压较低，对神经系统及血脑屏障的损害较轻，但价格较贵，一般多用于脑室造影、腰椎以下的椎管造影，也可用于周围血管造影，以降低并发症的发生率。

（2）非离子型造影剂具有显影良好、高水溶性、非离子型、低渗透压、低毒性、高局部和全身耐受性之优点，为目前最佳的造影剂，只是价格较高。

①碘普罗胺：商品名为优维显（ultravist），适用于 CT、血管造影。

②碘苯六醇：商品名为欧乃派克（omnipaque），适用于所有血管、脊髓以及蛛网膜下腔造影。

③碘帕米多：商品名为碘必乐（lopamiro）。

2. 造影剂的选用

（1）按成盐阳离子制剂类型来选用：离子型造影剂可分为钠盐制剂、葡胺盐制剂以及钠盐和葡胺盐混合制剂 3 种。不同制剂的浓度和黏稠度也不相同，其中钠盐制剂的黏稠度最低。四肢动、静脉造影可选用上述三者中的任何一种，临床以混合制剂较为常用。钠盐的黏稠度最低，适用于快速注入高浓度造影剂的大动脉造影，但钠离子高时可造成神经系统和血脑屏障的损害，故不宜用于颈、脑动脉以及可能有较多造影剂分流到颅脑血管的无名或锁骨下动脉造影。

（2）按造影剂浓度来选用：按造影剂含碘量，可分为低、中、高浓度三类。低浓度造影剂（含碘 < 350mg/mL），如 50% 泛影钠、60% 泛影葡胺等；中等浓度造影剂（含碘 350 ~ 400mg/mL），如 75% 泛影钠、70% 泛影葡胺等；高浓度造影剂（含碘 > 400mg/mL），如 90% 泛影葡胺、80% 异泛影钠等。选择性周围血管造影，一般用低浓度造影剂即可获得良好显影。中等浓度造影剂可应用于腹主动脉远端注射造影剂观察双下肢动脉的病变，包括髂动脉病变。

（3）按造影剂离子类型来选用：具有高危因素的患者，均应选用非离子型造影剂。高危因素包括：肾功能障碍，尤其是中、重度者；哮喘、花粉症、荨麻疹、湿疹以及其他过敏性疾患；有造影剂过敏史和其他药物过敏史者；糖尿病、多发性骨髓瘤和失水状态；心脏病，尤其是充血性心衰、严重的心律失常、肺动脉高压、冠心病、紫绀性先心病（尤其是婴幼儿）等；肺和支气管疾患；60 岁以上高龄和 1 岁以下婴儿。

3. 造影剂的用量

肾功能正常的患者一次造影所用 76% 浓度的造影剂量（指若干次注射量之和），原则上成人不超过 4mL/kg 体重，儿童不超过 5mL/kg 体重，单次注射量不超过 1 ~ 1.5mL/kg 体重（总的原则为体重大、注射速度快者用小比例，反之则用大比例）。一般用量为单侧上、下肢动脉造影分别为每次注射 20 ～ 30mL 及 30 ～ 40mL，双侧下肢（导管先端置腹主动脉下端）为每次注射 60 ～ 70mL。儿童可按上肢 0.5 ～ 1mL/kg 体重，下肢 1 ～ 1.5mL/kg 体重计算。在实际应用中，造影剂的用量应根据造影种类、造影剂浓度、造影部位和临床情况等全面考虑。需要多次注射造影剂的患者，两次注射间隔时间应根据一次注射量的大小和患者当时的情况而定。成人一次注射量在 35mL 以下、注射后一般情况良好者，两次注射间无须特意安排休息；如每次注射量很大，或需多次注射，或一次注射后出现轻度反应者，则重复注射时应安排适当休息（15 ～ 30 分钟）。

4. 造影剂注射速度

注射速度要适当。过快时，造影剂冲击动脉壁压力过大，且易使导管先端产生鞭打动作而损伤血管内膜；过慢，则会影响造影效果及诊断。

三、方法

（一）术前准备

1. 术者准备

（1）详细询问病情和阅读病史，全面仔细检查患者以及做心、肝、肾功能等检查，以便了解有无高危因素的存在，以严格掌握造影的适应证和禁忌证。

（2）明确造影目的，避免不必要的检查。对临床诊断已经明确、造影对治疗方法的选择无助益的病例，不应再做造影检查。

（3）全面考虑造影方法、途径以及检查程序，根据病变的部位、性质和范围选择。在可能的情况下，尽量通过一次血管造影解决有关疾病的诊断问题。

（4）仔细检查造影用具，包括 X 线机、压力注射器、快速换片装置运转是否正常。此外，对穿刺针、导管、导丝是否匹配和符合要求，亦需核对检查，以防临时失误。

（5）向患者解释造影的目的、过程，说明造影过程中可能出现的感觉，解除患者的思想顾虑，以取得患者的良好配合。对患者家属除了说明造影目的，还须交代造影中可能出现的意外情况，如造影失败、术中或术后的并发症等。

2. 患者准备

（1）做好必要的常规 X 线检查。一般患者术前应常规进行胸、腹部透视。对动脉硬化等病例造影前应摄平片检查，以观察有无动脉壁的钙化等情况。

（2）做造影剂过敏试验。一般用静脉注射试验，若是阴性反应，可做造影检查。而阳性者不可进行造影。

（3）提前一晚口服苯海拉明 25 ～ 50mg，患者去放射科前再口服苯海拉明 25 ～ 50mg。

（4）术前 4 小时开始禁食，以免术中发生呕吐和误吸。

（5）术前半小时给予镇静剂，如口服或肌注适量鲁米那（苯巴比妥）。

（6）造影前静脉注射地塞米松 10 ～ 20mg。

（7）穿刺部位皮肤剃毛，并做好局部消毒。

（8）动脉造影者应开放一条静脉，以便需要时及时静脉给药。

3. 器械准备

（1）手术器械包：内含卵圆钳 1 把、手术衣 2 件、治疗巾 10 块、方盘（2000mL）1只、弯盘 1 只、搪瓷小碗 1 只、搪瓷小杯 2 只、手术刀柄 1 把、尖头刀 1 把、持针钳 1把、剪刀 1 把、组织钳 1 把、蚊式血管钳 2 把、巾钳 4 把、皮肤缝针 2 根、缝线 1 卷、50mL 注射器 1 副、注射针头 3 只、纱布敷料若干。手术器械包用高压蒸汽灭菌消毒。

（2）穿刺、插管用具：包括穿刺针 1 副、导引钢丝 2 根、导管 2 根、扩张器 1 根。上述用具用消毒液浸泡灭菌消毒，如用 10% 福尔马林浸泡 1 小时以上，消毒效果良好。用前取出，依次用灭菌生理盐水冲洗 2 遍，含肝素生理盐水冲洗 1 遍后待用。

4. 药品准备

（1）局麻药物：1% 普鲁卡因或 2% 利多卡因 10mL。

（2）肝素液：12500 单位（100mg）1 支。

（3）生理盐水：2000 ～ 3000mL。

（4）造影剂：品种、浓度以及剂量，根据不同造影需要而定。

5. 麻醉方法的选择

局部穿刺注射或插管造影，一般都采用局部麻醉。如果为了防止造影剂对血管的刺激引起血管痉挛或疼痛，投照时肢体移动而使造影失败，可采用硬膜外麻醉或全麻。亦可在造影前静脉内先注入 1% 普鲁卡因 5 ～ 10mL。或使用利多卡因，单侧下肢每次60 ～ 80mg，双侧下肢 100 ～ 120mg，可缓解注射造影剂造成的血管痉挛和肢体剧痛，并可使小血管及其侧支血管扩张而得到较为满意的血管造影。

（二）血管造影基本方法

造影技术分切开后穿刺、经皮穿刺、经皮穿刺插管（Seldinger）等 3 种方法。目前，后两法更为常用。Seldinger 方法是目前最常用的插管技术。特点是经皮穿刺血管，通过导丝、导管的交换，把导管引入造影部位。以下简述其操作要点。

1. 穿刺部位的选择

动脉穿刺部位为股动脉，也可穿刺肱动脉。静脉造影一般选择股静脉和上肢浅静脉，如贵要静脉、头静脉等。

2. 穿刺和插管方法

以股动脉穿刺插管为例介绍穿刺和插管方法。

（1）常规消毒皮肤，以腹股沟韧带下 1.5 ～ 2.0cm 股动脉搏动最强处作为穿刺点，注射麻醉药（婴幼儿或不合作患者可行全麻）。用左手食指和中指摸清股动脉搏动，予以固定，用尖头刀片刺开皮肤 2 ～ 3mm 小口，然后用蚊式血管钳钝性分离皮下组织。

（2）穿刺针针尖向患者头端，与皮肤呈 45°，穿过切口，逆血流方向快速进针，穿刺股动脉。若穿中股动脉，可见穿刺针随动脉搏动而跳动，其跳动方向与动脉纵轴相一致。针尖常常贯穿动脉前后壁。

（3）缓慢退出穿刺针芯，见鲜红色血液从套针尾喷出，则将穿刺针放平，与皮肤呈 15° ～ 20°，即刻从针尾插入导丝。

（4）当导丝插入动脉 20 ～ 40cm 后，拔出穿刺针，用左手指压迫股动脉穿刺点止血和固定导丝，沿导丝插入扩张器。然后退出扩张器，再沿导丝送入导管到一定长度后退出导丝。在导管尾端接上注射器，若回抽有血，则推注肝素溶液冲洗导管，再换上储有造影剂的注射器。

（5）在 X 线电视的监视下，将导管端插到所需的动脉或其分支内，根据造影要求，确定造影剂剂量及造影摄片程序，定好位置后将导管尾端连接高压注射器即可进行造影。

（6）造影结束，阅片满意后即可拔出导管，局部压迫止血 15 ～ 20 分钟，加压包扎。

（三）几种常用的不同部位血管造影方法

1. 颈动脉造影

（1）经皮颈动脉穿刺造影：局麻下用 Seldinger 针斜向头端 45° 于颈根部直接穿刺颈总动脉。确定已进入动脉腔后，退出针芯，接上注射器，用 50% ～ 60% 葡胺盐类造影剂 8 ～ 10mL，以每秒 4mL 速度手推或用压力注射器注入。每秒摄片 1 ～ 2 张，连续摄 5 ～ 6 张。如无压力注射器装置，应用手推注药时，宜在造影剂注毕前摄片。本法可显示颈动脉远端的病变，如需显示颈总动脉近心端病变或颈动脉全貌，应选择经股动脉插管的方法。

（2）经皮股动脉穿刺插管法：采用 Seldinger 法作经皮股动脉穿刺，插入 5F 或 6F、长 100cm 以上的端孔导管。循导引钢丝将导管插入颈动脉，证实导管在动脉腔内后，注入造影剂。造影剂用量、注射速度和摄片程序同上。本法可显示颈动脉全程。如需要显示颈动脉起始部位及主动脉弓上各主干动脉，可将导管退至主动脉弓做主动脉弓造影，即可达到上述目的。

2. 上肢动脉造影

经皮穿刺腋动脉（腋窝皮肤皱褶远端约 1cm），或肱动脉（上臂内侧下 1/3），注入 50% ～ 60% 浓度的造影剂 15 ～ 18mL，注射速度为每秒 5 ～ 6mL。然后以每秒摄片 1 ～ 2 张，连续摄 4 ～ 8 张，可以显示同侧上肢动脉的血流状况。由于上肢动脉口径较小，穿刺时易造成动脉痉挛，因此必须在穿刺前做良好的动脉周围浸润麻醉。在技术条件许可时，可采用选择性上肢动脉造影，方法同上述经皮股动脉穿刺插管法。当导管位于升主动脉后，采用各种手法使导管进入锁骨下动脉，用50%～60%浓度的造影剂20～25mL，以每秒8mL的速度注入，然后摄片。

3. 腹主动脉造影

（1）经皮股动脉穿刺插管法：采用Seldinger法做经皮股动脉穿刺，将造影导管插入腹主动脉。在股动脉搏动良好的情况下，插管并无困难。在老年患者，髂动脉明显扭曲或因粥样硬化造成动脉腔狭窄者，插管有障碍，此时可改用头端呈"T"形的导引钢丝通过扭曲或狭窄段，然后引入造影导管。导管头端通常置于腹主动脉近侧，相当于胸椎10～11平面。用76%泛影葡胺40～60mL，以每秒15～20mL注入，每秒摄片2张，连续摄6～10张。对于股动脉搏动明显减弱，或系腹主动脉瘤伴有血栓形成的患者，或经股动脉插管失败时，应改用下法。

（2）经腋（肱）动脉插管法：经皮穿刺腋动脉或肱动脉，导管经主动脉弓、降主动脉至腹主动脉。导管放置部位应略高于股动脉插管部位1～2个椎体。造影剂用量、注射速度及摄片程序相同。本法可避免自股动脉插管导致动脉瘤腔内血块或粥样化斑块脱落的危险。经上肢动脉插入的导管容易进入升主动脉，此时可改用猪尾状导管，同时在导引钢丝的引导下将导管插入腹主动脉。

4. 下肢动脉造影

下肢动脉疾病往往波及双侧下肢，即使临床表现为一侧性，双侧下肢同时显示可为诊断提供更多的对比依据。尤其在下肢动脉粥样硬化性病变，主–髂动脉亦常累及。因此，下肢动脉造影常常包括腹主动脉、双侧髂动脉。为此，通常选择股动脉搏动明显的一侧作为穿刺点，按前述经皮股动脉穿刺插管法，将导管置于腹主动脉分叉的近心端。用76%浓度的造影剂60～70mL，每秒10～12mL注入。为获得满意的动脉显示影像，需有床面能自动分节移动、自动曝光和换片装置的X线机。如此能在一次造影中，分段摄下主–髂动脉、股动脉、腘动脉和小腿动脉的影像。

（四）术后处理

1. 穿刺侧肢体保持伸直、制动6～8小时，卧床24小时（若为5F导管，穿刺口较小，6小时后即可下床）。

2. 观察穿刺部位有无出血或血肿，以及足背动脉搏动、远端肢体皮色、温度和感觉等。

3. 定时测血压、脉搏。

4. 适当多饮水以促进造影剂的排泄。

（五）并发症及其处理

1. 造影剂反应

造影剂反应是比较常见的并发症，轻者表现为一过性咳嗽、恶心、干呕、荨麻疹等，一般不需特殊处理。较严重的并发症有严重呕吐、球结膜充血水肿、全身性荨麻疹、咳嗽气急、胸痛、头痛等症状，常需用小剂量激素及抗过敏药物治疗。严重并发症虽然少见，但能危及生命，如休克、肺水肿、昏迷、抽搐、喉头水肿及心搏骤停，除了给氧、输液、静脉投以大剂量皮质激素，尚需针对症状及时处理。

既往有碘过敏史，应列为造影禁忌证。有哮喘史，先前造影曾有过敏反应者，是否适宜做造影应慎重考虑。造影前必须做碘过敏试验。

2. 皮下淤血或血肿

皮下淤血或血肿见于动、静脉穿刺或插管部位，尤以腋动脉、上臂肱动脉及股动脉等处多见。表现为皮下局限或广泛性淤血，局部血肿，假性动脉瘤等。皮下淤血及局限性血肿，通常经物理治疗后可自行吸收。搏动性血肿或假性动脉瘤，常需手术修复血管壁缺损。

熟练的穿刺技术，避免多次穿刺或更换导管，减少血管壁损伤，是防止并发症发生的主要手段。造影毕，拔出穿刺针或导管时，应正确持续压迫穿刺点数分钟，然后置沙袋压迫并卧床休息 4 小时以上。

3. 局部皮肤损害

造影剂注射不当外渗时，局部皮肤出现红斑、灼热感，随后呈疱疹，严重者可致坏死脱落。因此，应避免造影剂外渗，一旦发生应即停止注射。轻度皮损均能自行消退，出现坏死者，应行外科处理。

4. 血栓形成和栓塞

反复穿刺造成的动脉壁损伤，穿刺插管引起的血管痉挛，均可导致血栓形成。插管过程中引起的粥样斑块或血栓脱落，导管折断于血管腔内，拔管时导管外壁附着血栓脱落，重复使用的导管腔内残存血块未冲洗干净，均可造成栓塞。主干血管的血栓栓塞，都可引起严重的血流障碍，应手术治疗。

预防措施：造影前仔细检查导管有无折损及腔内异物；熟练的穿刺技术，减少血管壁损伤；导管留置血管腔内时，不时以肝素生理盐水冲洗；避免强行插管，防止粥样斑块脱落；血管穿刺部位行良好的浸润麻醉，以免痉挛。

5. 动脉的内膜剥离或动脉瘤破裂

这是少见而严重的并发症。导引钢丝、导管误插入动脉内膜下，或导管顶于动脉瘤中，当高压注射造影剂时，前者将造成内膜广泛剥离，后者可导致动脉瘤破裂。因此，在高压注射造影剂前，应首先手推少量造影剂，确定导管确在血管腔内并在预定位置，方可注药。

6. 中枢神经损伤

大剂量造影剂进入脑或脊髓血管，可造成脑或脊髓损伤，见于主动脉弓上血管造影及腹主动脉造影。脑组织损伤时可出现头痛、烦躁，甚至昏迷、抽搐等临床表现。脊髓损伤可表现为感觉或运动障碍，甚至截瘫。一旦发生，目前尚无有效疗法，应用大剂量皮质激素和脱水剂，期望水肿消退。选用低渗水溶性造影剂，避免大剂量造影剂进入椎动脉，腹主动脉造影时避开腰椎 1～2 平面（第 2 腰椎平面腰动脉口径最大）注射造影剂等措施，可减少中枢神经损伤的发生率。

四、特点

动脉造影检查虽然是一种有创性影像诊断方法，但随着造影导管、导丝的不断改进和完善，以及操作技术水平的不断提高，在动脉疾病的诊断上，与其他检查方法比较，动脉造影能够更准确地显示动脉的病变部位及其形态，能同时进行动脉压力的测量、血流速度测定等生理学检查，仍不失为明确诊断和选择治疗方法的最可靠方法。尤其是介入放射学的迅速发展，使动脉造影的地位得到进一步的提高。

五、应用范围

（一）动脉造影适应证

1. 动脉本身病变，如原发性或继发性出血、血管狭窄、血栓形成、动脉瘤、动静脉瘘等。
2. 软组织或器官病变与动脉病变的鉴别诊断。
3. 某些肿瘤手术前了解其血供情况或与重要血管的关系。
4. 动脉病变手术后随访。
5. 动脉病变的介入放射学治疗。

（二）动脉造影的禁忌证

1. 碘过敏试验阳性或明显过敏体质。
2. 严重心、肝、肾功能衰竭。
3. 严重凝血功能障碍。
4. 恶性甲状腺功能亢进（甲亢）和多发性骨髓瘤。
5. 重度全身性感染或穿刺部位有炎症。
6. 妊娠 3 个月以内者。
7. 受检者因疾病或其他原因不能配合，或躁动不安者。

（三）动脉造影的其他禁忌证

下述情况是某些造影方法的禁忌证，若存在，应改选其他方法。

1.穿刺动脉的近端，有严重的狭窄或阻塞，则应改选其他部位穿刺。如腋-锁骨下动脉阻塞时，不能经肱动脉穿刺造影，应做股动脉穿刺插管至主动脉弓或锁骨下动脉完成造影。主-髂动脉阻塞时，不应经股动脉穿刺造影，需经肱动脉逆行插管至腹主动脉完成造影。

2.经临床检查，常规的穿刺部位为动脉瘤，是明确的穿刺禁忌证。

3.肾动脉上腹主动脉瘤或夹层动脉瘤、主动脉广泛的粥样硬化、高位主动脉移植术后，均为经腰腹主动脉穿刺造影的禁忌证，应选择经上肢动脉逆行插管造影。

六、各种病变特征

（一）动脉扩张性病变及瘤样病变

广泛性扩张或表现为一段较长的主动脉管腔增粗，边缘高低不平，或表现为分节状、串珠状管腔增粗改变。局限性扩张多数显示为向心性的梭状膨大，也可呈偏心性囊状扩大，会使造影剂在腔内停滞。若动脉瘤内有血栓形成，则造影显示的内腔小于外形，边缘不整齐。

（二）动脉管腔狭窄或闭塞

狭窄可为局限性或广泛性，广泛性狭窄也可有局限性严重狭窄段，局限性狭窄也可出现多处。狭窄时，造影显示管腔狭窄，管壁高低不平（少数光滑整齐），呈向心性或偏心性，偏心性狭窄可表现为充盈缺损。闭塞时，造影显示为管腔呈截断状或鼠尾状完全闭塞，由于血管病变性质不同，闭塞的动脉边缘表现为或光滑或不规则的充盈缺损。

（三）动脉侧支循环形成

动脉有狭窄或闭塞时，就会出现侧支循环，临床可根据造影所示的侧支循环的数量、管径大小来推断动脉狭窄，闭塞的发生快慢、时间长短以及闭塞两端压差的大小。

（四）动静脉瘘

动脉造影时，出现静脉提前显影，提示动静脉瘘的存在。发生在较大分支的动静脉瘘，由于瘘口较大，血流压力高，可见囊状扩张及不规则多发性曲张的静脉；发生在较小的血管间的动静脉瘘，仅见静脉早期显影及静脉曲张或数量增多；若动静脉瘘为先天性发育不全所致者，由于瘘口多发、细小，可见一片网状细小的血管影。

（五）造影剂积聚（染色）

动脉造影时，当动脉中造影剂排空后，仍见一些造影剂积聚在某些组织中，形成一团密度增高的阴影称为积聚或染色。当组织血供因某些原因特别丰富或静脉回流受阻时，可出现造影剂染色现象，如血供丰富的肿瘤组织。

（刘明、张筱杉）

第十节　数字减影血管造影

一、原理

数字减影血管造影（digital subtraction angiography，DSA）是应用电子计算机数字化处理技术处理影像信息，通过减影技术清除与心血管重叠的骨骼和软组织阴影，从而获得"纯血管"影像。

二、仪器

DSA 系统主要由以下 5 个部分组成：高输出量的 X 线管及发生器，高质量的影像增强管，高动态范围的电视摄像机，有存储设备的电子计算机，数字减影影像存储器，其他造影器材同常规血管造影器材。

三、方法

（一）造影剂注入途径分类

根据造影剂注入途径分为静脉数字减影血管造影（IV-DSA）和动脉数字减影血管造影（IA-DSA）2 种。

1. IV-DSA

依静脉注射造影剂部位的不同，又有外周法和中心法两种。外周法造影剂自外周静脉注入，通常选择肘前贵要静脉或正中静脉。中心法则经肘部贵要静脉或股静脉穿刺插入导管，置于上腔静脉、下腔静脉或右心房注射造影剂。IV-DSA 所需的造影剂量较大，而且检查区的大血管同时显影，互相重叠，因此，临床应用范围不如 IA-DSA 更为广泛。

2. IA-DSA

采用 Seldinger 技术经股动脉或腋、肱动脉途径插入导管，根据检查目的放置于适当部位后注射造影剂。IA-DSA 造影剂用量明显减少，一次造影可以多次注射造影剂，达到全面检查的目的。造影过程相对安全，干扰因素少，使得图像更加清晰。所以，目前除静脉注药为必须或更优者外，一般多主张用 IA-DSA。

（二）不同部位的造影方法

造影剂注入量及注入速度、DSA 的帧频及持续时间，因检查部位不同而异，分别介绍如下。

1. 颈部血管疾病

IV-DSA 能较满意地显示颈部大血管，可经肘前静脉作外周或中心性静脉注射。一般用 76% 浓度造影剂，成人每次 30～40mL，以 15mL/s 速度注射。注射开始后 2～4 秒，以 1～2 帧 / 秒的速度曝光，持续 10～15 秒。但在临床应用时，更乐于选用 IA-DSA，其突出优点是血管成像清晰，所用造影剂浓度低（20%～38%）、剂量小。不同部位使用的造影剂注射速度和用量：颈总动脉、椎动脉造影速度 5mL/s，用量共 8mL；主动脉弓及其颈部分支造影速度 20～25mL/s，用量共 30mL。曝光开始时间应相应提前，持续时间可适当缩短。

2. 胸、腹部血管疾病

由于胸、腹部血管范围广泛，拟重点观察的部位和目的不同，检查方法应根据具体情况选择。

IV-DSA 能清楚地显示肺动脉及胸、腹主动脉。若存在严重的动脉粥样硬化狭窄或闭塞，动脉插管常有困难；主动脉瘤伴血栓形成时，插管有可能导致血栓脱落造成远端动脉栓塞，此时 IV-DSA 更可显示其优越性。静脉注射一般用 76% 浓度造影剂，每次 20～45mL，视受检动脉部位而定。外周法注射速度为 15mL/s；中心法注射速度为 25mL/s，帧频 1～3 帧 / 秒。开始曝光时间：需观察肺动脉者，于注射造影剂后 1～2 秒开始；需显示主动脉者，5～9 秒后开始。持续时间一般 15～20 秒。

IA-DSA 多采取经股动脉插入导管至升主动脉或降主动脉，能良好地显示主动脉及其属支。使用 30%～38% 浓度造影剂 25～40mL，注射速度 10～25mL/s。帧频 1～2 帧 / 秒，持续 10～15 秒。

3. 四肢血管疾病

四肢血管病变的范围较广泛，检查范围也较大。DSA 受影像增强器大小限制，每次观察范围有限，完成整个肢体的检查常需重复 3～5 次注射造影剂，使造影剂用量及辐射计量相应增加，因而在一定程度上限制了 DSA 的应用。四肢血管疾病的术前检查，尤其是下肢，还离不开常规血管造影。

四肢的 IV-DSA 常用中心注射法。采用 76% 浓度造影剂，每次注射 30～40mL，速度 15～25mL/s。根据检查部位，注射后 5～20 秒开始曝光，1 帧 / 秒，持续 15～20 秒。IV-DSA 虽能较清晰地显示四肢近端较大的动脉，但对腘动脉或肱动脉远端的属支及侧支血管，常不能获得满意的显示，而且造影剂用量较大，故应用不如 IA-DSA 广泛。IA-DSA 常用 10%～20% 浓度造影剂即可，每次注射 15～30mL，5～15mL/s 速度注射。帧频每秒 1～2 帧，连续 10～15 秒。

四、特点

DSA 具有影像对比度可以调节，通过减影及后处理可以得到视觉密度最好的影像，操作简便，安全和快速等优点。与常规造影比较，所需造影剂用量小、浓度低。动脉注射造影剂量只需常规动脉造影的 1/3，造影剂在血液中的浓度达到 2% 即能显示，而常规 X 线造影则需达到浓度 40%。IV-DSA 静脉注射造影剂已能解决大多数动脉疾病的诊断问题，而不需做较复杂的动脉插管，因而对动脉插管有困难或禁忌者更为适宜。即使做动脉插管，也可用外径较细的导管（5～7F），且不必强调选择性或超选择性插管，因此对血管的损伤较常规动脉造影为小。DSA 的图像信息直接显示在监视屏上，并可按需"冻结"在屏幕上。本法能实时观察动态图像，还可作为功能性检查法。图像信息可转作数字化储存，从而节省了胶片的消耗，并可随时按需要摄成胶片。DSA 的另一优点是可以描绘血管图，从而为介入放射学的开展提供方便。

DSA 的主要缺点是受检部位的蒙片图像和充盈图像间的任何移动都将造成匹配不良而产生运动伪影，影响图像质量。如呼吸运动、吞咽动作、心脏和大血管的搏动及肠蠕动等。在四肢动脉的 DSA 检查中，因造影剂刺激而使肢体不自主移动是产生运动伪影的主要原因。因此，在检查中患者的良好合作至关重要。此外，采取一系列措施，如进行图像后处理、应用抑制肠蠕动药物及低渗透压造影剂等，以防止和减轻运动伪影对图像质量的影响。DSA 的另一缺点是视野较小，每次检查的显示范围有限，故其在四肢血管的应用受到一定的限制。其他缺点尚有空间分辨率不如常规动脉造影，过于细小动脉的显示不够理想。

五、应用范围

（一）颈部血管疾病

1. 颈部阻塞性动脉疾病

对于由颅外颈动脉、椎动脉狭窄或闭塞引起的一过性晕厥、黑矇或颈部无症状性杂音患者，DSA 可以作出正确诊断，并可证实动脉病变的程度和范围，以及颅内动脉情况，为选用动脉内膜剥脱术或经皮血管腔内成形术提供依据。

2. 颈动脉瘤样病变

DSA 可用于颈动脉瘤、颈动脉体瘤等颈部搏动性肿块的诊断和鉴别诊断。

3. 动脉内膜剥脱术后复查

常用 IV-DSA 观察术后动脉通畅程度，判断疗效。一般可见剥脱局部动脉壁轻度不规则、略呈扩张，其远端动脉相对狭窄的现象。如继发血栓形成则可见动脉闭塞。此外，本法还可用于动脉内膜剥脱术后的长期随访。

4. 其他

DSA 在颅内血管病变及肿瘤性病变的诊断中应用十分普遍，尤其是 IA-DSA，能提供诊断及鉴别诊断的主要信息。

（二）胸、腹部血管疾病

1. 多发性大动脉炎

与常规动脉造影比较，DSA 更适用于广泛的观察，可发现胸、腹主动脉及其头臂动脉、肾动脉分支多发的节段性狭窄或闭塞。锁骨下动脉开口闭塞者，DSA 能显示继发性椎动脉窃血征象。IV-DSA 还可发现肺动脉有无异常改变。

2. 主动脉夹层动脉瘤

DSA 对显示主动脉及其分支累及的范围具有很大的价值，并可显示假腔及自血管壁分离掀起形成的内膜瓣。但对显示血管内膜细小撕裂等改变则不如常规动脉造影清晰。

3. 动脉瘤

DSA 能清晰显示动脉瘤的大小、范围及分支受累情况。IV-DSA 因造影剂与血液完全混合，因而动脉瘤腔的充盈可更完全。

4. 主动脉粥样硬化

DSA 可显示动脉扭曲、延长，管壁不规则狭窄及偏心性充盈缺损（粥样斑块）。

5. 肺动脉栓塞

IV-DSA 可显示肺动脉分支中断，腔内充盈缺损和实质期灌注缺损等征象。与常规肺动脉造影比较，IV-DSA 具有安全、迅速且简便的优点，但空间分辨力不如常规动脉造影，过于细小的动脉栓塞难以显示。

6. 手术后疗效观察及随访

常用 IV-DSA 法对主动脉瘤切除后，动脉移植、转流术后或肾移植术后进行随访观察。

（三）四肢血管疾病

1. 动脉阻塞性病变

动脉硬化性闭塞症、血栓闭塞性脉管炎、动脉栓塞、胸廓出口综合征等的诊断，均可通过 DSA 得以明确。IV-DSA 或 IA-DSA 均能较好地显示大动脉主干的狭窄或闭塞，当主干动脉严重狭窄或完全闭塞时，良好显示远端血管及侧支则以 IA-DSA 为佳。

2. 动脉非阻塞性病变

DSA 能准确提供有关动脉瘤、动静脉瘘等的诊断信息。IV-DSA 因同一部位血管同时显影，重叠较多，不利于瘘口等的观察，故宜选择 IA-DSA 法。

3. 四肢创伤

DSA 能确定创伤造成的血管损伤类型及严重程度，如血管裂伤、假性动脉瘤、动静脉瘘、血管痉挛、血管闭塞及血管移位等。

4. 血管重建术后随访

IV-DSA 作为血管重建术后的定期复查措施是可以接受的，尤其对吻合口部位的狭窄和血栓形成的诊断有重要意义。

5. 静脉血栓形成和静脉闭塞

四肢静脉血栓形成和下腔静脉血栓形成或闭塞（如 budd chiari 综合征），行肢体远端顺行注射的 IV-DSA，不仅可显示血栓或闭塞的形态和范围，还可以证实侧支循环的途径等。

（四）在介入放射学的应用

介入放射学已是治疗血管疾病的重要手段之一。DSA 无论在术前准备，术中、术后观察，还是术后远期疗效评定中的应用都十分普遍。

DSA 可以描出血管图（road map），为介入放射治疗的顺利操作提供方便。具体方法：在 IA-DSA 中，将注射少量造影剂（3 ~ 5mL）后得到的透视影像作为蒙片图像储存在储存器中，并与以后操作中的实时透视图像进行减影。这样，减影后在监视屏上显示的实时模拟图像中，去除了骨骼和软组织阴影，而保留了图像中的血管结构及操作透视图像中的引入物。二者在减影后，引入物在血管影中表现为密度相反的负影，对比度清晰，有利于进行操作。

血管图的描绘，使球囊导管扩张治疗动脉狭窄性病变更简便易行。通过监视屏上的血管狭窄图像，很容易确定球囊导管与狭窄血管以及已充胀的球囊与动脉管腔间的关系。在选择性插管中，操作者可借此判断导管和导丝所在的确切位置及与动脉分支的关系。在动脉栓塞治疗中，可指导栓塞物（如可脱离球囊、不锈钢圈等）准确地释放至靶血管内。也有人提倡使用两个监视器，一个实时显示操作中导管等的位置及治疗后的造影图像，而另一个则显示介入治疗前的血管解剖影像，以供操作者随时参考对照。

六、注意事项

（一）由于影像增强器大小的限制，每次摄像范围有限。另外，DSA 空间分辨力偏低，以致很细小的血管病变往往显示不清。所以，DSA 在四肢血管，尤其是肢端血管疾病诊断中的应用有一定限度。

（二）IV-DSA 观察肘、膝关节以远的动脉，尤其是手和足的血管效果差，甚至会失败。肘、膝关节以远动脉病变宜用 IA-DSA，导管先端置肘、膝关节上方，这样不仅可使影像清晰，而且可使摄片时间容易掌握。

（三）下肢静脉造影时，机床需改变角度，而 DSA 造影机的机床是固定在水平位的，所以难以进行 DSA 下肢静脉造影。

（四）局麻下做四肢动脉造影尤其是选择性造影时，造影剂的刺激常产生肢体剧痛及血管痉挛等，以致影响造影效果。肘、膝关节以远，尤其是手和足的动脉，往往造影剂充盈极差，甚至不充盈。为争取满意效果，应选择性地采取以下措施。

1. 反射性充血法

用血压计气囊带捆压受检部近侧（仅用于动脉慢性阻塞性疾病），使气囊带充气，压力以超过动脉收缩压 0.67 ～ 1.33kPa（5 ～ 10mmHg）为宜，维持 3 分钟后松解压迫带，随即注射造影剂进行摄片。

2. 应用血管活性药

（1）血管扩张药：为解除动脉痉挛和扩张小动脉，常用妥拉苏林每次 25 ～ 50mg，稀释在 20mL 注射用水中，于造影前缓慢注入（2 ～ 3 分钟注完）。当全肢皮肤发红，或感到肢体发热直至指（趾）端时，即可注射造影剂进行摄片。此法常用于动脉痉挛性疾病（如雷诺病）的诊断和动脉阻塞性疾病的小动脉及侧支循环的观察。妥拉苏林的不良反应有皮肤潮红、寒战、心动过速、恶心、呕吐、上腹痛、腹泻和直立性低血压等。如能与抗胆碱药（如阿托品每次 0.3 ～ 0.5mg 皮下或静脉注射）并用，则可降低其促胃分泌及肠蠕动的不良反应，且可加强其扩张血管的作用。

（2）应用局麻药：旨在减轻或消除造影剂注入而致的血管痉挛和肢体剧痛。常用利多卡因，单肢 60 ～ 80mg（上肢酌减），双肢 100 ～ 120mg（上肢酌减），于注射造影剂前即刻注入或与造影剂混合后一同注入。必要时可重复使用，但半小时内总量不宜超过 200mg，1 小时内不宜超过 250mg。也可用 1% 普鲁卡因 20 ～ 25mL，但需做过敏试验。

（五）减少或防止患者自主和不自主的体动或脏器运动，以减少或防止减影中出现移动伪影。颈动脉造影须屏气及停咽口水。胸、腹主动脉及髂动脉造影应在屏气状态下投照。抑制肠蠕动可于注射造影剂前静脉注入高血糖素 1.0mg，或用 654-2 等。如能辅以塑料垫，同时压迫腹中线区（推开肠道，IV-DSA 时尤其需要）则更好。肢体的 DSA 检查应将肢体稳妥固定，否则在注药时肢体若有不适，即会不自主地移动，从而严重影响显像减影效果。

（六）为避免投照野内所查肢体以外区域的视频摄像机的极限范围（自动调节时），应尽可能缩小光圈，并在上述区域内填充适当的滤线材料，如沙袋、米粉袋和铝竿（特制的截面为三角形的长铝条，置于两腿中间）等。否则，此区的视频信号过饱和，并与感兴趣区差别过于悬殊，严重影响影像质量。

（七）每次摄影均应有足够数量的 Mask（5 ～ 8 帧不含造影剂的图像），以满足减影所用。除导管先端（即所要观察区）外，注药到拍摄有适当的延迟时间，这在 IV-DSA 观察动脉时更显得重要。延迟时间可参考正常循环时间并考虑到不同疾病的血流情况大致确定，并在第一次投照后根据具体情况加以调整。

（八）摄影帧频以 IV-DSA2 ～ 3 帧 / 秒，IA-DSA4 ～ 6 帧 / 秒为宜。需看侧支循环、毛细血管或静脉回流时，到显示影像满意时随即停止摄影。

（刘明、王冠）

第五章

周围动脉疾病的中医治则与治法

第一节　周围动脉疾病常用的治疗原则

一、整体观念

周围动脉疾病是人体整体病理变化的局部反应，治疗时要整体辨证施治与局部辨证施治并用。立足整体，着眼局部，保证诊断的准确性及治疗的合理性，从多层次、多环节、多靶点对机体进行综合调治。

二、辨证论治

同一个周围动脉疾病，由于发病情况不同，临床表现和疾病发展阶段不同，证候各异，治疗上也各有别——同病异证，同病异治。而各种不同的周围动脉疾病可以出现血瘀共性，应用活血化瘀法治疗——异病同证，异病同治。

三、治未病

（一）未病先防

中医具有重视疾病预防的传统，中医认为先天禀赋不足、少动多静、饮食不节、过食肥甘、忧思郁怒、劳伤心脾、肝胆失疏、年老体衰、肾气不足等多种病因，均可导致脏腑阴阳气血亏虚，调摄运转功能失调，行血化津祛浊无力，从而变生血瘀痰浊，瘀阻血脉络道。

保持健康的心态，心情舒畅，调摄精神。情绪与健康的关系非常密切，凡是开朗、乐观、心胸豁达的人，精神愉快。中医认为，七情（喜、怒、忧、思、悲、恐、惊）太过可以致病，如怒伤肝、过喜伤心、忧思伤脾等，而七情致病又较为难治。长期精神压抑、心胸狭窄、嫉妒贪欲、思虑过度、紧张焦虑等精神刺激，可使人体气机逆乱，气血阴阳失调。

经常参加健身活动。坚持适当运动，参加健身锻炼，促使血脉流通，气机调畅，经络疏通。

饮食起居有节。在衣食住行各方面注意养生保健，做到饮食有节，起居有常，劳逸结合。饮食要合理，控制饮食（低脂少盐），饮食多样化，保证身体所需的各种营养成分均衡。吃得太多，吃得不科学、不健康会引起现代病，中医说"膏粱厚味，足生大疔"，说的就是多食肥甘厚味可使人生疮长疔。因此，要保持良好的生活方式，生活有规律，也就是中医所说的"顺应四时"。特别是要养成早起、讲究卫生、不择食、不乱食、不过食的习惯。

戒除不良嗜好。吸烟有许多害处，是引起冠心病、脑动脉硬化、闭塞性动脉硬化症、血栓闭塞性脉管炎的重要原因之一。同样饮酒过度，每餐必饮，可导致闭塞性动脉硬化症、糖尿病等。

个性的再塑造。当遭遇生活事件时，有许多人可平安度过，身心均不受影响，而有的人却引发身体上或心理的失常。所以为了防止心身疾病，塑造健全的个性关系重大。做到对待任何事情都保持乐观情绪有利于身体健康。

加强宣传教育。提高人们对周围动脉疾病的认识和自我保健的能力。特别是闭塞性动脉硬化症的发病率日益增高，常伴有高脂血症、糖尿病和高血压等。不管采取什么方式治疗，正确的心态和良好的生活工作方式都是非常重要的，人体各脏腑尚未衰老之时，只要养生得当，就可延缓衰老的到来，预防或延缓疾病的发生，收到事半功倍的效果。

（二）既病防变

早期诊断和早期治疗是取得疗效的关键，对慢性肢体动脉闭塞性疾病，如能够在动脉狭窄初期或动脉搏动良好时作出明确诊断，进行中西医结合治疗就有可能逆转或延缓动脉狭窄病变的发展。

四、标本兼治

气血脏腑的盛衰为本，瘀血阻络、邪毒侵袭为表。急则治标，对于急性发病的血栓性疾病，突然出现急性血瘀证，如动脉栓塞等，以活血化瘀法为主；对病程较长的周围血管疾病，应标本兼治，辨别血瘀的属性，分清气虚、气滞、血虚、痰阻等情况。

凡病因病机复杂者，应遵循中医标本理论，正如《素问·标本病传论》所说"知标本者，万举万当，不知标本，是谓妄行"。对于周围血管疾病寒热错杂证，必须把握寒热的标本。急性病者，急则治其标。慢性病者，"缓则治其本"，或"标本兼治"。治病求本的"本"到底指的是什么？一是病机为本，病机指病变的关键和病变趋势，是疾病的主要矛盾。《素问·至真要大论》提出的正治法及反治法，就是在"治病求本"的理论指导下，针对疾病是否出现与寒热本质相反的假象而制定的治疗原则。正治法与反治法从其本质而言，均是针对疾病的病机论治。二是病因为本，正如《景岳全书·求本论》云："起病之因，便是病本。"病因是疾病产生的源头，对于病本身而言，病因是疾病的始端。不能祛除病因，切断源头，则疾病难愈。审因论治就是一种直接针对病因的治疗法则，在辨证治疗或辨病治疗都难以取得疗效时，往往需要针对病因进行治疗。无论是辨证论治、辨病论治，还是审因论治，都是中医临床不可或缺的诊疗模式。

五、内外合治

内外合治有两种含义，一是内治法与外治法相结合，二是辨证论治与手术治疗相结合。内治法是临床治疗的基础，而中医外治法疗效独特，配合使用，可相得益彰。

对于寒热错杂证的周围血管疾病，要发挥内治法长于调理整体、外治法长于调理局部的特点，综合运用内、外治法。如脱疽上寒下热证，可选择内服温通血脉的中药制剂，如阳和汤，局部外用清热解毒之外用制剂，如马黄酊等。臁疮的内治法，应根据全身症状及舌苔、脉象、二便等情况，选方用药；外治法则是根据疮面和四畔辨证的要素归纳分析，选择适当的熏洗、溻渍、油膏、散剂等药物外用。两者各司其职，共奏其效。

（刘明）

第二节　周围动脉疾病的内治疗法

周围动脉疾病属于中医血脉病的范畴。中医认为，"脉者，血之府也""脉道不通，气不往来""老者气血衰，气道涩，易于瘀滞"，强调"脉之所病，责之于血"，特别重视气血在动脉病中的作用。血脉瘀阻是贯穿整个周围动脉疾病病程的关键，因此，活血化瘀是治疗周围动脉疾病的重要原则。

一、活血化瘀法

周围动脉疾病有明显的血液循环障碍和微循环障碍，符合中医的血瘀证候特点，所以活血化瘀法是治疗周围动脉疾病的主要治法，在周围动脉疾病的治疗中有较广泛的适用范围。活血化瘀法具有活血化瘀、通络止痛、软坚散结等作用。适用范围：①各种原因所致的动脉闭塞和栓塞，如血栓闭塞性脉管炎、闭塞性动脉硬化症、雷诺病、大动脉炎和急性肢体动脉栓塞等；②对急性动脉炎症，活血化瘀法常与清热解毒法配合使用，以控制血管炎变；③周围动脉疾病稳定阶段，以活血化瘀法为主来改善肢体血液循环和进一步消除血管炎症。

应用活血化瘀法治疗周围动脉疾病的注意事项：①调理气血：气与血关系最密切，血瘀时，气必滞，调理气血是基本法则。根据病情可选用行气、调气、补气治疗。②重视辨证论治：虽然许多外科疾病表现，可以应用活血化瘀法治疗，但血瘀症的病因和临床表现不同，对应的治法有气滞血瘀、气虚血瘀、寒凝血瘀、热盛血瘀、痰瘀互结等，临床上应根据病性，依据辨证论治法则，分辨寒热虚实，灵活应用活血化瘀法。③注意瘀血的部位和程度：要根据瘀血的部位和程度运用活血化瘀法治疗。对瘀血重症，或慢性血瘀症，如慢性肢体动脉闭塞性疾病，应用虫类活血破瘀药（全蝎、蜈蚣、土鳖虫、水蛭、地龙等），较一般活血化瘀药更为有效。④内治疗法与外治疗法相结合：强调内治疗法与外治疗法相结合，可以促进瘀血消散，消肿软坚，流通血脉，提高临床疗效。如结合熏洗疗法治疗周围血管疾病等。⑤重视中西医结合治疗：在疾病发展的某个阶段，应用中西医结合辨证论治活血化瘀疗法，不仅提高疗效，而且扩大了临床治疗范围。

国医大师尚德俊教授将常用的活血化瘀法概括为活血十法：益气活血法、温通活血法、清热活血法、活血利湿法、滋阴活血法、行气活血法、通下活血法、养血活血法、活血破瘀法、补肾活血法。

（一）益气活血法

属气虚血瘀者，主要症状有气短懒言，动则心悸头晕，食少便溏，四肢无力、怕冷，或肢体沉重浮肿，不能久站久行，疮面干黑下陷，舌淡苔白，脉细弱。适用范围：①血栓闭塞性脉管炎病程日久，身体消瘦，面色萎黄，缺血症状经治疗后未明显减轻，肢体营养障碍，肌肉萎缩严重；②闭塞性动脉硬化症早期症状较轻或缺血情况改善病情稳定者，老年患者身体虚弱如病程日久或截肢术后；③大动脉炎稳定期遗留头晕、四肢乏力、视物昏花；④在重用或久用活血化瘀药物时，配合补气药物，以达到消瘀而不伤正的效果。

常用的方剂有丹参通脉汤（丹参、赤芍、黄芪、桑寄生、当归、鸡血藤、郁金、川芎、川牛膝）。

气主煦之，血主濡之，如果元气受损，则血气壅滞，常用的药物有黄芪、党参、白术、人参、桃仁、红花、鸡血藤、丹参、当归、刺五加。

（二）温通活血法

本法用于周围动脉疾病属寒凝血瘀者，主要症状有肢体发凉、苍白，遇寒冷症状加重，舌质淡白，脉沉涩。适用范围：①肢体动脉闭塞性疾病，肢体发凉、怕冷，皮色苍白者；②雷诺病，遇寒冷发作频繁或加重。

常用方剂有当归四逆汤、黄芪桂枝五物汤等。

常用药有鸡血藤、附子、肉桂、干姜、桂枝、当归、红花、三七、川芎、泽兰、延胡索、乳香、降香。

（三）清热活血法

本法用于周围动脉疾病属热毒炽盛，血脉瘀血内停者，主要症状有肢体红肿热痛、皮色紫红光亮、皮温高、伴全身发热。适用范围：①肢体动脉闭塞性疾病，出现肢体坏疽感染，局部红肿疼痛；②痛风、红斑性肢痛症急性发作；③各种血管手术之后。

常用药物有黄芩、黄柏、知母、生石膏、牡丹皮、赤芍、郁金、丹参、虎杖。

（四）活血利湿法

本法用于周围动脉疾病血瘀湿重者，主要症状有肢体粗肿、浮肿、胀痛，浅静脉隆起扩张，皮色暗红，局部肿胀，按之凹陷，或皮肤硬韧、肢体粗大。适用范围：①动脉闭塞性疾病伴肢体浮肿，如急性动脉闭塞伴有筋膜间室综合征，或肢端坏疽继发感染局部肿胀、疼痛、渗液，或下肢长期下垂造成的肢体水肿；②血管手术之后出现肢体浮肿。

"血不利则为水"，血脉不通，血瘀内停则为水湿，故活血药常配伍利水渗湿药，常用的药物有茯苓、猪苓、泽兰、薏苡仁、泽泻、益母草、当归、赤芍、丹参、牛膝、王不留行、防己。

（五）滋阴活血法

本法用于周围动脉疾病属阴液虚亏，阴虚火旺并有血瘀证，主要症状有低热、潮热、虚汗、头晕、心悸、咽干、舌红绛苔少或无苔有裂纹，脉细数。适用范围：①大动脉炎急性活动期出现低热、头晕、心悸、虚汗、乏力、关节痛；②动脉闭塞性疾病后期出现低热、消瘦、口干、舌绛无苔；③糖尿病血管病变、神经病变。

阴液耗伤，津液不足，津血同源，故阴液耗伤可出现血虚、血瘀、血不归经等血分病变。常用药物有生地黄、玄参、麦冬、当归、赤芍、丹参、郁金、牡丹皮、知母、石斛等。

（六）行气活血法

活血化瘀药配伍行气药是本法的组方原则之一。血贵在流，"气为血之帅"，气行则血行，气滞可导致血瘀，行气活血法是治疗周围动脉疾病的重要配伍原则，应用活血化瘀药物的同时应配伍行气药。气滞血瘀的主要症状有在情绪波动时出现头痛、头晕、肢体缺血加重。属于肝气郁结，气机不畅，血行瘀滞的表现。适用范围：①雷诺病患者，当情绪波动时出现手足皮肤颜色改变，肢端发凉；②血管手术后，出现腹胀、腹痛、便干、小便不利，此为腑气不通，瘀血内停；③各种周围血管疾病兼气滞者，如气滞月经不调，气滞腹痛等。

常用药物有香附、青皮、乌药、延胡索、砂仁、川芎、郁金、鸡血藤、三棱、莪术、乳香、没药等。

（七）通下活血法

本法用于周围动脉疾病瘀血部位在下，或伴有腑实证者，主要症状有高热、烦躁、大便秘结、腹胀、舌质紫暗有瘀点、瘀斑。适用范围：①急性动脉闭塞或肢体坏疽继发全身感染，证属热毒炽盛，热入营分，出现高热、烦躁、大便秘结、肢体疼痛、舌干红少津者；②周围动脉疾病伴有便秘者。

常用的药物有大黄、芒硝、番泻叶、麻子仁、郁李仁、桃仁、红花、赤芍、牡丹皮、三棱、莪术、土鳖虫、地龙。

（八）养血活血法

本法用于周围动脉疾病证属血虚血瘀者，主要症状有面色萎黄，唇甲色淡、食少便溏、肢体麻木、疼痛等。适用范围：①闭塞性动脉硬化症出现皮色苍白、皮肤干燥、肢体麻木、肌肉痉挛性疼痛；②血栓闭塞性脉管炎病程日久，身体消瘦、贫血、食少纳差、唇甲色淡；③大动脉炎出现头晕、视物模糊、心悸、气短、乏力、经闭等；④肢体溃疡久不愈合，肉芽色淡、脓水清稀，以血虚表现为主者。

常用的方剂有顾步汤加减方（黄芪、党参、鸡血藤、当归、石斛、牛膝、丹参、赤芍、白术、甘草）。

脾胃为气血生化之源，脾主肌肉，常用的药物有川芎、当归、鸡血藤、牛膝、熟地黄、白术、白芍、桃仁、红花、何首乌。

（九）活血破瘀法

本法用于周围动脉疾病的血瘀重证，主要症状有肢体固定性疼痛、皮肤青紫色，或有瘀点、瘀斑，出现疼痛性股青肿、象皮肿及皮肤纤维性硬化等。适用范围：①动脉闭塞性疾病出现严重缺血或急性动脉闭塞者；②周围动脉疾病出现各种疼痛，如缺血性静息痛、神经痛、血管炎症性疼痛。

常用的方药有四虫片。

常用的药物有三棱、莪术、水蛭、土鳖虫、虻虫。活血破瘀药物作用峻烈，不宜久用或用量过大。

（十）补肾活血法

本法用于周围动脉疾病证属肾阳虚者，阳虚失于温煦，阴寒内生，血行不畅，主要症状有肢体畏寒，特别怕冷，腰膝酸软无力，全身骨节疼痛，劳累后加重，小便清长，大便稀薄，可有阳痿，肢体营养障碍，皮肤干燥，出汗减少，皮温低，舌淡胖苔白，脉沉细。适用范围：①闭塞性动脉硬化症老年患者，病情属第Ⅰ、Ⅱ期有肾阳虚证候者，常见于主髂动脉闭塞型患者；②闭塞性动脉硬化症老年患者伴有骨质增生症者，颈椎、腰椎疼痛；③大动脉炎、类风湿关节炎、硬皮病等血管炎患者伴肢体发凉、经闭、毛发干枯、肌肉萎缩、肢体畏寒。

常用方剂有补肾活血汤（熟地黄、续断、牛膝、桑寄生、鸡血藤、山药、淫羊藿、补骨脂、云苓、当归、川芎、丹参、赤芍、威灵仙、白术）。

常用的药物有附子、肉桂、鸡血藤、淫羊藿、补骨脂、牛膝、当归、续断、仙茅等。

二、清热解毒法

周围动脉疾病多有火热之证，如寒凝血瘀，郁久化热，肢体出现溃烂继发感染，常表现为不同程度的热证。根据中医"热者寒之"的原则，清热解毒法在周围动脉疾病的治疗中也是常用的治法。临床具体应用：①湿热者，寒湿郁久化热初期阶段，肢体轻度坏疽感染，发红肿胀疼痛，应清热利湿；②湿热蕴结，瘀血留滞脉络，如肢体动脉急性炎症，出现红肿疼痛硬性索状物或结块，应清热利湿与活血化瘀法配合应用；③热毒炽盛，肢体溃烂严重继发感染，应清热解毒，凉血；④肢体坏疽继发感染，高热，热盛伤阴者，以及大动脉炎活动期（阴虚内热），应养阴清热，并与清热解毒法配合应用。

常用的清热解毒药：①清热解毒：金银花、蒲公英、连翘、紫花地丁、大青叶、板蓝根、漏芦。②清热泻火：栀子、柴胡、知母。③清热燥湿：黄芩、黄连、黄柏。④清热凉血：牡丹皮、赤芍、生地黄、玄参、紫草。⑤养阴清热：芦根、天花粉、麦冬、石斛、玉竹等。

三、温经散寒法

周围动脉疾病寒凝血瘀，脉络瘀阻，常出现阴寒证候。如血栓闭塞性脉管炎、闭塞性动脉硬化症、雷诺病、大动脉炎等，患者常有肢体发凉怕冷，肢体疼痛固定不移，手足皮肤呈苍白色，遇寒冷则病情加重。可用温经散寒法，常与活血化瘀法、补气养血法配合应用。

常用的温经散寒药：附子、肉桂、干姜、桂枝等。

四、温肾健脾法

周围动脉疾病，如血栓闭塞性脉管炎、闭塞性动脉硬化症、大动脉炎、雷诺病等患者可出现脾肾阳虚证候，表现为全身畏寒，肢体，冷痛刺骨，遇寒冷则肢体皮肤苍白色，身疲乏力，腰膝酸软无力，阳痿阴冷，胃纳不振，下肢肌肉萎缩。舌苔薄白质淡，脉沉细缓。应温肾健脾与益气活血法、温经散寒法配合应用。

常用的温肾健脾药：淫羊藿、巴戟天、肉苁蓉、补骨脂、菟丝子、续断、山药、牛膝、党参、白术、益智仁、炒麦芽、鸡内金、陈皮等。

五、利水渗湿法

周围动脉疾病常可发生肢体肿胀，水肿，此为水湿壅盛停聚，湿注下焦或留滞肌肤所致。如血栓闭塞性脉管炎、闭塞性动脉硬化症有肢体坏疽，肢体肿胀，治疗应用祛湿法。

常用的利水渗湿药：薏苡仁、赤小豆、猪苓、泽泻、车前子、防己、木通、滑石、茯苓等。

六、软坚散结法

周围动脉疾病有因痰瘀阻络、痰结痹阻而致者，气血不得宣通，瘀结凝滞，可以应用软坚通络，化痰散结法，并与活血化瘀法配合应用。临床适用范围：①闭塞性动脉硬化症，肢体麻木、发凉、疼痛，出现紫绀或瘀斑，步行滞重，脉弦滑、弦硬；②硬皮病血管炎，皮肤硬化者等。

常用的软坚散结药：夏枯草、海藻、昆布、橘核、生牡蛎、皂角刺、穿山甲、地龙、瓦楞子等。

七、镇痉通络法

由于气血凝滞，气机闭塞不通，周围动脉疾病患者常有肢体胀痛、剧痛和肌肉抽痛，故镇痉通络法常与活血化瘀、清热解毒法配合应用，以增强解毒、镇痉、通络、散结、止痛作用。适用于血管炎症，如血栓闭塞性脉管炎的血管急性炎性改变阶段（动脉炎和游走性血栓性浅静脉炎），以及大动脉炎等，对控制血管炎症有效果。镇痉通络法主要应用虫类药物，根据中医理论和西医的见解，把脉管炎的"炎"与"毒""抽痛"和"风"联系起来思索，设想以虫类药物来解决"毒"和"风"。通过反复临床实践，虫类药物具有解毒镇痉、活血化瘀、通络止痛之功。

常用的镇痉通络药：全蝎、蜈蚣、地龙、乌梢蛇、钩藤等。

八、补气养血法

临床上，常见到周围动脉疾病患者平素身体虚弱，或疾病恢复阶段气血耗伤，因此治疗常用补气养血法，并与活血化瘀法相配合应用。临床适用范围：①慢性肢体动脉闭塞性疾病，严重缺血，营养障碍改变，患肢肌肉萎缩，皮肤、指甲干燥；②慢性缺血性溃疡（血栓闭塞性脉管炎、闭塞性动脉硬化症等），创口久不愈合，肉芽生长迟缓者；③糖尿病坏疽后期，遗留慢性溃疡难以愈合者；④周围动脉疾病患者手术后，身体虚弱，气血两虚者，或创口愈合不良者。阴虚者当滋阴养血，阳虚者应补气助阳。临床上常根据病情，补气法与养血法互相配合应用。

常用的补气养血药：补气常用黄芪、党参、白术、黄精、太子参、人参、山药、甘草等；养血常用当归、熟地黄、白芍、鹿角胶、阿胶、何首乌等。

（刘明）

第三节　周围动脉疾病的外治疗法

外治疗法是以中医基本理论为指导，将药物施于人体体表来治疗疾病的治疗方法。周围动脉疾病的病灶在患肢，并在患肢体表可有诸多临床表现，外治疗法直接作用于患处，药达病所，临床应用日益广泛。但同时要意识到，由于周围动脉疾病多引起患肢组织缺血，外治疗法的应用又必须掌握许多技术要点。

一、外治疗法的特点

（一）疗效显著，收效迅速

由于外治药物直接作用于患处，单独使用外治疗法，就可获得良好效果。如一些化脓性感染病灶，外敷大青膏，或应用解毒洗药熏洗。对不能服药或不愿意服药的患者，可单独使用外治疗法观察。

（二）安全可靠，不良反应

外治疗法主要是在人体局部或患处进行治疗，便于临床观察，可以根据患者的具体情况掌握应用，一般比较安全可靠，很少发生不良反应。因而患者乐于接受治疗。仅有个别患者外敷金黄膏或外贴黑膏药时间较长时，发生过敏现象，皮肤发痒，出现红色小丘疹，停止用药和适当处理后，就可自行消失。

（三）易学易用，容易掌握

外治疗法易学易用，容易掌握，一般经过短时间的学习，在熟悉外治疗法的种类，了解常用药物和方剂的作用及其适应证，掌握操作技术后，就可以进行临床治疗。

（四）经济简便，易于推广

外治疗法经济简便，不需要特殊的医疗设备，不论在城市、农村、矿区、山区都可以推广应用。一些常用药物可以就地取材，节约省钱。如治疗疖、痈、急性蜂窝织炎等外科化脓性感染疾病，在夏季取新鲜蒲公英、马齿苋等捣烂外敷或煎汤熏洗患处，常有良好效果。在临床工作中，一些外治疗法在门诊即可应用，或让患者回去自己应用，一般不需要住院治疗。

二、外治疗法的作用机制

局部病变与机体脏腑经络有密切的关系，外治疗法是在整体观念和辨证论治原则指导下应用的，所以应从中医理论来理解和研究其作用机制。外治疗法是应用药物，通过温热、机械等物理和化学刺激的方法，直接作用于机体病变局部而发挥治疗作用的治法。中医文献中有许多关于外治疗法作用机制的记载，如对熏洗疗法的作用，《太平圣惠方》

有"发背……肿赤热而疼痛，或已溃，或未溃，毒气结聚，当用药煮汤淋溻疮上，散其热毒……能荡涤壅滞，宣畅血脉"的记载。这些外治疗法通过多种作用来治疗疾病，首先是药物的作用，其次是温度、机械等作用。药物通过皮肤和患处，渗透到皮下组织内，达全身组织和内脏器官而发挥治疗作用，即发挥解毒消炎、消肿止痛、提脓祛腐、生肌敛口等作用。现代研究表明，皮肤吸收药物的途径主要有：①血管通道：通过表皮深层转运、角质层转运进入血液循环。②水合作用：中药贴敷后，在局部形成一种汗水难以蒸发扩散的密闭状态，使角质层含水量增高，经水合作用而膨胀成多孔状态，易于药物穿透。③表面活性剂作用：有些膏药含有表面活性剂，可增加表皮类脂膜对药物的透过率，促进被动扩散吸收。④芳香性药物的促进作用：如冰片、麝香、沉香、檀香、菖蒲、川椒、白芥子、姜、肉桂之类的芳香性药物，可促使表浅毛细血管扩张，并增加药物的透皮能力，因此众多的外用方剂都含有这类药物。中药外治，除药物直接进入血液循环系统发挥的药理作用外，还有调节各系统组织器官功能和机体免疫功能的作用，可以提高细胞免疫和体液免疫功能，改善机体的免疫状态，增强机体的抗病能力。外治疗法又能刺激皮肤的神经末梢感受器，通过神经系统形成新的反射，从而破坏原有的病理反射联系，并可促进体液和内分泌的调节，改善人体组织和器官的活动功能，而使疾病治愈。温热作用可引起皮肤和患部的血管扩张，促进局部和周身的血液循环及淋巴循环，使新陈代谢旺盛，改善局部组织营养和全身功能，增强机体的抗病能力；并能疏通经络，调和气血，促进脏腑经络的调节活动功能。

外治疗法的作用，主要取决于外治药物的种类。根据外科疾病（疮疡外症）的特点，以及不同的外治方药在病变局部的作用，可将外治药物的治疗作用归纳为以下几个方面。

（一）解毒消肿，促使内消

急性化脓性感染疾病的初期，局部红肿热痛、炎症浸润比较明显，气血瘀滞热毒壅盛者，外贴拔毒膏，外敷围药、贴熁药，以及使用隔蒜灸等，均具有消散肿毒，促使内消的作用。应用解毒消肿的方药熏洗溻渍，如疔毒洗药、溻肿升麻汤等，能宣通行表，宣散肿毒，促使内消。这些外治疗法，均可使早期急性炎症消散吸收而治愈。

（二）收束肿毒，促使成脓

急性化脓性感染疾病，局部红肿热痛明显，欲成脓时，外贴拔毒膏，外敷围药、贴熁药，应用解毒消肿的方药熏洗，以及使用隔蒜灸法，则能收束炎症肿毒，束毒聚脓，使炎症局限化，早日形成脓肿，便于排脓引流。

（三）开结拔毒，促溃排脓

急性化脓性感染疾病已形成脓肿时，可外敷围药留头，或外敷贴熁药，能使热毒外泄，促溃排脓。还可以应用提脓祛腐药白降丹少许点涂疮头，以追蚀疮头，促使脓肿溃破排脓。古代治疗痈疽已成脓者，多主张用针刺、火针等排脓引流。目前，外科化脓性感染疾病形成脓肿时，一般施行手术切开引流。

（四）消毒杀菌，祛腐生肌

急性化脓性感染疾病，已溃破流脓，脓液多及有坏死组织者，可应用清热解毒的方药。如用解毒洗药、猪蹄汤等煎汤洗涤或浸泡患处，有消毒杀菌、祛腐生肌、清洁疮口的良好功效，能将脓液和细菌洗涤于药水中，有一定的消炎杀菌作用，并使坏死组织脱落，有利于肉芽组织生长，加速疮口的愈合过程。应用提脓祛腐掺药撒布于疮面，或药捻插入疮口内，以及外敷黄连膏等，也均有显著的解毒消炎杀菌、祛腐生肌作用。

（五）生肌收口，促进疮口愈合

急性化脓性感染疾病已溃脓，疮口干净，脓液很少，或慢性溃疡，疮口久不愈合者，应用溃疡洗药和解毒生肌方药煎汤趁热浸泡患处，既可消炎杀菌，清洁疮面减轻感染，同时又可改善局部血液循环，促进肉芽组织和上皮组织生长，使疮口迅速愈合。应用生肌收口掺药撒布疮面，也具有生肌敛口作用。应用附子饼灸法和豆豉饼灸法，有温通回阳、助气养血作用，能促进疮口愈合。

（六）活血通络，行气止痛

软组织损伤或骨折愈合后遗留症状，瘀血肿痛，关节及肢体活动功能障碍者，可应用舒筋活血、行气止痛的方药。如应用活血止痛散等煎汤趁热熏洗患处，或者外贴膏药，使用热熨疗法等，不仅能够改善患部血液及淋巴循环，疏通经络，行气活血，消肿散瘀，减轻局部组织的紧张压力，也能缓解皮肤、肌肉、肌腱及韧带的紧张或强直，松解粘连，促使关节及肢体的活动功能尽快恢复。

（七）祛风燥湿，杀虫止痒

对神经性皮炎、银屑病、荨麻疹、慢性湿疹、皮肤瘙痒病等疾患，应用祛风洗药、止痒洗药、燥湿洗药等熏洗，多数有很好的治疗效果。这些药物祛风、止痒、燥湿作用明显，熏洗或浸浴后，患者皮肤瘙痒减轻，感到很舒适，增厚的皮肤变软，皮疹或增生病变消散脱落，皮肤逐渐恢复正常。外搽有关中药配制成的软膏、糊膏、酒剂、醋剂，以及应用烟熏法等，也具有祛风燥湿、杀虫止痒作用。这些外治疗法及其使用的药物，可以透过皮肤角质层而吸收，也可以通过毛囊或腺管吸收到体内，而且药物直接附着在皮肤上也可发挥作用，因此对化脓性皮炎、真菌所引起的皮肤病，有显著的杀菌止痒作用。

三、外治疗法的应用原则

临床应用外治疗法要想取得良好的效果，应注意以下几个原则。

（一）西医诊断与中医辨证相结合

西医的诊断是根据详细的病史，全面的体格检查，结合实验室、特殊检查得出的客观证据作出的。但这还不够，还应同时结合中医的辨证。外科疾病（疮疡）虽然发生在人体体表，但与人的整体有密切关系。因此，在应用外治疗法时，不仅应着眼于体表的局部病变，而且还应贯彻整体观念。这样西医诊断与中医辨证相结合，取长补短，可以进一步明确疾病的发病原因、部位和性质，了解疾病的全部发病过程。既有整体、动态观念，又不忽视局部病变，是正确使用外治疗法，或外治疗法与内治疗法结合应用，以及取得显著疗效的关键。

（二）必须重视中医辨证论治

外治疗法的应用，必须重视中医的辨证论治原则。临床上应整体与局部相结合，以局部病变特点辨别是阴证或是阳证，来选用外治疗法和方药甚为重要，这也是中医外治疗法临床应用的特点。

（三）掌握病情，选择适当的外治疗法

外治疗法的种类较多，临床治疗时，应根据病情、病变部位和患者的生活工作情况，选择应用适当的外治疗法。同时注意选择适当的外用药剂型，这也与临床治疗效果有密切关系。如发生在肢体的外科化脓性感染疾病，最适宜使用熏洗疗法，可用解毒洗药等熏洗溻渍患处，熏洗后，外敷大青膏、金黄膏等，不仅疗效显著，患者使用也很方便。对慢性窦道、瘘管，则可使用药捻疗法，以提脓祛腐，这是外科独特的、比较理想的一种治疗方法。

（四）重视四畔辨证和四畔疗法的应用

局部辨证应该包括四畔（疮周）辨证与疮面辨证两部分，如糖尿病足溃疡，可根据疮周四畔颜色、感觉、温度、质地、肿势及其他方面的不同，辨识寒热虚实和善恶顺逆，以感染为主的"筋疽"型糖尿病足溃疡，感染病灶周围组织（四畔）若有适度的炎性反应（红肿热痛）者，说明患者正气不太虚，有一定的抵御病邪的反应；若筋疽已成，而周围组织（四畔）缺乏炎性反应或者炎性反应过大，都是正气亏虚、不能抗邪、疽毒内陷之象。对于以缺血为主的"脱疽"型糖尿病足溃疡，要重视辨识病灶周围组织（四畔）的皮温、皮色、浅静脉充盈程度等；对于坏疽病灶的清创切除术时机的把握，强调辨识坏疽病灶周围组织（四畔）是否形成分界线等。应用外治疗法时，不仅要重视疮面的治疗，同时兼顾施药、施术于疮面四周（四畔疗法），以达到促进疮面愈合的疗效。常用的四畔疗法包括围敷疗法、膏药疗法、熏洗疗法等。

四、周围动脉疾病外治疗法的临床应用

外治疗法以其独特的理论和显著的疗效，在临床治疗学占有重要地位，是不可缺少的独特疗法。外治疗法在周围动脉疾病治疗中的应用，能明显提高临床疗效，日益受到重视和推广，积累了宝贵的经验。

（一）活血通络法

周围动脉疾病的主要病机是血脉瘀滞，经络阻塞。因此，活血通络法应用广泛，适用于慢性肢体动脉闭塞性疾病，如血栓闭塞性脉管炎、闭塞性动脉硬化症、多发性大动脉炎和雷诺病等有肢体缺血、瘀血的表现，肢端皮肤呈潮红、紫红，常有肢体疼痛和皮肤瘀斑、瘀点。另外，各类血管炎导致的皮肤瘀斑、硬结节疼痛等，这些肢体缺血、瘀血性疾病，都可以应用活血通络法，能够促进侧支循环建立，扩张血管，改善肢体的血液循环和微循环，主要应用熏洗疗法。常用方剂：活血消肿洗药、活血止痛散等。常用药物：海风藤、鸡血藤、苏木、红花、川芎、赤芍、羌活、大黄、芒硝等。

（二）温经回阳法

肢体缺血性疾病，如血栓闭塞性脉管炎、闭塞性动脉硬化症、糖尿病肢体动脉闭塞症、多发性大动脉炎、雷诺病等，多有患肢发凉、怕冷、皮色苍白，遇寒冷疼痛加重等阴寒证，主要病机是寒凝血瘀。肢体动脉闭塞性疾病出现阴寒证，都可以应用温经回阳法治疗，以温通血脉，解除动脉痉挛，扩张周围血管，促进肢体血液循环，改善患肢缺血状态。常用熏洗方剂：回阳止痛洗药、温脉通洗药等。常用药物：生草乌、生南星、川椒、当归、川芎、桂枝、艾叶等。

（三）解毒消肿法

慢性肢体动脉闭塞性疾病，发生肢体坏疽继发感染，局部红肿热痛，脓多，有坏死组织；各类皮肤血管炎的急性期，发生痛性硬条索状物、红斑结节，都属瘀热证、热毒证。对周围动脉疾病的瘀热证、毒热证，可以应用解毒消肿法治疗，并根据具体病情，选用不同的治疗方法。

1. 急性炎症硬块（急性瘀血炎症）

应用解毒散瘀洗药熏洗患处，洗后外敷大青膏、大黄膏等，或外涂马黄酊、丹参酊等，即熏洗疗法与贴敷疗法相结合，具有显著的解毒消炎、活血消肿作用。

2. 急性感染化脓，创口脓多，有坏死组织（急性热毒症）

应用解毒洗药、四黄洗药熏洗患处和创口，洗后创口敷盖大黄膏（黄芩、黄连）以油纱布包扎，若创口剧烈疼痛者，外敷全蝎膏；创口周围贴敷大黄膏、金黄膏、大青膏等，即熏洗疗法与围敷疗法相结合，具有显著的解毒消炎、祛腐止痛、清洁创口作用。

3. 急性炎症消退后，遗留慢性炎症硬块（慢性瘀血炎症）

应用硝矾洗药、解毒散瘀洗药熏洗患处，洗后外敷茅菇膏，或外涂丹参酊，以解毒活血、软坚散结，促进慢性瘀血炎症消散、吸收而痊愈。常用药物：金银花、紫花地丁、蒲公英、大黄、黄芩、黄连、黄柏、丹参、白芷、芒硝、红花、当归、赤芍等。

（四）生肌敛口法

慢性肢体动脉闭塞性疾病，患侧肢体发生破溃，创口脓少，肉芽组织灰淡，经久不愈，可应用生肌敛口法。中医的生肌敛口法具有独特的治疗作用，在改善肢体血液循环的基础上，对促进慢性溃疡愈合有良好效果。临床应用生肌敛口法的经验：①创口有脓，或有少许坏死组织者，应用四黄洗药熏洗创口，于创面撒少许九一丹、九黄丹等，外敷大黄膏（黄连）以油纱布包扎；②创口较干净，愈合迟缓者，应用溃疡洗药、艾黄洗药熏洗创口，于创面撒少许生肌珍珠散、八宝丹等，外敷生肌玉红膏以油纱布包扎；③后期创口，很干净，但愈合缓慢者，应用生肌玉红膏油纱布换药，或外敷生肌膏、长皮膏，也可用降纤酶、维生素 B_1、山莨菪碱等药液湿敷换药，直至创口完全愈合。

这些熏洗疗法、贴敷疗法、掺药疗法等多种外治疗法相结合应用，具有抗菌消炎、清洁创口、改善局部血液循环作用，促进肉芽组织和上皮组织生长，而使创口愈合。常用药物：熟地黄、当归、丹参、白蔹、石决明、珍珠、象皮、香油等。

五、应用外治疗法的注意事项

临床应用外治疗法时，应充分重视周围动脉疾病的特殊性，注意以下有关事项。

1. 肢体动脉闭塞性疾病，肢体严重缺血，以致肢体坏死溃烂，应重视中西医结合整体治疗，疮口应清洁换药，避免使用任何有腐蚀性或刺激性的药物，防止疮口溃烂加深扩大。

2. 外治疗法也应辨证论治，应根据患者的不同情况，选择适当的外治疗法如遇患者对某种药物过敏时，最好改用其他药物，或者停止使用外治疗法。

3. 熏洗时，药汤温度应适宜，以患者感到舒适为好，千万不可贪热而致烫伤，导致严重后果。

4. 当肢体坏疽处于发展阶段，而未局限稳定者，或者肢体呈干性坏疽时，均不宜应用敷贴药膏和熏洗疗法。

5. 当肢体因急性缺血，有苍白、冰凉、紫绀、疼痛发作时，不能应用热水热熨和中药热汤熏洗，以免加重组织损伤，导致肢体广泛坏死而失去挽救机会。

（刘明）

第六章

周围动脉疾病的药物治疗

第一节　抗血小板疗法

抗血小板疗法是指应用某些药物抑制血小板功能，尤其是抑制血小板的聚集作用以防止血栓形成，这类药物现统称为血小板抑制剂。在正常生理情况下，血液的凝血和抗凝血系统始终处于动态平衡状态，一旦凝血功能异常增强，就会形成动脉和静脉血栓。在血栓形成的过程中，血小板功能亢进和血管内膜损害起关键性作用。动脉血栓是白血栓，其中含有少量的纤维蛋白，主要由血小板凝集所致。在动脉性疾病中，动脉粥样硬化血栓形成是影响心、脑血管和外周动脉的全身系统性疾病。血小板在动脉粥样硬化血栓的形成和发展中起着重要作用。

一、临床常用抗血小板药物的分类和作用机制

（一）血栓素 A2(thromboxane A2，TXA2) 抑制剂

在临床上，阿司匹林（乙酰水杨酸）是应用广泛的血栓素抑制剂。半个世纪前，阿司匹林被发现有抑制血小板的作用，目前已成为抗血小板治疗的基本药物。阿司匹林通过对环氧化酶（cyclooxygenase，COX）–1 的作用，直接抑制 TXA2 合成，实现抑制血小板黏附聚集活性。阿司匹林还具有其他作用，如介导血小板抑制的嗜中性一氧化氮 / 环磷酸鸟苷通路以及参与各种凝血级联反应和纤溶过程。阿司匹林口服后吸收迅速、完全，服用后 1 小时达峰值血药浓度。阿司匹林在胃内开始吸收，在小肠上段吸收大部分，并以结合代谢物和游离水杨酸从肾脏排泄。嚼服阿司匹林，起效快。

（二）二磷酸腺苷（adenosine diphosphate，ADP）P2Y12 受体拮抗剂

二磷酸腺苷与止血及血栓形成关系密切，它存在于血小板内的高密度颗粒中。血小板 ADP 受体调控 ADP 浓度。人类血小板存在 3 种 ADP 受体，即 P2Y1、P2Y12 和 P2X1 受体。其中，P2Y12 受体在血小板活化中起着最重要的作用。P2Y12 受体拮抗剂通过抑制 P2Y12 受体来干扰 ADP 介导的血小板活化。P2Y12 受体拮抗剂有噻吩吡啶类和非噻吩吡啶类药物。

1. 噻吩吡啶类药物

噻氯匹定和氯吡格雷均是前体药物，通过肝脏细胞色素 P450 酶代谢，形成活性代谢物，与 P2Y12 受体不可逆结合。噻氯匹定尽管抗血小板作用较强，但起效慢，且有皮疹、白细胞减少等不良反应。其后研发出来的氯吡格雷抗血栓强且起效快速，广泛应用于心肌梗死、不稳定型心绞痛及经皮冠状动脉介入的患者。但受肝脏代谢酶基因多态性的影响，部分患者氯吡格雷标准剂量无法获得满意疗效。普拉格雷也是噻吩吡啶类前体药物，需在肝脏代谢转变为活性产物而发挥抗血小板作用。普拉格雷抗血小板效应比氯吡格雷强且起效更快，但出血风险也高于氯吡格雷。

2. 非噻吩吡啶类药物

这类药物是新研发的 P2Y12 受体拮抗剂。替格瑞洛是环戊基五氮杂茚，对 P2Y12 受体的抑制作用是可逆的。因为独特的药效和药代动力学特性，替格瑞洛可以提供更快和更完全的抗血小板作用。与氯吡格雷相比，替格瑞洛的抗血小板疗效更强，出血风险略有升高，呼吸困难、室性心律失常等是其不良反应。

（三）血小板糖蛋白（platelet glycoprotein，GP）Ⅱb/Ⅲa 受体拮抗剂

血小板 GPⅡb/Ⅲa 受体拮抗剂可提供最强的抗血小板作用。阿昔单抗最先用于临床，它是与血小板 GPⅡb/Ⅲa 受体非特异性结合的嵌合单克隆抗体。但阿昔单抗对血小板 GPⅡb/Ⅲa 受体的免疫原性、不可逆性和非特异性等不足，后续一些小分子类新型血小板 GPⅡb/Ⅲa 受体拮抗剂，如环七肽的依替巴肽、非肽类拮抗剂药物替罗非班和拉米非班被研发出来。

（四）其他抗血小板药物

1. 蛋白酶激活受体 (protease activated receptors，PAR)-1 拮抗剂

硫酸沃拉帕沙（vorapaxar sulfate）是 PAR-1 受体拮抗剂，口服有效，具有高度选择性，可抑制由凝血酶诱导的血小板聚集。2014 年获得美国食品药品管理局（FDA）批准，用于有心肌梗死或周围动脉疾病史患者以减少血栓性心血管事件。

2. 西洛他唑

西洛他唑的药理作用主要是抑制磷酸二酯酶活性，使血小板内环磷酸腺苷（cyclic

adenosine monophosphate，cAMP）浓度上升，抑制血小板聚集，并可使血管平滑肌细胞内的 cAMP 浓度上升，使血管扩张，增加末梢动脉血流量。

3. 抗血小板作用的中药

在活血化瘀药研究中，证实不少中药有抗血小板作用。例如丹参、川芎、赤芍、红花、当归、毛冬青、血竭、蒲黄、鸡血藤、三七等。这些中药的作用机理，有直接拮抗 TXA2 活性，通过抑制环氧化酶和 TXA2 合成酶，从而抑制 TXA2 的合成，激活腺苷酸环化酶、抑制磷酸二酯酶和拮抗 Ca^{2+} 及拮抗血小板膜功能的作用。上述单味药拮抗血小板的机制不尽相同，但都不同程度地抑制血小板黏附和聚集。银杏叶提取物制成的药品，如舒血宁、银杏叶滴丸、银杏叶口服液等也是抗血小板较好的药物，其含有银杏双黄酮、银杏内酯 A 和黄酮类等物质，主要作用：①抗血小板聚集和血栓形成；②对心脏有保护作用；③对大脑有保护作用；④清除氧自由基。可以用于各种血栓性疾病。

二、抗血小板制剂的适应证和禁忌证

凡由血小板功能亢进导致的血栓性疾病，均属抗血小板疗法的适应证。在周围血管疾病方面，如动脉血栓栓塞性疾病、静脉血栓栓塞性疾病、糖尿病性血管病、微小血管血栓性疾病、各种血管移植术和血管外科手术（包括各种血管插管疗法）等。目前，常应用抗血小板药来预防血栓性疾病，如心脑血管和四肢血管再发性血栓，高脂血症、高血压和糖尿病等并发动脉血栓等。

对药物过敏，有出血性疾病和严重肝肾功能障碍者，应慎用或禁用。

三、临床应用问题

（一）抗血小板治疗出血风险评估和处理

临床中，周围动脉疾病患者常合并心脑血管疾病，接受双联或者三联抗血小板药物治疗，特别是联合抗凝治疗后出血的风险增高，治疗前应按照相关指南重视出血风险的评估。

1. 出血的预测因素

出血的风险与抗栓药物，如抗凝药物、阿司匹林、APD 受体拮抗剂、血小板 GP Ⅱ b/ Ⅲ a 受体拮抗剂等使用的种类、剂量、频率和介入治疗入路（股动脉入路出血高于桡动脉）有关。

2. 出血并发症的预防及处理

选择安全的药物、适宜剂量、减少联合抗血栓和抗血小板治疗的时间等是预防出血的主要措施。阿司匹林所致出血部位主要在胃肠道，建议联合应用质子泵抑制剂（proton pump inhibitors，PPI）或 H2 受体拮抗剂，根除幽门螺杆菌。有消化道出血和溃疡病史的患者，尽量选择与氯吡格雷相互作用少的 PPI，不建议选择奥美拉唑和埃索美拉唑。活动性大出血，如胃肠道、腹膜后出血、颅内出血或其他严重失血，若出血不能通过有效介入治疗控制，应暂时停抗血小板药物，但须与血栓事件风险权衡，特别是支架植入术后的患者。目前没有逆转多数抗血小板药物活性的有效方法。输注新鲜的血小板是唯一可行的方法。尽管输血对临床预后有不利影响，血液动力学不稳定，但血红蛋白水平低于 70g/L 时输血可获益。

（二）血小板反应多样性（variability of platelet response，VPR）

血小板反应多样性指不同个体对抗血小板药物的治疗反应存在差异。低反应性可能存在高血栓风险，反之亦然。

1. VPR 由多种因素决定，基因多态性所致血小板反应性差异对个体临床结果的影响还不能肯定，CYP2C19 基因检测的临床应用价值有限，不推荐常规进行。

2. 可对存在高血栓风险的患者联合进行传统光电比浊法和新型快速血小板功能检测。

3. 存在氯吡格雷低反应性时，可增加氯吡格雷剂量，加用或换用抗栓药，需注意高出血风险；新型 P2Y12 受体抑制剂可能是治疗选择。

（王雁南、刘政）

第二节　抗凝疗法

血液高凝状态是血栓性疾病主要的病理生理学基础，而抗凝血疗法（anticoagulation therapy）是用药物降低或消除血液的凝固性，预防和治疗血栓性疾病的方法。抗凝血药物如果应用不当，可引起出血并发症。因此必须严格掌握适应证，按时监测，并根据实验室监测结果及时调整抗凝药物剂量和用药剂量。

一、血液凝固机制

血液由流体状态变成胶冻状的凝块，称为血液凝固。血液凝固是一系列凝血因子的连锁性酶促反应的复杂的病理生理过程。

（一）凝血因子

大部分凝血因子是由肝脏合成的糖蛋白。因子Ⅱ、Ⅲ、Ⅸ和Ⅹ的合成是依赖维生素K。除因子Ⅲ外，其余因子均存在于血浆内。各凝血因子（表6-1）。

表6-1　血液凝固因子

凝血因子	别名
Ⅰ	纤维蛋白原
Ⅱ	凝血酶原

凝血因子	别名
Ⅲ	组织凝血活酶
Ⅳ	钙离子
Ⅴ	易变因子,促凝血球蛋白(ACG)
Ⅶ	稳定因子
Ⅷ	抗血友病球蛋白(AHG)
Ⅸ	血浆凝血活酶成分(PTC)
Ⅹ	Stuart-Prower因子
Ⅺ	血浆凝血活酶前质(PTA)
Ⅻ	接触因子,Hageman(哈格曼)因子
Ⅷ	纤维蛋白稳定因子(FSF)

(二)凝血的基本过程

1. 活性凝血活酶形成

活性凝血活酶可由内源性和外源性两个系统以不同途径形成。内源性凝血系统的全部物质都存在于血液中，血液接触到受损血管的胶原或基底膜，或接触负电荷的异物（例如玻璃）后，凝血因子Ⅻ即被激活为Ⅻa，但速度较慢。Ⅻa激活血浆前激肽释放酶，使之成为有活性的激肽释放酶。后者又迅速激活凝血因子Ⅻ，从而加速了整个内源凝血系统的激活。经过一系列复杂的反应，最后Xa、凝血因子Ⅴ和Ca^{2+}形成复合物，即称内源性凝血活酶。外源性凝血系统的过程是血管壁或其他组织受损伤后，释放凝血因子Ⅲ到血液中，Ca^{2+}将凝血因子Ⅲ连接于凝血因子Ⅶ的磷脂部分，提供催化表面，激活凝血因子X。随后Xa与Ⅴ及Ca^{2+}在血小板膜磷脂上形成复合物，称外源性活性凝血活酶。

2. 凝血酶形成

Ca^{2+}存在时，活性凝血活酶水解凝血酶原，释放出少量小分子多肽，即为凝血酶。

3. 纤维蛋白形成

凝血酶将纤维蛋白原水解成纤维蛋白单体，在凝血酶和血小板、纤维蛋白原激活因子（PF2）的作用下，纤维蛋白单体聚合为多聚体。凝血因子Ⅱ受凝血酶或Xa催化，变成Ⅱa。在Ca^{2+}参与下，Ⅷa使可溶性纤维蛋白多聚体转变成为稳定的、不溶性的纤维蛋白，血液即凝固成为胶胨状。

二、适应证

1. 周围血管血栓形成性疾病及动脉栓塞性疾病，如深静脉血栓形成、血栓性浅静脉炎、肢体动脉血栓形成、急性肢体动脉栓塞等。

2. 急性肺动脉栓塞、急性心肌梗死、脑动脉血栓形成及栓塞。

3. 各种原因引起的弥散性血管内凝血（DIC）。

4. 视网膜血管血栓闭塞性疾病。

5. 预防血栓形成。某些手术后需要预防血栓形成，如血管吻合术或移植术后、动脉血栓内膜切除术后、心脏和主动脉瓣膜移植术后等。

三、禁忌证

1. 出血性疾病或有出血倾向者，维生素 K 或维生素 C 缺乏者，肝、肾功能严重不全或恶病质者。

2. 高血压脑病或脑出血者。

3. 溃疡病出血或肺部疾病咯血者。

4. DIC 已过渡到纤维蛋白溶解亢进阶段。

5. 妊娠前 3 个月或最后 3 周，产后或哺乳期应慎用。

6. 大手术后应慎用。

四、抗凝剂的类型

（一）肝素（heparin）

1. 肝素的性质

肝素是从动物肝脏中提取的一种具有抗凝作用的物质。肝素分布于人体所有组织，尤以肺和肝脏含量最高，主要由嗜碱性肥大细胞产生。肝素是一种黏多糖硫酸脂，分子量为 10000 ~ 56000D，平均分子量为 15000D，相当稳定，但可与组蛋白、鱼精蛋白形成无活性的复合物。肝素不能通过浆膜和胎盘，注射后可被内皮细胞摄取。肝素口服或直肠给药无效，皮下或肌内注射易于吸收。肝素经静脉注射几乎立即生效，抗凝血作用于 10 分钟内迅速达到高峰，3 ~ 4 小时失去活性。肝素在体内的半衰期约 1 小时。肝素进入血液后，大约 50% 被肝脏的肝素酶分解为尿肝素经肾脏排出，因此肝、肾功能不全者应用肝素有潴留的危险。

2. 肝素的作用机制

肝素具有强烈的抗凝作用，静脉注射 60mg（7500U），就可使凝血时间延长 6 倍。肝素的抗凝血作用与其分子含有大量带负电荷的基团有关。肝素对凝血过程的三个步骤均有抑制作用。①抑制活性凝血活酶形成：每毫升血液内有 1/30U 肝素，即可有效抑制凝血因子 V、Ⅶ、Ⅸ、Xa 和凝血因子 XI 的活性，而阻碍活性凝血活酶的形成。②灭活凝血酶：肝素通过逆化抗凝血酶Ⅲ（AT-Ⅲ），形成无活性的凝血酶 – 抗凝血酶复合物。这是肝素抗凝血的主要作用，AT-Ⅲ活性降低时，肝素的效果则差。肝素还可直接灭活凝血酶。③抑制纤维蛋白形成：肝素干扰凝血酶对纤维蛋白原的水解，抑制纤维蛋白形成。除此，肝素还通过抑制凝血酶对凝血因子XIII的激活，阻碍可溶性纤维蛋白多聚体变为不溶性纤维蛋白。④肝素通过刺激血管内皮细胞释放血浆素原活化素促进纤溶活性。肝素对血小板功能的影响比较复杂，目前尚无定论。此外，肝素尚具有降低血液黏滞度、改善血液流动的作用。

3. 实验室检测

为了维持血液中稳定和足够的肝素浓度，避免过量引起大出血，必须定期做实验室检查，了解血液的凝固性，及时调整剂量。实验室常用的几种检测方法及指标：①全血凝固时间（clotting time，CT）试管法（简单方便）：每次注射前检查一次，CT 正常值为 4～12 分钟，CT＞15 分钟为延长。肝素治疗时要求 CT 延长到正常值的 2～3 倍，即 20～30 分钟。CT＜12 分钟应加大肝素剂量；CT＞30 分钟则应延长用药间隔、减小用药剂量、放慢滴注速度或者停止用药。②复钙时间（recalcification time，RT）：有条件时可检测 RT，RT 比全血凝固时间敏感，正常值为 1.5～3 分钟。肝素治疗时的理想时间是正常值的 2～3 倍。③凝血酶时间（thrombin time，TT）：血液中肝素浓度升高或存在肝素类物质，或者 AT–III 活性增强情况下，TT 延长正常值为 16～18 秒。TT 为 60 秒，说明肝素已足量；如果 TT＞160 秒，则出血的危险极大，应及时减量或停止用药。④活化部分凝血活酶时间（activated partial thromboplastin time，APTT）：正常值为 32～43 秒，肝素治疗时应维持在正常值的 1.5～2.5 倍。⑤凝血酶原时间（prothrombin time，PT）：正常值为 1～15 秒，应用肝素治疗时应维持在正常值的 1～1.5 倍。以上检查均反映内源性凝血系统受抑制的程度，连续用药时应随时检测。一般肝素持续静脉滴注给药，应 6 小时检测 1 次；如果间隔性静脉用药，可在每次用药前检测 1 次。

4. 肝素的应用剂量及方法

（1）大剂量：主要用于治疗急性大面积肺动脉栓塞和急性血凝异常增高等疾病。一般为 30000～70000U/24h，定时定量连续静脉滴注。

（2）中等剂量：20000～35000U/24h 静脉滴注或分次静脉注射。如果用肝素钙也可以皮下注射。主要用于 DIC 和急性动脉、静脉血栓性疾病。

（3）小剂量：近年来，肝素应用剂量趋于小剂量化，特别是在预防血栓形成时，小剂量即可获得较好的效果。小剂量肝素疗法 200～300U/（kg·d），8～12 小时皮下注射（最佳注射部位是下腹部和大腿前内侧）。有人推荐超（微）小剂量肝素疗法，2000～3000U/24h。

持续静脉滴注是肝素最好的给药途径，滴注速度便于控制，肝素总剂量可相对减少，比较安全。应用输液泵则更为方便。为了迅速获得抗凝效果，可先静脉注射，首次剂量肝素 62.5～125U/kg，然后将所需剂量溶入 5% 葡萄糖溶液或生理盐水 1000mL 内，以 1mL/min 的速度滴注。开始滴注 3 小时后即需要检测，根据检测结果调整用药速度，以便达到所需要的抗凝水平。用药期间应及时进行检测。肝素的推荐剂量：成年人深静脉血栓形成的治疗量为 125 ~ 187.5U/kg，每 6 小时 1 次；体外循环时 375U/kg。

间歇性注射是将 125 ~ 187.5U/kg 的肝素溶入 5% 葡萄糖或生理盐水 40mL 内，每 4 ~ 6 小时注射一次。深皮下脂肪层注射特别适合预防性治疗。将所需肝素用 5 号针头垂直注入髂嵴内上方腹壁下脂肪层。常用剂量为 100 ~ 125U/kg，于术前 2 小时注射 1 次，术后 8 ~ 12 小时注射 1 次，连用 7 天。

目前，除血管手术、体外循环和脏器移植等急性抗凝血外，肝素一般不需要应用太大的剂量。肝素有较大的出血倾向，严重者可危及生命。应用大、中等剂量肝素时还需要定时进行实验室检测，根据凝血降低程度，随时进行剂量调整，不但存在一定的危险性，而且比较繁琐，因此很难普及。皮下注射小剂量肝素，优点是吸收缓慢且均匀，可使血液处于有效的低浓度抗凝状态，持续时间也较长，不良反应少，很少有出血的现象，一般不需要实验室监护，并可延长应用时间，效果较好，患者易于接受。如果施行动脉、静脉取栓手术，还应该术前静脉滴注肝素 6250U，必要时加量。

（二）低分子肝素（low molecular weight heparin，LMWH）

低分子肝素是一种肝素降解产物，分子量为 4000 ~ 7000D，平均分子量为 6500D，比肝素分子量低得多，所以称为低分子肝素。LMWH 保留了肝素抗 Xa 的活性，这是产生抗凝效果的基础，而抑制凝血酶（Ⅱa）的作用却很弱，这是出血减少的关键。LMWH 的特点是给药方便，出血少。其优点还在于皮下注射生物利用率高，是肝素的 3 倍以上，在血浆中的高峰水平比肝素高 3 ~ 5 倍，其吸收速度和吸收率均高于肝素，并可促进周围血管内皮细胞释放类肝素物质，也具有 LMWH 的抗 Xa 活性，所以更适合皮下注射。LMWH 有钠盐和钙盐 2 种制剂，常以抗活化第 X 因子（anti- Xa）的活性，评估 LMWH 的抗凝效果，并据此调整使用剂量。

（三）口服抗凝剂

口服抗凝剂主要有以下几类：①香豆素衍生物类，有华法林（warfarin）、双香豆素（dicoumarol）、环香豆素（cyclocoumarol）、双香豆素乙酯（ethylobiscoumacetals）和醋硝香豆素（sintrom）等；②茚满二酮衍生物，有苯茚二酮（phenindione）和双苯茚二酮（diphenindione）；③新型口服抗凝剂，有达比加群酯、利伐沙班、阿哌沙班等。

前 2 类制剂的结构类似维生素 K（VitK），但在作用上拮抗 VitK。肝脏在合成凝血因子 Ⅱ、Ⅶ、Ⅸ、X 和蛋白 C、蛋白 S 等过程中，需要 VitK，因而以上因子统称为 VitK 依赖因子。正常生理情况下，在 VitK 的形成过程中，环氧型 VitK（VitKO）是一个重要的物质，它必须在 VitK 环氧化物还原酶的作用下才能还原为 VitK。口服抗凝剂具有抑制 VitK 环氧化物还原酶的作用，使 VitKO 转化为 VitK 发生障碍，而产生抗凝效应。双香豆素口服吸收不完全，与血浆白蛋白的结合率达 90% ~ 99%，半衰期较长。

目前，临床最常用的传统口服抗凝剂是华法林，它在体内有对抗维生素 K 的作用，对血液中已有的凝血因子Ⅱ、Ⅶ、Ⅸ、Ⅹ并无抵抗作用，因此，不能作为体外抗凝药使用。体内抗凝须在有活性的凝血因子消耗后才能有效，起效后作用和维持时间亦较长。华法林主要用于防治血栓栓塞性疾病，不同患者对本品的反应不一，用量务必个体化，依据凝血酶原时间而调整用量，一般使患者维持正常凝血酶原时间的 1.5 ～ 2.5 倍。由于华法林系间接作用抗凝药，半衰期长，给药 5 ～ 7 日后，疗效才可稳定，维持量的足够与否务必观察 5 ～ 7 日后方能作定论。当凝血酶原时间已显著延长至正常 2.5 倍以上，或发生少量出血倾向时，应立即减量或停用。出血严重者可静脉推注维生素 K 12.5 ～ 20mg，用量以能控制出血为指标，必要时可给予冷冻血浆沉淀物、全血、血浆或凝血酶原复合物。能够增强抗凝血效应的药物有别嘌醇、同化激素、阿司匹林、水合氯醛、氯霉素、青霉素、新霉素、保泰松、吲哚美辛（消炎痛）、氯贝丁酯（安妥明）、双嘧达莫（潘生丁）、奎尼丁、苯磺唑酮、依他尼酸（利尿酸）和磺胺药物等。抑制抗凝血效应的药物有促皮质激素、皮质激素、巴比妥类、雌激素、地西泮（安定）、洋地黄、格鲁米特（导眠能）、考来烯胺（消胆胺）和灰黄霉素等。

新型口服抗凝药（new oral anticoagulants，NOAC）特异性作用于凝血瀑布中的某个关键环节，包括直接凝血酶抑制剂达比加群酯，Ⅹa 因子抑制剂利伐沙班、艾多沙班、阿哌沙班。NOAC 起效快，达峰时间 2 ～ 4 小时，半衰期约 12 小时，多为每日 2 次给药，其服用剂量、血药浓度以及抗凝效果有非常好的相关性，抗凝的有效性和安全性可以很好预测。此外，NOAC 很少受到遗传因素以及食物或药物的相互作用影响，不需要常规检测凝血功能及调整剂量。NOAC 以其安全、方便等特点极大地冲击着华法林的地位。

五、抗凝剂的并发症及其防治

（一）过敏反应

肝素有一定的抗原性质，可引起过敏反应。其主要表现为寒战、高热、阵咳、流涕、哮喘和荨麻疹等。严重者可出现过敏性休克，但临床很少见。当临床发生过敏反应时，用一般抗过敏药物治疗即可，无须特殊处理。

（二）出血

出血是抗凝剂最主要的并发症。应用肝素出血的主要表现是创口渗血或血肿、消化道和泌尿道出血，严重者可有脑等重要脏器出血，甚至危及生命。一旦发现出血现象，应立即停止用药，一般 4 小时后抗凝作用会消失，出血很快停止。严重者可用 1mg 硫酸鱼精蛋白注射液中和 1mg 肝素。肝素的半衰期很短，注射后间隔时间越长，所需鱼精蛋白剂量就越小。如注射肝素 30 分钟后，0.5mg 鱼精蛋白即能中和原注射剂量的肝素 125U。骤停肝素容易引起两种反跳现象：一是凝血反跳现象，所以除非大出血，应用肝素应逐渐减量至停止为宜；二是鱼精蛋白中和肝素后反跳现象，即继续出血，多发生在中和后 30 分钟到 18 小时。发生原因可能是鱼精蛋白的效应迅速降低，部分未中和的肝素仍有活力。对此应继续应用鱼精蛋白来控制。

肝素和肝素钙皮下注射可使局部出现瘀血斑，据文献记载出现率分别为 68.4% 和 18.6%。如果面积不大或不迅速扩大，一般不必停药，改变注射部位即可。

口服抗凝剂的不良反应也是出血，但发生率较肝素为低。常见症状是牙龈出血、鼻出血、血尿、皮肤瘀血或损伤部位出血等。亦可发生多部位自发性出血，因此不容忽视。长期服用，出血发生率升高。明显出血时应立即停药。大出血者，宜应用维生素 K，并酌情输新鲜血、血浆或凝血酶原复合物。

（三）血小板减少 – 血栓栓塞症

使用肝素偶可引起血小板减少。一种是中度血小板减少，由肝素刺激循环中血小板聚集引起，多发生于应用狗肠黏膜提取的肝素之后。一些学者认为，肝素具有抗原性质，与血小板结合后成为半抗原，并产生一种肝素依赖性抗血小板膜抗体（HAP–Ab），和肝素、血小板再结合后就诱导血小板聚集反应，并激活补体，启动血小板前列腺素代谢系统，血栓素 A2 增多，使血小板的聚集、释放反应增强，ADP 和纤维蛋白增加。多因素导致耗损性血小板减少和血栓栓塞形成，少数患者会因此出血。还有一种是散发性严重血小板减少，由免疫反应引起，与肝素的来源、剂量和给药途径无关。这种严重血小板减少可并发"白栓综合征"，即血小板栓子栓塞肢体动脉，严重者需要截肢。尽管发病率比较低，但因病死率及病残率很高而引人注目。因此，应用肝素治疗时要常规检查血小板计数，必要时，应做循环血小板聚集物检查。

（王雁南）

第三节　纤溶疗法

纤溶（溶栓）疗法是用药物溶解纤维蛋白（血栓）的一种治疗方法。增强纤维蛋白溶解活性的药物有间接作用和直接作用 2 种。间接作用的药物在体外没有溶解纤维蛋白的作用，而仅在体内刺激内皮细胞分泌组织型纤溶酶原激活物（tissue plasminogen activator，t–PA）。直接增强纤维蛋白溶解活性的药物效果肯定，不良反应少，可以常规使用。目前，临床常用的溶栓药有第 1 代溶栓制剂，尿激酶（urokinase，UK）、链激酶（streptokinase，SK）；第 2 代溶栓制剂，t–PA；第 3 代溶栓制剂，基因重组组织型纤溶酶原激活物（recombinant tissue plasminogen activator，rt–PA）。临床实践证明，溶栓疗法是治疗动脉血栓闭塞性疾病最理想的方法。

一、纤溶疗法的基本机制

溶栓制剂虽多，但主要属于 2 类，即 SK 类和 UK 类。其基本机制就是以 SK 为代表的溶栓制剂，与纤维蛋白溶解酶原（Plg）1∶1 结合成复合物，然后再作用于 Plg 使之变成纤维蛋白溶解酶，及以 UK 为代表的溶栓制剂直接作用于 Plg 使之变成纤溶酶（Pl），然后才能发挥溶栓作用（图 6-1）。

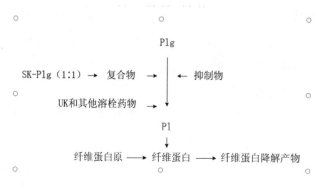

图 6-1 溶栓的基本机制

二、溶栓制剂的类型和临床效果

（一）链激酶（SK）

SK 是由 β – 溶血性链球菌产生的一种具有溶解纤维蛋白和血凝块作用的药物。1965 年，高纯度的 SK 研制成功并应用于临床。1970 年，我国也研制成功链激酶，并应用于临床。20 世纪 90 年代，利用基因技术研制成功注射用重组链激酶，传统链激酶的使用逐渐减少。

1. SK 的药理作用

SK 间接激活血浆素原使之转变成血浆素。静脉注射后，一分子链激酶与一分子血浆素原先形成复合激活因子，然后激活其余的血浆素原，发挥溶血栓作用。SK 是一种异性蛋白，具有弱抗原性。几乎所有的人都受过链球菌感染，因而体内都有不同浓度的抗体，而且抗体浓度的差异可达千倍以上。SK 在人体内的半衰期约 25 分钟，所以需要连续给药才能维持血液中的有效浓度。

2. SK 的临床效果

临床实践证明，应用 SK 治疗静脉血栓性疾病 3 天以内效果较好，因在这期间，新鲜血栓含水分和纤溶酶原较多，SK 很容易渗入血栓内发挥溶栓作用。6 ~ 7 天，血栓开始机化，水分逐渐减少，成纤维细胞增生，纤溶酶原的活力明显减低，所以 7 天以后 SK 的溶栓效果就逐渐下降。

3. SK 的用量和用法

目前，SK 的用量已经标准化或常规化。

（1）SK 的用法：静脉滴注前半小时，先静脉注射地塞米松 2.5～5mg 或强的松 15mg，以预防过敏反应。首次剂量是 25 万～50 万 U 加在 300mL 生理盐水中，30 分钟内静脉滴注完毕。这种剂量可使患者 90% 的 SK 抗体得到中和，并可使 SK 在血中达到有效的溶栓浓度。因此，除儿童和以前用过 SK 的患者，可不测定 SK 抗体。

（2）SK 维持剂量：60 万 U SK 溶于 250～500mL 的 5% 葡萄糖溶液，并加入地塞米松 1.25～2.5mg 或强的松 5～10mg 静脉滴注 6 小时（10 万 U/h）。按此要求 6 小时 1 次，连续静脉滴注 3 天左右。如果静脉血栓病程超过 5～7 天，连续静脉滴注也不宜超过 7 天。Theiss 等认为应用时间过长，机体内抗 SK 抗体就会相应增加，SK 也就失去作用。如果需要，可用没有抗原的尿激酶。

为了提高 SK 治疗急性动脉栓塞的溶栓效果，可采用经皮动脉腔内插管注药方法。将导管插到血栓处，利用导丝、导管和注射压力使血栓破碎。Hess 等将一个双腔导管插入血栓 1cm 注入 1000～3000U SK，然后将导管插入血栓深部，反复注入 SK 直至血栓溶解为止。SK 的总量为 40000～180000U。在 136 例患者中，94 例（69.1%）获得复通效果。Katzem 等以 5000U/h 注入 SK，持续注射 5～6 小时，12 例中 11 例获得显著效果。手术取栓后，静脉滴注 SK 也可清除残留血栓。

（3）SK 的不良反应：SK 具有抗原性，所以不少患者会出现类似感冒症状，如发热、寒战、头痛、出汗、腰背四肢疼痛和恶心等。Deutch 等报告，用 SK 以后，体温在 37.5℃以上者有 77.6%，此外有寒战、不适和低血压。一旦出现副作用可对症治疗，必要时给皮质激素和异丙嗪等抗过敏药物。齿龈、针孔、切口、消化道和泌尿系统等出血是 SK 最常见的并发症，发生率一般在 14%～40%。

（二）尿激酶（UK）

1947 年，Macfarlane 等首次报道尿中有纤溶活性物质；1951 年，Williams 等证明它能激活纤溶酶原使之变成纤溶酶；1952 年，该物质被命名为 UK；1957 年，Plaug 提纯了 UK，并用来治疗静脉血栓形成获得成功，提纯后的 UK 是溶栓效果好和不良反应少的溶栓药物。1974 年，我国从人尿中提取出 UK，规格和质量完全符合国际标准，是我国主要的溶栓药物。

1. UK 的药理作用

UK 可直接激活纤溶酶原使之转变为纤溶酶，进而水解纤维蛋白、纤维蛋白原、凝血因子Ⅴ、凝血因子Ⅷ和酪蛋白等。血栓中的纤维蛋白对 UK 有亲和力，使 UK 很快渗入血栓，激活血栓内的纤溶酶原，从而导致血栓从内部溶解。UK 还可激活循环血液中的纤溶酶原，使血栓从表面开始溶解。UK 使用方便，不良反应很少，没有抗原性，不含热原物质。UK 的半衰期为 14 ～ 16 分钟，对新鲜血栓溶栓效果较好。

2. UK 的用量和用法

尽管说 UK 用来治疗动、静脉血栓栓塞性疾病已经多年，应用剂量经历了一个由小到大的过程，而且还有过剂量公式和以血中 UK 浓度为依据来决定 UK 剂量的意见，但至今仍没有统一的剂量标准。目前一致认为，治疗动脉栓塞性疾病，局部动脉注射 UK，溶栓效果有明显提高。Fiessing 等报告，经导管动脉注射 UK 75000U/h，以后每小时持续注射 37500U，直到栓塞或血栓完全溶解或用药 4 天，在 25 例中有 10 例获得动脉完全或部分复通的效果。1989 年，Mcnamara 采用导管给药 93 例次，做法是将导管插到血栓内，注入 UK 4000U/min 持续 2 小时，在第二个 2 小时注入同样剂量，血栓大部溶解。

（三）人体组织型纤溶酶原激活物（t-PA）

1947 年，Astrup 和 Pevmin 在人体组织中发现一种纤溶酶原激活物，并命名为 t-PA。1959 年，Told 证明此种人体蛋白质主要由血管内皮细胞释放。20 世纪六七十年代又分别从动物心脏、子宫和黑色素瘤组织中提取出 t-PA，并可从后者细胞培养中分离出来。

1. t-PA 的药理作用

t-PA 的分子量为 68000 道尔顿（Dolton，D），t-PA α 的半衰期为 6 分钟，t-PA β 的半衰期 1.5 小时。它是血栓选择性 Plg 激活因子，其分子有一个纤维蛋白结合点，当与纤维蛋白结合时，其活性可增加 1000 ～ 1800 倍。对血栓表面的纤维蛋白具有较高的亲和力和专一的定向作用，使 Plg 迅速转化为 Pl 来溶解血栓。t-PA 有较强的局部溶栓作用，不易与循环中的 Plg 结合，当血栓表面的 Pl 释放入血循环后，可被血中 α 2-AP 缓慢灭活，一般不会引起全身性纤溶状态，所以出血的不良反应比较少。

2. t-PA 用量和用法

治疗剂量为 0.75mg/kg，静脉滴注 60 分钟，总量在 100mg 左右。1984—1989 年部分文献中以 t-PA 治疗血栓疾病 570 例，0.5 ～ 1.0mg/（kg·h），血管再通率为 63% ～ 85.4%（平均为 72.1%）。

（四）重组人体组织型纤溶酶原激活物（rt-PA）

1982 年以来，基因重组技术克隆了 t-PA 的基因密码，用大肠杆菌和中国仓鼠卵细胞生产出 rt-PA。rt-PA 是一种糖蛋白，分子量为 65000D。目前主要生产单链 t-PA，生产双链 rt-PA 少。rt-PA 更具有部位特异性，虽然半衰期不到 4 分钟，然而却有持续性溶解纤维蛋白的作用。rt-PA 作用比 t-PA 和 SK 强，体外研究比 UK 溶栓作用大 5 ～ 10 倍，目前已用来治疗急性动、静脉血栓性疾病。

三、应用溶栓制剂治疗周围动脉疾病的有关问题

（一）适应证

1. 急性肢体动脉血栓形成或栓塞。

2. 动脉血管重建术后有残留血栓或血栓形成。

3. 其他：如导管检查后血管血栓闭塞等。

（二）禁忌证

1. 凝血功能不良、有出血倾向或出血性疾病。

2. 有活动性消化道溃疡和结核病。

3. 严重高血压（≥ 180/110mmHg）者。

4. 严重肝、肾功能不良。

5. 有严重药物过敏史。

6. 妊娠初 3 个月或产后 5 天内。

7. 大手术后 5 天内慎用。

8. 70 岁以上高龄者慎用。

（三）实验室监测

溶栓治疗的主要并发症是纤溶过度引起的出血。SK 的出血率为 14% ～ 40%。有文献荟萃报道，UK 治疗 4569 例患者，出血率虽仅 0.8%，但有 5 例因脑出血而死亡。所以应重视溶栓治疗时的监测。目前临床常用监测指标如下。

1. 凝血酶原时间

当血浆纤维蛋白原含量降低、抗凝血物质增多以及纤维蛋白（原）降解产物（fibrin/fibrinogen degradation products，FDP）增加时，PT 延长。PT 正常值为 11 ～ 13 秒，治疗期间一般要求是正常值的 2 倍，但控制在 25 秒以内。

2. 纤维蛋白原（fibrinogen，Fg）

Fg 的正常含量为 2.0 ～ 4.0g/L，治疗时纤溶活性亢进，Fg 含量减少，但应控制在 1.0 ～ 1.5g/L。

3. 凝血酶时间

当纤维蛋白减少，FDP 和抗凝血物质增加时，TT 延长。TT 正常值为 16 ～ 18 秒。治疗期间应将 TT 控制在 50 ～ 100 秒，60 秒左右最理想。

4. 纤维蛋白（原）降解产物

测定 FDP 用血凝抑制试验，正常血液的 FDP 含量低于 6.24mg/L；用对流免疫电泳法测定 FDP，正常值低于或接近 3.125mg/L。若超过 400mg/L 时，并发出血率增加 3 倍。在治疗期间，FDP 控制在 300 ～ 400mg/L 最为适宜。

5. 优球蛋白溶解时间

血浆优球蛋白部分含纤维蛋白原、血浆素原及其活化素，但不含抗血浆素。优球蛋白溶解时间反映血浆素原及其活化素的活力。优球蛋白溶解时间正常值＞120分钟。如优球蛋白溶解时间在30～60分钟，为纤溶亢进；优球蛋白溶解时间＜30分钟可能出血。

（四）并发症处理

一般出血不需处理，严重出血者应中止治疗，给6-氨基乙酸、抗血纤溶芳酸或止血环酸等抗纤溶药物，必要时输新鲜血液或纤维蛋白原。SK及其复合剂偶可引起过敏性休克而需积极治疗。一般溶栓制剂的不良反应轻，可对症处理。

（五）局部用药问题

对于急性动、静脉血栓栓塞症，应尽可能采用局部给药方法。优点是局部溶栓药的浓度高，可提高溶栓效果；溶栓药的应用剂量减少，可降低出血并发症；有利于血管造影监测，且可随时调整导管位置，加快溶栓速度；与系统性溶栓比，不容易引起心内血栓溶解脱落而造成新的栓塞。Graor等报告，局部血管灌注SK，溶栓率为79%用量仅为全身用药的1/4，而全身用药仅为53%。UK和t-PA也有相似的效果。

（王雁南）

第四节　降黏疗法

血液黏度增高是造成血液高凝状态和血栓形成的一个重要因素。应用降低血液黏度疗法不仅可以防治血栓栓塞性疾病，还有助于纤溶、抗凝、抗血小板，帮助活血化瘀疗法发挥更好的溶栓和抗栓作用。降黏疗法是应用药物降低血液中纤维蛋白原含量，改善红细胞变形性和聚集性，改善血浆和血细胞比例，从而降低血液黏度的方法。血液黏度由血浆黏度和血细胞黏度组成，而纤维蛋白原是影响血浆黏度最重要的因素。因此，降低血浆中纤维蛋白原的含量，是治疗高黏滞血症和血栓性疾病的主要措施之一。红细胞的变形性和聚集性直接影响血细胞黏度，血栓性疾病一般都有红细胞变形性降低和聚集性增高。应用药物改善红细胞变形性和聚集性也是防治血栓性疾病的重要方法。此外，由于机体有一定的调节能力，血液的各种组成物质之间也相互影响，如纤溶、抗凝和抗血小板等多种疗法都有不同程度的降黏作用。临床常用的降黏药物有以下几类。

一、去纤维蛋白制剂（蛇毒制剂）

早在《神农本草经》中就有以蛇为药的记载。明代李时珍在《本草纲目》中记载腹蛇能治"半身枯死，手足脏腑间重疾心腹痛"。1963年，Raid总结马来西亚红口蝮蛇咬伤 250 例发现，蛇咬伤的显著特点就是血液凝固缺陷。1967 年，Esnoff 将从蛇毒中分离提取的一种具有抗凝作用的凝血酶样酶制成产品，称为 Arvin。后来，世界卫生组织（WHO）将其命名为 Ancrod。巴西美洲尖吻腹蛇和矛头蝮蛇的蛇毒中也分离出一种去纤剂，被命名为 Batroxobin。在国外，常用的去纤剂有 Ancrod、Batroxobin、Defirase 和 Crotalase，分子量为 2 万～ 10 万 U，治疗血栓性疾病有效率为 70%。

在中国，1974 年以来先后将浙江或大连蛇岛的蝮蛇毒液制成制剂，名蝮蛇抗栓酶，将白眉蝮蛇毒液制成降纤酶，将尖尾蝮蛇毒液制成去纤酶，现统称为"蛇毒制剂"。

（一）去纤剂的药理作用

由于蝮蛇种类和去纤剂提纯方法不一，去纤剂的药理作用也不尽相同。综合其作用机制主要有以下几种。

1. 类凝血酶

腹蛇毒液中含有多种毒素蛋白和精氨酸脂酶、酰胺酶、丝氨酸蛋白酶等。蛇毒制剂是复合酶制剂，主要成分为具有精氨酸酯酶活性的类凝血酶，其能直接作用于纤维蛋白原，使纤维蛋白原降解为纤维蛋白微粒，被体内纤溶系统清除，从而降低体内纤维蛋白浓度和血液黏度。

2. 纤溶组分

蛇毒含有纤溶组分，其作用方式：一是类似血浆素样作用，直接溶解纤维蛋白和改变血浆纤维蛋白原的稳定性，从血浆中清除纤维蛋白单体而起到溶栓作用；二是活化血浆素原将其转变为血浆素，起到溶解显微蛋白的作用。

（二）适应证

蛇毒制剂适用于血栓性疾病的各个时期，特别适用于血浆纤维蛋白含量增加的患者。治疗的周围动脉疾病主要有血栓闭塞性脉管炎、闭塞性动脉硬化症、急性动脉栓塞、糖尿病性肢体动脉硬化症、多发性大动脉炎、雷诺病等。

（三）禁忌证

蛇毒制剂是临床常用的去纤药物，疗效显著，但有一定的不良反应，在应用时有以下情况者禁用。

1. 有出血表现和有出血倾向性疾病者。
2. 近 2 个月有脑出血、肺出血及消化道出血者。
3. 有严重肝肾疾病者。
4. 手术后创口未愈合者。
5. 皮肤过敏试验呈阳性者。

（四）临床应用

1. 巴曲酶注射液（batroxobin injection）

首次剂量通常为 10 单位，维持量可视患者情况酌情给予，一般为 5 单位，隔天 1 次，使用前用 100mL 以上的生理盐水稀释药液，静脉滴注 1 小时以上。疗程通常为 1 周，必要时可增至 3 周；慢性治疗可增至 6 周，但在延长期间，每次用量减至 5 单位，隔天点滴。

2. 降纤酶注射液（defibrase injection）

首次剂量一般为 10 单位，维持量 5 ～ 10 单位，每天或隔天 1 次，使用前用 100 ～ 250mL 0.9% 氯化钠注射液稀释，静脉滴注 1 小时以上，2 周为 1 个疗程。

3. 蕲蛇酶注射液（acutobin injection）

每次 0.75 单位，溶于 250mL 或 500mL 生理盐水中，静脉滴注 3 小时以上，每天 1 次，连用 7 ～ 14 天为 1 个疗程。根据病情需要可重复 1 个疗程。

4. 纤溶酶注射液（fibrinogenase injection）

（1）以预防为目的，治疗高凝血状态时，一次 100 单位，加到 250mL 0.9% 氯化钠注射液或 5% 葡萄糖注射液中，以 45 ～ 50 滴 / 分钟的速度进行静脉滴注，每天 1 次。14 天为 1 个疗程。

（2）以治疗为目的时，若患者一般状况较好，除第 1 次使用 100 单位外，以后可每天使用 1 次，每次用 200 ～ 300 单位加到 500mL 0.9% 氯化钠注射液或 5% 葡萄糖注射液中进行静脉滴注，7 ～ 10 天为 1 个疗程。若患者一般状况较差，除第一次使用 100 单位外，以后可隔天用 200 单位进行静脉滴注，7 ～ 10 天为 1 个疗程。

二、低分子右旋糖酐（Dextran-40，D-40）

用于临床的右旋糖酐有中分子（D-70）、低分子（D-40）、小分子（D-20）和超小分子（D-10），治疗各种血栓性疾病主要用的是 D-40。

（一）作用机制

D-40 是一种高分子葡萄糖聚合物，有显著的扩充血容量作用。研究表明，每 1g 右旋糖酐可保留 20 ～ 25mL 水，D-40 在血液中的浓度达到 2.5g/100mL，可实现与血液相同的胶体渗透压。D-40 通过增加红细胞和血小板表面的负电荷，来抑制其聚集，而且还有一定解聚作用，这也是降低血液黏度的主要机制之一。血容量增加和血液黏度降低，可使毛细血管扩张，组织灌注量增加，从而改善微循环的缺氧状态。D-40 还具有保护血管内皮细胞的作用，从而减少血液流动的摩擦力，防止血小板黏附于受损伤的血管壁上；并可激活纤溶酶原活化物质（t-PA）和降低纤溶抑制物，达到抗栓效应。

1. 扩容作用

D-40 是一种高分子葡萄糖聚合物，具有较大的胶体渗透压，输注后可以在一段时间内有效地增加血浆容量，使血液稀释，红细胞压积降低。红细胞压积是影响血液黏度的重要因素之一，与血液黏度呈正相关。当血液红细胞压积值降低时，血黏度随之降低。

扩容（血液稀释疗法）是降低血液黏度的有效方法之一。研究表明，大多数血栓性疾病和血液高黏的患者的红细胞压积高于正常值，血液稀释可增加血浆量，使红细胞总容积相对减小，红细胞间的距离加大，使其不易聚集；血液稀释后，血浆中各种蛋白质和大分子物质浓度降低，血液的流动性增加，使血液黏度明显降低。在临床上常用的晶体性静脉滴注液体，如 0.9% 氯化钠注射液、林格液、5% 葡萄糖氯化钠溶液等，都有稀释血液的作用，但其作用是短暂的，机体对水、钠的调节作用，会使血液在几个小时内恢复原样，即红细胞压积和血浆浓度又增加到原有水平，血液黏度也会相应地回升。因此，除外患者有脱水，一般不用晶体性的液体来稀释血液以降低血液黏度。低分子右旋糖酐在血液中被清除的时间较长，可以有效地使血浆保持稀释状态，是血液稀释疗法降低血液黏度的首选药物。

2. 解聚作用

D-40 可以增加红细胞、血小板和血管内皮表面的负电荷量，使它们之间的相互排斥力增加，从而抑制红细胞、血小板的聚集和对血管壁的黏附，降低血液细胞黏度并增强血液在血管中的流动性。

3. 去纤作用

D-40 能使纤维蛋白单体聚合的紧密性降低，并能激活纤溶酶原活化物（t-PA）和降低纤溶抑制物，从而使纤维蛋白原降解。

（二）临床应用

用法：一般剂量，右旋糖酐 500 ～ 1000mL，静脉滴注，10 ～ 15 天为 1 个疗程。右旋糖酐有一定抗原性，有发生过敏反应的可能，发生率为 1.0% ～ 1.8%。其过敏反应常表现为起荨麻疹或红斑性反应，体温高，呼吸困难，严重者血压下降，心律不齐，甚至休克。右旋糖酐的分子量较大，在输注 3 周以后常可出现迟发性过敏反应，表现为全身性瘙痒，多能耐受。

（三）适应证

适用于各种类型的血栓性和栓塞性疾病的预防和治疗。治疗的主要疾病：①闭塞性动脉硬化症、急性动脉血栓形成或栓塞、糖尿病肢体血管病变、雷诺病；②脑血栓、脑梗死；③冠状动脉硬化性心脏病、心绞痛、心肌梗死；④各种休克，特别是低血容量性休克；⑤其他缺血性及血栓性疾病。

三、川芎嗪注射液

（一）治疗机制

李时珍在《本草纲目》中指出，川芎能破血养血。张介宾的《景岳全书》称川芎能"行血散血"。川芎为临床常用的活血化瘀药，含有生物碱、阿魏酸、挥发油、维生素 A、叶酸素。川芎嗪为川芎所含的有效成分四甲基吡嗪制成的注射液，为抗血小板凝集剂，具有多种治疗作用。

（二）临床应用

川芎嗪注射液 200 ～ 400mg 加入 5% 葡萄糖溶液（或 0.9% 氯化钠注射液）500mL，静脉滴注，每天 1 次，10 ～ 15 天为 1 个疗程。可连续应用 2 个疗程。

（三）适应证

适用于各种类型的血栓性和栓塞性以及动脉闭塞性疾病的预防和治疗。防治的主要疾病：①闭塞性动脉硬化症、雷诺病；②脑血管疾病后遗症；③冠状动脉硬化性心脏病；④各种休克，特别是低血容量性休克；⑤其他有严重微循环障碍的缺血性及血栓性疾病。

四、丹参注射液

（一）治疗机制

李时珍在《本草纲目》中指出，丹参能"破宿血，养新血"，"丹参功同四物，能补血活血"。目前应用的丹参注射液，是一种由丹参和降香提取物制成的复方丹参注射液，内含丹参酮、丹参素、原儿茶醛等，具有多种药理作用和治疗作用。

1. 促进纤溶

丹参注射液能促进血管内皮细胞分泌纤溶酶原激活物，有效地提高血液纤溶酶原激活物含量；增加血管内皮细胞 PGI2 的生成量，并降低其抑制物活性；增加内皮细胞表面血栓调节蛋白的活性，抑制血栓形成，促进血栓溶解。

2. 抑制凝血

丹参注射液可作用于多种凝血因子，并主要作用于血液凝固的第三阶段，可以延长凝血酶原时间、凝血酶时间和白陶土部分凝血活酶时间，延长实验动物的血栓形成时间，缩短血栓长度，减轻血栓重量。

3. 抗血小板

丹参注射液能够通过抑制血小板激动蛋白酶，激活 Mg^{2+}–ATP 酶来抑制血小板的各种功能。同时，能够提高血小板内 cAMP 含量，抑制血小板聚集。研究结果证实，丹参注射液能抑制血管内膜增厚，并具有抑制血小板、抗凝、钙拮抗、抑制成纤维细胞增殖和分泌基质等多种药理作用。

4. 改善红细胞功能，降低血液黏度

丹参注射液降低血浆纤维蛋白原含量，增加红细胞表面的负电荷量，阻止红细胞之间的聚集、黏附以及红细胞和血管壁的黏附，增强红细胞变形性，降低红细胞刚性，使血浆黏度和血细胞黏度都明显降低。

5. 改善微循环

丹参注射液抑制血小板生成，释放 TXA2 和其他前列腺类缩血管物质；扩张微动脉、微静脉和毛细血管，增加毛细血管的开放数量；减少血细胞在微循环的聚集；增加微循环血液流速和流量。

（二）临床应用

丹参注射液 10～20mL 加入 5% 葡萄糖溶液（或 0.9% 氯化钠溶液）100～500mL，静脉滴注，每天 1 次，10～15 天为 1 个疗程。可连续应用 2 个疗程。

2019 年，梅世伟等报道丹参注射液联合介入治疗对膝下动脉缺血患者的疗效和预后，总有效率为 93.4%，临床症状明显改善，证实丹参注射液可增强机体的抗氧化损伤反应，清除自由基，降低炎症反应，抑制脂质过氧化，抗血小板聚集，抑制血栓形成，从而具有保护血管内皮的功能，有效预防血管的再狭窄。

（三）适应证

适用于各种类型的血栓和栓塞性疾病的预防和治疗。防治的主要疾病有血栓闭塞性脉管炎、多发性大动脉炎、闭塞性动脉硬化症、雷诺病等。

五、葛根素注射液

葛根素为葛根的主要成分之一，葛根素注射液是由葛根素制成的一种无色或淡黄色的透明针剂，具有降低血液黏度的作用。

（一）治疗机制

葛根素的主要作用机制有以下几方面。

1. 扩张血管

葛根素使冠状动脉血流量明显增加，血管阻力下降，并可使心肌耗氧量下降；对抗垂体后叶素引起的急性心肌缺血；降低脑血管阻力，使脑血流量增加；对于微循环障碍有明显的改善作用，提高局部微血管的灌流量。

2. 改善红细胞功能

葛根素能改善红细胞变形性，降低细胞黏度，从而降低全血黏度。

3. 抑制血小板聚集

葛根素能抑制由 ADP 诱导的血小板聚集，具有解聚作用。

（二）临床应用

葛根素注射液 200 ~ 400mg 加入 5% 葡萄糖溶液（或 0.9% 氯化钠注射液）250 ~ 500mL，静脉滴注，每天 1 次，10 ~ 15 天为 1 个疗程。可连续应用 2 个疗程。

2018 年，郭华等报道葛根素对糖尿病合并颈动脉硬化患者的氧化应激和血液流变学的影响，总有效率为 92.98%，治疗后患者的血清超氧化物歧化酶（SOD）、一氧化氮（NO）水平均显著升高，丙二醛（MDA）及血管内皮素 –1（ET–1）水平显著下降，并且全血高切黏度、全血低切黏度、血浆黏度、红细胞聚集指数等均显著下降，表明葛根素在糖尿病合并颈动脉硬化的治疗中拥有独特优势。2021 年，江爽等证实葛根素可以降低血脂，改善血管内皮功能，抑制血管平滑肌细胞增殖，抗炎，抑制泡沫细胞的形成，抑制血小板聚集，具有抗凝和抗血栓作用，对动脉粥样硬化疾病具有显著的治疗效果。

（三）适应证

适用于各种类型的血栓和栓塞性疾病的预防和治疗。防治的主要疾病：①闭塞性动脉硬化症、糖尿病肢体血管病变；②冠状动脉硬化性心脏病、心绞痛、心肌梗死等。

（王雁南、刘政）

第五节　扩张血管药物

血管扩张药物通常指直接或间接作用于周围血管以增加血流的药物。此类药物是治疗周围动脉性疾病的常用药物，通过扩张血管，促进侧支循环，增加血流量以达到改善血运的目的。近年来的研究结果表明，应用血管扩张剂有一定的盲目性。若病变部位血管已闭塞或栓塞，血管已失去扩张能力，对药物已无反应时，应用血管扩张剂，可使其他正常组织的血管扩张，血液流向正常组织，使缺血组织更加缺血，这种情况称为盗血综合征。也有研究表明，应用血管扩张剂后，盗血综合征并不明显，但也强调应用血管扩张剂应根据患者情况，个体化地选择使用。总之，血管扩张剂用于治疗周围血管疾病，主要起辅助治疗作用，多与其他药物联合应用，应采取比较慎重灵活的态度。血管扩张剂应用得当，能够扩张血管，促进侧支循环建立，改善肢体的血液循环。临床常用的药物有以下几种。

一、罂粟碱注射液

（一）治疗机制

罂粟碱对血管、心脏或其他平滑肌有直接的非特异性松弛作用，其作用可能通过抑制环核苷酸磷酸二酯酶引起。

（二）临床应用

成人常用量：肌内注射一次 30mg，一日 90 ～ 120mg。静脉注射一次 30 ～ 120mg，每 3 小时 1 次，应缓慢注射，注射时间不少于 1 ～ 2 分钟，以免发生心律失常以及窒息等。用于心搏停止时，两次给药要相隔 10 分钟。还可用导管插管给药的方法，直接注入动脉以扩张血管。

（三）适应证

主要用于治疗脑、心及外周血管痉挛所致的缺血，如脑血栓形成、肺栓塞、肢端动脉痉挛症及动脉栓塞性疼痛等。

二、己酮可可碱注射液

（一）治疗机制

具有扩张脑及外周血管的作用，同时能降低血液黏稠度，改善血液的流动性，改善脑和四肢血液循环，还能改善红细胞的变形能力，降低纤维蛋白原水平，抑制红细胞以及血小板的聚集等作用。

（二）临床应用

用药时患者应平卧位。初次剂量为 100mg，于 2 ～ 3 小时输入，最大滴速不可超过 100mg/h。根据患者耐受性可每次增加 50mg，但每次用药量不可超过 200mg，每天 1 ～ 2 次。每日最大剂量不应超过 400mg。

（三）适应证

己酮可可碱可用于外周血循环障碍性疾病，如血栓栓塞性脉管炎、闭塞性动脉硬化症、腹部动脉血循环障碍、间歇性跛行或静息痛，以及腔内治疗过程中引起的动脉痉挛等。

三、前列地尔注射液

（一）治疗机制

本品是以脂微球为药物载体的静脉注射用前列地尔制剂。由于脂微球的包裹，前列地尔不易失活，且具有易于分布到受损血管部位的靶向特性，从而有扩张血管、改善微循环、抑制血小板聚集的作用。另外，本品还具有稳定肝细胞膜及改善肝功能的作用。

（二）临床应用

前列地尔 5 ～ 10μg 加到 10mL 生理盐水（或 5% 的葡萄糖）缓慢静注，或直接入小壶中缓慢静脉滴注，每天 1 次，10 ～ 15 天为 1 个疗程。

（三）适应证

治疗血栓闭塞性脉管炎、闭塞性动脉硬化症等周围动脉疾病引起的四肢溃疡、微小血管循环障碍引起的静息疼痛。脏器移植术后抗栓治疗，用本药以抑制移植后血管内的血栓形成等。

（王雁南、刘政）

第七章

周围动脉的介入手术疗法

第一节　穿刺与止血技术

1953 年 Seldinger（塞丁格）提出血管穿刺技术，避免切开、暴露血管，直接经皮穿刺血管，然后导入导丝、导管，完成血管造影。该技术既简便、安全又容易操作。

一、Seldinger 穿刺法及其改良法

经典 Seldinger 穿刺法是用带针芯的穿刺针经皮穿透血管前、后壁，退出针芯，缓缓向外拔针，直至见血流从针尾射出，即引入导丝，退出针，通过导丝引入导管，将导管放至靶血管即可造影。改良 Seldinger 穿刺法，以不带针芯的穿刺针直接经皮穿刺血管，不再穿透血管后壁，然后插入导丝、导管的方法。

穿刺部位应常规消毒铺巾，消毒范围一般为皮肤进针点周围半径 10cm 的范围。穿刺前应先确定穿刺部位，包括皮肤进针点与血管进针点两个部位。通常采用手指触摸法确定动脉体表的穿刺点。但对于动脉深在或本身病变原因，动脉搏动难以触及，需结合辅助检查定位，包括透视定位法、超声引导法等。穿刺术麻醉通常抽取 2% 利多卡因，以生理盐水等量稀释后，先在预进针点皮下打一皮丘，然后对血管周围组织浸润麻醉。

二、常用穿刺入路及基本技巧

（一）股动脉入路

股动脉穿刺，以 Seldinger 穿刺技术为核心。最佳穿刺位点应选择股总动脉。一旦鞘管置入股浅动脉或股深动脉等分支血管，将会增加血管并发症的风险。解剖和骨性标志

有助于确定动脉入路位置。可靠的标志是股骨头中下 1/3 处，这个部位对应股总动脉走行，和腹股沟韧带（腹股沟韧带走行于髂前上棘和耻骨结节之间）下 2 ～ 3cm 处位置对应。一般情况下，使用股动脉入路专用导丝，可以顺利置入鞘管。但对于发育异常或穿刺血管存在病变的患者，应谨慎操作。操作导丝要轻柔，坚持有阻力不前进的原则，以免损伤血管或导致血管壁斑块脱落，引起栓塞。导丝难以通过穿刺针，可能是因为穿刺针与皮肤夹角过大、穿刺针头斜面朝下，导丝抵在血管后壁或穿刺点进入小血管。

（二）肱动脉入路

目前常规采取肱动脉直接穿刺，导入动脉鞘管。穿刺时避开血管分叉处及肘关节前方的血管转弯，穿刺点应选择在肘关节上约 2cm 处。操作过程一定要定位准确，采用单壁穿刺技术，尽量一针见血，其余步骤同股动脉穿刺。注意切莫盲目穿刺，否则很容易伤及紧邻肱动脉的正中神经。

三、止血

（一）股动脉止血

股动脉介入术后的穿刺点止血方法有手工压迫法、机械压迫法、血管闭合器止血等。

1. 人工压迫止血法

此方法最传统，也是目前最常用的股动脉止血方法。优点是经济，相对可靠，其他方法止血失败，最终仍需该方法解决和补救。缺点是费时费力，尤其在术中使用大量抗凝药物时，介入术后需要延迟 3 ～ 4 小时拔管（ACT ＜ 150 秒），拔管后压迫止血时间多在 30 分钟左右。人工压迫止血后，另需加压包扎 6 ～ 12 小时、卧床 18 ～ 24 小时。如遇患者肥胖，穿刺部位过高或过低等因素，会造成压迫困难、局部血肿、假性动脉瘤、迷走神经反射及下肢静脉血栓发生等并发症。这与鞘管大小、抗凝强度、穿刺技巧及置管时间长短有关。

2. 器械止血法

目前国内较常用的为以下几种。

（1）Perclose 封堵器：缝合式封堵器，通过动脉鞘管导入标准的 0.035 英寸（0.89mm）导丝进入血管，拔除动脉鞘后，延导丝导入 Closer 系统。一旦装置进入血管，血流会通过装置上的小管涌出，这种独特的识别系统可以提醒操作者，针脚装置处于合适的位置可以撤出导丝后"开脚"，向上搬起开脚器（footplate），将针脚释放在血管内，再缓慢后撤 Closer 系统直到感觉有阻力，提示缝合针脚位于血管前壁的内表面。推送针脚器（needle plunger），针穿过血管前壁，捕捉针脚内缝线，撤出针栓，揪紧缝线。用打结器（knot-tying device）进行打结。

（2）Angioseal 封堵器：这是目前国内应用最多、操作较简便的一种封堵器，由生物可降解的锚（在动脉内）、胶原蛋白塞（动脉外）及 3.0 可吸收缝线组成。工作原理为置入血管内的锚盘拉紧血管破损口，再沿牵拉着锚盘的可吸收缝线从血管外加胶原蛋白塞封堵破损口，达到止血目的。锚盘和胶原蛋白塞黏合需要 20 秒左右，滞留在体内的装置（胶原蛋白塞和锚盘）可自行溶解。

（3）Boomerang 血管封堵器：前端为伞形设计，可以暂时封堵血管破口，同时利用动脉血管壁的弹性回缩作用，使血管破口回缩至针孔大小，此时撤出血管封堵器，在体外稍加压迫即可达到理想的止血效果。优点是患者体内不残留任何物质，但操作相对麻烦，对于直径较大鞘管的封堵效果尚不肯定，止血效果可能会受抗凝效果影响，因此在国内应用不多。

3. 股动脉穿刺并发症

股动脉穿刺入路的并发症，主要包括局部血肿、腹膜后血肿、假性动脉瘤、动静脉瘘等。股动脉出血事件的发生率与穿刺技术有明显相关性。使用 Seldinger 穿刺技术穿透股动脉后壁容易引起穿刺点局部血肿。穿透股动脉前壁可通过压迫止血，但穿透股动脉后壁的压迫止血效果明显下降，加之股动脉处软组织结构疏松，可存留大量血液，常因体表不能发现活动出血而延误诊断，甚至发生失血性休克。目前，常规的单壁穿刺技术仅穿透股动脉前壁，拔管后易压迫，出血并发症明显减少。腹膜后血肿是最严重的出血并发症之一，往往与穿刺点过高，超过腹股沟韧带，突入后腹膜内有关。因出血点位于后腹膜，无法有效压迫，一旦出血很难止血。拔出鞘管后，血液将流向腹膜后，引起剧烈腰痛、腹痛、腹胀，甚至出血性休克。假性动脉瘤是另一常见并发症，表现为穿刺点局部搏动性包块和剧烈疼痛，可经超声明确诊断。穿刺点偏低，即穿刺股浅动脉或股深动脉，与假性动脉瘤发生率相关。直接穿刺股总动脉分叉处也是假性动脉瘤形成的危险因素。过早松解局部加压包扎，过早下地活动也与假性动脉瘤的发生相关。

（二）肱动脉止血

肱动脉拔管后，用力徒手压迫穿刺点至少 10 分钟，并不时触诊桡动脉脉搏以确定远侧至少存在搏动性血流，然后采用弹力绷带加压包扎，4 ~ 6 小时后可以拆除绷带。需要注意的是，把肱动脉向后压迫到肱骨头的骨平台上才能达到止血效果。

第二节　鞘管技术

放置导丝时，使导丝尖端伸出穿刺针管腔，并保证进入动脉的部分距离穿刺针的尖端足够远，以保证导丝尖端较软的部分伸出动脉穿刺点。穿刺后，建议先行透视，再将导丝导入理想位置，之后拔除穿刺针，拔除时需压迫穿刺点。

选择一个合适的鞘管，用肝素盐水浸泡鞘管和与之配套的扩张器，并冲洗管腔。开始操作前，注意关闭鞘管侧壁开关。扩张器底座需锁死，以防止在鞘管进入时退出。检查皮肤穿刺点是否需要进行预扩张，并确认导丝硬度是否足以使鞘管进入。使用鞘管相配套的导丝以保证鞘管的进入。如果鞘管较粗、较长，或腹股沟区有瘢痕，则要选用硬度更大的导丝。确认导丝足够长，以保证导丝尖端较软的部分在动脉内，而导丝主干较硬的部分在动脉穿刺针内。

术者用一只手轻柔地压迫穿刺点，另一只手推动脉鞘管顺着导丝进入皮肤，然后进入动脉。循导丝导入鞘管前，须在鞘管尾端露出一定长度的导丝，以防导丝全部进入血管腔内。在鞘管置于动脉内期间，要持续对穿刺点进行压迫；逐步推动鞘管近端部位，使得鞘管逐渐进入动脉，以防止鞘管在进入组织的过程中发生弯折。鞘管进入时，将鞘管的侧管放于方便操作的部位，通常是向着术者的方向。如果鞘管进入时，扩张器的底座松动并退出，应将鞘管重新组装并重新进行操作。在鞘管尖端进入动脉后，要注意力度，推动鞘管，如果阻力持续存在，可能是操作有误差，必须行透视检查。

鞘管置入后，用肝素盐水冲洗。用鞘管进行造影后，需要经常冲洗鞘管管腔。在对大血管或较迂曲的血管进行操作时，最好用缝线将鞘管固定于皮肤上，以防止鞘管可能会在较粗或较迂曲的血管中发生滑动。在进行腔内操作时，应明确鞘管尖端的位置，防止球囊或支架没有伸出鞘管而不能释放。如果股动脉穿刺点钙化较严重或周围有很多瘢痕组织，导丝进入动脉相对容易，但扩张器或鞘管进入会非常困难。术者根据病情或输送鞘管的需要，可能需要更换硬度更大的导丝，一旦发现导管鞘系统的部件损坏，应重新更换。

第三节　导丝技术

一、导丝选择

操作开始前，应选择合适的导丝，并明确如果所选择的导丝不能解决问题，下一步应如何处理。一般首选0.035英寸（0.89mm）的导丝。一级分支血管，如颈动脉、锁骨下动脉、肾动脉、腹腔干和腹股沟以远下肢动脉，0.035英寸和0.014英寸（0.36mm)两种导丝均可采用，但技术趋势是尝试用0.014英寸导丝，进行所有分支动脉腔内治疗。目前，0.014英寸导丝更多用于与单轨系统配合使用治疗分支动脉。

选择导丝长度时，患者体内的导丝长度必须达到并超过病变部位，确保交换导管可以到达病变部位；患者体外的导丝长度必须确保可以支持最长的导管，并且导管导入后，导丝尾部延伸出导管以外。导丝长度通常在145～300cm。单轨操作系统对体外导丝长度的要求小于同轴操作系统，这是因为导丝在单轨系统导管内的长度只占整个导管长度的很小一部分，通常为 20 ～ 30cm。

二、一般操作原则

操控导丝前，应明确导丝头端与透视成像下病变部位的相互关系。耐心观察导丝在血管腔内的形态变化及行进路线，明确病变、导丝行进与阻力的关系。

导丝使用前，用肝素盐水浸泡；每次使用完成，需用浸有肝素盐水的湿纱布擦拭导丝。标准的、非柔软的导丝尖端可以塑形，头端可以弯曲。一旦导丝进入体内，应时刻明确导丝头端位置。

当导丝尖端触及病变部位时，术者要提高警惕，须间断进行透视，保证导丝尖端没有发生迁移或撞击病变区域。切忌盲目输送导丝，导致血管损伤。每次输送导丝数厘米，如果导丝发生弯折，输送装置导入可能会很困难，此时须更换导丝。

不要用力操作导丝，交换导丝和导管时，使导丝保持平直状态，在外部适度绷紧导丝，防止导丝在导管中松弛及前进。在通过导丝输送腔内治疗装置时，须首先明确导丝的整体走行及位置。

第四节　导管技术

一、导管使用原则

目前，造影导管主要有 3 种：Cordis 导管体部最硬，扭矩和操控性佳；Terumo 导管体部最软，易于完成选择性插管；Cook 导管的性质介于两者之间。导管的选择通常依赖于操作者的经验与习惯。常规诊断性血管造影趋向于采用 4F 或 5F 导管，配合 0.035 英寸（0.89mm）导丝。用对吻成形或旋磨技术通常需要 6F 以上的导管。导管长度视入路途径和插管部位而选择，但必须能到达目标血管，体外应保留适当的长度便于操控导管。

外周动脉疾病不同于冠状动脉疾病，涉及多部位选择性插管，术前应合理计划入路和选择合适长度的导管。通常采用股动脉途径，行主动脉弓上动脉插管，常用的造影导管长度为 90 ～ 120cm。逆行股动脉途径，行肾动脉插管和同侧或对侧髂股动脉插管，导管长度范围为 65 ～ 100cm。顺行股动脉途径，行同侧膝下动脉甚至足动脉插管，通常需要 100cm 左右的导管。

一般来说，导管应该与导丝的直径相配套，导管顺着导丝前进，同时须不断牵拉导丝以保证导管不会持续向前滑动。导丝没有被拉直之前，不要推进导管。在使用亲水导丝时，可钳夹导丝尾端，防止导丝在导管中突然向前滑动。体外操作导管部位与鞘管距离不应太远，否则可能使导管及导丝发生弯折。

二、导管使用的注意事项

导管进入体内前，应用肝素盐水冲洗导管，并排空管腔内任何固体、血块、气泡；术中反复冲洗可防止导管头端血栓形成。推进导管、导丝的过程中，应注意体会前进阻力和手感，避免进入内膜下夹层通道；操作时应间断牵拉导丝，以防止导丝及导管同时前进。在向导管内注射任何物质（如肝素盐水和造影剂）之前，需回抽导管，一般有反血，如回抽不畅或不能回抽，可能是导管尖端嵌顿、贴附于血管壁上或导管打折。

高压注射造影剂之前，应在透视下调整导管头端位置，以确保其游离于血管腔内。导管发生打结时，用较硬的导丝通过导管将结解开。撤除导管或交换操作时，导丝应固定于原位，同时后撤导管；间断透视检查导丝是否处于原位。

第五节　球囊和支架的选择

一、球囊的选择

在实践应用中，选择的球囊直径多由治疗部位（正常）血管直径决定。经皮球囊扩张成形术（percutaneous transluminal angioplasty，PTA）治疗，多遵循由小到大，序贯扩张的原则，以提高治疗的安全性，特别适用于较大管径的血管（主动脉、腔静脉和髂动静脉）。如在特殊的高度狭窄部位（如颈动脉和肾动脉）需行预扩张时，应选择直径 3～4mm 的球囊导管来进行扩张；支架置入后需要进行后扩张时，再选择与其正常管径相似大小的球囊导管。如进行单纯的 PTA 治疗时，选择的球囊直径大小：主动脉为 10～16mm，颈动脉为 8～10mm，锁骨下动脉为 8～10mm，肾动脉为 5～7mm，髂动脉为 8～12mm，股动脉为 6～7mm，腘动脉为 4～5mm。如病变段较短（长度 ≤ 4.0cm），最好选择长度为 4～6cm 的球囊一次性扩张完成；如病段较长，则按实际条件选择球囊分段进行扩张。相邻部位扩张时，需要有一定的范围重叠，以提高 PTA 治疗效果。

二、支架的选择

主要根据治疗的病变部位、管径大小和病变的长度来选择血管内支架。在重要的血管分支部位如锁骨下动脉近椎动脉分支部位，应用血管内支架时，应尽量选用网眼较大者。

血管支架的直径应比置入部位的正常管径大 10% 或 1mm 左右，这样可使支架以其良好的径向扩张力来有效地保持管腔的通畅。支架的长度应以跨越病变两端各 1cm 为宜，如病变段较长，需置入多枚支架时，相邻的 2 枚支架应重叠 0.5 ～ 1.0cm。目前，国内市场上以镍钛合金制成的各种血管支架最为流行，品种繁多不在此赘述。

（张大伟）

第八章

周围动脉疾病的护理与康复

第一节　周围动脉疾病的护理

周围动脉疾病的病程长、痛苦大，在治疗过程中，护理不当会使病情加重，甚至造成终身残疾。所谓"三分治疗七分养"，就是强调合理治疗与养护，尽量减轻患者痛苦，缩短疗程，促进早日康复。

一、一般护理

根据周围动脉疾病的疾病种类和病情轻重，按照分级护理常规，施以辨证护理。详细观察并记录患肢局部的温度和色泽变化，动脉搏动情况，溃疡、坏疽的程度等，同时观察全身情况，如生命体征的变化、舌苔、脉象、二便等。

二、心理护理

慢性动脉闭塞性疾病引起的肢体缺血性疼痛，常是慢性、长期的，如间歇性跛行及静息痛等，使患者的活动能力减退并影响睡眠，情绪会变得易激怒或抑郁、沮丧。长期不愈合的溃疡、组织坏死需要截肢，多次住院及日益增加的医疗费用，因长期营养不良所致的畸形外观等，都会造成不同程度的心理冲击。因此，心理护理是患者整体护理中的一个重要组成部分。

在护理上多与患者沟通，了解其心理状态，及时予以心理疏导，使其消除思想顾虑并配合治疗。鼓励家属多陪伴患者，亲朋好友给予情感支持。护理人员要关心、爱护、体贴患者，使患者树立战胜疾病的信心，保持乐观情绪，积极配合医护人员的治疗，有利于病情早日康复。

三、严格戒烟

烟草中的尼古丁可使血管强烈收缩，指、趾皮温降低 2.5～3.5℃。吸烟后可见毛细血管痉挛，血流缓慢，血细胞堆积，在敏感人群中，血流可完全中断。因此，戒烟应作为周围动脉疾病的临床治疗措施与调护的主要内容。戒烟并非是一件容易的事，护理人员要向患者耐心细致地讲解吸烟的危害，让患者了解戒烟的意义，自愿接受。同时，吸烟会导致周围动脉血管疾病的复发，见到患者吸烟应及时阻止，帮助他们戒烟。

四、饮食护理

食物是治疗疾病、恢复健康的重要物质基础，饮食是人体营养、气血生化的源泉。饮食得当，既能补气养血，又能防病治病。临床上根据疾病证型，指导患者合理饮食，保证营养均衡，以优质蛋白、低盐、低脂、低糖、低胆固醇饮食为主，忌辛辣刺激、油腻食物，鼓励多吃新鲜蔬菜、水果补充维生素。伴有糖尿病者需低糖，宜食用大米、荞麦、山药、黄豆、牛奶，忌葡萄糖、麦芽糖等。

（一）阴寒型

阴寒型患者宜食用温补行气活血的食品。如羊肉、鸡肉、虾肉、羊乳、黑豆、油菜、菠菜、茄子、韭菜、香菜、南瓜、山楂、胡萝卜、山药等。忌生冷寒凉食物。

（二）血瘀型和血瘀湿重型

血瘀型和血瘀湿重型患者宜食用活血祛湿利水的食物。如山楂、韭菜、茄子、冬瓜、西瓜、绿豆汤、黄芪加薏苡仁、赤小豆配鲤鱼、丹参粥等。忌涩味收敛之品。

（三）湿热下注型和热毒湿重型

湿热下注型和热毒湿重型患者由于肢体坏疽感染，高热、疼痛难忍，属邪盛正虚。饮食上以祛邪为主，给予清热解毒的食物宜清补。如绿豆汤、豆芽菜、冬瓜、南瓜、西瓜、黄瓜、茄子、芹菜、白菜、蜂蜜等。进流质或半流质饮食。忌肥甘、辛辣及鱼腥发物等助湿生热之品。

（四）气血两虚型

气血两虚型患者久病气血耗伤，营卫不和，应根据患者的脾胃运化功能，给予补益气血的食物。如鱼类、禽蛋类、海参、木耳、虾类及苹果、大枣、胡萝卜，或山药、黄芪、当归等，分别加粳米煮粥常食之。另外，饮食要多样化，不能偏食，以保证各种营养物质的摄取，进食要有规律，以恢复脾胃的正常功能。

总之，进食肥甘、辛辣刺激之酒类和煎炸之物，伤及脾胃，湿热内生，运化失调，四肢失养，可使病情加重。

五、用药护理

（一）周围动脉性疾病

临床多使用抗血小板、抗凝、溶栓等药物，应注意密切观察患者有无出血倾向。

（二）服用汤药的观察与护理

一般汤剂每天 1 剂，煎汤 400mL，分 2 次服，每天上午 10 时和下午 3 时许服用。热毒炽盛型宜温服，其他各型应热服，服药的时间应在两次饮食之间，以免因胃肠反应影响食欲。患者需要长期服用中药时，要做好患者的思想工作，鼓励其坚持服药，不可中断。汤药冷后，服用时将其加热至沸，使汤剂中沉淀的有效成分重新溶解，冷却至温度适宜后服用。服用中药一般不宜用茶水、牛奶代水服药。因茶中含鞣酸咖啡因成分，牛奶中主要含蛋白质等物，可与某些药物发生化学反应，影响药物有效成分的吸收。

服药期间应注意观察治疗效果与不良反应，临床常见的不良反应有以下 2 种。

1. 胃纳不佳或恶心

可能与长期服用活血化瘀或清热解毒的药物有关，应注意调理脾胃，或暂停中药，几天后即可恢复。

2. 腹泻

服用清热解毒药物时，部分患者会发生腹泻，一般无须处理，继续服药一段时间可自行恢复，若腹泻较重，可报告医生停药。

六、疼痛护理

周围动脉疾病的疼痛多由肢体动脉缺血引起，患者因此变得烦躁、易怒或抑郁，不配合护理人员执行锻炼计划。适当适时地给予止痛药物，易得到患者的合作，从而使护理措施得到有效的实施。同时辅以非药物性止痛疗法，如松弛、诱导及生物反馈等方法，可加强止痛药物止痛效果，减少使用止痛药物的次数，避免成瘾。

1. 做好疼痛评估。评估疼痛的性质、程度、时间发作规律、伴随症状及诱发因素。

2. 控制可能影响患者疼痛的环境因素，如室内温度、光线及噪声等。

3. 解除诱发或加重疼痛的因素，如焦虑、烦躁、紧张及认知缺失等。

4. 促使患者获得充足的休息以协助疼痛的缓解。

5. 鼓励患者自我监测疼痛的情况，指导患者正确学会疼痛评估方法。

6. 给予心理干预，根据患者的受教育程度、文化背景、年龄及兴趣，通过看电视、听收音机、看书看报、听音乐或交谈等方式分散注意力，减轻疼痛聚焦，让患者对疼痛行为进行自我控制，以放松精神，"忽视"疼痛的感觉。

7. 给予患者适宜的中医护理技术以缓解患者疼痛症状：①马黄酊外涂患处，可以消炎止痛，但应注意不要涂皮肤破损处，以免引起刺激性疼痛。②耳针取神门、心、交感、皮质下及相应部位的穴位。每次按压耳豆 3～5 分钟，以耳郭发热为宜，一般埋豆 3～5 天，以达到舒张血管、镇静安神、改善静脉回流而止痛的目的。

七、功能锻炼

功能锻炼可促进肢体侧支循环的建立，改善肢体血运，有利于肢体功能的恢复。病情允许的条件下，选择适当的锻炼方式，如练习八段锦、按摩、行走、练气功、打太极等，活动量应循序渐进、量力而行。

动脉性疾病患者，在疾病的慢性缺血期或恢复期也应进行适当的功能锻炼。不能下床行走的患者可行伯格运动，患者平卧，患肢抬高 45°，可以用被子或墙等做支撑，维持 2～3 分钟，然后双足下垂于床边，再平卧休息 5 分钟，如此反复 3～6 次，每天运动至少 3 次，运动强度以身体无不适为标准。

长期卧床抱膝而坐的患者易造成关节挛缩及废用性肌肉挛缩，要鼓励和协助患者经常进行主动或被动的关节伸屈、旋转等功能活动锻炼。通过周而复始、持之以恒的运动，可改善肢体的血运，促进侧支循环的建立，有利于肢体功能的恢复。

八、足部护理

由于患肢的血液循环障碍，抗感染的能力和组织愈合能力差，因此，保护患肢做好足部护理十分重要。

1. 保护患肢，做好足部护理，避免受伤。

2. 穿宽松、柔软、舒适、透气好的鞋袜，鞋不要太挤，要给脚预留一定的空间。

3. 冬季注意患肢保暖，尽可能少到室外长时间停留或工作。

4. 注意患肢不可热敷或冷敷。每天用 39～40℃的温水泡脚，每次 20 分钟，洗脚后用柔软、吸水性强的毛巾彻底擦干，特别是将趾间缝隙处轻柔地擦干。

5. 剪趾（指）甲前先用温水泡软后再修剪，不要修剪过深或成角，且不可自行剪除鸡眼，以免形成难以愈合的溃疡。

九、褥疮的预防

部分慢性肢体动脉闭塞性疾病患者，由于疼痛和严重感染，被迫常抱足而坐或长期卧床，骶尾部骨隆起处、足跟部或内外踝部受压迫而易发生褥疮，应协助患者经常改变体位和翻身，用红灵酒按摩受压部位，活动膝及踝关节，认真做好皮肤护理，年老体弱、长期卧床瘫痪不能自动翻身的患者，应定时更换体位，每 2 小时翻身 1 次，保持床铺清洁平整，患者有大小便失禁、呕吐及出汗等情况，应及时清洁皮肤，更换衣被，保持清洁干燥。必要时使用气垫床，以预防褥疮的发生。

十、截肢后的康复指导

截肢术后的患者心情一般都极为悲观、沮丧，在家庭、婚姻、生活等问题上忧虑重重、自我孤立于社会。因此，截肢患者的心理康复护理尤为关键。要做好患者的思想工作，积极鼓励，帮助患者成功地渡过忧伤，重新认识自我价值，确立自尊，承认现实，积极配合治疗、护理，投入恢复自体功能的训练中。

（李环）

第二节　周围动脉疾病患者围手术期护理

周围动脉疾病患者常常接受微创介入手术和（或）开放手术治疗。因此，围手术期护理成为保护患者、促进患者术后康复的重要保障。

围手术期护理应遵循现代整体护理观，"以患者为中心"，正确及时评估患者出现的生理和心理问题，并采取有效的措施，其最终目标是帮助患者获得最佳的手术治疗效果以及在手术期间获得最满意的照顾。做好围手术期的护理，可以增加患者对手术的耐受性，使其以最佳身心状态渡过手术期，避免或减少术后并发症，促进患者早日康复。

一、手术前护理

（一）心理护理

不论手术大小，绝大多数患者会产生不同程度的心理障碍，存在焦虑、恐惧、抑郁等不良心理反应。发生原因多与患者对麻醉、手术方式等缺乏了解、担心麻醉和手术的效果有关。详细地介绍麻醉和手术的目的、注意事项，必要时邀请手术成功的患者介绍恢复经验和体会，以增强患者的信心，有效地缓解焦虑。对于情绪特别紧张者，睡前可给予适量的镇静、安眠药物，以保证有良好的睡眠。

（二）营养支持

营养不良的患者常伴有低蛋白血症、贫血、血容量减少等，耐受失血、低血容量的能力降低。低蛋白状况可引起组织水肿，影响伤口愈合；营养不良的患者抵抗力低下，容易并发感染。因此，术前应尽可能予以纠正。血浆蛋白在 30 ~ 35g/L，应遵医嘱补充富含蛋白质饮食予以纠正。对于择期或限期手术的患者，都应进行一段时间的静脉途径补充充分的热量、蛋白质和维生素。护士注意评估患者的血管，选择合理的静脉穿刺工具，制定一个科学的静脉治疗护理方案。

（三）疼痛护理

组织灌注不足可导致相应器官的缺血、缺氧，引起疼痛；静脉回流障碍则导致局部的回流不畅使患者产生疼痛不适的感觉。护士应评估疼痛的病因、诱因、性质、部位、持续时间，动态观察疼痛的变化，做好疼痛评估工作；疼痛发生时，做好相应的护理，如协助患者取舒适卧位，指导患者使用放松技巧如搓擦、按摩、缓慢有节奏的呼吸、分散注意力等。同时避免冷、热刺激。必要时遵医嘱应用镇痛药，定时做好疼痛评估，并观察药物的不良反应。

（四）监测血压、血糖

血管外科很多疾病都伴有高血压，如主动脉夹层、腹主动脉瘤及多发性大动脉炎等。如血压过高引起夹层、腹主动脉瘤破裂，可导致患者发生失血性休克，甚至死亡。因此，监测血压变化、遵医嘱及时准确执行降血压药物的治疗极为重要，使血压维持在基础血压上下 15% 的水平。血管外科患者 20% 以上伴有糖尿病，血糖的监测也极为重要。在实施大手术前，患者的空腹血糖控制在 8mmol/L 以下。若患者长期应用长效胰岛素或口服降糖药，术前应改用胰岛素皮下注射，护士要及时观察有无低血糖的发生。

（五）监测出血、凝血时间

病史中询问患者，如果确定有凝血障碍，择期手术前应作相应的治疗处理。急症手术，由于术前没有足够的时间纠正凝血障碍，必须准备输血浆制品。对于需要抗凝治疗的患者，要权衡术中出血和术后血栓形成的利与弊。护士要密切配合医生做好患者出血、凝血时间的检查、记录工作，积极纠正处理异常的出血、凝血功能。

（六）改善重要脏器功能

有些血管疾病患者伴有心血管疾病。心律失常若为偶发的室性期前收缩，一般不需特别处理。但若患者有心房纤维颤动伴有心室率增快，或确定为冠心病并发心动过缓，都应经内科治疗，尽可能使心室率控制在正常范围。若患者已有肾脏病变，行手术如腹主动脉瘤切除术，将加重肾功能损害，甚至导致肾功能衰竭。因此，在施行较大手术前，必须对患者的肾功能进行评价。护士要做好患者术前内科疾病的观察与护理，为手术与治疗提供参考依据。

（七）皮肤准备

除特殊情况外，血管外科的手术切口多属于一类切口，即清洁或无菌切口。为保证术后切口顺利愈合，手术前应做好手术区皮肤的准备工作。目标是在不伤害皮肤的情况下减少细菌。传统的剃毛备皮只是简单地剃除表面毛发，无助于清除细菌，反而更容易损伤手术野皮肤，破坏皮肤的完整性，使细菌易于侵入定植生长。不剃毛备皮指除彻底清洁手术区域皮肤外不剔除毛发，或仅对手术切口区域可能影响手术操作的毛发如较长的汗毛、阴毛、腋毛等予以剃除或剪除。当必须剃毛时，应尽量缩短备皮与手术的间隔时间，目前常规要求在术前 2 小时内备皮。如果不是急诊手术，应指导患者在术前数天用具有去污和杀菌作用的洗浴用品清洁皮肤。若必须去除毛发，用电动剃毛器比较安全。

（八）术前访视

手术室护士对患者进行术前访视，并向患者作好解释工作，如麻醉方法、手术体位、术中可能出现的不适、麻醉清醒后的感觉等，让患者对准备实施的麻醉方法有大概的了解，以取得患者的配合，消除患者对麻醉的恐惧与紧张心理，取得患者的信任和合作，同时告诫患者术前禁食、禁水的原因，去除假牙，不要带贵重物品（如钱、首饰等）进入手术室。

二、术中护理

（一）心理护理

热情迎接患者，介绍手术室或导管室环境，鼓励患者诉说自己的感受，给予心理安慰，以减轻患者的焦虑和恐惧感。

（二）术中体位

对于全身麻醉或神志不清的患者，应适当约束或专人看护，防止坠床。根据手术切口或血管穿刺部位，适当调整患者的姿势。开放手术最常用的手术体位为仰卧位、俯卧位及侧卧位，介入手术的体位以仰卧位为主。

（三）熟悉手术步骤

手术步骤包括分离血管、阻断血流、血管吻合。常用的血管吻合方式有端端吻合、端侧吻合、自体静脉移植、人工血管移植及取血栓术。

（四）术中配合

术中配合包括充分的术前准备、准备术中药物、保持输液通畅、观察病情、预防感染、熟知术中要求。

（五）防止医源性损伤

严格查对制度、严格无菌操作、维持皮肤完整，以避免医源损伤。

（六）病情观察

观察四肢神经血管功能、麻醉效果、生命体征变化及尿量等。

（七）药物护理

术中用药应严格执行药物查对制度，并及时记录；使用可能导致过敏的药物前仔细核对病历，查对无过敏史后方可执行。紧急情况下可执行口头医嘱，但护士需复述一遍，确认无误后再执行。用药后注意观察药物反应。

三、术后护理

（一）病情观察

1. 生命体征

手术后 24～48 小时严密监测生命体征的变化。对合并心肺功能不全者，应定时测量血压、脉搏、呼吸、心电图、血氧饱和度、动脉血气分析等，并根据监测指标予以处理。意识的观察对颈部大血管手术极为重要，如颈动脉内膜切除术、颈动脉体瘤切除术、多发性大动脉炎颈动脉重建术等，出现意识改变时，应观察是否有脑动脉血栓形成或栓塞，并及时处理。观察体温，特别是对于支架植入后综合征的发热，向患者解释此症状会逐渐好转，不必担忧。术后应保持血压稳定，如患者出现低血压，应结合意识、尿量、末梢循环变化，予以相应处理。若患者出现血压偏高而肢体冰冷、色紫等，如血容量足够，可应用血管扩张剂；对于主动脉夹层、腹主动脉瘤术后的患者，应继续控制血压，以防止复发和血管破裂。

2. 血管通畅度

动脉血运重建术后，必须仔细观察肢体的血液循环状况，了解血管的通畅度。凡对血管内膜有创伤的手术，如动脉切开取栓术、旁路术、转流术及各种腔内血管介入治疗等，术后都有血栓形成的可能。术后应重视患者的主诉，密切观察有无血栓形成的临床表现。动脉手术后，观察有无肢端麻木、疼痛、皮色苍白、皮温降低、动脉搏动减弱或消失等，以警惕动脉血栓或动脉栓塞的发生。

3. 手术切口及穿刺部位

手术后应观察伤口有无出血、渗血、渗液、敷料脱落及感染等征象。若伤口有渗血、渗液，应及时更换敷料，加压包扎；若伤口出血，应立即通知医生，找出原因及时处理。介入治疗结束后，密切观察穿刺部位有无渗血、出血及皮下血肿形成。如有渗出，及时更换敷料，保持穿刺部位敷料干燥，防止感染。对烦躁、昏迷患者，须使用约束带固定，防止自行抓脱敷料。如大、小便污染敷料后应立即更换，防止引起伤口感染。

4. 尿量

急性肾衰是大血管术后患者死亡的首要原因，预防和警惕术后肾功能衰竭极为重要。重大手术、病情危重的患者，术后应留置尿管，观察尿量变化，每小时尿量应少于 30mL。

（二）体位

患者尚未清醒时，应平卧，头偏向一侧。颈部血管重建术者，头部置于正中位。四肢动脉重建术后，应取平卧位或低半卧位，患侧肢体安置在水平位置，避免关节过曲而挤压、扭曲血管。所有肢体静脉动脉化手术、截肢（指或趾）术后均需抬高患肢，使肢端高于心脏 20～30cm，便于静脉回流。介入手术患者穿刺侧肢体保持伸直并制动 12 小时，以利于血管穿刺点收缩闭合，保持血流通畅以防止血栓形成。肢体制动解除后可左右旋转或取健侧卧位。患者处于一种强迫体位的时间过长，将产生精神高度紧张，导致较严重的不适感。为减轻患者的痛苦，护士应指导患者翻身，即患者用手紧压穿刺处向健侧转动体位，避免屈膝、屈髋。

（三）活动

动脉取栓术后一般卧床 3 天，以防动脉吻合口出血。动脉重建术和主动脉手术后应卧床 1～2 周。髋关节的血管移植要尽量采用带环的人工血管，术后关节须制动 2 周，避免剧烈活动。待移植人工血管初步形成外壁及假内膜后，方可开始关节活动。介入术后需抗凝治疗的患者，24 小时后可下床活动；一般造影患者，12 小时可下床；如果使用 Angioseal 血管封堵器或缝合器者，4 小时后可下床活动。所有介入治疗患者均应该尽量避免下蹲及增加腹压的动作。应鼓励术后卧床患者做肌肉收缩和舒张的交替运动，以借助肌肉的收缩挤压，促进静脉回流，防止下肢深静脉血栓形成。

（四）疼痛护理

疼痛一般在 24～72 小时后逐渐减轻，观察患者疼痛的部位、性质及程度，减少或消除引起疼痛的原因并给予对症处理，如弹力绷带包扎过紧时，应适当调整，解除其对患部的压迫。患者的负性心理如紧张、焦虑等可加重术后疼痛，应给予心理疏导，指导患者运用非药物方法减轻疼痛，如按摩、放松或听音乐等，分散患者的注意力。遵医嘱给予口服镇静、止痛类药物。如患者使用镇痛泵，给予妥善固定，防止镇痛泵脱落。

（五）药物护理

大血管手术后，一般不用肝素或香豆素类衍生物做抗凝治疗。但动脉血栓清除术或动脉内膜切除术，以及小口径血管移植术后，均需应用抗凝治疗，以防继发血栓形成。使用抗凝剂时，观察有无出血倾向，定期监测凝血功能。

（六）饮食护理

饮食护理视手术种类、麻醉方式及肠功能恢复情况而定。全麻的四肢血管手术后患者，若意识清醒、一般情况好，术后 6 小时可少量饮水，次晨开始进半流质。经腹手术者应禁食、胃肠减压，待肛门排气、肠功能恢复正常后，可逐渐过渡至普食。介入术后，鼓励患者多喝水，以增加尿量，促进造影剂排出。

（七）管道护理

因动脉取栓术、截肢术、大血管瘤手术、腹主动脉瘤开腹术等患者常放置引流管，护士应密切观察并记录引流液的颜色、量、性质及温度的变化，妥善固定引流管，防止引流管阻塞、扭曲、折叠和脱落，定时更换引流袋，保持有效引流。一般术中及术后对患者应用肝素抗凝，若发现血性引流液不正常的增多等异常情况，护士应立即通知医生并及时处理。

（张敏）

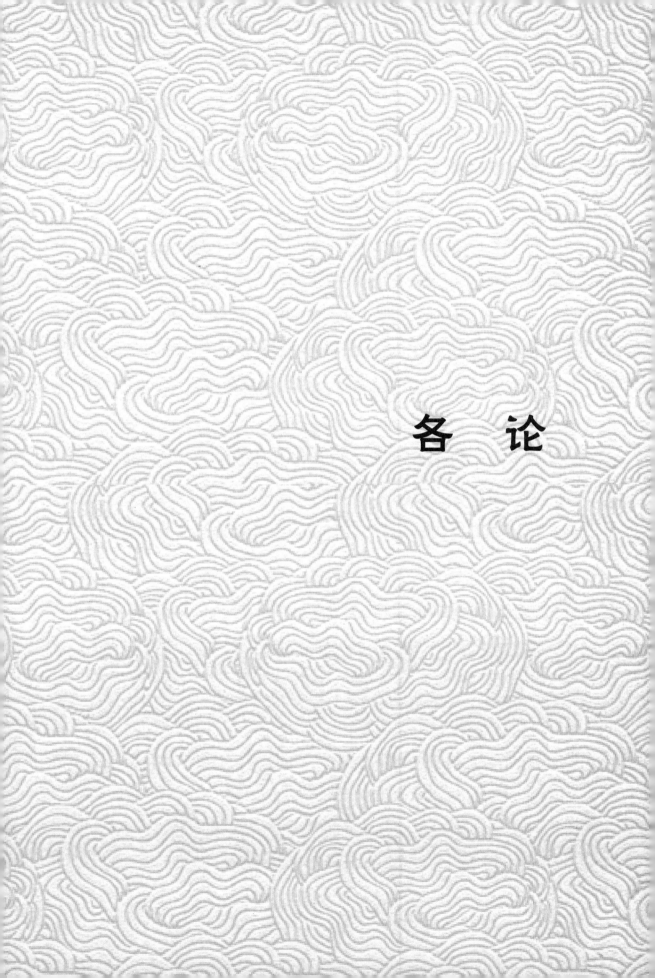

各　论

第九章

主动脉疾病

第一节　腹主动脉瘤

【概述】

腹主动脉瘤（abdominal aortic aneurysm，AAA）为腹主动脉局限性扩张超过50%正常动脉直径。AAA的发生与年龄、性别、种族、家族史和吸烟等因素有关。高龄、男性、白种人、阳性家族史和长期吸烟者的AAA发生率相应增高。在欧洲北部地区，超声筛查显示直径29～49mm的AAA在75～84岁男性中的患病率达12.5%，在75～84岁女性的患病率为5.2%。根据动脉瘤的瘤壁结构，AAA分为真性动脉瘤、假性动脉瘤和夹层动脉瘤。真性动脉瘤瘤壁具有完整的动脉壁三层结构；假性动脉瘤瘤壁的动脉壁三层结构发生中断，血液经中断的血管壁流到动脉壁外，形成包裹性肿物；夹层动脉瘤是一种特殊类型的动脉瘤，由主动脉夹层发展而来，血流进入动脉壁中层引起血管壁分离和血管直径扩张。

【病因病机】

腹主动脉瘤是由各种原因引起动脉中层弹性纤维断裂、动脉壁膨出形成的动脉瘤。动脉粥样硬化是引起腹主动脉瘤最常见的病因，其他原因为损伤、感染、先天性动脉中层囊性变及梅毒等。目前公认，腹主动脉瘤的发生和发展是一个多因素的致病过程，是环境学、遗传学和生物化学等多种因素相互影响和共同作用的结果。

【临床表现】

大多数非破裂性 AAA 发病隐匿，无明显症状。瘤体较大时可压迫肠道引起腹胀、呕吐或排便不适等消化道症状；下腔静脉受压者可引起下肢肿胀等下肢静脉高压症状。瘤腔血栓脱落可突发下肢疼痛、发凉、麻木等下肢动脉栓塞表现。先兆破裂或破裂性 AAA 通常有疼痛症状。疼痛部位一般位于中腹部或腰背部，多为钝痛，可持续数小时甚至数日。疼痛一般不会随体位改变而变化。如果出现突发性腹背部严重疼痛，伴有低血压和腹部搏动性包块，则高度提示 AAA 破裂。炎性 AAA 常表现为腰痛症状，这并非先兆破裂的表现。感染性 AAA 的疼痛通常合并发热。特殊类型的主动脉 – 肠瘘或主动脉 – 下腔静脉瘘，会有血便和心力衰竭表现。腹部无痛性、搏动性包块是 AAA 患者最常见的体征，包块通常位于脐周或上中腹部。如果 AAA 瘤体巨大，可伴有压痛及细震颤，部分患者可闻及收缩期杂音。破裂性 AAA 患者可表现为腹部或腰背部压痛及失血性休克。慢性破裂可发生腰腹部皮下淤血。出血局限继发感染者可有低热和心率增快。如出现主动脉 – 静脉瘘，可闻及连续性杂音、高心排出量等心力衰竭体征。腹主动脉瘤破裂是一种极其凶险的外科急腹症，死亡率高达 50% ～ 80%。瘤体的直径越大，则其破裂的危险性越高。当腹主动脉瘤的直径达 5cm 时，其破裂的危险性明显增高。

【辅助检查】

（一）一般检查

一般检查如血常规、凝血功能、肝功能、肾功能、感染系列（乙型肝炎、丙型肝炎、艾滋病、梅毒）等。另外，需要心电图、心脏彩超和冠状动脉 CTA 等进行心脏评估。高龄或有脑卒中病史者，应常规行颈动脉多普勒检查以了解颈动脉情况。肺部疾患需行肺功能检查。有肿瘤病史者，应该进行专科肿瘤评估。

（二）影像学检查

1. 彩色多普勒超声

血管多普勒超声检查能够明确 AAA 诊断。在筛查 AAA 时，本法是费用最低、无创的影像学检查手段，尤其适合 AAA 的首次诊断和直径小于 3.5cm 的小动脉瘤的随访，具有较高的敏感度和特异度。超声造影可以显示 AAA 动脉壁的供血情况。超声检查也会有一些局限性，如肥胖或肠道气体干扰，心动周期内主动脉直径变化，不同操作者和操作设备可造成结果差异，难以同时评估腹主动脉和胸主动脉情况等。

2. CTA

CTA 是 AAA 最常用的术前评估和术后随访手段，可以较为精确地判断动脉瘤直径、范围、形态、附壁血栓、分支血管通畅性和瘤体外组织器官状况。炎性 AAA 的 CTA 表现常呈现典型的"灯罩征"。感染性 AAA 的典型 CTA 表现为瘤体呈不规则形或分叶形、可伴有明显的钙化灶、感染区富含气泡等。CTA 对诊断腹主动脉瘤及其是否累及髂总动脉很有帮助，同时可以了解瘤体上界有无累及肾动脉。

3. MRA

MRA 对心脏和肾脏功能的影响小，可以作为有 CTA 检查禁忌证人群的替代检查手段。MRA 的缺点是扫描时间长，不适用于危重患者、体内已植入金属移植物及有幽闭恐惧症患者。

4. X 线

少数腹主动脉瘤，在腹部正、侧位 X 线能显示动脉瘤壁呈蛋壳状钙化影；有时还可见到瘤体的软组织阴影、腰大肌阴影消失、椎体破坏征象等。

【诊断标准】

近年来，彩色多普勒超声和 CTA 检查广泛应用，可以发现较多临床上无任何症状，而瘤体直径又小于 3cm 的腹主动脉瘤患者。再结合临床症状和体征，腹主动脉瘤的诊断并不困难。

【鉴别诊断】

腹主动脉瘤有时需要与胰腺肿瘤、后腹膜肿瘤、肠系膜淋巴结结核及腹主动脉伸长迂曲等相鉴别。胰腺肿瘤或后腹膜肿瘤有矢状向传导的搏动感，而腹主动脉瘤则有膨胀性搏动感；伸长迂曲的腹主动脉常位于腹中线的左侧，易推动，而腹主动脉瘤位于脐周中线并向两侧扩张，瘤体较固定。彩色超声多普勒、CTA 和 MRA 等检查均有助于 AAA 的鉴别诊断。

【治疗】

（一）非手术治疗

血管外科学会（society for vascular surgery，SVS）指南中并未推荐患者使用特定药物治疗 AAA，但如果 β 受体阻滞剂在既定的医疗方案中，则建议继续使用，这主要取决于患者是否具有需要应用 β 受体阻滞剂的其他危险因素，如冠心病、肾功能不全、糖尿病等。除此之外，尽管他汀类药物有益于其他心血管疾病，但是 SVS 指南明确指出其并不能降低 AAA 直径增长的风险，也有越来越多的证据支持该观点。欧洲血管外科学会（european society for vascular surgery，ESVS）则认为所有的 AAA 患者应考虑血压控制、他汀类药物以及抗血小板治疗。

已有证据表明，AAA 患者未来发生心血管事件的风险很高，对于患有小瘤径 AAA 的患者，心血管疾病死亡的年风险率为 3.0%。欧洲心血管疾病预防指南建议，对所有有症状的周围血管疾病患者都应使用抗血小板药物治疗。部分证据表明，高血压增加了

AAA 生长和破裂的概率。因此，英国国家卫生与临床技术优化研究所（national institute for health and clinical excellence，NICE）指南推荐对高血压患者进行标准治疗。

（二）手术治疗

AAA 是否采取手术治疗，需要综合考虑 AAA 患者的动脉瘤情况、生存预期和手术风险等因素，包括以下方面：① AAA 直径是考虑手术的首要因素。国外指南一般推荐，AAA 直径＞5.5cm 的男性或直径＞5.0cm 的女性患者考虑择期手术。我国人群腹主动脉直径小于国外人群，推荐手术适应证为男性 AAA 直径＞5.0cm，女性 AAA 直径＞4.5cm。② AAA 生长速度是第二因素。不论瘤体大小，如果 AAA 瘤体直径的增长速度过快（每年增长＞10mm），也需要考虑尽早行手术治疗。③症状是第三因素。不论瘤体大小，如出现因动脉瘤引起的疼痛，不能除外瘤体破裂可能者，也建议及时手术治疗。④因瘤腔血栓脱落引起栓塞是第四因素。此外，手术适应证还应参考年龄、性别、伴随疾病、预期寿命、瘤体形态和器官组织受压等多方面的因素。所有先兆破裂和破裂性 AAA 均应积极进行手术治疗。炎性腹主动脉瘤和感染性腹主动脉瘤的手术时机，要根据患者的一般状况和炎症控制情况来决定。

AAA 修复术的禁忌证，主要包括：①未经控制的活动性感染或败血症；②活动性出血（非动脉瘤相关）或凝血功能障碍；③心肌梗死急性期；④脑梗死急性期；⑤肝、肾衰竭急性期；⑥预期寿命少于 6 个月（如恶性肿瘤晚期）等。破裂 AAA 的首要治疗原则是需要紧急手术以抢救生命，不受上述情况限制，但上述情况的存在会极大增加手术死亡和并发症的风险。

1. AAA 开放修复术

AAA 切除和人造血管移植术是 AAA 的经典开放修复术（open repair）。对于全身状况良好、可以耐受手术的 AAA 患者，开放修复术是治疗的标准术式。其手术适应证：①瘤体继续增大，伴有疼痛；②瘤体趋于破裂；③瘤壁内夹层血肿有剧烈疼痛；④瘤体并发感染；⑤瘤体压迫邻近器官或组织，以及瘤腔内附壁血栓脱落引起远端动脉栓塞者等。

（1）术前准备与评估：所有非破裂性 AAA 均为择期手术。NICE 指南推荐，在充分临床准备下 2 个月内进行手术。术前应充分评估手术风险，包括：询问病史，体格检查和基本实验室检查，如血常规、凝血功能、肝功能、肾功能和感染四项（乙型肝炎、丙型肝炎、艾滋病、梅毒）等。心血管事件是 AAA 修复术后早期和晚期死亡的重要病因，所以术前推荐行心电图、胸部 X 线和超声心动图检查。对于高风险患者，根据具体情况可以进行 24 小时心电监测、冠状动脉 CTA 等心脏评估。对于高龄或有脑卒中病史患者，应常规行颈动脉多普勒检查以了解颈动脉情况。推荐术前完善动脉血气检查，对于有肺部或肾脏疾病病史的患者还建议行肺功能检查和肾功能评估。有肿瘤病史的患者应该进行专科肿瘤评估。破裂性 AAA 患者术前尽可能完善上述检查，但以抢救生命为首要准则。

（2）术中注意事项：经典的 AAA 开放修复手术切口采取正中入路。但对于有多次腹部手术史，腹腔粘连重，或炎性 AAA、马蹄肾的患者，推荐采取左侧腹膜外切口入路。术前建议给予预防性抗生素，在阻断腹主动脉前，应进行全身肝素化（0.8mg/kg）。对于直管型移植物（直径 20～24mm）的病例，则应该进行"髂外动脉"重建。近端吻合口应尽可能靠近肾动脉开口，以保证吻合区域为正常主动脉壁。关闭动脉瘤囊壁与后腹膜可有效防止主动脉肠瘘的发生，尤其是吻合口必须妥善覆盖，与十二指肠及小肠隔开。推荐至少保留一侧髂内动脉来保证盆腔血运。一般不需要常规重建肠系膜下动脉，但对结肠缺血风险高的患者，可以考虑重建肠系膜下动脉。

（3）术后注意事项：密切观察病情，测定血压、脉搏、呼吸，注意有无内出血。观察尿量，注意及预防急性肾功能衰竭。注意及预防急性心、肺功能不全的发生。纠正水、电解质及酸碱平衡。适当补充营养。术后应用广谱抗生素 5～7 天。注意下肢血供情况，定时检查足背动脉搏动，观察有无继发血栓形成。应尽量避免术后腹胀及尿潴留。术后可应用静脉镇痛泵，患者自控镇痛（patient control analgesia，PCA），有利于患者恢复。术后 3 周避免剧烈活动，有利于血管内、外膜生长。必要时可用抗凝剂，以改善血流阻断时末梢微循环的淤滞现象。

2. AAA 腔内修复术（endovascular aortic repair，EVAR）

EVAR 因微创、安全等优势越来越多地被用于临床，但也存在局限性。在瘤颈解剖条件较差，或瘤体累及重要内脏分支动脉甚至髂动脉，需要重建的情况下，常规的 EVAR 并不适用，标准支架移植物不能有效隔绝瘤腔。目前广泛应用的传统主动脉覆膜支架的适应证局限于：①近端瘤颈长度 ≥ 15mm；②近端瘤颈直径 18～30mm；③近端瘤颈与动脉瘤长轴夹角 ≤ 60°；④瘤颈钙化范围 ≤ 瘤颈周长 25%；⑤瘤颈附壁血栓范围 ≤ 瘤颈周长 50%；⑥瘤颈形态规则（非梯形、锥形等不规则形态瘤颈）。此外，若动脉瘤累及髂动脉或其他原因导致远端锚定区 < 10mm，认为同样不适合实施常规 EVAR。以上常规 EVAR 适应证，依据不同支架产品以及不同血管外科中心的手术技术水平存在一定差异。

近年来，随着各类支架产品的升级，上述 EVAR 适应证得以逐渐扩大，例如，肾下最短瘤颈长度 10mm，肾下瘤颈最大扭曲 75°，但仍有大量 AAA 患者超出了现有腹主动脉支架的应用指征。

解剖条件较差的 AAA 患者占总体的 30%～50%，早期对于这部分患者通常选择传统的开放手术，一般情况差的高龄患者对开放手术难以耐受。近年来，血管腔内技术和器械的逐步发展和不断创新，平行支架技术、开窗和分支支架等新技术的逐步应用，可以在隔绝动脉瘤的同时重建重要的分支动脉，尤其是双侧肾动脉以及髂内动脉等重要分支。这些方法使常规 EVAR 解剖学上的限制逐渐被突破，为治疗复杂性 AAA 带来了新的思路。

（1）术前准备与评估：除上述开放手术所需的术前评估外，EVAR 要求针对病变解剖做详细的评估，包括：①近端和远端锚定区血管长度、直径、形态、成角情况、钙化程度、血栓等。②径路血管的直径、迂曲、钙化、狭窄等。③分支动脉状况：腹腔干动脉、肠系膜上动脉、肾动脉及髂内动脉的直径、开口部位、起始部血管走向、狭窄与钙化、变异等，以及非重要分支血管如肠系膜下动脉、腰动脉、骶中动脉血管的直径和血管通畅性等。④动脉瘤瘤体状况：包括瘤体大小、形态、附壁血栓和钙化等。⑤其他：如肾功能不全患者，术前可采取水化等措施降低对比剂相关肾损伤风险；对需要栓塞髂内动脉的患者，建议记录患者术前性功能状况。

（2）术中注意事项：EVAR 可在全身麻醉、区域神经阻滞麻醉或局部麻醉下进行。麻醉类型通常取决于患者的基本情况和外科医师的选择。术中首次肝素用量为 100U/kg，之后每小时追加 1250U。对手术时间较长的 EVAR，应监测激活全血凝固时间（ACT），保持手术过程中 ACT 在 250 ～ 300 秒。

（3）术后主要并发症：EVAR 术后主要并发症包括内漏、移植物移位、移植物闭塞和感染等。有证据表明，EVAR 治疗患者术后再次接受主动脉相关手术的风险显著高于开放手术。

①内漏：内漏指移植物植入后仍有血液持续流入被封闭的动脉瘤囊内，提示未能完全将动脉瘤隔绝于主动脉循环之外。内漏可分为以下类型：Ⅰ型内漏指近段或远段锚定区封闭失败导致的血流进入瘤腔。Ⅰ型内漏的瘤腔内压力较高，容易导致瘤体破裂。Ⅱ型内漏指血液通过分支动脉，如腰动脉、肠系膜下动脉、髂内动脉和副肾动脉等，血液反流进入瘤腔，发生率 20% ～ 40%。Ⅲ型内漏指支架血管的破损或移植物接口出血流入瘤腔。Ⅳ型内漏指移植物通透性不良引起的血液渗漏。此外，还发现部分患者 EVAR 术后瘤腔持续增大，但常规 CT 扫描未发现明显的内漏，有研究称其为内张力，即Ⅴ型内漏。对于Ⅰ型和Ⅲ型内漏，建议术中即刻修复，球囊扩张或植入额外的腔内移植物通常有效，而对于严重的Ⅰ型和Ⅲ型内漏，建议中转开放手术。多数Ⅱ型内漏随时间延长，瘤腔内自行血栓化而封闭；少数持续存在的Ⅱ型内漏并引起动脉瘤直径逐渐增大者，可以采取二期选择性分支动脉栓塞、瘤腔栓塞、开放手术或腹腔镜下Ⅱ型内漏分支动脉结扎等方法处理。对于内张力持续存在，随访前后对比发现，动脉瘤显著增大（＞1cm）者，建议使用超声造影进一步诊断评估，并根据患者自身情况进行外科治疗。内漏是 EVAR 术后常见的并发症，各指南对内漏的处理有不同的推荐。

②支架移位：支架移位是 EVAR 术后远期并发症，需要二次手术干预。1 年随访数据显示，EVAR 术后支架移位发生率为 1% ～ 10%。瘤颈较短、瘤颈严重成角以及瘤体直径较大的患者，其近端支架移位风险更高。

③髂支闭塞：据报道，有 2.7%～5.5% 的 EVAR 术后患者发生髂支闭塞，其中约半数患者出现了急性下肢缺血的表现。髂支闭塞的主要危险因素可分为两类：其一为解剖相关因素，如髂动脉直径较小、髂动脉扭曲度或髂总动脉扭曲指数较大、髂动脉夹层形成以及髂动脉钙化、流出道不通畅；其二与支架放置相关，如髂支放大比例过大以及支架延伸至髂外动脉。

④移植物感染：支架移植物感染是 EVAR 术后少见的并发症，发生率为 0.3%～3.6%，但其致残率、致死率极高。早期移植物感染可能与术中未规范无菌操作有关，远处感染并且病原菌附着定植于支架与晚期移植物感染有关。血管移植物感染的诊断主要依据临床症状、手术发现、影像学检查及实验室检查方面。腹痛、发热、白细胞计数增多、支架移植物周围积气、积液，以及软组织浸润、主动脉 - 肠瘘和感染的假动脉瘤是支架移植物感染的诊断线索。支架移植物感染需要积极干预，其根治性治疗包括支架移植物移除、感染组织的清创以及血运重建。此外，还需要予以系统性抗感染治疗。根据临床情况，抗感染治疗周期可以是数周、数月或数年等。

3. 随访

所有 AAA 术后患者均应进行长期常规监测。在 EVAR 术后 30 天行 CTA 检查，如果不存在内漏或瘤体增大，之后每年进行 1 次超声检查，每 5 年进行 1 次 CTA 检查；如果存在内漏或瘤体增大，应在术后的第 6 个月进行 CTA 检查；对无内漏或瘤体增大者，可每年 1 次超声检查和每 5 年 1 次 CTA 检查；对持续性内漏或瘤体增大者应择期二次手术。对于炎性或感染性 AAA 患者推荐同时在风湿免疫科和感染科进行随诊。

【预防与调护】

1. 做好患者病情沟通工作，减轻患者心理压力。
2. 日常生活中密切关注血压变化，将血压控制到理想水平。
3. 谨遵医嘱，按时服药，定期复查 B 超或者 CTA，观察瘤体变化情况。
4. 日常生活中，避免剧烈活动。

（王彬、郝清智）

第二节　主动脉溃疡

【概述】

主动脉溃疡（aortic ulcer，AU）是主动脉内膜粥样硬化斑块破裂形成的溃疡，溃疡穿透内膜弹力层，可在主动脉壁中层形成局限性血肿，但不形成假腔，属于急性主动脉综合征（acute aortic syndrome，AAS）的一种，常合并有局限性主动脉壁内血肿（intramural hematoma，IMH）。穿透性主动脉溃疡主要发生在降主动脉中远段及腹主动脉。本病占主动脉综合征的 2% ～ 7%；发病年龄主要为 56 ～ 79 岁，多见于老年男性患者；发病急，死亡率高，常伴有不受控制的高血压和广泛的周围动脉粥样硬化疾病。其临床特点为突然的胸、颈、背、腹部剧烈疼痛，呈撕裂或刀割样，部分患者可出现腹痛、腰痛及四肢脉搏异常。

【病因病机】

主动脉溃疡患者多合并广泛的动脉粥样硬化改变，病因多为主动脉粥样硬化斑块。初期为动脉粥样斑块表面溃疡，随着病情进展，溃疡侵入内膜，形成内膜下溃疡，并可有血肿形成。病变沿主动脉横轴进展，一般比较局限，一旦穿入内膜后可在动脉中层形成血肿；侵及外膜可导致假性动脉瘤或囊状动脉瘤，部分患者可发生动脉瘤破裂，而穿透性主动脉溃疡发生破裂的比例高达 42%。AU 的主要危险因素包括高龄、吸烟、男性、高血压、冠心病、慢性阻塞性肺疾病、腹主动脉瘤等。

【临床表现】

主动脉溃疡发病急，死亡率高，易被误诊和漏诊，是一种较为罕见的致命性疾病。本病可进展为典型主动脉夹层，也可形成胸主动脉瘤；也有学者认为 AU 是典型主动脉夹层的病理变异类型，是典型主动脉夹层的早期状态、先驱，或称之为非典型主动脉夹层。因此，本病的临床表现与主动脉夹层十分相似，部分患者可无症状。

（一）疼痛

疼痛为 AU 最常见的症状。多表现为突发的剧烈胸痛或背痛，呈撕裂样或刀割样。部分患者有腰痛或腹痛，疼痛的位置和伴随症状可反映初始内膜撕裂的部位。

（二）高血压

本病可导致血压上升，大部分 AU 患者伴有高血压病史。同时，高血压也是导致本病的危险因素之一。

（三）脏器灌注不良

1. 表现为淡漠、嗜睡、晕厥或意识障碍等中枢神经症状者，AU 累及无名动脉或左颈总动脉。

2. 下肢轻瘫或截瘫，提示 AU 累及脊髓动脉灌注时，脊髓缺血所致。

3. 出现血尿、无尿、严重高血压甚至肾功能衰竭，是因为 AU 累及一侧或双侧肾动脉。

4. 引起胃肠道缺血表现，如肠麻痹和肠坏死，部分患者表现为黑便或血便，听诊可发现肠鸣音异常，重者可出现腹膜刺激症状。有时腹腔动脉受累引起肝脏或脾脏梗死，提示 AU 累及腹腔干、肠系膜上及肠系膜下动脉。

5. 出现急性下肢缺血症状，如疼痛、无脉甚至下肢缺血坏死等，说明 AU 累及下肢动脉。

本病出现脏器灌注不良的情况较少。

（四）其他

少见咯血、呼吸困难等肺部症状；神经系统症状表现为声音嘶哑、急性偏瘫；部分患者可发生胰腺炎。

2000 年，Hayashi 等对穿透性主动脉溃疡的形成过程进行了描述。

初期：重度动脉粥样硬化患者出现粥样硬化性溃疡，此期病变通常无症状，局限于内膜层，不伴有壁内血肿。

进展期：动脉硬化斑块穿透内弹力膜进入中膜，使中膜暴露在搏动的血流中，造成血液进入壁内，形成血肿；如新形成的血肿与主动脉相通，则可形成"双腔"或"血栓化"主动脉夹层。

Stanford 分型将主动脉溃疡分为 A 型和 B 型。

A 型：多发生于升主动脉，约占主动脉溃疡患者的 1/3。

B 型：发生于降主动脉中远段及腹主动脉。

临床上为方便治疗，又将主动脉溃疡分为复杂型和非复杂型。划分复杂型主动脉溃疡依据主要包括持续性疼痛、血肿增加、主动脉周围血肿和内膜破裂。

【辅助检查】

（一）影像学检查

1. CT 检查

CT 表现为主动脉迂曲程度、溃疡相对于管腔的方向、主动脉有无伴随的扩张和（或）夹层的影响，包括：①局部溃疡，表现为主动脉壁内对比剂的偏心性聚集；主动脉局限性扩张；短段内膜瓣，相当于溃疡的边界，位于壁内龛影和血管腔之间。②壁内血肿，可清楚地显示"穿透性"溃疡。③血肿附近的主动脉壁增厚或强化。④还可出现假性动脉瘤、典型夹层和破裂。

2. MRI 检查

MRI 比增强 CT 的准确性更高，进行 MIP（最大密度投影）处理获得血管造影样的投影图像，可清楚显示溃疡的局灶性、囊袋样突出及其与主动脉腔的关系。

3. 多排螺旋 CT 血管成像技术（MDCTA）检查

MDCTA 被认为是主动脉溃疡的首选检查方法。其典型征象是增厚受损的主动脉管壁上造影剂充盈外翻凸起囊袋状影，类似消化道溃疡形成"龛影"，"龛影"口部通过内膜钙化斑块区域与主动脉腔相通，或不通过内膜钙化斑块区域，但主动脉其他位置具有广泛粥样硬化斑块。

4. 经胸超声心动图（TTE）

TTE 对升主动脉病变的敏感性为 59%～83%，特异性为 63%～93%，对主动脉远端病变的敏感性约为 70%。

5. 经食管超声心动图（TEE）

TEE 在相对接近食管和胸主动脉可获得较高的分辨率。同时，多平面成像可评估主动脉根到降主动脉。

（二）实验室检查

对于胸痛和高度怀疑主动脉溃疡的患者，应完善常规检查，如血常规、血型、C- 反应蛋白、尿常规、肝功能、肾功能、血气分析、血糖、血脂、免疫五项以及传染病筛查、心肌损伤标志物、凝血功能五项（包括 D- 二聚体）、淀粉酶等，这些检查有助于鉴别诊断或发现相关并发症，减少术前准备的时间。

【诊断标准】

结合患者的危险因素、临床表现、实验室以及影像学检查结果，综合诊断主动脉溃疡。AU 的主要影像学特点：①未形成真假腔；②未出现撕裂内膜片；③主动脉内壁呈新月形，且有增厚现象（在 7mm 以上），如果患者的胸痛症状较为典型，其内壁厚度在 5mm 以上，也可作出诊断；④如果患者病变部位的管腔出现扩大，而且在管腔外有充盈缺损现象，即诊断为穿透性主动脉溃疡。

【鉴别诊断】

（一）急性心肌梗死

患者同样有动脉粥样硬化病史，突出症状为疼痛；但其疼痛为胸骨后或胸前区剧烈的压榨性疼痛，并向左上臂、颈或颌部放射，持续时间 10～20 分钟，休息或服用硝酸甘油难以缓解。实验室检查可见心肌损伤标志物升高，心电图可呈特征性变化。

（二）急性肺栓塞

肺栓塞的患病率随年龄增加而升高，肺栓塞患者的男女性别比值为 1.24。其胸痛表现为胸膜炎性胸痛或心绞痛样疼痛，伴见不明原因的呼吸困难及气促、晕厥、咯血等症状。而主动脉溃疡患者多有高血压。临床上可通过辅助检查手段鉴别。

（三）急性食管破裂

急性食管破裂早期可有突发胸痛或上腹部疼痛，且向肩背部放射，伴有呼吸困难、发热及气促等症状；通过影像学检查可鉴别诊断。

【治疗】

穿透性主动脉溃疡的主要治疗原则是防止主动脉破裂和进展为主动脉夹层。研究提示，溃疡直径＞ 20mm 或溃疡深度＞ 10mm 的穿透性主动脉溃疡往往伴有更高的疾病进展风险。临床干预包括药物保守治疗、手术治疗和腔内治疗。

（一）药物保守治疗

药物保守治疗主要适用于无症状的 Stanford B 型主动脉溃疡，但对于所有穿透性主动脉溃疡患者，首先采取包括止痛和血压控制在内的药物治疗。治疗 Stanford B 型主动脉溃疡以减小主动脉壁的绝对压力为主要原则和目标，主要的降压药物为 β 受体阻滞剂，也有建议联合应用 β 受体阻滞剂及血管紧张素转化酶抑制剂来帮助降低降主动脉壁的压力。对于非复杂性 Stanford B 型主动脉溃疡，患者的心率控制在 60 次 / 分以下，收缩压维持在 100 ～ 120mmHg 或平均动脉压维持在 60 ～ 76mmHg 时，效果最佳；在对 B 型 AU 药物治疗的同时应当进行密切随访。对于非复杂 B 型穿透性主动脉溃疡患者，需定期复查影像学检查（CTA 或 MRI）。

（二）手术治疗

Stanford A 型穿透性主动脉溃疡患者，应考虑行外科手术。外科手术治疗也是复杂型 Stanford B 型主动脉溃疡患者的候选治疗方式。

急诊外科手术指征：①出现大量心包积液，伴有主动脉周围渗出；②合并主动脉瘤、假性动脉瘤形成；③突发的血压升高，或难以控制的血压升高；④合并主动脉夹层形成；⑤短期内溃疡范围进行性增大。

研究表明，穿透性主动脉溃疡患者很少自愈，通常需要晚期手术。对于保守治疗穿透性主动脉溃疡的患者，需要严格控制血压、血脂，长期随访及适时的手术干预。

（三）腔内治疗

对于复杂型 Stanford B 型主动脉溃疡患者，应考虑行胸主动脉腔内修复术（thoracic endovascular aortic repair，TEVAR）治疗。主动脉溃疡好发于降主动脉，同时临床上大部分患者因高龄和较多合并症并不适合行传统开放手术，因此 TEVAR 成为处理主动脉溃疡最常用的治疗手段。

手术指征：①持续胸痛或复发疼痛；②血流动力学不稳定；③临界破裂（主动脉周围血肿及大量胸膜渗出）；④直径＞ 20mm 或深度＞ 10mm 的溃疡；⑤局部主动脉直径迅速扩张；⑥溃疡加大、加深或伴发的壁间血肿进展。

有研究认为，单纯性穿透性主动脉溃疡患者可选择足够覆盖主动脉溃疡的支架，尽可能使支架远端越过主动脉弯曲处，使顺应主动脉血流方向，达到垂直向下的程度。合并主动脉壁内血肿的患者，选择尽可能长的支架，保证对 IMH（主动脉壁间血肿）的压迫以及减少 IMH 周围各层动脉壁之间的矛盾运动。

【预防与调护】

1. 饮食调摄

避免多食含胆固醇较高的食物和过多的动物性脂肪，戒烟，少饮酒，饮食宜低盐，多吃水果及富含纤维食物。预防和控制动脉粥样硬化，对于主动脉溃疡的防治具有重要意义。

2. 情志调理

从中医角度讲，精神紧张、恐惧和情绪激动等情志因素，均可使脏腑功能紊乱，气血运行失调，经络瘀滞。因此保持心情舒畅、避免情绪波动对于疾病的防治有积极意义。

3. 控制血压

血压保持在正常稳定范围内，对于本病的治疗十分关键。应当注意按时服调控血压的药，控制体重，进行适当的体育锻炼。

（张玉冬）

第三节　主动脉夹层

【概述】

主动脉夹层（aortic dissection，AD）指主动脉腔内的血液从主动脉内膜损伤及撕裂处进入主动脉中膜，使中膜分离并沿主动脉长轴的方向扩展，从而造成主动脉真、假两腔分离的一种病理改变。AD 好发于胸主动脉及腹主动脉，男性较女性多见，常见于 50 ～ 70 岁人群。本病起病突然、病情严重，死亡率高，是一种致死性疾病。其临床特点为胸（背）部、腹（背）部等部位持续性剧烈疼痛，呈撕裂样或刀割样等，多伴有面色苍白、焦虑不安、四肢湿冷等休克的表现，双侧肢体血压及脉搏明显不对称。本病属中医的"厥心痛""真心痛""胸痹""痛证""血结胸"等范畴。

【病因病机】

主动脉夹层的病因尚未完全明确，可能与多种因素有关：①先天性因素：主要有马方综合征（Marfan 综合征）、埃勒斯 - 当洛综合征（Ehlers–Danlos 综合征）、洛伊迪茨综合征（Loeys–Dietz 综合征）及主动脉瓣二叶式畸形等遗传性结缔组织疾病。②后天性因素：主要有高血压、动脉粥样硬化、妊娠、外伤、感染、自身免疫性疾病、吸食成瘾性药物、医源性损伤等。

在致病因素中，高血压与 AD 的发生密切相关。我国 80% 以上的 AD 患者有高血压病史。高血压引起 AD 的机制尚未完全阐明，目前的主要研究方向有以下三方面：①血流动力学：血压增高时，血流对血管壁的横向切应力会增加，长期作用会使主动脉内膜中层的结构破坏，血压异常升高可导致主动脉壁内不同纤维成分的形态和比例发生变化，致使主动脉壁僵硬度增加，易诱发血管内膜撕裂而导致 AD 的发生。纵向切应力的增加容易使主动脉分层，使内膜结构发生破坏，从而导致该病的发生。②组织学变化：高血压时，血液中的血管紧张素水平升高，引起血管内膜病变，血管平滑肌细胞可以发生自身重建，从而适应血压的变化，主要表现为平滑肌细胞的增殖。③分子学变化：主动脉中层黏液变性、心脏搏动引起主动脉的移动、左心室射血对主动脉的应力作用等外界因素可以通过改变主动脉细胞外基质的结构和功能使内膜撕裂，从而发生 AD。

中医认为本病是因素体禀赋虚弱，饮食不节，或暴饮暴食，或过食肥甘厚味，以致痰浊内生，郁滞气血；或因忧思恼怒，损伤肝脾，肝失疏泄，气滞血瘀，脾失健运，痰湿内生，痰瘀互结；或因脏腑气血亏虚，阴虚火旺，脉络失养；若脉络瘀阻过重，瘀血停滞，气血不得循脉运行，破脉道而外溢，则气血双脱，阴阳离决。本病的基本病机不外乎虚实二端，总为虚实夹杂之证。虚者不外乎气血阴阳之不足，实者主要责之瘀、痰，部分与湿热有关。其中，痰瘀互阻是本病的核心，贯穿疾病发生、发展及演变的全过程。

【临床表现】

本病的临床表现取决于主动脉夹层的部位、范围、程度，主动脉分支受累情况，是否有主动脉瓣关闭不全、向外破溃等并发症等。

（一）临床症状

1. 疼痛

疼痛是本病最主要和突出的表现。90% 以上的患者出现突发、强烈而持续不解的前胸、胸背部、腹部或腰背部的疼痛，性质多为撕裂样、刀割样或绞榨样，放射到背部，特别在肩胛间区沿夹层方向发展引起胸、腹部和下肢疼痛，疼痛部位有助于判定病变位置。A 型 AD 疼痛多位于前胸和胸背部，B 型 AD 疼痛多位于胸背部、腹部和腰背部。1/3 ～ 1/2 患者伴有面色苍白、大汗淋漓、皮肤湿冷、四肢发凉、气促脉速的休克表现。

少数主动脉夹层患者无疼痛，如 Marfan 综合征或行激素治疗者，称为无痛性主动脉夹层。

2. 心血管表现

临床表现主要有主动脉瓣关闭不全、心肌梗死和心脏压塞。当血肿累及主动脉瓣瓣环时，可因主动脉瓣移位而出现急性主动脉瓣关闭不全，表现为心前区典型舒张期叹气样杂音，重度主动脉瓣关闭不全者可导致急性左心衰竭、呼吸困难、胸痛、咳粉红色泡沫样痰等表现；慢性期也可出现主动脉瓣关闭不全的体征，如股动脉杂音、毛细血管搏动征、点头征和股动脉枪击音等。主动脉夹层患者的近端夹层内膜破裂，下垂物遮盖冠状窦口可致心肌梗死，多数影响右冠状窦，多见下壁心肌梗死。

3. 高血压

绝大多数患者伴有高血压，可能与主动脉弓压力感受器受累释放儿茶酚胺，或肾动脉阻塞引起肾缺血导致肾素 - 血管紧张素系统激活有关。70% 的 B 型主动脉夹层患者有高血压。由心脏压塞、血胸或冠状动脉受阻等引起心肌梗死者，可出现血压下降。双侧肢体血压及脉搏明显不对称，常高度提示本病。

4. 神经系统症状

主动脉弓三大分支受累阻塞或肋间动脉 - 腰动脉阻塞，可造成脑或脊髓出血，可出现偏瘫、截瘫、肢体麻木、反射异常、意识模糊、昏迷等症状，多为一过性；部分患者可因压迫喉返神经而出现声嘶的表现，以及因压迫颈交感神经节而出现的霍纳（Horner）综合征。

5. 周围血管方面表现

肢体动脉供血受累可出现肢体急性疼痛。夹层累及腹主动脉或髂动脉可出现急性下肢缺血；夹层累及肾动脉可出现少尿、血尿、肾缺血后血压增高，甚至引起肾功能损害；夹层累及肠系膜动脉可出现腹胀、腹痛、恶心、呕吐等症状；腹腔干受累致肝缺血，可有黄疸和转氨酶升高的表现。

（二）临床分类

1. 按病程

病程在 2 周以内为急性夹层，超过 2 周的为慢性夹层。

2. 按解剖分类

De Bakey 等根据内膜撕裂口的部位和主动脉夹层波及范围，将主动脉夹层分为 3 型。

Ⅰ型：夹层裂口位于升主动脉，夹层病变两端向近、远侧扩展，近侧端累及升主动脉，远侧端累及主动脉弓，延伸至胸降主动脉、腹主动脉，甚至累及髂动脉。此型最常见。

Ⅱ型：夹层裂口位于升主动脉，扩展范围仅限于主动脉。此型在 Marfan 综合征患者中多见。

Ⅲ型：夹层裂口位于降主动脉峡部。此型又分为 2 种：Ⅲa 型，扩展范围限于胸降主动脉；Ⅲb 型，扩展范围为胸降主动脉及不同程度的腹主动脉。

斯坦福大学 Daily 等学者为适应手术需要，根据第 1 破口起始部位进行分类。

A 型：夹层内膜裂口起始于升主动脉处，相当于 De Bakey Ⅰ型和Ⅱ型。又称近端型。

B 型：夹层病变局限于腹主动脉或髂动脉，相当于 De Bakey Ⅲ型。又称远端型。

【辅助检查】

（一）影像学检查

数字减影血管造影（DSA）

DSA曾被认为是诊断主动脉夹层的"金标准"，可显示破口的位置，辨别真假腔，评估分支受累情况等。但其属于有创检查，目前主要用于腔内隔绝术中判断撕裂内膜口的位置，确定覆膜支架的位置，术后判断内漏等并发症及腔内隔绝术的即刻效果。

（二）超声检查

1. 经胸超声心动图（TTE）

TTE主要用于主动脉夹层的筛查，其直接征象为主动脉真假腔形成，二者之间见随心动周期摆动的带状回声。TTE对于Stanford A型的敏感性为78%～100%，而对Stanford B型的敏感性仅为31%～55%。

2. 经食管超声心动图（TEE）

TEE诊断主动脉夹层的敏感性和特异性分别达到94%～100%和77%～100%，不仅可以准确判断真假腔、破口位置等直接征象，还可以显示主动脉瓣反流、冠状动脉开口、心包积液和室壁运动异常等表现，有助于评估夹层并发症和整体病情。鉴别真假腔的依据是，在心脏收缩期，动脉真腔内径扩大，而假腔内血流信号少，血流速度慢，有时可见血栓形成。

3. 血管内超声（IVUS）

IVUS主要用于腔内隔绝术中内膜撕裂口的定位、真假腔的鉴别、重要分支血供的评估和术后内漏的判断等。但IVUS费用较高。

（三）计算机断层血管成像（CTA）

CTA是诊断主动脉夹层最常用、最有价值的检查方法。增强扫描可显示动脉真、假两腔和其大小，以及内脏动脉的位置，还可以了解假腔内血栓的情况。三维螺旋CT血管成像技术重建更可了解内脏受累情况。但本检查方法不能观察到内膜破口，对A型主动脉夹层的诊断不如MRI。伴有休克者不宜进行本检查。

（四）磁共振检查（MRI）

MRI具有无电离辐射、覆盖范围广、软组织分辨率高等优势，具体表现：①可主动脉全程成像，准确鉴别内膜撕裂部位、夹层范围、识别真假腔和腔内有无血栓形成等。若腔内无血流，则反映撕裂口已闭合或被血栓堵塞。②了解夹层是否波及头臂血管，以及受累范围和程度。③了解心包或胸腔积液情况。④可清晰显示主动脉弓及其主要分支，优于CT检查。⑤鉴别纵隔肿物性质。但体内有金属物者，如装有心脏起搏器、铁磁人工瓣膜、人工关节等，则不宜进行磁共振检查。

（五）胸部 X 线检查

X 线诊断主动脉夹层的符合率为 67.5%，其中 I 型和 II 型可达 70% 以上。根据 X 线图像可大致估计夹层的类型与范围。但其对主动脉夹层的诊断无特异性，无诊断价值。

（六）实验室检查

主动脉夹层发病有剧烈的应激反应和炎症反应。目前常用来辅助诊断主动脉夹层和评价其预后的标志物及实验室检查包括白细胞计数、血小板计数、血清白蛋白、D- 二聚体、基质金属蛋白酶、IL-6 和 C- 反应蛋白等。患者的 D- 二聚体快速升高时，拟诊为 AD 的可能性增大。研究表明，发病 24 小时内，当 D- 二聚体达到临界值 $500\mu g/L$ 时，其诊断急性 AD 的敏感性为 100%，特异性为 67%。故 D- 二聚体可作为急性 AD 诊断的排除指标。但 D- 二聚体阴性也不能排除主动脉溃疡或壁间血肿的可能。因为上述指标可见于大部分具有类似炎症和应激反应的临床症候群，所以诊断缺乏特异性。临床可应用特异性单克隆抗体测量血清中平滑肌球蛋白重链的含量，其正常值为 0.9mg/mL，如发病 24 小时内含量 > 7mg/mL，即提示主动脉夹层的存在。

（七）心电图检查

心电图有助于了解心脏情况，鉴别最常见的心肌梗死。心电图无急性损伤改变，血浆心脏酶学正常，则支持主动脉夹层的诊断；若夹层阻塞 1 支冠脉，则可能无法鉴别，因患者可出现心肌梗死的症状。

【诊断标准】

主动脉夹层临床表现复杂，几乎累及全身各个系统，如出现下述表现，则高度怀疑主动脉夹层的可能。①持续性剧烈胸痛、腹痛，起病急骤；②虽有胸痛、腹痛，并出现休克征象，但血压轻度降低或不降，甚至反而升高；③突然出现主动脉关闭不全体征，或心衰进行性加重；④胸骨上窝、腹部触及搏动性肿块；⑤两侧肱动脉、股动脉搏动强弱不一，甚至出现无脉症；⑥症状酷似急性心肌梗死，而无心电图特征性改变；⑦胸痛伴神经系统症状，如晕厥、偏瘫及老年人突然出现意识障碍等。如出现上述表现，需要及时行影像学检查。

对于急性胸痛的患者，2010 年美国心脏病协会（american heart association，AHA）指南中提出疑似主动脉夹层的高危易感因素、胸痛特征和体征（表 9-1）。国际主动脉夹层注册数据库研究基于上述高危因素提出主动脉夹层危险评分，根据患者符合的危险因素分类（高危易感因素、高位疼痛特征及高位体征）的类别数相应计 0 ~ 3 分（0 分为低危，1 分为中危，≥ 2 分为高危），该评分 ≥ 1 分诊断 AD 的敏感性达 95.7%。因此，对存在上述高危病史、症状及体征的初诊患者，医生应考虑主动脉夹层可能并安排合理的辅助检查以明确诊断。基于患者入院时的病史询问、体格检查对疾病的确诊极为重要。

表 9-1　主动脉夹层的高危病史、症状及体征

高危病史	高危胸痛症状	高危体征
1. Marfan综合征等结缔组织病	1. 突发疼痛	1. 动脉搏动消失或无脉
2. 主动脉疾病家族史	2. 剧烈疼痛，难以忍受	2. 四肢血压差异明显
3. 已知的主动脉瓣疾病	3. 撕裂样、刀割样尖锐痛	3. 局灶性神经功能丧失
4. 已知的胸主动脉瘤	4. 新发主动脉瓣杂音	4. 低血压或休克
5. 曾行主动脉介入或外科操作		

【鉴别诊断】

（一）急性心肌梗死

在 60 岁之前，男性患病率远高于女性，而在 60 岁之后则相反，冬春季高发，患者一般有动脉粥样硬化病史。临床表现最常见疼痛，但其疼痛症状为胸骨后或心前区剧烈的压榨性疼痛，并向左上臂、颈或颌部放射，持续时间 10 ~ 20 分钟，休息或服用硝酸甘油难以缓解，常伴有烦躁不安、出汗、恐惧，甚至濒死感。可见心肌损伤标志物（肌钙蛋白1、肌红蛋白等）升高，心电图可呈特征性动态演变。

（二）主动脉瘤

好发于 50 ~ 70 岁男性，多有高血压病史。主动脉瘤仅表现为主动脉单纯瘤样扩张，其内膜无撕裂的内膜回声。如主动脉夹层假腔中充满血栓，并与撕裂的内膜融为一体时，其声像图与单纯主动脉瘤伴附壁血栓形成类似，应注意鉴别。主动脉瘤伴血栓形成时，钙化的内膜无中心移位，位于血栓的基底部。

（三）主动脉壁内血肿

主动脉壁内血肿定义为主动脉壁内局限性血肿。主动脉内无撕裂内膜存在。主动脉壁局限性增厚是主动脉壁内血肿的最具有特征性的改变，典型的血管壁增厚分布呈新月形，少数也可呈不对称环形增厚。主动脉壁呈现不均匀的多层回声或分层现象。

（四）假性动脉瘤

假性动脉瘤表现为主动脉壁连续性中断。动脉壁中断常发生在动脉壁全层，破口局限，其残端短小，不随血管舒缩活动。假性动脉瘤病变范围较局限。

（五）急性心包炎

多见于成年男性，发病年龄通常在 20 ~ 50 岁。急性非特异性心包炎可有较剧烈而持久的心前区疼痛，心包炎的疼痛与发热同时出现，且呼吸和咳嗽时加重，早期即有心包摩擦音，可见心包积液。心电图表现为广泛导联 ST 段抬高。

（六）急腹症

急性胰腺炎、消化性溃疡穿孔、急性胆囊炎、胆石症等急腹症均可以表现为上腹部疼痛，可伴有休克。通过询问病史、体格检查、影像学检查可协助诊断。

（七）急性肺动脉栓塞

患者常见的症状为呼吸困难、胸痛、咯血、咳嗽、晕厥，疼痛类似心绞痛发作，常伴发绀、肺动脉瓣区第二心音亢进、颈静脉充盈、肝大、下肢水肿等右心负荷增加的表现。实验室检查也可见 D-二聚体升高。肺动脉 CTA 检查对急性肺动脉栓塞的诊断价值较大，还需根据患者临床表现、胸部影像学检查、心电图、动脉血气分析等进行鉴别。

（八）其他疾病

如主动脉窦瘤破裂入心腔、瓣膜病、下肢动脉急性闭塞症、张力性气胸、纵隔肿瘤等，也应注意与本病相鉴别。

【治疗】

主动脉夹层为临床灾难性的危急重症，死亡率极高，如不紧急处理，大约 3% 的病例可致猝死，两天内死亡率占 37%～50%，甚至可达 72%，1 周内死亡率 60%～70%，甚至可达 91%。对于 Stanford A 型主动脉夹层，一经确诊均应积极手术治疗，最先进的手术方式已超出血管外科范畴，此处不再赘述。本章主要对 Stanford B 型主动脉夹层治疗进行论述。治疗主要有药物治疗、介入治疗及手术治疗。

（一）一般治疗

严密监测血流动力学指标，包括血压、心率、心律及出入液量平衡；凡有心衰或低血压者，还应监测中心静脉压、肺毛细血管嵌压和心排出量；有条件者立即入住 ICU 或 CCU 病房，绝对卧床休息，有效吸氧，强效镇静与镇痛，必要时静脉注射较大剂量吗啡或冬眠治疗等，忌用抗凝或溶栓治疗。

（二）药物治疗

一旦疑为本病，应分秒必争地明确诊断和治疗。不论何型的主动脉夹层均应首先开展药物治疗，以控制疼痛、降低血压及心室收缩率，防止夹层进一步扩展或破裂及其他一些严重并发症的发生。

1. 镇痛药物

对于持续性疼痛患者，及时使用阿片类药物。根据患者的疼痛程度及体重，选用布桂嗪（强痛定）、哌替啶（杜冷丁）或吗啡，一般哌替啶 100mg 或吗啡 5～10mg 静脉注射效果好，必要时可每 6～8 小时 1 次。

2. 控制血压及心率药物

首选静脉注射 β 受体阻滞剂，因为其能有效抑制心肌收缩力，可以降低心室内压变化速率，亦有利于恢复受损的神经调节功能，确保血压处于稳定状态。如兼具 α 和 β 受体阻滞作用的拉贝洛尔，可同时降低血压和控制血压波动；对于有支气管痉挛或慢性阻塞性肺疾病的患者，心脏特异性的 β 受体阻滞剂，如阿替洛尔或美托洛尔，可能更合适。其中，美托洛尔是一种相对选择性受体阻滞剂，可以发挥降低心率及心肌收缩力的功能，在一定程度上减少运动状态下心率及血压升高的情况。为快速降低血压波动，静脉滴注 β 受体阻滞剂的剂量可以逐渐增加，直到出现有效的 β 受体阻滞的证据，β 受体阻滞通常表现为心率 60 ～ 80 次 / 分。

为了快速降低动脉血压，直接血管扩张剂硝普钠非常有效，应该在达到 β 受体阻滞剂效果后应用。如果患者对受体阻滞剂有禁忌证，可选择钙离子拮抗剂控制血压。

（三）手术治疗

Stanford B 型主动脉夹层的手术方法很多，一些是主动脉病变修复技术，另一些则为解决主动脉夹层所致的缺血并发症，这些方法可以单独应用，也可以合并使用。

Stanford B 型主动脉夹层急性期的手术指征：①夹层破裂出血；②进行性血胸或纵隔增宽，以及严重的内脏或肢体缺血；③无法控制的疼痛；④接受正确的药物治疗后，夹层分离进行性扩展；⑤大剂量药物治疗不能控制血压；⑥主动脉最大管径大于 5.5cm；⑦主动脉夹层的迅速增大（＞ 10 毫米 / 年）；⑧内膜撕裂的持续开放；⑨ Marfan 综合征或其他结缔组织病患者；⑩长期进行糖皮质激素治疗的患者；⑪主动脉峡部缩窄或异位左锁骨下动脉者。慢性期手术指征为夹层动脉瘤形成（直径＞ 5cm），以及内脏、下肢动脉严重缺血者。

1. 人造血管置换术

主动脉置换术适用于急性 Stanford B 型主动脉夹层，目标包括：①切除病变最严重、风险最大的主动脉段；②夹闭夹层远端出口；③重建远端主动脉及分支血流。降主动脉上段是最常见的置换部位。降主动脉下端伴有扩张性动脉瘤的患者需要置换胸主动脉全程。如果夹层远端吻合口重建于膈肌水平，就需要行胸腹联合切口。急性期夹层不适合行全胸腹主动脉置换。对于慢性期主动脉夹层，可采用 Crawford 技术置换胸腹主动脉，以预防 Crawford Ⅰ 型和Ⅱ型胸腹主动脉瘤的形成。如夹层累及主动脉分支血管，可行局部主动脉置换术。不但可以预防主动脉的扩张、破裂，而且可以重建受累主动脉分支的动脉血供。

2. 胸主动脉夹闭术

胸主动脉夹闭术由 Carpentier 提出，适用于 Stanford B 型主动脉夹层。主要包括两个阶段：第 1 阶段将人造血管移植物送入胸腹正中切口，行升主动脉和腹主动脉旁路术；第 2 阶段是自左侧锁骨下动脉远端，阻断主动脉。由于腹主动脉反流血促使夹层的真腔和假腔的贴合，降主动脉近端，包括入口和夹层主动脉的近端，被形成的血栓所阻断，理论上对脊髓血供的影响很小。

3."象鼻"技术

"象鼻"技术适用于合并主动脉根部病变、升主动脉病变或需要外科治疗干预的心脏疾病（如先心病、心瓣膜病、冠心病等）的 Stanford B 型 AD 患者，以及锚定区不足且能耐受开放性手术的 Stanford B 型 AD 患者，也用于遗传性结缔组织疾病导致的 Standford B 型 AD 的治疗。

4. 夹层开窗术

开窗术的原理在于使假腔获得一个足够大的流出道连通真腔。一般的方法是使夹层累及的主动脉显露，控制，切开，切除主动脉的夹层部分隔膜，缝合远端假腔，使假腔血流重新流入真腔，从而降低近端血流的压力，恢复血流，减少破裂。其价值在于通过重建侧支和主动脉远端分支血流，解决缺血并发症。本术式不适用于降主动脉夹层伴动脉瘤形成者。

5. 血管架桥术

血管架桥术主要应用于上述手术后，内脏和下肢血供仍未改善，或者是高危伴腹主动脉夹层的患者。本法包括 3 类术式：一是从夹层分离近端的锁骨下动脉、腋动脉，甚至升主动脉，架桥至远端缺血的内脏和下肢动脉；二是从血供未受夹层影响的髂 – 股或内脏动脉架桥至缺血的内脏和下肢动脉，如股 – 股转流、脾 – 肾转流、肠系膜上 – 肾动脉旁路等；三是升主动脉 – 腹主动脉人造血管转流。

（四）介入治疗（腔内治疗）

TEVAR 治疗是以覆膜支架封闭原发内膜破口，扩张真腔，压缩假腔，促进假腔血栓化及主动脉重构，防止夹层破裂，改善远端缺血。借助微创和影像辅助引导的再灌注技术，TEVAR 已经基本取代传统开放手术治疗，成为 Standford B 型主动脉夹层的首选治疗方案。

适应证：①夹层破裂或具有破裂倾向；②器官缺血，包括肾脏、肠系膜及四肢；③持续或反复发作的胸痛；④难以控制的高血压；⑤急性 AD 主动脉直径 > 4cm，或假腔直径 > 2.2cm；⑥慢性无症状的夹层主动脉扩张，直径 > 5cm，或直径增大超过 0.5cm 6 个月。

影像学适应证：①锚定区长度 ≥ 1.5cm，且锚定区正常主动脉直径 ≤ 38cm；②髂 – 股动脉无高度扭曲或弥漫狭窄，股动脉直径大于支架输送系统直径；③腹腔主要分支起自假腔时，附近须存在较大再破口；④支架远端锚定区内膜片要完整。

禁忌证包括绝对禁忌证和相对禁忌证。对器件材料过敏是绝对禁忌证。相对禁忌证包括：①近端锚定区小于 1.5cm，且椎动脉为左优势型；②支架远端内膜片不完整；③腹部主要血管分支完全由假腔供血，附近无较大再破口；④原发破口位于腹主动脉；⑤夹层破口位于降主动脉远段，支架置入术存在截瘫的可能，要慎重。

1. 主动脉开窗技术

按照主动脉弓上分支血管开口的位置，分别在覆膜支架相应位置开"窗口"，使得"窗口"准确对应分支血管开口，从而达到隔绝夹层的同时保留分支血管的目的。尤其适用于主动脉夹层并发内脏或下肢缺血的情况。

2. 烟囱技术

腔内治疗过程中，因支架锚定区不足而有意或不慎覆盖重要分支血管，如左锁骨下动脉等，在被覆盖的重要分支血管和主动脉支架之间使用裸支架或覆膜支架并排锚定，达到保全或挽救分支血管的目的。

3. "两段式"覆膜支架置入术

通过先后植入两枚覆膜支架，应用两枚不同长度支架的组合，延长支架长度覆盖更多的 AD 破口，有助于提高 TEVAR 术后的远期效果。

4. 分支支架技术

将分支支架与覆膜支架主体预先缝合，通过分支动脉预置导丝，引导分支动脉移植物进入主动脉弓分支动脉，从而将累及主动脉上分支的夹层完全隔绝。

5. 豁口技术

将支架型血管末端做成"豁口"形，将其朝向重要的分支血管，保证分支血管通畅。

6. 多层裸支架技术

多层裸支架网孔可以调控改变进入夹层假腔内的血流动力学，将层流变为湍流，从而促进血栓形成，而分支血管内的层流方式不变从而保持通畅。

（五）腔内隔绝术后并发症

1. 内漏

内漏指腔内修复术后，从各种途径持续有血液灌注假腔的现象。内漏的最大危害在于可以导致假腔持续增大甚至破裂。内漏也是腔内修复术后最常见的并发症。综合文献，其发病率为 5%～30%。相关危险因素包括：①移植物植入的个数较多；②覆盖血管的长度较长；③原发裂口距左锁骨下动脉开口的距离较近，近端锚定区较短等。

（1）Ⅰ型内漏：附着点内漏，指主动脉血流从支架附着位点持续流入假腔。在 TEVAR 各种内漏中，Ⅰ型内漏最常见，其又可分为近端内漏（ⅠA 型）和远端内漏（ⅠB 型）。Ⅰ型内漏产生的主要原因是腔内移植物与近端或远端锚定区主动脉壁贴合不紧密。Ⅰ型内漏危害大，可能导致术后早期夹层动脉瘤破裂这一灾难性的后果。因此，对于Ⅰ型内漏必须积极处理：①保证锚定区条件，其含义不仅仅指锚定区的长度，更主要的是锚定区的构形。如果术前影像学评估锚定区条件不佳，则应考虑通过封闭左锁骨下动脉甚至左颈总动脉扩展锚定区，术前提前做好这些动脉的颅外转流重建手术。

②Ⅰ型内漏主要通过腔内的方法处理。移植物释放后，术中造影或术后随访发现存在近端内漏，可通过再植入一枚支架或加袖套状移植物（cuff）等方法改善移植物或锚定区的构形，使两者紧密贴合。也可用球囊扩张的方法，使移植物和动脉壁贴合紧密，或通过螺圈栓塞的方法，封闭漏口。

（2）Ⅱ型内漏：来自分支动脉的反流。Ⅱ型内漏一般不积极处理。来自肋间动脉的反流一般无不良后果，而且一期行栓塞治疗可能增加脊髓缺血的风险。腹腔分支动脉的反流在技术上较难消除，一般也不予处理。来自左锁骨下动脉的反流可由移植物覆盖左锁骨下动脉引起，可行经左锁骨下动脉栓塞治疗，也可植入封堵器治疗。由于 TEVAR 术后，假腔内的血流量减少，患者的血压及血流速率随之降低，假腔内可自发形成血栓。故一些患者的Ⅱ型内漏常自行封闭，给予密切观察即可。

（3）Ⅲ型内漏：由移植物破损引起，包括覆膜撕裂和骨架折断，移植物之间重叠部分密封不良或脱节也可导致Ⅲ型内漏。Ⅲ型内漏一般不会自行封闭，一旦出现，应积极干预，可通过再植入一枚支架来封闭内漏，复杂的病例可转为开放手术。

（4）Ⅳ型内漏：与移植物材料的高通透性和多孔性有关，血液通过移植物上的网眼进入假腔。随着移植物材料的改进，近年来，Ⅳ型内漏的发生很少见，若出现也常是一过性的，持续时间小于 24 小时。

2. 远端裂口反流

远端裂口未予封闭是一个长期备受关注的问题。主动脉夹层由急性期转入慢性期，常常出现一个或多个远端裂口。这些远端裂口可能位于降主动脉、腹主动脉或髂动脉。多数病例其远端裂口紧靠内脏动脉的开口，不可能用腔内移植物进行封闭。故目前除位于降主动脉的远端裂口，一般都不予处理。若在随访中发现假腔持续增大，则有必要进行干预。关于处理远端裂口的方法，如果离内脏动脉分支有一定距离，可采用腔内治疗；如果累及内脏动脉，可考虑人工血管置换，或者先将内脏动脉转流再行腔内修复术。

3. 脊髓缺血

脊髓缺血是降主动脉腔内修复术后神经系统的一个严重并发症，可表现为下肢轻瘫或截瘫。文献报道，脊髓缺血的发生率为 0～15%，其中，截瘫的发病率为 0.8%～3.6%。为减少并发症的发生，围手术期应密切监测患者的平均动脉压（mean arterial pressure，MAP）。若 MAP 低于 70mmHg，则有发生脊髓缺血的风险，因此必须维持 MAP 不低于 90mmHg。事实证明，通过升高血压来提高脊髓灌注压从而缓解脊髓缺血是有效的，且单纯使用升高血压的方法就可以恢复神经系统的功能。因此，对于所有接受 TEVAR 的患者，术后都应早期积极地升高血压，来预防脊髓缺血。另外，脑脊液外引流（CSFD）通过降低脊髓内压可以增加脊髓灌注。对于可能发生脊髓缺血损伤的高危患者，可常规行 CSFD，增加脊髓血流灌注来预防这一并发症的发生。此外，行

TEVAR 术时，覆膜移植物尽量不要覆盖胸椎 $T_9 \sim T_{12}$ 节段。如果必须覆盖降主动脉远端，则应使用裸支架，以避免封闭肋间动脉。

4. 脑卒中

脑卒中是主动脉弓部腔内修复术后的一个严重的神经系统并发症，也是 TEVAR 术后患者死亡的主要原因之一。文献报道，其发生率为 2.3% ~ 8.2%。为避免栓子脱落造成脑栓塞，术前应通过影像学检查严格筛选患者。在腔内操作术中可通过在主动脉分支处置放滤网，防止脱落的斑块栓塞脑血管。尽量缩短手术时间，减少术中低血压时间。

5. 再发 A 型主动脉夹层

B 型主动脉夹层腔内修复术后，夹层逆行撕裂累及升主动脉，即再发 A 型主动脉夹层，是最严重的术后并发症，可能会导致动脉破裂、心脏压塞等，从而导致患者死亡。文献报道，其发生率为 1.4% ~ 20%，既可发生在住院期间，也可发生在术后远期。为了避免这一严重并发症，第一，我们应该严格地筛选患者和选择器械。第二，要改进移植物系统的设计，尤其应该设计专门适用于主动脉夹层的移植物。第三，移植物的直径不应过大。有文献认为，移植物直径超过近端锚定区血管直径的 10% 足以保证充分地封闭和锚定，如果支架的直径超过血管直径的 20%，则有潜在的内膜损伤和撕裂的风险。第四，不应该过分强调完美地腔内操作。腔内操作中，轻柔才是最重要的。第五，移植物近端最好锚定于未受累的动脉壁，如必须锚定于受累动脉壁，则要避免球囊扩张。一旦发生此并发症，应急诊手术，行升主动脉 + 主动脉弓（或半弓）置换。

6. 急性肾衰竭

急性肾衰竭的发生率为 2.8% ~ 13%。严重的肾功能不全可行透析治疗。

7. 左上肢缺血

左上肢缺血多由移植物覆盖左锁骨下动脉引起。左锁骨下动脉被封闭后，侧支循环足以为左上肢供血。少数患者可出现左上肢缺血的症状，发生率为 0 ~ 35%。常为一过性，表现为无力、发冷、感觉异常等。症状严重者可行左锁骨下动脉重建术。

8. 移植物及操作相关并发症

（1）移植物塌陷：移植物塌陷是一种非常少见的并发症。其与移植物置放的位置有关，置放于主动脉弓成角较急部位的移植物较容易塌陷。

（2）移植物感染：TEVAR 后移植物感染较少见，但死亡率较高。本症多发生于术后一年内，与术前的菌血症和入路部位感染有关。一旦发生，应手术清除感染的移植物。为避免此并发症，可在术前预防性使用抗生素。

（3）移植物移位：移植物移位的发生率为 0 ~ 30%，这与移植物口径过小有关。可通过再次植入移植物的方法予以校正。

腔内修复术虽然有一些并发症，甚至有些是致命的，但它仍然是一种很有价值的治疗方法。相信随着移植物的改进和腔内技术的成熟，术后并发症会越来越少，这种技术也一定会得到越来越广泛的应用。

【预防与调护】

1. 控制血压

造成夹层的先决条件为动脉壁缺陷，年长者以中层肌肉退行性病变为主，年轻者则以弹性纤维的缺少为主。高血压并非引起囊性中层坏死的原因，但可以促进其发展。因此，需要将血压控制在正常范围内，每天应至少测量 2 次血压，避免饮食过咸，保持情绪稳定。

2. 保持大便通畅，避免重体力劳动

患者在用力排便、干重活、蹲位站起时，因血压骤然升高，强大的压力施加于已有中层退行性病变的主动脉，在血流动力学作用下，主动脉内膜撕裂形成夹层血肿。对于高危患者，应要求多吃富含粗纤维的食物，保持大便通畅，避免用力排便，避免蹲位和从事重体力活动。

3. 预防动脉硬化

限制动物脂肪摄入，限制高胆固醇食物摄入；同时，戒烟、戒酒对防治动脉硬化有一定的好处。

4. 发现先兆应立即就诊

有高血压的患者一旦出现胸背部剧烈疼痛，而一般常规止痛措施无效，应立即到医院进行检查并积极治疗。

（张玉冬）

第十章

肢体动脉闭塞性疾病

第一节　血栓闭塞性脉管炎

【概述】

血栓闭塞性脉管炎（thromboangitis obliterans，buerger disease，TAO）是一种累及血管的炎症性、节段性、周期发作的慢性闭塞性疾病，主要侵袭四肢中小动静脉，以下肢血管为主，少数病例病变可累及心、脑、肾、肠等脏器血管，好发于青壮年男性。我国各地均有发病，北方较南方多见，是临床上较为常见的周围血管疾病。其临床特点为肢体先有发凉、怕冷、麻木、间跛、皮肤营养障碍，严重时肢端剧痛，形成溃疡、坏疽。本病属中医的"脱疽""脉痹"范畴。

【病因病机】

血栓闭塞性脉管炎的病因尚未完全明确，可能与多种因素有关，可归纳为两方面：①外源性因素：主要有吸烟、寒冷与潮湿的生活环境、营养不良、损伤和感染。②自身免疫功能紊乱、血液高凝状态、性激素和前列腺素失调、遗传因素以及血管神经调节障碍。上述因素中，吸烟与血栓闭塞性脉管炎的关系极为密切，大多数患者有吸烟史。吸烟可促使症状发作，病情加剧，戒烟后病情可以缓解，再度吸烟后又能加剧。西医认为，吸烟是自身免疫紊乱的重要启动因素，烟草可导致易感者体内自身抗原的产生，激发机体的体液免疫和细胞免疫反应。动物实验证实，用烟草浸出液给动物注射，可使实验动物致敏，发生变态反应，肢体坏疽发生率为33%。这些现象都提供了吸烟与血栓闭塞性脉管炎有密切关系的依据。吸烟与本病的发病机制虽尚未完全阐明，但烟碱能促使血管痉挛和损伤内皮细胞则是比较明确的。

中医认为该病与脏腑、经络和营卫气血关系密切。本病因感受寒湿，寒邪客于经脉，寒凝血瘀，气血不行，壅遏不通。或因情志内伤，饮食失节，虚损劳伤以致脏腑功能失调，心阳不足，心血耗伤，血脉运行不畅；肾水亏损，心火偏亢，则心肾失调，致元气大亏，气血运行不畅；脾肾阳虚，运化失司，不能散精于血脉；肝气郁结，不得疏泄，久则营卫气血运行失调，气滞血瘀，经脉瘀阻，气血不达四末而发生本病。脏腑功能失调，经络气血功能紊乱，血脉痹阻，是发病的内因，起主导作用，但吸烟、寒冻、外伤等外在因素也不应忽视，它可促使机体的抗病能力降低，从而内外合邪，诱发本病。

【临床表现】

血栓闭塞性脉管炎的起病隐袭，进展缓慢，常呈周期性发作，往往经过较长时间后症状逐渐加重。血栓闭塞性脉管炎引起的病理生理改变，可以归纳为中、小血管炎症所产生的局部影响和动脉阻塞引起的供血不足。由此引起的临床表现的减轻或加重取决于肢体的缺血程度，而缺血程度又取决于动脉阻塞的快慢、部位、程度、范围和侧支循环建立的状况。

（一）感觉和色泽改变

患肢发凉、怕冷，对外界寒冷刺激十分敏感。这是常有的早期症状，随着病情的发展，发凉的程度也随之加重。患肢（趾、指）末梢神经受缺血影响，可出现胖胀感、针刺感、奇痒感、麻木感、烧灼感等异常感觉。因动脉缺血，皮肤呈苍白色。若伴有浅层血管张力减低、皮肤变薄者，皮肤在苍白的基础上，可出现潮红或发绀，当肢体下垂时更为明显。

（二）疼痛

疼痛是最突出的症状。早期因血管壁炎症和周围组织的末梢神经受到刺激引起，一般并不严重。以后因动脉阻塞造成缺血性疼痛，其程度不等，轻者休息后可消失或减轻，行走或活动后，疼痛复现或加重，称为间歇性跛行。间歇性跛行分两种，动脉病变在腘动脉远端，因足缺血而引起的称足间歇性跛行，足底比足背明显；如果病变向近侧扩展，侵犯腘动脉及其近端，所引起的是小腿间歇性跛行。随着病情进展，行走距离越来越短，被迫停走和休息的时间却越来越长。

病情继续发展，尤其是引起缺血性神经炎后，疼痛剧烈而持续，常于夜间加重，此为静息痛。患者常屈膝抱足而坐，企图借轻微的静脉充血来增加缺血肢体的供氧量，以求减轻症状。情绪刺激和寒冷均可影响血管的舒缩反应，加剧疼痛。当缺血肢体并发溃疡而继发感染后，更加重疼痛的程度。

（三）游走性血栓性浅静脉炎

约50%的患者早期或整个病程中可反复出现游走性血栓性浅静脉炎，多位于足背和小腿的浅静脉，少数患者可延及大腿，一段或数段浅静脉可同时受累，长短不一，一次发作的持续时间为1～3周，炎症消退后往往残留色素沉着。

（四）动脉搏动

患肢的足背动脉、胫后动脉、尺动脉、桡动脉搏动常常减弱或消失。

（五）营养障碍性变化

肢体因缺血引起的营养障碍表现包括：皮肤干燥、脱屑、皲裂、出汗减少或停止；趾背、足背及小腿汗毛脱落，趾（指）甲增厚、干燥、变形、生长缓慢或停止；小腿肌肉松弛、萎缩；趾、指皱缩、变细。

肢体严重缺血，最终发生溃疡和坏疽。溃疡和坏疽可以自发地形成，但更为常见的原因是热疗、药物刺激、损伤、拔甲等诱发。溃疡和坏疽好发于肢体远侧，趾（指）端或足跟。溃疡边缘常呈锯齿状，底部为灰白色肉芽组织，挤压不易出血。坏疽多为干性，若发生感染可转变为湿性。

为了便于掌握临床诊断和辨别病情的轻重，根据发病过程，我国目前多采用Ⅲ期三级的临床分期方法。

第Ⅰ期——局部缺血期：患肢发凉、怕冷、麻木、酸胀、沉重，走路时足及小腿有酸胀及疲累感，足底硬胀不适，耐寒能力降低，冬季症状加重。此后，常出现间歇性跛行，行走一段距离后，患者小腿（腓肠肌）和足掌部发生酸痛、胀痛或抽痛，被迫稍停顿或休息2～5分钟，则症状迅速缓解消失，如再行走，患肢仍出现同样症状。部分患者的小腿、足部和股部常反复发作游走性血栓性浅静脉炎。这些早期症状，对临床诊断具有重要意义。检查患肢皮肤温度稍低，色泽较苍白，泛红试验阳性，末梢动脉搏动减弱或消失，肢体抬高试验（伯格征）阳性。

第Ⅱ期——营养障碍期：患肢发凉、怕冷、麻木、疼痛和间歇性跛行加重，有静息痛，夜间疼痛剧烈，患者常屈膝抱足而坐，彻夜难眠。足部皮肤营养障碍，表现为皮色苍白、潮红、紫红或青紫，足汗减少或无汗出，趾甲生长缓慢、增厚、干燥、变形，皮肤干燥、脱屑、萎缩、皲裂，弹性降低，汗毛脱落、稀疏，常有小腿肌肉萎缩。营养障碍严重者，可出现缺血性神经炎，有触电样或针刺样疼痛，以及感觉障碍。此时，患肢动脉呈器质性改变，动脉搏动消失。

第Ⅲ期——坏死期：患肢由于严重血液循环障碍，趾部或足部发生溃疡或坏疽，多首先发生在踇趾和小趾，常由趾端开始，逐渐向上发展，可累及其余足趾，但大多数局限在前足趾或足部其他部位，蔓延累及踝关节、足跟和小腿者很少见。单独足跟部、足背部发生溃烂坏疽者，多由外伤或皮肤干裂继发感染引起。肢体溃烂后，疼痛剧烈难忍，可伴有发热，意识模糊，胃纳减退，患者身体日渐衰弱，消瘦无力，可发生严重贫血和低血钾，但发生败血症者很少见。坏疽的足趾脱落后，容易发生骨残端骨髓炎或坏死组织存留，常遗留溃疡面经久不易愈合。

根据肢体坏疽和溃疡的程度和范围，可分为3级。

1级坏疽：坏疽仅限于跖趾或掌指关节远端。

2级坏疽：坏疽扩延到跖趾关节。

3级坏疽：坏疽扩延至足背、踝或腕关节以上部位。

血栓闭塞性脉管炎发生的坏疽大多数是干性坏疽，可因继发感染而形成湿性坏疽。当肢体严重血液循环障碍时，轻微损伤如修剪趾甲等，即可引起感染，发生溃疡或坏疽。肢体局部出现固定性严重疼痛，常是发生坏疽的先兆。坏疽和溃疡可同时存在，而溃疡常可促进坏疽的发展、加重。干性坏疽与湿性坏疽的区别如下。

干性坏疽：当肢体动脉闭塞后，患部无动脉血液供应，局部组织水分蒸发，吸收，逐渐干枯，皮肤皱缩，最后发硬，干黑坏疽。坏死组织与健康组织之间形成明显的分界线。由于坏死组织刺激，分界线处有炎症性渗出物，健康组织逐渐长出新鲜肉芽，并连同上皮组织生长爬行而向远端推进，但局部感染不明显，无发红、肿胀，多无全身症状。如时间长久，坏死组织与健康组织可以完全分离，甚至坏死组织自行脱落。

湿性坏疽：当肢体动脉闭塞后，由于患者常将肢体下垂以缓解疼痛，静脉回流受阻，肢体肿胀，细菌繁殖而感染严重，局部组织溃烂发黑，有大量腐败组织和脓液，有恶臭，四周组织暗红、灼热，无分界线形成，坏疽常向上蔓延、发展。全身症状严重，表现热毒炽盛，可有高热，意识模糊，舌苔黄黑干燥而起芒刺，舌质红绛等。

王嘉桔根据病变类型提出以下分期方法：

1. 稳定期

患肢畏寒、发凉、麻木和间歇性跛行，近期内没有进行性加重；溃疡边缘清楚，近期内未见恶化，或有好转趋势；足部感染控制，坏死组织分界线清楚；近期内肢体血流图和血流量检查提示血液循环改善。有关免疫学和血液学检查多属正常。

2. 活动期

肢体出现游走性血栓性浅静脉炎；肢体血液循环明显恶化，或有严重恶化趋势，如畏寒、皮色苍白或紫绀加重，间歇性跛行距离缩短；近期行走痛和静止痛明显加重；皮肤出现瘀血斑点；肢体有坏死倾向，或有进行性坏死；溃疡扩大，边界不清楚；肢体血流图和血流量检查提示有进行性恶化。有关免疫学和血液学检查阳性率可能明显增高。

3. 迁延期

肢体游走性血栓性浅静脉炎基本消失，或有轻度的反复；其他表现处于上述两型间。

4. 严重坏疽感染期

肢体坏疽范围多在趾跖关节以上，发生大面积湿性坏疽和严重感染，出现高热、剧痛、脉快、脱水、贫血、衰竭等全身毒血症表现。血液学检查可见贫血、白细胞增多。

国外一般采用 Fontaine 临床分期法。

第 I 期：患肢无明显临床症状，或仅有麻木、发凉等自觉症状，检查发现患肢皮肤温度较低，色泽较苍白，足背和（或）胫后动脉搏动减弱，踝肱指数 < 0.9，患肢已有局限性的动脉狭窄病变。

第 II 期：患肢活动后出现间歇性跛行。患肢皮温降低，色泽苍白更为明显，可出现皮肤干燥、脱屑、趾（指）甲变形、小腿肌肉萎缩等现象。足背（或）胫后动脉搏动消失。下肢动脉狭窄的程度和范围较 I 期严重，肢体依靠侧支代偿而保持存活。

第 III 期：缺血性静息痛。疼痛剧烈且为持续性，夜间尤甚，迫使患者屈膝抱足而坐，或下垂肢体以求减轻疼痛。皮色潮红或紫绀。动脉狭窄、闭塞程度重，侧支循环的血流量低于静息时组织代谢的需要，组织濒临坏死。

第 IV 期：肢体变黑、干瘪、坏疽或缺血性溃疡。踝肱指数 < 0.3。侧支循环的血流量已经不能维持组织存活。

【辅助检查】

（一）一般检查

一般检查包括跛行距离和跛行时间测定、皮肤温度测定、肢体抬高试验、艾伦（Allen）试验、静脉丛压迫充盈时间测定和解张试验等。解张试验：做蛛网膜下腔或硬膜外腔阻滞麻醉，然后在下肢同一位置，对比阻滞前后的温度变化。阻滞麻醉后皮肤温度升高越明显，动脉痉挛因素所占比重越高。如果没有改变，说明病变动脉已处于严重狭窄或完全闭塞。

（二）特殊检查

1. 辅助检查

辅助检查包括肢体血流图检查、超声多普勒检查、踝肱指数和节段动脉压测定、动脉减影血管造影（DSA）、CT 动脉造影、红外线热像仪等。应用热像仪可以正确地比较两个相应部位的温度差。肢体热图像显示缺血部位辉度较暗，出现异常的冷区。红外热像仪不仅比皮肤测温计所测定的范围广，而且显示的图像有利于观察和对比。

2. 血液化验检查

血栓闭塞性脉管炎患者在病变活动期的血液流变学检查常有血液黏度、血小板黏附和聚集性、纤维蛋白原等异常；血液凝固学检查可有纤溶酶原活性、抗凝血酶 III（AT-III），6- 酮 -PGF1α / TXB2 比值异常；T 淋巴细胞亚群、免疫球蛋白、抗动脉抗体和免疫复合物等检测有阳性发现，对诊断和病情分析有重要意义。

【诊断标准】

1995 年，中国中西医结合学会周围血管疾病专业委员会修订的血栓闭塞性脉管炎的诊断标准如下。

1. 几乎全为男性，发病年龄为 20 ～ 40 岁。

2. 有慢性肢体动脉缺血表现：麻木、怕冷、间歇性跛行、瘀血、营养障碍改变等，常累及下肢，上肢发病者少。

3. 40% ～ 60% 有游走性血栓性浅静脉炎病史和体征。

4. 各种检查证明，肢体动脉闭塞、狭窄的位置多在腘动脉及其远端动脉（常累及肢体中小动脉）。

5. 几乎全有吸烟史，或有受寒冻史。

6. 排除肢体动脉硬化性闭塞症、糖尿病坏疽、大动脉炎、肢体动脉栓塞症、雷诺病、外伤性动脉闭塞症、结缔组织病性血管病、冷损伤血管病和变应性血管炎等疾病。

7. 在疾病活动期，患者血液中 IgG、IgA、IgM、抗动脉抗体、免疫复合物阳性率增高，T 细胞功能指标降低。

8. 动脉造影：①病变多在腘股动脉及其远端多见；②动脉呈节段性闭塞、狭窄，闭塞段之间的动脉和近心端动脉多属正常；③动脉闭塞的近远端多有"树根"形侧支循环动脉；④动脉没有迂曲、僵硬和粥样斑块影像。

【鉴别诊断】

（一）闭塞性动脉硬化症

患者年龄多在 40 岁以上，多见于男性老年人，常伴有高血压、冠心病和糖尿病等。两下肢常同时发病，症状明显，两上肢也有发凉、麻木、疼痛感觉；病程较短，发展快，坏疽发生较早而且广泛，可累及小腿或大腿，但疼痛比较轻；四肢动脉或颞浅动脉多有弦硬和扭曲现象；眼底检查常有视网膜动脉硬化。化验检查血脂增高。X 线显示，患肢动脉壁内有钙化阴影（表 10–1）。

（二）雷诺综合征

最多见于青壮年女性，男性比较少见。两手对称性发病，下肢少见。常因寒冷、精神刺激或情绪波动阵发性发作两手苍白、紫绀、潮红，发作过后恢复正常，患肢动脉搏动无变化。溃疡和坏疽甚为少见，仅个别病例在后期发生指端局限性表浅小溃疡或坏疽。作者在临床上多次见到不典型的肢端动脉痉挛病的病例，患者为青壮年女性，发病时单侧下肢发凉、疼痛，趾部苍白或紫红色，而后对侧下肢发病，最后两上肢发病时，才出现肢体对称性发作特点。

（三）多发性大动脉炎

患者多为青少年女性。病变主要侵犯降主动脉、腹主动脉、头臂动脉，在上肢常见桡动脉消失（无脉症），血压测不到，在下肢可有发凉、间歇性跛行，但主要表现为肢体酸软无力，一般不痛，皮色改变不明显。在活动期伴有低热、出汗、贫血及关节痛。常在颈部、背部听到血管杂音。化验检查血沉加快。

（四）糖尿病性肢体血管病

患者有糖尿病史，或无临床症状，但化验检查血糖和尿糖高，常伴有动脉粥样硬化。多有周围神经病变，感觉障碍，晚期常出现肢体坏疽和难以控制的感染，坏疽多呈湿性，发展迅速；严重者可并发肾病、肝病、视网膜血管病变和心脑血管病变。肢体血管既有大中动脉狭窄、闭塞等病变，也有微血管病变。

表 10-1　脉管炎与闭塞性动脉硬化症、雷诺病、大动脉炎鉴别表

鉴别点		血栓闭塞性脉管炎	闭塞性动脉硬化症	雷诺综合征	大动脉炎
一般情况	性别	多为男性（97.9%），女性罕见	男女均有，男女比约为6:1	多见于女性（80%）	多为女性（68.4%）
	年龄	多为青壮年（20～40岁），占86%	多见于45岁后	多见于青壮年（40岁）	多见于青少年（30岁前）82.6%
	吸烟	多有严重吸烟嗜好	可有	无或有	可有
	寒冻	有受冻史	无	寒冷易引起发作	无
病史和症状	病变部位	多侵犯四肢中、小型动脉，先一侧发病，上肢较少，下肢多	受累血管系大、中型动脉，多波及上肢	两手对称发病，下肢少见	侵犯降主动脉、腹主动脉、头臂动脉，多见上肢，不对称
	肢体症状	持续发凉、间歇跛行、剧烈疼痛，常有血管痉挛现象	四肢发凉、麻木、异常感，疼痛轻，罕有血管痉挛	间歇发作两手凉冷，多见血管痉挛现象	肢体酸软无力，不痛，无血管痉挛现象
	皮色改变	持续性潮红、紫红或苍白	不显著，多呈苍白色	发作性苍白→青紫→潮红	不明显
	浅静脉炎	占40%，常反复发作	无	无	无
	其他症状	严重坏疽者,可有高热、贫血、消瘦	有头晕、头痛、耳鸣、失眠等	病情进展有肢端缺血症状	活动期伴有低热、无力、贫血、出汗、关节痛等

续表:

	鉴别点	血栓闭塞性脉管炎	闭塞性动脉硬化症	雷诺综合征	大动脉炎
体征	肢体缺血征	皮肤干燥光薄，汗毛脱落，甲厚变形，肌肉萎缩	早期不明显，后期可有	一般正常，晚期肢端可变细、瘦	不明显
	动脉搏动	足背动脉、胫后动脉、腘动脉搏动常减弱或消失	可见股动脉、腘动脉及足背、胫后动脉搏动消失	正常	常见桡动脉搏动消失，股动脉、腘动脉、足背动脉搏动减弱
	血管杂音	无	可有	无	常见颈、腹、背部听到血管杂音
	其他部位动脉硬化	无	上肢动脉、颞浅动脉多弦硬、扭曲	无	无
	溃疡与坏疽	病程长，进展慢，坏疽发生晚，呈干性坏疽，多局限于足部	病程短，进展快，坏疽发生早，呈干性坏疽，可累及小腿或大腿	很少见，为指端局限性皮肤溃疡和坏疽	很罕见
	血压	正常	多见高血压	正常	上肢测不到，或上肢高血压、下肢低血压
	眼底	正常	常见视网膜动脉硬化	正常	视网膜动脉变细，静脉粗大紫黑，有小血管瘤呈花枝状等
化验检查	尿、血糖	阴，正常	阳，增高	阴，正常	阴，正常
	血脂	正常	常增高	正常	正常
	血沉	正常	正常	正常	加快
X线检查	平片	可见患肢骨质普遍稀疏	肢体动脉有钙化阴影，主动脉弓突出，有条状钙化	无特殊	主动脉弓和弓降部突出扩张，降主动脉内收，伴有搏动减弱和消失，心脏扩大（左心室为主）
	动脉造影	肢体中、小动脉呈节段性闭塞，无扭曲，有丰富的侧支循环	肢体动脉有虫蚀样缺损、狭窄和阻塞，血管扭曲呈波浪形，侧支血管少	无特殊	

（五）肢体动脉栓塞

患者有严重心脏病史，如风湿性心脏病二尖瓣狭窄、心房纤颤及动脉硬化等。常见下肢股动脉栓塞或上肢肱动脉栓塞，发病急骤，肢体突然剧烈疼痛、厥冷、麻木，感觉过敏，活动障碍，皮肤呈苍白色和出现紫斑，栓塞平面以下的动脉搏动消失。肢体坏疽的范围比较广泛，可累及足部、小腿和股部。心脏听诊：心尖区有舒张期隆隆样杂音，心律完全不规则，心音强弱不一（表 10-2）。

（六）神经系统疾病

在下肢常见的相关神经系统疾病多与腰椎病变有关，如腰椎间盘突出、椎管狭窄和骨质增生等，神经根受压迫而导致间歇性跛行、感觉异常、畏寒、麻木、疼痛和肌肉萎缩，与血栓闭塞性脉管炎的症状相似，但无明显肢体缺血表现和营养障碍，肢体动脉搏动良好。X 线、CT 或磁共振检查可以明确诊断。

（七）其他疾病

如冻疮、平底足、痛风、关节炎等也应注意与本病相鉴别。

表 10-2 脉管炎与栓塞性坏疽、糖尿病性坏疽的鉴别要点

鉴别点	血栓闭塞性脉管炎	动脉栓塞性坏疽	糖尿病性坏疽
性别、年龄	多为青壮年（20～40岁），男性多，女性罕见	中年（40岁以上）常见，男女均可发病	以老年肥胖者最为多见
过去病史	多数有受寒冻、吸烟史	有严重心脏病史，如风湿性心脏病，二尖瓣狭窄，心房纤颤，心内膜炎和动脉硬化	有糖尿病史，常伴动脉硬化
肢体缺血症状	肢体凉，间跛，剧痛，皮肤潮红、紫红和苍白，皮干，甲厚、生长慢	常见下肢股动脉栓塞，肢体突然剧痛，厥冷，麻木，感觉过敏，活动障碍和出现紫斑。栓塞平面以下的动脉搏动消失	肢体凉冷，间跛，麻木，疼痛和皮色改变
发病情况	起病缓慢，病程较长	起病急骤，病程短促	起病缓慢
坏疽的部位和性质	多发生在单侧下肢，常由趾端开始，缓慢向足后部发展，呈干性坏疽，多局限在足部，累及小腿者很少见	坏疽部位以栓塞动脉而定，多见于单侧下肢，坏疽范围广泛，可累及足部、小腿、股部，呈干性坏疽	多为单侧下肢，发展迅速，可蔓延至足部和小腿，多呈湿性坏疽
肢体的感染情况	一般不明显。严重坏疽多有高热，白细胞增高	坏疽感染重，高热，白细胞增高，全身情况严重	坏疽常有严重感染，高热，恶寒，白细胞计数增高，病情严重
心脏听诊	无异常	心尖区有舒张期隆隆样杂音，心律完全不规律，心音强弱不一	无异常
化验检查	尿糖阴性，血糖正常	尿糖阴性，血糖正常	尿糖阳性，血糖增高

【治疗】

（一）中医治疗

1. 辨证论治

（1）阴寒型

证候：患肢冰凉，怕冷明显；肢端皮肤苍白或潮红；恢复阶段创口愈合，而寒凝不易消退，患肢仍发凉怕冷。舌苔薄白，舌质淡。脉象沉细或迟。

证候分析：患者素体阳气亏虚，外感寒湿之邪，致使经脉受阻，气血凝涩，瘀滞不行，阳气不达四末，故肢体发凉、怕冷；阳气亏虚则皮肤苍白，寒凝血瘀则皮色潮红。舌质淡，苔薄白，脉沉迟或沉细为阴寒过盛之象。此型多属血栓闭塞性脉管炎早期或恢复阶段。

治法：温经散寒，活血通脉。

方药：阳和汤加味。

熟地黄 30g，黄芪 30g，鸡血藤 30g，党参 15g，当归 15g，干姜 15g，赤芍 15g，怀牛膝 15g，肉桂 10g，白芥子 10g，熟附子 10g，炙甘草 10g，地龙 15g，麻黄 6g，鹿角霜 10g（冲）。水煎服。

（2）血瘀型

证候：患肢持续性固定性疼痛，局部皮肤呈紫红、暗红或青紫色，肢端皮肤有瘀斑、瘀点。舌质紫暗或有瘀斑，苔薄白，脉沉细涩。

证候分析：气血瘀滞，经络阻塞，不通则痛，故患肢持续性固定性疼痛，局部皮肤呈紫红、暗红或青紫色，肢端瘀斑、瘀点。舌质紫暗、瘀斑，脉沉细涩为气血瘀滞之象。此型多属血栓闭塞性脉管炎Ⅱ期。

治法：活血化瘀，通络止痛。

方药：活血通脉饮加减。

丹参 30g，当归 15g，赤芍 15g，郁金 15g，牛膝 15g，川芎 15g，金银花 30g，土茯苓 30g，益母草 15g。水煎服。

（3）湿热下注型

证候：患肢潮红、紫红、肿胀、疼痛，肢端溃疡或坏疽有轻度炎症表现，或患肢发生游走性血栓性浅静脉炎。舌质红，苔黄厚或黄腻，脉滑数。

证候分析：气滞血瘀，寒湿内蕴，郁久化热，湿热下注则患肢潮红、紫红、肿胀，或发生游走性血栓性浅静脉炎；经络瘀滞不通，故疼痛；热盛肉腐，则肢端溃破或坏疽。舌质红，苔黄厚或黄腻，脉滑数为湿热之象。此型多属血栓闭塞性脉管炎Ⅲ期1级或病变活动期。

治法：清热利湿，活血化瘀。

方药：四妙勇安汤加味。

金银花 30g，玄参 30g，当归 15g，赤芍 15g，牛膝 15g，黄柏 10g，黄芩 10g，山栀子 10g，连翘 10g，苍术 10g，防己 10g，紫草 10g，生甘草 10g，红花 6g，木通 6g。水煎服。

（4）热毒炽盛型

证候：患肢坏疽、溃疡继发严重感染，红肿热痛，脓液多，恶臭味，疼痛剧烈，抱足而坐，彻夜难眠，伴全身发热或高热、恶寒，烦渴引饮，便秘溲赤。舌质红绛，苔黄燥或黑苔，脉洪数或弦数。

证候分析：火热之毒结聚炽盛，气血凝滞，故肢体红肿热痛；热盛肉腐成脓，故溃烂、坏疽，脓多恶臭；经络阻塞，气血不通，故疼痛剧烈，彻夜难眠；火热内炽，故高热、恶寒；热盛灼津耗液，故烦渴引饮，便秘溲赤。舌质红绛，苔黄燥或黑苔，脉洪数为热毒炽盛之象。此型多属血栓闭塞性脉管炎严重坏疽感染期。

治法：清热解毒，养阴活血。

方药：四妙活血汤。

金银花 30g，蒲公英 30g，玄参 15g，当归 15g，黄芪 15g，丹参 15g，牛膝 12g，连翘 12g，防己 12g，黄柏 10g，黄芩 10g，红花 10g，乳香 3g，没药 3g，紫花地丁 30g，生地黄 15g，漏芦 12g，贯众 10g。水煎服。

方中金银花、蒲公英、连翘、黄柏、黄芩、紫花地丁、漏芦、贯众以清热解毒；当归、丹参、牛膝、红花以活血化瘀，乳香、没药以破血逐瘀；生地黄、玄参以养阴清热；黄芪以益气。诸药共用可清热解毒、养阴活血。

（5）气血两虚型

证候：患者久病虚弱无力，面色萎黄。患肢发凉、怕冷，肌肉消瘦，皮肤干燥，趾（指）甲干厚，生长缓慢，创口肉芽灰淡，久不愈合，脓液清稀。舌质淡，苔薄白，脉沉细无力。

证候分析：久病体弱，气血双亏，故面色萎黄，虚弱无力；气血不荣四末，故患肢发凉、怕冷，肌肉消瘦，皮肤干燥，爪甲不长；气血亏虚，新肉不生，故创口肉芽灰淡，脓液清稀，久不愈合，舌质淡，苔薄白，脉沉细无力为气血亏虚之象。此型多属血栓闭塞性脉管炎恢复阶段。

治法：补气养血，调合营卫。

方药：顾步汤加减。

黄芪 30g，党参 30g，鸡血藤 30g，石斛 30g，当归 15g，丹参 15g，赤芍 15g，牛膝 15g，炒白术 15g，甘草 10g。水煎服。

在治疗过程中，以上各型血栓闭塞性脉管炎患者均可配合服用活血通脉片、通脉安、四虫片等。在治疗后的恢复阶段和巩固疗效时，可服用活血通脉片等，并应注意随证加减用药。若肢体凉甚，加桂枝、川椒，重用熟附子、干姜；若瘀血重，加三棱、莪术、水蛭、王不留行；若疼痛剧烈，加延胡索、血竭；若高热，坏疽感染重者，加大青叶、板蓝根、柴胡、生石膏、知母。

2. 外治法

（1）中药熏洗：熏洗疗法是利用药物煎汤，趁热在皮肤或患部进行熏洗、浸浴、溻渍、淋洗和热罨的一种治疗方法。它是中医外治疗法之一，具有独特的治疗作用，在临床治疗中占有重要地位。

①患者早期（第Ⅰ、Ⅱ期）可用活血止痛散、回阳止痛洗药外洗。

②湿热溃烂，脓多味臭，可用解毒洗药外洗，洗后常规换药。

③后期创面久不愈合，可用溃疡洗药外洗，洗后常规换药。

注意：急性血管炎、坏疽进展期，干性坏疽或有过敏者，以及肢体疼痛加剧等不良反应者禁用。

（2）创面换药：患肢缺血严重、易感染、不易愈合，故应以清洁换药为主。操作要轻柔，禁止应用有刺激性的药物，以免加重病情。

①干性坏疽：创面用酒精棉球消毒后，以无菌纱布干包。创面应维持干燥，不可乱用药粉、药膏，待血运改善坏死组织与健康组织形成明显分界线时，再实行手术处理。

②湿性坏疽：创面脓液较多或有坏死组织时，可根据脓液细菌培养及药敏试验，选择有效的抗生素湿敷。待脓液减少后，改用大黄油纱外敷；创面干净无脓腐组织时，改用生肌玉红膏油纱外敷换药，直至愈合。

影响创口愈合的因素较多，如创口用药不当（刺激、过敏），创口周围硬痂形成，肉芽组织过度增生，创口异物及坏死组织残留，骨髓炎，腱鞘感染及创面过大等。应正确处理，促进愈合。

3. 其他疗法

（1）针刺疗法：针刺具有通畅经络，调整气血的功效，对血栓闭塞性脉管炎有一定的效果。针刺能够调节血管神经功能，缓解肢体动脉痉挛，促进侧支循环形成，改善肢体血液循环等作用。但应注意，选择穴位需远离严重缺血区，不能在缺血区施行针刺治疗，特别是温针灸、三棱针等损伤较重的治疗方法禁止使用，以免造成局部感染、溃疡或坏死。

①体针疗法

上肢：曲池、内关、合谷、后溪、尺泽、曲泽、少海、外关。

下肢：足三里、三阴交、阳陵泉、阴陵泉、复溜、太溪、绝骨、血海。

方法：得气后，强刺激，留针30分钟，每次取2～4穴，每日1次，15～30次为1个疗程。

②耳针疗法

取穴：内分泌、肾上腺、交感、皮质下、肾、肺、脾、肝、热穴等。

取穴时先探及压痛点或敏感点，进针要稳、准、快，留针 4 ～ 8 小时，每日 1 次，10 ～ 12 次为 1 个疗程，休息 5 ～ 7 日后，进行下 1 个疗程。

③电针疗法

上肢：曲池、内关、合谷、中渚、间使、外关、后溪。

下肢：足三里、三阴交、阳陵泉、阴陵泉、委中、血海、飞扬、太溪、太冲、丘墟。

方法：每次选用 3 ～ 4 个穴位，进针得气后连接电麻仪，频率以快为佳，强度以患者能接受为宜，每日或隔日 1 次，每次治疗 20 ～ 30 分钟，10 次为 1 个疗程，休息 1 周再进行下 1 个疗程。

④穴位注射疗法

穴位注射疗法是把针刺与药物作用结合发挥综合效能的治疗方法，通过药物的扩散、渗透，能疏通经络，畅行气血，强壮身体，促进经络的调节功能，改善局部组织的营养状况，提高疗效。但应注意选穴合理、取穴准确、药物剂量适度等问题，预防局部感染和加重肢体缺血。

上肢：曲池、内关。

下肢：足三里、三阴交、绝骨。

药物：丹参注射液 4mL，白花丹参注射液 4mL，当归注射液 4mL，维生素 $B_1$100mg，维生素 B_{12}0.25mg，654-2 10 ～ 20mg，50%过山蕨注射液 4mL。

方法：根据病情选用以上药物中的一种，取患肢 2 个穴位交替轮流注射，每日 1 ～ 2 次，15 ～ 30 次为 1 个疗程。

（2）药物静脉滴注疗法：丹参注射液、川芎嗪注射液、脉络宁注射液、血塞通注射液等。根据病情可以选择 1 ～ 2 种药物，加入 5%葡萄糖注射液或生理盐水 250mL，静脉滴注。

（3）股动脉注射疗法：常用前列地尔、罂粟碱、利多卡因等扩张血管，改善血运；用尿激酶等溶栓；654-2、妥拉苏林等扩血管，维生素 C、维生素 B_6 等促进溃疡愈合。

（二）西医治疗

血栓闭塞性脉管炎的主要病理是肢体动脉闭塞，血液循环障碍，组织缺血。西医对该病的治疗主要是应用药物疗法和手术疗法改善肢体血液供应。

1. 一般疗法

严格戒烟，防止受寒、受潮湿和外伤；不应使用热疗，以免组织需氧量增加而加重症状。疼痛严重者，可用止痛剂及镇静剂，慎用易成瘾的药物。患肢应进行适度锻炼，以利促使侧支循环建立。

2. 药物治疗

近年来，血栓闭塞性脉管炎的手术治疗范围有所扩大，但单纯手术治疗并不能控制病情的发展，所以药物治疗仍然是主要的治疗方法。药物治疗虽然不能使闭塞的动脉再通，但可以通过扩张血管、去纤、降黏和抗栓等治疗，促进侧支循环建立，改善血液流变学状态，减轻肢体缺血，控制病情发展。

（1）扩张血管药物：扩张血管药物的主要作用是扩张血管和缓解血管痉挛，有利于促进侧支血管形成及增加肢体血液循环。但目前有部分学者对此类药物持否定态度，认为其对局部作用不大，且有"窃血"之嫌。近些年来，前列地尔等一些药物确有临床疗效，因此，尚不能轻易否定其治疗价值。

①作用于肾上腺素受体药物（α受体阻滞剂和β受体激动剂）：妥拉苏林、苯苄胺（酚苄明）等。

②直接扩张血管药物：罂粟碱、己酮可可碱、前列地尔等。

（2）抗血小板药物：抗血小板药物主要能抑制血小板膜上的磷脂酶、环氧化酶和血栓素 A2 合成酶，提高血小板内 cAMP 水平，从而抑制或降低血小板黏附性和聚集性，预防血栓形成。常用药物有阿司匹林、前列地尔、氯吡格雷、银杏叶提取物等。

（3）溶栓去纤药物：溶栓去纤药物能直接或间接激活纤维蛋白溶解系统，溶解血栓中的纤维蛋白，降解血液中的纤维蛋白原，达到血栓去纤的目的。药物有尿激酶（急性动脉血栓形成时应用）、蕲蛇酶、降纤酶、巴曲酶等。用药期间应监测凝血酶原时间、血小板及血液流变学等指标的变化。

（4）肾上腺皮质激素：一般不宜使用肾上腺皮质激素，但对病变活动期患者，为减轻炎性反应，控制血管炎症可以短期使用强的松、地塞米松、氢化可的松等，可用药 7～15 日。

（5）抗生素：在肢体溃疡或坏疽继发感染时，应根据细菌培养和药敏结果，选择使用有效的抗生素，肌内注射或静脉滴注。

（6）支持疗法：血栓闭塞性脉管炎患者病程较长，长期病痛影响睡眠和饮食，体质较差，病情严重者应给予支持疗法，补充营养和维生素，纠正水、电解质紊乱，必要时补液、输新鲜血液。

3. 手术疗法

（1）单纯坏死组织切除术

①手术指征：组织血运改善；健康组织与坏死组织形成明显的分界线；坏疽已停止发展；感染已基本控制。

②手术要点：清除全部坏死组织，骨残端应深入组织 0.5cm，肌腱、腱鞘应剪除。

（2）趾（指）部分切除缝合术

①手术指征：坏疽局限，感染已控制，炎症消退者；残端骨质暴露或骨髓炎形成者；全趾坏死者（干性），待炎症消退后，可行跖关节切除术。

②手术要点：应在健康组织，有愈合能力之处手术。骨残端要包埋0.5cm，软骨面要咬除，皮瓣缝合要松，创口内置引流条。术后24～48小时拔出引流条，一般10～14日拆线，有感染应早拆线。

（3）截肢术

①手术指征：严重肢体坏疽继发感染；范围较大的坏疽，肢体无法保留者；持续高热，有毒血症者；剧烈疼痛保守治疗无效者。

②手术要点：一般行小腿截肢术。前短后长皮瓣，髌骨下缘下10cm左右截骨，腓骨短2cm，胫骨锯斜角，冲洗缝合，放引流。术后12～14日拆线，24～48小时拔出引流。

注意事项：术前改善全身状况，控制感染，控制其他情况（心、肺、肾等功能），术后继续中西医结合药物治疗，改善血运。

（4）血管重建术：主要用于静脉动脉化。该术式利用高压的动脉血流来扩张静脉，使远端的静脉瓣膜功能不全，将动脉血流沿静脉系统流向肢体远端，从而改善肢体的血液循环，缓解组织缺血，消除临床症状、体征。常用的有3种术式：①低位深组静脉动脉化；②高位深组静脉动脉化；③高位浅组动脉静脉化。

【预防与调护】

（1）严格彻底戒烟

戒烟是治疗血栓闭塞性脉管炎的前提，如不戒烟，药物治疗难以奏效，病情易反复发作。

（2）防寒保暖

寒冻可以加重肢体缺血，使病情恶化。患肢保暖可以缓解血管痉挛，改善肢体血液循环。在肢体严重缺血时，忌用热疗（电热、蜡疗等），以防加速坏疽发生。

（3）防止外伤

缺血肢体组织的修复能力和抗感染能力降低，轻度损伤也常造成肢端感染、溃疡或坏疽，所以任何不当的外治疗法如修甲、乱用针刺、封闭、膏药、烫伤等均可使病情恶化。

（4）情志调理

精神紧张、恐惧和情绪激动等情志因素，均可使脏腑功能紊乱，营卫气血运行失调，经络瘀滞，加重血管痉挛，影响肢体血液循环。所以，加强心理治疗与护理，调节情志，对疾病的康复有积极意义。

（5）功能锻炼

血栓闭塞性脉管炎患者因肢体疼痛、坏疽而长期卧床，可使下肢关节僵硬，活动功能障碍，肌肉萎缩。缓慢行走能促进肢体血液循环，改善缺血状况，恢复关节运动功能，尤其适用于早期和恢复阶段的患者。肢体位置运动锻炼，可以促进患肢血液循环，方法是取仰卧位，患肢抬高45°，1～2分钟后坐起，将患肢垂于床边2～5分钟，反复练习，每日数次。长期坚持锻炼，可以取得一定的疗效。

（张玥）

第二节　闭塞性动脉硬化症

【概述】

闭塞性动脉硬化症多见于40岁以上的中老年人，男性多于女性，男女比例为8：2。1891年，Vonmantenfel首先经手术证实下肢坏疽为动脉硬化性闭塞所致。Leriche在1923年报道了腹主动脉分叉部动脉闭塞病例，1940年描述了主动脉分叉处硬化性阻塞引起的下肢缺血综合征，命名为Leriche综合征（腹主动脉血栓形成综合征）。另外，曾有特发性坏死、自发性坏疽、老年性动脉坏疽和血管性坏疽等多种名称，现统称为闭塞性动脉硬化症。动脉内膜粥样改变导致管腔狭窄、闭塞，发生肢体血液循环障碍，甚至出现溃疡或坏疽，是全身性动脉粥样硬化在肢体的局部表现。本病常并发冠心病、高血压、脑血管病和糖尿病，为常见的慢性肢体动脉闭塞性疾病。在我国，闭塞性动脉硬化症的发病率呈逐年增加趋势，对60岁以上人群抽样调查显示，动脉粥样硬化的发病率高达79.94%。据有关调查资料估计，45岁以上者闭塞性动脉硬化症的发病率为250／10万。根据闭塞性动脉硬化症的临床表现，本病属中医"脉痹""脱疽"的范畴。

【病因病机】

关于闭塞性动脉硬化症的发病原因，至今尚无定论，许多因素在患病过程中起一定作用。现根据国内外学者公认的观点，阐述如下。

（一）老龄

根据国内外文献报告，闭塞性动脉硬化症多发生于中老年，40岁以前虽偶有发生，但临床上多数发生于50岁以后的患者。1993年，王嘉桔根据国内外文献综合报告，男性患者平均年龄60岁，女性65岁左右。山东中医药大学附属医院总结的病例平均年龄为62.1岁。老年人发生动脉退行性病变，内膜不断遭受损害，内皮细胞的生理屏障功能降低，凝血物质增多，抗栓物质减少，这些因素为粥样斑块的发生创造了条件。随着我国人民生活方式的改变，闭塞性动脉硬化症患者的发病年龄呈低龄化趋势。

（二）性别

闭塞性动脉硬化症的发生，男性多于女性。1993 年，王嘉桔综合国内外文献，认为女性较男性发病晚 5 ～ 10 年，男性总胆固醇 50 ～ 60 岁达峰值，而女性峰值年龄为 60 ～ 70 岁。有人经动物实验证明，给家兔注射大量雌激素，有降低血脂和抑制粥样斑块形成的作用。以上情况说明，可能女性激素有保护血管的作用。

（三）高脂血症

国内外一致认为，动脉粥样斑块的发生与摄取过多饱和脂肪有关，食物中过多的饱和脂肪可使血中胆固醇增高，而含饱和脂肪最多的食物主要为动物脂肪及肉类。欧美国家的膳食内脂肪含量很高，所以闭塞性动脉硬化症的发病率极高。近 20 年来，日本随着经济的发达，饮食欧美化，闭塞性动脉硬化症的发病率亦较血栓闭塞性脉管炎高。近年来，随着我国经济的振兴，人民生活的好转，闭塞性动脉硬化症的发病率日渐升高。据临床观察，平素嗜食肥肉、肥胖的人群，更易发生闭塞性动脉硬化症。这一点在中医文献中已有记载。《外科正宗》曰："夫脱疽者，外腐而内坏也。此因平昔厚味膏粱熏蒸脏腑，丹石补药消烁肾水……"《疡科心得集》载："脱疽者……此由膏粱厚味，醇酒炙煿，积毒所致。"认为过食膏粱厚味，恣饮醇酒，可以损伤脾胃，而致胃不降浊，脾不化湿，水湿不化，变生痰浊，痰湿内蕴，瘀阻脉络。

（四）吸烟

长期吸烟被认为是闭塞性动脉硬化症的主要发病原因。烟草中的化学成分有 4000 多种，对心血管系统有多种病理作用，这些作用能促进动脉粥样硬化的发生与发展。吸烟对闭塞性动脉硬化症发生的机理有以下几点：①吸烟可导致血管内皮细胞损伤，而内皮损伤被认为是动脉粥样硬化的主要早期改变；②吸烟可导致平滑肌细胞增生，能促进肌细胞向血管内膜移行；③吸烟能促使肾上腺素和去甲肾上腺素分泌增多，并使交感神经兴奋，引起血管痉挛，周围血管阻力增加及血压升高，从而加重了血管内皮细胞损伤，有利于动脉粥样斑块的形成；④吸烟能使血小板聚集性增高，从而有助于血栓的发生；⑤吸烟能引起脂蛋白分布和促进闭塞性动脉硬化症发生的其他代谢因子发生改变。

（五）高血压

大部分学者认为高压血流对动脉壁产生张力性机械性损伤，内膜的屏障作用逐渐降低，动脉壁结构遭到破坏，为粥样斑块形成创造了条件。临床观察，闭塞性动脉硬化症患者合并高血压者颇多。1995 年，山东中医药大学附属医院总结中西医结合治疗 45 例，高血压 17 例，占 38%。有人报告，长期高血压可导致脑及肾脏小动脉硬化。因此认为，高血压亦是导致闭塞性动脉硬化症的重要病因。

（六）微量元素

有人认为闭塞性动脉硬化症的发生与微量元素有关，如铬、锰、锌、钼、硒摄入量太少，铝和钴等摄入量过多可发生本病。锌铜比值与动脉硬化呈正相关。对用胆固醇饲养的兔，投喂锌化合物，可使兔的动脉粥样硬化病变减轻。

（七）纤维蛋白原

纤维蛋白原增高是发生动脉粥样硬化的重要因素。临床观察，约有90%患者的纤维蛋白原有不同程度的增高。纤维蛋白原参与血栓及粥样斑块的形成和发展，同时破坏动脉内膜的抗凝作用，使动脉内膜的屏障作用消失，并成为细胞移行的支架，促进纤维母细胞及平滑肌细胞生长。

（八）其他

有学者认为闭塞性动脉硬化症的发生与遗传有关。此外，肥胖、高血糖、维生素 C 缺乏、病毒感染、免疫复合物形成、动脉壁酶活性降低、血管通透性增加、精神紧张和情绪激动等，均是发生闭塞性动脉硬化症的因素。

对于闭塞性动脉硬化症的发病机制的论述颇多，有些认识尚未统一。现就医学界公认的脂质渗入、内膜损伤、血栓形成和平滑肌反应学说简述如下。

1. 脂质渗入学说

大量研究资料证实，动脉粥样硬化的发生与脂质代谢紊乱有着密切的关系。虽然动脉壁有一定合成脂质的能力，但大量实验资料证实，动脉粥样硬化病变中的脂质主要由血浆中的脂质渗入而致。通常血浆脂质渗入动脉壁的途径有以下几种方式：①内皮细胞直接吞饮；②透过内皮细胞间隙；③经由内皮细胞的低密度脂蛋白（LDL）受体；④通过受损后通透性增加的内皮细胞；⑤通过因内皮细胞缺失而直接暴露在血流的内膜组织，进入内膜和中层的物质，代谢后其分解产物易于溶解，经外膜的毛细血管和淋巴系统排出。脂蛋白中只有胆固醇不能在血管中代谢，最后沉积，而刺激纤维组织增生，形成动脉粥样斑块（痰瘀凝结）。

在渗入动脉壁的各种脂蛋白中，促成动脉粥样硬化的主要成分是 LDL，LDL 在溶酶体内水解，蛋白质成分很快被水解成氨基酸和游离的胆固醇，其中一部分胆固醇被利用，一部分储存。而高密度脂蛋白（HDL）可将胆固醇转送到肝脏分解，并抑制细胞摄入 LDL 和抑制平滑肌细胞增生，因而有保护动脉的作用。二者之间的平衡决定动脉壁中胆固醇的代谢。在发生动脉粥样硬化时，LDL 量增多，胆固醇酯酶的活性明显增高。据此，动脉粥样硬化形成，不仅有脂质渗入的参与，而且与动脉壁内脂质紊乱有关。

2. 内膜损伤学说

动脉完整的内皮细胞是动脉的生理屏障，它的扩血管、抗凝、抗血小板、抗脂质沉积和抗缩血管物质的综合作用，保证了动脉血液的正常流动，防止血栓形成和粥样斑块的形成。如果内皮细胞受损害，就会出现与之相反的病理变化。特别在高血脂的情况下，动脉内膜损伤就成为动脉粥样硬化斑块形成的关键因素。所谓"损伤反应学说"，即覆盖在血管腔内的内皮细胞因某种原因受到损害后，而从血管壁上剥离，局部不能产生前列环素，血流中的血小板向该局部黏着、凝集，从而发生病变。高血压、血液动力学改变、高脂血症、免疫复合物、细菌、病毒、高血糖以及吸烟等均是造成血管内膜损伤的因素。动脉内膜损伤后，有利于脂质浸润，并改变了对大分子物质屏障作用，即对大分子的通透性加强，便于脂蛋白的浸润。内膜损伤、脱落，结缔组织被暴露，血小板黏附其上，发生聚集并释放出血小板因子，血浆脂蛋白及其他成分，以致损伤部分的平滑肌发生细胞增殖，造成血管内膜肥厚，促使以胆固醇为主的血中脂质和白细胞、巨噬细胞等向血管壁内浸润而形成斑块。

3. 血栓形成学说

该学说认为本病开始于动脉内膜损伤后，血小板黏附、聚集，随后发生纤维蛋白沉积，并与白细胞一起形成微血栓，后被增生的内皮细胞所覆盖并入动脉壁。血栓中的血小板和白细胞崩解而释出脂质，逐渐形成粥样斑块。但亦有研究者提出不同见解，实验证明，实验性血栓形成后，如无脂质沉积，很难形成真正的粥样斑块，血小板的脂质与早期粥样斑块内的脂质成分有明显不同，早期粥样斑块的组织免疫学检查未能发现血小板所特有的抗原等现象。因此，单用本学说难以解释本病全过程的发病机制。

4. 平滑肌细胞增殖学说

有研究认为，本病的发生主要由平滑肌细胞增生并吞噬脂质所致。在动脉粥样硬化病变中，动脉平滑肌细胞合成胶原、弹力素等作用增强，说明平滑肌细胞增殖与动脉粥样斑块形成有一定关系。平滑肌细胞间质的增多可引起血管内膜增厚，影响氧的弥散，从而阻碍动脉壁中的代谢进程，使脂质清除发生困难。任何因素导致的高脂血症和动脉内膜损伤，都可促进动脉平滑肌细胞增殖。细胞增殖便可形成粥样斑块。

总之，闭塞性动脉硬化症的发病机理很复杂，各种机制之间相互关联，而不是孤立存在的。综上所述，高脂血症是条件，动脉内膜损伤是关键，启动了粥样斑块形成的机制，在血液高凝状态和平滑肌细胞增殖的情况下，更加速了粥样斑块形成的过程。

中医认为，患者多因脏腑功能不足，致气虚血瘀，气能行血，气虚则运血无力，血脉瘀闭，运行不畅，而发生肢体血液循环障碍。《灵枢·经脉》曰："手少阴气绝则脉不通……脉不通则血不流。"说明心气虚衰，帅血无力而致血瘀经脉。肾阳虚，命门火衰，阳气不能下达温煦四末；脾阳不振，阳气虚衰，运化功能失常，不能输送精微于血脉，气血不达四末，故发生肢体血液循环障碍，表现肢冷、皮肤苍白。

【临床表现】

闭塞性动脉硬化症主要发生在下肢，上肢比较少见。主干动脉血管发生狭窄或闭塞，造成肢体远端供血不足，而产生以缺血为主的临床症状。其具体表现取决于肢体动脉闭塞的程度、范围和速度，以及侧支循环建立的状况。

（一）慢性缺血表现

1. 间歇性跛行

由于闭塞性动脉硬化症病情缓慢，患者可以较长时间没有任何临床症状。当病变进展到血液循环不足以供应下肢组织代谢所需时，患者在行走一段路程后，就出现下肢疼痛症状，止步休息片刻后即可消失，继续行走一段路程后，症状又复发生，称为间歇性跛行，是肢体慢性动脉供血不足的典型表现。疼痛的范围和性质与动脉病变的部位有关。腹主动脉分叉处闭塞时，双下肢有乏力感，在男性并有阴茎勃起不坚或阳痿；髂股动脉闭塞时，在臀部、大腿内侧，以及下腰背部发生疼痛；股腘动脉闭塞时，引起小腿部肌肉缺血，故出现临床上典型的间歇性跛行症状。虽然病变有时可涉及双侧下肢，但间歇性跛行的症状见于病情较重的一侧，两侧同时出现者少见。发生跛行的时间和距离与动脉闭塞的程度以及侧支循环建立情况有关，跛行的时间和距离越长，说明动脉狭窄程度越轻或侧支循环比较丰富；反之，跛行的时间和距离越短，就证明动脉阻塞越严重或侧支循环极差。因此，可以根据间歇性跛行时间和距离的缩短或延长，来判断病情是加重还是好转。

2. 静息痛

在静息状态时，人体血液循环变缓慢，因此患肢的缺血程度相对加重，于是发生疼痛，称为"静息痛"。这种疼痛多在患者平卧后 10 ～ 15 分钟出现，初在足趾，逐渐扩展至足底和足踝部，为针刺或烧灼样疼痛，令人难以忍受。抬高患肢，疼痛加重；放低或稍作活动，则疼痛减轻或消失。故患者常将患肢悬垂于床边或下床行走以减轻疼痛。但平卧以后，以上症状又会出现，严重影响休息。肢体缺血较严重的患者，静息性疼痛可呈持续性，晚间平卧和白天均可感到疼痛，这由局部组织严重缺血、缺氧，发生缺血性神经炎所致。若是在长期的间歇性跛行之后出现静息痛，则提示动脉病变进展，肢体缺血程度加重，有发展成坏疽之可能，应引起高度重视。

3. 发凉与怕冷

闭塞性动脉硬化症病变发展缓慢，病程较长，在主干动脉狭窄的同时，有较丰富的侧支循环建立，肢体远端血液循环尚好，故发凉和怕冷的症状不明显。但病情发展，缺血比较明显者，则有患肢发凉和怕冷症状，并有麻木感觉。初期皮肤颜色多正常，缺血较重时，则手指、足趾部呈苍白、潮红、青紫色，或出现瘀血点、瘀血斑。严重者，肢体远端可发生缺血性溃疡或坏疽。少数患者可出现足底部皮肤潮红，具有明显灼热感，或跗趾关节红、肿、痛等所谓假性痛风性关节炎症状。

4. 营养障碍症状

初期没有，随着动脉闭塞程度的不断加重，肢体出现营养障碍性改变。患肢皮肤干燥、脱屑，菲薄而光亮；出汗减少或完全停止出汗；趾背、足背及小腿部汗毛稀疏或脱光；趾甲生长缓慢，干燥坚厚，嵌甲畸形；小腿肌肉萎缩而变细变瘦。往往合并足癣，容易发生趾间感染或足跟处的皮肤皲裂。如感染不能控制，溃烂坏死就可扩大。

（二）急性缺血表现

闭塞性动脉硬化症是慢性疾病，但因有动脉粥样斑块、动脉迂曲、高脂血症和血液高凝状态等有利于血栓形成的多种因素，故血栓形成或栓子脱落引起肢体远端急性缺血的机会较多。其临床表现有3个特点：①过去肢体缺血症状不明显，未引起患者注意，突然发生动脉血栓栓塞而出现肢体远端急性缺血症状，如肢体剧烈疼痛，皮肤苍白，温度降低，感觉和运动障碍等；②患者原有下肢慢性动脉缺血的表现，因有新的血栓形成或栓塞，病情突然加剧，出现剧烈疼痛，皮肤苍白、发花，肢体冰冷和感觉丧失等症状；③微小栓子脱落引起指（趾）小动脉栓塞，发生"白指（趾）症"或"蓝指（趾）症"，重则发生手指、足趾溃疡或坏疽。

1. 动脉搏动减弱或消失

由于动脉粥样硬化改变，致使主干动脉管腔狭窄以至闭塞不通，患肢动脉的搏动必然减弱或消失。根据动脉搏动减弱或消失的部位，临床上可以粗略地判断动脉病变的部位和范围。如双侧股动脉搏动减弱或扪不到跳动，说明病变部位在主–髂动脉；若一侧股动脉有跳动，而一侧减弱或消失，则证明病变在髂–股动脉处；股–腘动脉病变时，则腘动脉、胫后动脉及足背动脉搏动都有减弱或消失。但必须注意，特别肥胖的患者，或腹股沟区有瘢痕、动脉壁明显增厚钙化，以及股动脉流出道存在严重阻塞时，股动脉的搏动可能因此不易扪清，对此，必须结合其他临床表现进行综合分析，才能确定。

2. 皮温降低

患侧肢体皮肤的温度降低，而且病情越重越明显，通过两侧肢体对比检查或自肢体近侧逐渐移向远侧的方法，可以查出手感皮温改变的范围。当髂动脉发生闭塞时，大腿近侧以下皮肤温度降低；股动脉闭塞时，大腿下1/3及以下皮肤温度降低；腘动脉闭塞时，则小腿及以下皮肤温度降低，足部通常冰凉。有条件可以使用皮肤温度计测定。

3. 血管杂音

在狭窄动脉区可以听到收缩期血管杂音，这是闭塞性动脉硬化症所具有的一个早期体征。据报道，腹股沟区及下肢动脉血管杂音随年龄增长而增加，发生的概率40岁为3.1%，50岁为6.4%，60岁为12.3%，70岁为37.3%。在大多数肢体有血管杂音而踝动脉压正常的患者中，运动时血压也不正常，因此，临床检查在动脉部位听诊如发现有血管杂音，对闭塞性动脉硬化症的早期诊断和早期治疗具有重要价值，当听诊发现有轻微的血管杂音时，可以让患者反复数次起坐或做下肢屈伸运动，使肢体血流量增加，如果能诱发较明显的血管杂音，则有早期诊断意义。血管杂音的性质与动脉狭窄程度有关，即狭窄越严重，则杂音的音调越长，并多伴有震颤。音调短而不清者不能说明动脉有明显的狭窄。

4. 溃疡与坏疽

疾病发展至晚期，由于肢体严重缺血、缺氧而发生溃疡或坏疽。溃疡常因轻微的损伤引起，好发于肢体的远侧部位，如趾端、甲沟、足跟或小腿下 1/3 胫骨前缘等处。溃疡局部有炎症反应，刺激感觉神经末梢感受器，且周围神经末梢缺氧，因而有剧烈的疼痛。溃疡边缘多不规则，基底部常有不健康的灰白色肉芽组织覆盖，坏疽多先自趾部开始，逐渐向上扩展，常到达足背乃至踝关节附近。若合并急性动脉血栓栓塞，则坏疽范围多相当广泛，上肢可达肘关节上下，下肢可达膝上大腿之中部水平。一般在剧烈的持续性疼痛之后，先局部皮肤明显变紫绀色，指压时无改变，继之形成干性坏疽。如继发感染，则可变成湿性坏疽，坏死组织因受细菌作用而崩解、化脓，发出奇特的恶臭味，周围组织有炎症反应而红肿明显。

【辅助检查】

（一）一般检查

实验室检查包括血脂测定及脂蛋白测定可以发现胆固醇、甘油三酯增高和（或）低密度脂蛋白、极低密度脂蛋白增高，而高密度脂蛋白降低。血液流变学检查可见全血黏度、血浆黏度、红细胞沉降率、纤维蛋白原等显著增高等。

（二）其他检查

其他包括彩色超声多普勒检查、踝肱比值和阶段动脉压测定、光电容积描记检查、CTA、MRA、动脉数字减影造影检查、微循环检查等。

【诊断标准】

闭塞性动脉硬化症是全身动脉粥样硬化在肢体局部的表现，因此，临床上除了肢体慢性缺血的症状与体征，患者尚有全身动脉硬化的各种特殊表现。临床诊断时，应根据发病年龄，详细询问病史，认真全面进行体格检查，并做血常规、尿常规化验及血糖检查，必要时结合彩色超声多普勒、肢体光电容积、心功能、核磁共振、微循环等检查，然后进行综合分析，则不难做出明确诊断。

1995 年，中国中西医结合学会周围血管疾病专业委员会修订的闭塞性动脉硬化症的诊断标准如下。

（一）男女之比为 8.5：1.5，发病年龄大多在 40 岁以上。

（二）有慢性肢体动脉缺血表现，麻木、怕冷（或灼热）、间歇性跛行、瘀血、营养障碍改变，甚至发生溃疡或坏疽；常四肢发病，以下肢为重，有 20%～25% 发生急性动脉栓塞或有动脉血栓形成。

（三）患肢近心端多有收缩期血管杂音。

（四）各种检查证明，有肢体动脉狭窄、闭塞性改变，多见下肢腘－股动脉以上病变（常累及肢体大中动脉）。

（五）常伴有高血压、冠心病、高血脂症、糖尿病、脑血管病变和眼底动脉硬化等疾病。

（六）排除血栓闭塞性脉管炎、大动脉炎、雷诺病、冷损伤血管病等其他肢体缺血性疾病。

（七）动脉造影：①下肢动脉病变，腘－股动脉以上病变占 60% 以上；②动脉多为节段性闭塞，闭塞段之间的动脉和近心端动脉多呈迂曲、狭窄，因粥样斑块沉积，动脉呈虫蚀样缺损；③由于广泛肢体动脉硬化，侧支血管很少，而肠系膜下动脉、骶中动脉、髂内动脉和股深动脉等主要分支动脉就成为侧支血管，可发生迂曲、狭窄、闭塞。

（八）X 线检查，主动脉弓、腹主动脉和下肢动脉有钙化阴影。

【鉴别诊断】

闭塞性动脉硬化症的临床诊断并不困难，依据上述临床表现特征和各项检查，就可以确诊，但应注意与下列疾病相鉴别。

（一）血栓闭塞性脉管炎

血栓闭塞性脉管炎与闭塞性动脉硬化症都是临床上常见的肢体慢性动脉闭塞性疾病，因二者均有肢体缺血性症状和体征，往往容易混淆。尤其值得注意的是，目前尚有许多临床医师对此两种不同性质的疾病不能进行分辨，一概统称为"脉管炎"，这是极其不应该的。因为不论从病因、病理，以及临床表现特点等各个方面，闭塞性动脉硬化症与血栓闭塞性脉管炎都是截然不同的。血栓闭塞性脉管炎多发生于 20～40 岁的青壮年男性，女性患者极为罕见；闭塞性动脉硬化症则多在 40 岁以后发病，为中老年人的常见病，男女发病率接近。血栓闭塞性脉管炎大都有明显的发病诱因，如 60%～70% 的患者有受寒冻、潮湿或外伤史，95% 以上的患者有严重的吸烟嗜好等。在血栓闭塞性脉管炎患者中有 40%～60% 并发小腿游走性血栓性浅静脉炎，而闭塞性动脉硬化症无此种表现。在临床症状表现上，同样的病情，血栓闭塞性脉管炎的疼痛更为剧烈，患肢皮肤的温度和颜色改变、肢体营养障碍的征象，以及足背动脉、胫后动脉搏动减弱或消失都出现得较早而且明显，后期形成溃疡或坏疽亦多局限于足趾部，病程长，进展缓慢，与闭塞性动脉硬化症截然不同。若再结合其他辅助检查，则二者不难鉴别。

（二）多发性大动脉炎

此病多见于青少年女性，是一种进行缓慢的非特异性血管炎症性疾病。主要侵犯主动脉及其分支动脉，由于病变动脉阶段性狭窄、闭塞或狭窄前后发生扩张，导致血液循环障碍，因而产生相应部位的组织器官缺血。本病发生在上肢，常见桡动脉搏动减弱或消失（无脉症），血压测不到；本病发生在下肢，可有发凉、怕冷、间歇性跛行症状，皮肤的颜色改变亦不明显。本病极少发生溃疡或坏疽。在病变活动期，可伴有低热、出汗、贫血、乏力、关节疼痛、血沉加快等全身症状。体格检查时可发现颈部、背部、腹部有较粗糙的血管杂音。

（三）雷诺综合征

本病多见于青年女性，男性较为少见，是一种动脉舒缩功能紊乱性疾病。由于肢体末梢的小动脉发生阵发性痉挛，造成局部组织缺血缺氧，表现为病变部位皮肤变苍白、发凉，继则青紫、冰冷、疼痛和麻木，随后血管痉挛解除，代之以扩张，则患部皮肤转为潮红、温暖，然后恢复正常。本病常四肢对称性发病，以手和手指最为多见，足部次之，少数者耳部和鼻亦有发生。每因寒冷刺激和情绪波动而诱发。患肢动脉搏动存在。极少发生溃疡和坏死，若发生亦多局限和表浅。闭塞性动脉硬化症亦可伴有雷诺现象，其发生率约为10%，除了具有动脉粥样硬化的各种临床表现，还有肢体慢性缺血症状和体征，主干动脉搏动减弱或消失，而指或趾多是单侧、单个呈现苍白或青紫改变，少有典型的三色改变。皮肤苍白或青紫持续时间较长，容易先发生坏死，伴有较明显的疼痛，可以鉴别。

（四）急性动脉栓塞

本病是因栓子阻塞肢体动脉而引起的急性动脉缺血性疾病。栓子主要来源于心脏和大动脉，多见于严重的心脏病患者，如风湿性心脏病二尖瓣狭窄和冠心病伴有心房纤颤者。动脉瘤内血凝块和动脉粥样硬化斑块脱落，随动脉血流漂向远侧并堵塞动脉管腔是较少见的原因。急性动脉栓塞的临床特点是发病急骤，患肢突然出现剧烈疼痛，皮肤苍白、厥冷，出现散在青紫瘀斑，肢体的感觉和运动功能发生障碍，栓塞以下的动脉扪不到搏动；由于缺血严重，多很快形成坏疽，范围较广泛，病情严重。本病与闭塞性动脉硬化症的急性缺血表现很相似，临床鉴别诊断主要是根据病史：急性动脉栓塞有明确的栓子来源，而平日没有肢体慢性缺血症状；闭塞性动脉硬化症多有下肢发凉、怕冷、间歇性跛行等肢体慢性缺血表现，同时常伴有高血压、高脂血症等。闭塞性动脉硬化症发生急性缺血由动脉血栓形成所致，与动脉栓塞在表现上有所不同（表10-3）。

表 10-3　闭塞性动脉硬化症血栓形成与急性动脉栓塞的鉴别

	闭塞性动脉硬化症血栓形成	急性动脉栓塞
病史	有动脉硬化史，多伴有高血压、糖尿病等，肢体有慢性缺血症状	有心脏病病史，无肢体慢性缺血症状
发病	比较缓和，多在原有缺血症状上又有加重	急暴，立即明显

续表

	闭塞性动脉硬化症血栓形成	急性动脉栓塞
跛行史	常有	无
坏死分界	比较模糊	清晰
病因	在动脉狭窄、粥样斑块上形成血栓	栓子来源于心脏
动脉造影	弥漫性动脉硬化，侧支循环建立较好	不一定有动脉硬化，侧支循环缺乏

（五）糖尿病肢体动脉闭塞症

糖尿病肢体动脉闭塞症是糖尿病的常见并发症。资料表明，糖尿病患者发生动脉硬化的概率是非糖尿患者群的 10 ~ 11 倍，而缺血性坏疽的发生率比非糖尿病患者则高 19 倍，在 50 岁以上患者中可高达 40 倍。因此，糖尿病肢体动脉闭塞症是临床上相当多见的慢性肢体缺血性疾病，应注意与闭塞性动脉硬化症相鉴别（表 10-4）。

表 10-4 闭塞性动脉硬化症与糖尿病肢体动脉闭塞症的鉴别

	闭塞性动脉硬化症	糖尿病肢体动脉闭塞症
发病年龄	45岁以上中老年人	不定
动脉硬化	有	可并发
缺血症状	较明显	不明显
神经损害	少见，较轻	多见，明显
血糖	正常	高
尿糖	正常	阳性
坏疽范围	高位、广泛	足及小腿
坏疽性质	干性	湿性

（六）冷损伤血管病

由于寒冷的直接作用，患肢皮肤血管受到损伤，由血管收缩和扩张功能失调，终至血流淤积，形成动脉血栓，发生缺血坏死。患肢发凉、苍白、麻木、疼痛，严重者形成坏疽。本病应和闭塞性动脉硬化症鉴别，但由于冷损伤性血管病具有明显的受冻伤史，鉴别比较容易。

（七）其他疾病

除以上几种常见的血管疾病，临床上有些非血管性病变，如增生性腰脊椎炎、末梢神经炎、平底足、痛风性关节炎、肢端红痛症等，因为有肢体麻木、发凉、疼痛等表现，往往被认为由闭塞性动脉硬化症所致，经体格检查均可因动脉搏动正常，肢体无缺血征象而被排除（详见血栓闭塞性脉管炎）。

【治疗】

（一）中西医结合治疗思路

中医学为宏观辨证整体医学，辨证论治过程贯穿着整体观念和动态观念。中西医结合治疗周围血管疾病经历了三个发展时期，总结形成中西医结合辨证论治整体疗法，这就为中西医结合治疗积累了丰富的经验和奠定了基础。中西医结合辨证论治整体疗法，具有疗效显著，多方面治疗作用和调整机体功能的特点，主要包括：临床辨证论治、药物静脉滴注疗法、药物动脉注射疗法、药物穴位注射疗法、外治疗法、手术治疗和腔内介入治疗法等。临床上将这些方法结合应用，疗效更为显著。中西医结合治疗闭塞性动脉硬化症的原则如下。

1. 改善血液循环，控制病情发展

闭塞性动脉硬化症是慢性肢体动脉闭塞性疾病，由于肢体动脉粥样斑块形成，发生动脉狭窄和闭塞导致，有明显的血瘀表现。本病常有血液流变性和血液黏度异常，红细胞、血小板聚集和凝结，以及血液成分的改变，使血液处于高凝状态，引起肢体血液循环障碍，为血瘀证疾病。因此，在发病的早期（缺血期、营养障碍期），中西医结合治疗。中医治疗以益气活血法、软坚散结法为主，西医治疗使用扩张血管药物、降血脂药物、药物静脉滴注疗法等。不仅扩张血管，解除血管痉挛，促进侧支血管建立，改善肢体血液循环；还可以降低血脂、纤维蛋白原，降低血液高凝状态，防止动脉脂质粥样斑块形成和促使动脉粥样斑块消退，以改善和恢复肢体血流。

2. 清热抗炎，控制坏疽感染

严重肢体缺血，发生肢体坏疽继发感染，表现为热证、热毒证。中西医结合治疗，以清热解毒法为主，佐以滋阴、凉血、活血法治疗，同时选用有效抗生素治疗。病情严重者，给予支持疗法，输液、输血，纠正水、电解质平衡紊乱等，积极控制肢体坏疽感染发展，挽救肢体。

3. 积极内科治疗，控制并发病

闭塞性动脉硬化症的特点是常并发高血压、高脂血症、高血黏滞综合征、冠心病、脑血管病和糖尿病等。其最后治疗结局和转归，取决于这些并发症的轻重程度和能否有效控制。因此，必须重视中西医结合内科治疗，有效控制这些并发症，以中医辨证论治，结合药物静脉滴注疗法，可明显改善血液流变学异常，降低血液黏滞性和纤维蛋白原含量，抑制血小板聚集，扩张血管，促进侧支循环建立，改善血液循环障碍和微循环障碍，延缓动脉粥样硬化的发展，而使闭塞性动脉硬化症获得良好治疗效果。

（二）辨证论治

1979 年，尚德俊总结周围血管疾病治疗法则和具有一定水平的辨证论治规律，此后通过临床实践，不断探索和研究，根据闭塞性动脉硬化症的发病规律和疾病特点，总结临床辨证分型如下。

1. 阴寒型

证候：肢体明显发凉，冰冷；肢体呈苍白色（尤以肢端为重）；遇寒冷肢体发凉、苍白色、疼痛加重；突然发生急性肢体动脉血栓形成或急性肢体动脉栓塞，肢体冰凉、苍白，剧烈冷痛。舌苔白，舌质淡；脉象沉迟、弦细。

证候分析：寒凝血瘀，瘀阻血脉，气血运行失调，阳气不能温达四末。此型多属第Ⅰ期（局部缺血期）、第Ⅱ期（营养障碍期）闭塞性动脉硬化症，和处于疾病恢复阶段。

治法：温经散寒，活血化瘀。

方药：阳和汤加味。

熟地黄 30g，黄芪 30g，鸡血藤 30g，党参 15g，当归 15g，干姜 15g，赤芍 15g，怀牛膝 15g，肉桂 10g，白芥子 10g，熟附子 10g，炙甘草 10g，地龙 15g，麻黄 6g，鹿角霜（冲）10g。水煎服。

加减：患肢疼痛、麻木，肢端瘀斑，加桃仁、红花。

2. 血瘀证

证候：肢体发凉怕冷，麻木，瘀痛，肢体持续性固定性疼痛，或急性肢体缺血剧痛（急性血瘀症）；肢端、小腿、股部出现瘀斑、瘀点，手部或足部呈紫红色、青紫色，瘀肿；间歇性跛行痛加重，夜间静息痛加重。舌有瘀点、瘀斑，或舌质红绛、紫暗；脉象弦涩或沉细。

证候分析：严重肢体瘀血，气血瘀闭，血脉阻塞。此型多属第Ⅱ期闭塞性动脉硬化症，严重肢体缺血、缺氧，可能发生肢体坏疽。

治法：益气活血，化瘀通络。

方药：丹参通脉汤。

丹参 15g，赤芍 15g，黄芪 15g，桑寄生 15g，当归 15g，鸡血藤 15g，郁金 15g，川芎 15g，川牛膝 15g。水煎服。

加减：痹阻血瘀者，应宣痹活血，内服寄生活血汤（桑寄生、当归、川芎、姜黄、漏芦、红花、秦艽、威灵仙、赤芍、丹参、续断、鸡血藤、桂枝、羌活、独活）。痰瘀蕴结者，应活血软坚，通络散结，内服舒脉汤（黄芪、夏枯草、生牡蛎、当归、赤芍、丹参、水蛭、土鳖虫、皂角刺）。瘀热互结者，应清热活血，内服活血通脉饮（丹参、金银花、赤芍、土茯苓、当归、川芎）。

3. 湿热下注证

证候：轻度肢体坏疽感染，发红、肿胀、疼痛，肢体大片瘀斑感染（急性瘀血炎症），紫红，瘀痛，肢端感染，红肿、灼痛，伴有发热或低热。舌苔白腻或黄腻，舌质红绛；脉象滑数或弦数。

证候分析：寒凝血瘀，瘀久化热的初期阶段。此型多属第Ⅲ期（坏死期）1级闭塞性动脉硬化症，发生轻度肢体坏疽感染，或肢体瘀斑感染等。

治法：清热利湿，活血化瘀。

方药：四妙勇安汤加味。

金银花30g，玄参30g，当归15g，赤芍15g，牛膝15g，黄柏10g，黄芩10g，山栀子10g，连翘10g，苍术10g，防己10g，紫草10g，生甘草10g，红花6g，木通6g。水煎服。

加减：肿胀明显，加薏苡仁、泽泻、猪苓；炎症明显，组织红肿，加蒲公英、紫花地丁。

4. 热毒炽盛证

证候：严重肢体坏疽感染，红肿热痛，或脓液多，有恶臭味，伴有高热、恶寒，神志模糊，谵语等。舌苔黄燥或黑苔，舌质红绛、紫暗，或有瘀斑；脉象洪数或弦数。

证候分析：寒凝血瘀，瘀久化热的炽盛阶段，主要表现为热毒证。此型多属第Ⅲ期2、3级闭塞性动脉硬化症，发生严重肢体坏疽感染，出现毒血症或败血症。

治法：清热解毒，活血化瘀。

方药：四妙活血汤。

金银花30g，蒲公英30g，玄参15g，当归15g，黄芪15g，丹参15g，牛膝12g，连翘12g，防己12g，黄柏10g，黄芩10g，红花10g，乳香3g，没药3g，紫花地丁30g，生地黄15g，漏芦12g，贯众10g。水煎服。

加减：口干，舌苔干裂，加牡丹皮、麦冬；大便干结，加生大黄。神昏谵语者，同时兼服紫雪丹、安宫牛黄丸、西黄丸。

5. 脾肾阳虚证

证候：全身畏寒怕冷，肢体发凉、萎缩，神疲乏力；腰痛，足跟痛，腰膝酸软无力，阴冷，阳痿，性欲减退；食少纳呆，腹部胀满。舌苔白，舌质淡；脉象沉细。水煎服。

证候分析：闭塞性动脉硬化症多见于中老年患者，各主要脏器功能衰退，常有血瘀兼脾肾阳虚证。此型多属于第Ⅰ、Ⅱ期闭塞性动脉硬化症，或疾病恢复阶段。

治法：补肾健脾，活血化瘀。

方药：补肾活血汤。

熟地黄30g，川续断15g，怀牛膝15g，桑寄生15g，鸡血藤15g，山药15g，淫羊藿15g，补骨脂15g，茯苓15g，当归12g，川芎12g，威灵仙12g，丹参12g，赤芍12g，白术 10g。水煎服。

加减：少气乏力明显者，加黄芪、党参；肾虚明显者，可兼服金匮肾气丸。

（三）药物静脉滴注疗法

药物静脉滴注疗法临床应用广泛，药物种类较多，常用的有溶栓、抗凝、去聚、降纤、降黏等药物，简要总结如下。

1. 丹参注射液

丹参注射液 20mL 加入 0.9% 氯化钠注射液 250mL 中，静脉滴注，1 次 / 天，15 次为 1 个疗程，休息 5～7 天，可进行下个疗程，一般可连续应用 3～4 个疗程。

2. 川芎嗪注射液

川芎嗪注射液 200～400mg 加入 5% 葡萄糖溶液 250mL 中，静脉滴注，1 次 / 天，15 次为 1 个疗程，休息 5～7 天，进行下个疗程，可连续应用 3～4 个疗程。

3. 前列地尔

前列地尔 5～10μg 加入 0.9% 氯化钠注射液 10mL 中，静脉推注，1 次 / 天，15 次为 1 个疗程，休息 5～7 天，进行下个疗程，可连续应用 2～4 个疗程。

4. 蛇毒酶制剂

降纤酶 5～10BU 加入 0.9% 氯化钠注射液（或 5% 葡萄糖溶液）500mL 中，静脉滴注，1 次 / 天，15 次为 1 个疗程，休息 5～7 天，进行下个疗程，可连续应用 2～4 个疗程。如应用 2 个疗程无效果者，应改用其他治疗方法。

5. 三七总皂苷制剂

三七总皂苷 400mg 加入 5% 葡萄糖溶液（或 0.9% 氯化钠注射液）250～500mL 中，静脉滴注，1 次 / 天，15 次为 1 个疗程，休息 5～7 天，进行下个疗程，可连续应用 3～4 个疗程。

6. 脉络宁注射液

脉络宁注射液 20～40mL 加入 5% 葡萄糖溶液（或 0.9% 氯化钠注射液）500mL 中，静脉滴注，1 次 / 天，15 次为 1 个疗程，休息 5～7 天，进行下个疗程，可连续应用 2～3 个疗程。

7. 尿激酶

尿激酶 10～30 万 U 加入 0.9% 氯化钠注射液（或 5% 葡萄糖溶液）250～500mL 中，静脉滴注，1 次 / 天，连续应用 7 天。目前，一致认为患肢动脉注射疗法溶栓效果明显，持续动脉滴注疗效更显著。

闭塞性动脉硬化症常并发急性动脉血栓形成和动脉栓塞，出现急性肢体缺血，甚至发生坏疽。及时应用尿激酶溶栓治疗，可以有效地改善血液循环，挽救肢体。

（四）药物动脉注射疗法

我国从 20 世纪 50 年代开始应用药物动脉注射治疗慢性动脉闭塞性疾病。从患肢股动脉注射药物，可以增加肢体血液内的药物浓度，更能发挥药物的治疗作用，促进侧支血管形成，更有效地改善肢体血液循环，见效快，疗效好。应根据病情，选用不同的药物治疗。临床上，应用中西医结合辨证论治整体疗法，配合其他治疗方法，可以提高疗效。

药物动脉注射疗法最常用的是取上肢肱动脉注射，取下肢股动脉注射。常用的药物有川芎嗪注射液、丹参注射液、罂粟碱注射液、前列地尔注射液和尿激酶等（详见血栓闭塞性脉管炎）。

（五）药物穴位注射疗法

药物穴位注射疗法，是将药物注入穴位、压痛点及反应点而发挥治疗作用的一种治疗方法。本法用于治疗闭塞性动脉硬化症有一定的效果，已经成为重要的辅助疗法之一。

临床药物穴位注射治疗闭塞性动脉硬化症，常与中西医结合辨证论治和药物静脉滴注疗法相结合使用，以提高疗效，缩短疗程。本法适用于闭塞性动脉硬化症的各个阶段。对早期患者，肢体有缺血、瘀血，可选用丹参注射液、川芎嗪注射液、654-2 注射液等药物，具有活血化瘀、疏通血脉等作用，以扩张周围血管，改善肢体血液循环和微循环。严重肢体缺血，并发缺血性神经炎者，应用维生素 B_1、维生素 B_{12}、654-2 等药物，具有营养神经、缓解疼痛作用。在疾病恢复期，患肢慢性溃疡久不愈合者，应用维生素 $B_1$100mg，加入 654-2 10mg 穴位注射，具有调整元气、强壮身体、促进创口愈合作用。

常用穴位：下肢可取足三里、三阴交、阳陵泉、阴陵泉、承山、绝骨、血海等。上肢可取曲池、尺泽、手三里、内关、外关等。耳穴可取内分泌、交感、神门、压痛点等，但肢体腕踝关节远端的穴位禁止使用，以免引起坏疽。

应用方法：一般每个穴位注入药量 2～5mL 为适宜，耳部穴位注入药量 0.1～0.3mL，以鼓起小皮丘为度。可取患肢或两侧肢体 2 个穴位交替轮流注射，每日 1 次，30 次为 1 个疗程，疗程间隔 5～7 天，根据病情考虑是否继续下个疗程的治疗。

药物穴位注射的疗效与取穴准确性有关，取穴准确，则感应强烈，扩散范围广，甚至能循经络扩散到远端，疗效显著。取穴不准确，感应就小，或者无感应，效果较差。当针刺入穴位后，如患者无感应，应施以手法使其出现感应。注意，在注射前必须回抽针栓，观察有无回血，防止将药液注入血管内。如患肢有严重的血液循环障碍，肢体明显肿胀，或穴位附近有炎症时，不宜在患肢进行穴位注射，以免发生感染或坏疽。

（六）降血脂疗法

闭塞性动脉硬化症的发病与脂质代谢异常有密切关系，患者血中胆固醇、甘油三酯、低密度脂蛋白的含量多高于正常，应用药物治疗降低血脂含量，对于延缓血管病变的发生和发展有积极的作用。临床常用降脂药物分类主要包括他汀类、贝特类、胆固醇吸收抑制剂等。

1. 他汀类

他汀类为临床应用较为广泛的降脂药，包括洛伐他汀片、辛伐他汀片、普伐他汀钠片、氟伐他汀钠胶囊、阿托伐他汀钙片等，主要治疗高胆固醇血症。若患者胆固醇水平较高时可以选择。

2. 贝特类

贝特类降脂药主要适用于甘油三酯血症或以甘油三酯升高为主的混合性高脂血症，临床应用药物包括苯扎贝特分散片、非诺贝特胶囊等，具有降低甘油三酯、升高高密度脂蛋白的作用。

3. 胆固醇吸收抑制剂

胆固醇吸收抑制剂包括依折麦布片等，可以抑制胆固醇吸收，从而降低血脂水平，适用于胆固醇水平较高的患者。

（七）扩张血管疗法

应用血管扩张剂，解除血管痉挛，促进侧支循环建立，从而改善肢体血运和缓解疼痛。临床常用药物为罂粟碱注射液，每次 30～60mg，每天 2～3 次，肌内注射或加入 0.9% 氯化钠注射液 250mL 中，静脉滴注。

（八）祛聚疗法

应用血小板抑制剂，抑制血小板的聚集功能，防治血栓形成。常用药物有阿司匹林、氯吡格雷、西洛他唑等药物。

（九）去纤和溶栓疗法

这类药物主要是溶解纤维蛋白和减少纤维蛋白原，因此有溶栓和降低血凝状态等作用。本法主要对血管狭窄、血栓形成、急性动脉栓塞等有效（详见药物静脉滴注疗法）。

（十）抗凝疗法

血液高凝状态是血栓性疾病的主要病理基础。闭塞性动脉硬化症患者血液多处于高凝状态，容易形成血栓。抗凝疗法用于溶栓治疗和手术后，可以预防新的血栓形成，以免复通的血管或移植的血管因血栓形成而闭塞。常用药物有肝素和低分子肝素等，口服抗凝剂主要为华法林和新型口服抗凝剂利伐沙班等。

（十一）外治疗法

中医外治疗法具有丰富的内容，积累了宝贵的经验，在外科治疗学中占有极其重要的地位。随着周围血管疾病研究的发展，外治疗法在周围血管疾病的应用及其取得的独特疗效，受到人们的普遍重视。李廷来、尚德俊等均有研究报道，推动了外治疗法在周围血管疾病中的应用和发展。在闭塞性动脉硬化症的治疗中，外治疗法同样发挥了良好的作用，取得了满意的疗效。现将临床常用的外治疗法简要总结如下。

1. 活血通络法

闭塞性动脉硬化症由于肢体缺血、瘀血，常有肢体疼痛，皮色紫绀，皮肤瘀斑、瘀点等表现。治疗宜用活血通络法，应用活血消肿洗药、活血止痛散等煎剂趁热熏洗患肢，每日 1～2 次，适用于闭塞性动脉硬化症第 I、II 期的患者。如有肢体瘀血炎症者，用解毒散瘀洗药熏洗，洗后外涂丹参酊、马黄酊等，能够改善肢体血液循环和微循环，促进侧支循环建立，改善组织代谢状况，具有活血通脉、消肿散瘀的作用。

2. 温经活血法

闭塞性动脉硬化症是慢性肢体动脉闭塞性疾病，主要表现为寒凝血瘀证，肢体发凉、怕冷，遇寒则症状加重，疼痛加剧，皮肤冰凉、苍白。宜用温经活血法，应用回阳止痛洗药或活血止痛散煎汤趁热熏洗患肢，每日 1～2 次。适用于闭塞性动脉硬化症第 I、II 期患者。本法能够促进肢体血液循环，改善缺血症状，具有温通血脉、回阳散寒的作用。

3. 解毒消肿法

闭塞性动脉硬化症患者由于肢体血液循环障碍，经脉瘀滞，郁久化热，而发生肢体坏疽继发感染，局部红肿热痛，脓液多，有坏死组织，炎症明显。宜用解毒消肿法治疗，应用解毒洗药煎汤趁热熏洗患处及创面，每日 1～2 次，熏洗后，用大黄油纱布换药。创口脓液及坏死组织较多者，创面撒布少许九黄丹、五五丹、九一丹或涂敷全蝎膏，具有拔毒、祛腐、止痛作用。在炎症红肿处外涂黄马酊，或外敷大青膏、芙蓉膏、金黄膏等，可抗菌消炎、解毒消肿和清洁创口。

4. 生肌敛口法

闭塞性动脉硬化症发生肢体破溃的后期，创面干净，脓液减少，遗留残端溃疡，或慢性溃疡经久不愈者，宜用生肌敛口法，促进创面愈合。但外治药物，必须在改善肢体血液循环的基础上，才能发挥作用。用溃疡洗药煎汤趁热渍洗患处或创口，熏洗后，创面撒布少许生肌散、八宝丹、生肌珍珠散、参茸生肌散等掺药，外敷生肌玉红膏、润肌膏油纱布，或用 II 号生肌膏、长皮膏涂敷创面换药。这些外治药物结合应用，具有活血生肌作用。当溃疡面出现白色稠厚分泌物时，上皮组织生长，愈合加快。疮面分泌物培养无细菌生长，有大量纤维组织增生，而促进溃疡的愈合。因而证明了中医的"煨脓长肉"理论的科学性和应用价值。

5. 注意事项

（1）闭塞性动脉硬化症由于肢体动脉严重狭窄或闭塞，肢体发生破溃、坏疽时，应重视中西医结合整体治疗，创口以清洁换药为好，避免应用有刺激性和腐蚀性的药物。

（2）外治疗法的应用，必须重视辨证论治原则，应根据患者的病变情况，选择适当的外治疗法。

（3）在煎汤熏洗时，药液温度应适宜，以患者舒适为好。特别是在肢体急性缺血状态下，应尽量避免用温度较高的药汤渍洗患肢，以免加重病情。

（4）当肢体坏疽处于发展阶段，而未局限稳定者，或肢体呈干性坏疽者，均不适宜敷贴药膏和应用熏洗疗法。

（5）应用熏洗药物治疗后，患肢发生皮肤瘙痒、红色丘疹，或肢体疼痛严重者，须立刻停止用药，并给予相应的处理。

（十二）创口换药与处理

闭塞性动脉硬化症第Ⅲ期患者，患肢出现溃疡或坏疽，对其创口的换药与处理是一个很重要的问题。处理得当，可减轻局部疼痛，防止坏疽范围扩大，促进溃疡愈合。

1. 闭塞性动脉硬化症创口的特点

组织缺血是闭塞性动脉硬化症创口各种临床特点的病理基础。其临床表现包括：创口常有坏死组织，如肌腱、骨骼的坏死；肉芽不健康，生长缓慢；创口组织不能耐受刺激，哪怕是很弱的物理、化学性刺激；对细菌感染的抵抗力也弱，其特定的局部环境及 pH 使其易于感染绿脓杆菌；炎症易于扩散，出现腱鞘炎、脓肿、骨髓炎等；应用抗菌药物效果不理想等。

2. 换药的目的

（1）观察创口的情况：通过观察创口局部的血运、感染情况，了解患肢的血运状况，有助于对病情及治疗效果的判断，并可指导调整治疗方案。观察务必仔细，如创口大小、深度，上皮、肉芽生长状况，坏死组织的有无，脓液的多少、性状等，必要时配合 X 线检查了解骨骼情况。

（2）进行恰当的局部处理：掌握闭塞性动脉硬化症创口血运障碍的特性及创口愈合过程的规律，就能取得处理创口的主动权。不恰当的局部处理常常是溃疡、坏疽加重的重要原因，甚至发展到被迫截肢的地步。

3. 局部处理的原则和操作

（1）保护组织：减少对尚未坏死组织的刺激，不强调通过局部用药来改善血运。某些"生肌收口"的外用药物往往有刺激性和腐蚀性，对缺血性创口起不到预期的目的，甚至适得其反。外用药物只有在改善肢体血液循环的基础上，才能发挥作用。所以主张清洁换药，轻柔操作。创口脓多及有坏死组织时，应用一定浓度的抗生素溶液湿敷换药；脓少时，用大黄油纱布换药；创口脓少，肉芽组织比较新鲜时，用玉红膏油纱布换药，每日或隔日 1 次。如创面过大，可施行邮票状植皮术。

（2）尽量清除坏死组织和异物：创口内的坏死组织，尤其是坏死的肌腱、腱鞘和死骨的存留，以及在创口内经常填塞油纱布条，均能影响创口的愈合。在换药时，应及时剪除坏死组织，采取逐渐多次剪除的方法，最后将坏死组织完全去除，并注意取出小的死骨片。此项原则的施行必须在坚持第一项原则的基础上。如对腐烂松动的坏死组织，尤其是坏死的肌腱、腱鞘、关节囊等，每次换药都要尽量清除。但对未松腐的坏死组织不宜强行剪除，以防损伤相邻组织，增加坏死感染的机会，须待进一步改善血运后再处理。对干性坏疽，可用酒精棉球消毒，以消毒干纱布包扎，保持干燥，维持干性坏疽，当坏死组织与健康组织形成明显的分界线时，再施行坏死组织切除。

（3）控制感染：合并细菌感染的创口，周围组织的需血量及耗氧量明显增加，使本来缺血的组织增加了坏死的可能性，所以应积极控制感染。应取创面脓液做细菌培养和药敏试验，在细菌培养和药敏试验结果出来之前，根据脓液及创口情况大体区别感染的细菌种类，并采用适当抗生素及药物局部应用。应用抗生素溶液湿敷换药，可交替更换抗生素种类，以防止细菌产生耐药性。对脓液多的创口，可先用双氧水、0.1%新洁尔灭溶液、温度适宜的解毒洗药淋洗，尽量将脓性分泌物清除干净，再应用药物湿敷。如创口脓多且有坏死组织，创口剧烈疼痛者，可外敷全蝎膏，祛腐止痛。对化脓性腱鞘炎及骨髓炎，应强调保持引流通畅。由于组织缺血，抗感染能力差，感染易于扩展形成腱鞘、骨髓感染，感染后，炎症沿腱鞘向足掌或足背扩展，红肿疼痛，可形成脓肿，发生腱鞘、肌腱坏死，造成坏死范围扩大，创口久不愈合。处理时应将脓肿及感染的腱鞘充分切开引流，并将坏死腱鞘、肌腱全部彻底切除，才能使创口顺利愈合。

（十三）手术治疗

动脉粥样硬化病变导致动脉管腔狭窄和闭塞多呈节段性分布，而且位置比较高，所以手术治疗的适应证也比较多。在患者身体状况允许的情况下，通过动脉造影检查，对血管阻塞部位、范围、程度、侧支循环建立状态和远侧流出道状况进行充分了解后，可选择适当的手术方法，施行血管重建手术。如果肢体已经发生溃疡或坏疽，就应施行相应的坏死组织切除或截肢术。手术治疗成功的关键是正确掌握手术适应证和精细、熟练的血管外科技术。手术前应对病史、肢体缺血程度和重要脏器功能情况详细了解，分析动脉重建术和其他手术的必要性和可能性，同时做必要的术前检查和准备工作。凡患者间歇性跛行症状进行性加重，或下肢缺血明显，出现严重静息痛，影响正常工作和生活者，均为血管重建手术的适应证。而近期有重要脏器严重病变，如急性心肌梗死，脑血管意外和肝、肾功能衰竭者，不宜施行血管手术治疗。现将目前常用的手术方法简要介绍如下。

1.动脉血栓内膜剥脱术

动脉血栓内膜剥脱术主要适用于闭塞性动脉硬化症病变局限，短段动脉严重狭窄或完全闭塞，范围在5～6cm。可在直视下切除血栓和血管内膜，恢复动脉血流。将远侧的动脉内膜断面向外固定在动脉壁上，防止血流冲击内膜而阻塞管腔。如果狭窄或闭塞段较长，可采用半开放式剥脱器取出血管内膜。据报道，此手术 5 年通畅率为 60% 左右。如果在此手术的基础上，再应用经皮腔内血管成形术（PTA 技术）扩张远侧动脉，消除狭窄，可提高手术治疗效果。

2. 动脉血栓摘除术

当闭塞性动脉硬化症并发急性动脉栓塞或血栓形成时，肢体严重缺血，进展迅速，后果严重，如不及时治疗将危及肢体生存甚至危及生命，应尽早施行动脉血栓摘除术。动脉栓塞后 6 ~ 8 小时，肌肉组织尚未坏死，栓子未与血管内膜粘连，内皮细胞未受到严重损伤，是手术取栓的最佳时机。若病程稍长，肢体已经有一个或几个趾（指）濒于坏死，但无明显大面积坏死，手术取栓可以恢复主干动脉的血流，以达到降低截肢平面的目的。若肢体肌肉已坏死，手术不能挽救肢体，或全身状况极差，处于濒死状态，则是取栓术的禁忌证。目前常用于临床的取栓术有两种方法。

（1）Fogarty 球囊导管取栓术：在下肢可经患肢股动脉切开插入导管取栓，上肢可经患肢肱动脉插管取栓。Fogarty 球囊导管取栓术避免了直接暴露动脉操作，减少手术创伤，缩短手术时间，更加安全可靠，并且可在局部麻醉下进行。它可以通过一个动脉切口取出栓塞部位近端和远端的继发性血栓，对全身情况严重不良的患者极为有利，可明显提高生存率和肢体存活率。据有关报道，对 300 例动脉栓塞患者应用 Fogarty 球囊导管取栓治疗后，生存率为 84%，肢体存活率为 95%，死亡原因与原发疾病有关。要提高肢体存活率，应尽早施行取栓术和完全取出动脉阻塞远侧的继发性血栓，如果动脉留置导管，术后持续注入溶栓药物，可以预防再次栓塞，提高疗效。

（2）动脉切开取栓术：根据动脉栓塞部位选择适当切口。分离栓塞动脉时，应动作轻柔，以免栓子破碎造成远侧动脉栓塞。游离、阻断栓塞部位近、远端动脉后，方可切开动脉取栓，并以肝素盐水从肢体远侧动脉切口逆行冲洗。先开放近侧阻断，如有残存血栓，可被冲出。放开阻断钳后，远侧动脉恢复搏动是取栓术成功的标志。

3. 血管重建术

（1）动脉旁路血管移植术：又称为原位动脉转流术或动脉架桥术，是采用血管移植物与阻塞动脉段近、远侧动脉行端侧吻合，重建肢体动脉的血液循环。该手术适用于较长段动脉阻塞或多节段动脉阻塞病变患者。阻塞段较短者，可在直视下手术；阻塞段长或多节段阻塞者，可根据动脉造影检查结果，在肌间做隧道，移植血管通过隧道与阻塞段两侧动脉行端侧吻合，吻合角度应在 30° 以内，以减少阻力，有利于血流畅通。根据动脉闭塞部位不同，临床常用术式有腹主 – 双侧髂、股动脉转流术、股 – 腘动脉转流术、股 – 胫或股 – 腓动脉转流术等。目前，常用移植部位首选自体大隐静脉，而主动脉、髂动脉、股动脉转流术多采用口径较大的人造血管，以膨体四聚氟乙烯（EPTFE）最好。据统计，此类手术 5 年通畅率在 65% ~ 85.1%。

（2）解剖外动脉旁路移植术：又称为异位动脉重建术。主要适用于老年体弱伴有心、脑、肾等主要脏器功能状况不佳，耐受性较差的患者；主－髂动脉粥样硬化闭塞范围较广泛者；动脉旁路移植手术后再阻塞者。移植血管通过皮下隧道，将另外一条或另一肢体的动脉血液引向阻塞远侧动脉。常用术式有腋－股动脉旁路移植术、股－股动脉旁路移植术和腋－腋动脉旁路移植术等。手术可在局部麻醉下进行，选择适当长度的自体大隐静脉或 0.8～1.0cm 口径的 EPTFE 人造血管，行端侧吻合术。据文献资料统计，此类手术 5 年通畅率在 40%～80%，手术死亡率为 0～7.7%。

（3）原位大隐静脉旁路移植术：又称为原位大隐静脉转流术。适用于股腘动脉闭塞者。手术不需要做大隐静脉游离，以减少手术创伤，并可避免剥除静脉时造成的内膜下损伤及营养结构的破坏。将大隐静脉近心端与股动脉或腘动脉端侧吻合，远端与腘动脉或分支动脉端侧吻合，管径相当，比较符合血液动力学要求。手术必须结扎大隐静脉分支和破坏静脉瓣膜。手术成功的关键是破坏静脉瓣膜，操作应精细而不损伤血管内膜。此手术远期效果较好，有报道 3 年通畅率为 80% 左右。

（4）静脉动脉化：又称动静脉转流术。适用于动脉闭塞部位广泛，远侧无良好流出道者。手术方式有高位深组、低位深组和浅组 3 种，有分期和一期完成两种方法。一般认为，深组低位手术后，肢体的缺血状况改善较好，并且无明显静脉回流障碍发生。

4. 腔内介入技术

近些年来，随着科技的发展，腔内治疗器具得到迅猛发展，球囊导管成形术、支架植入术、激光血管成形术、动脉血管机械减容术等新技术相继应用于临床，为临床治疗提供了许多新方法。

5. 坏疽足趾切除术

闭塞性动脉硬化症患者，常因肢体缺血而发生肢端坏疽。施行坏疽组织切除手术，可控制病变继续发展，有利于疾病的康复。手术应根据患者体质强弱、肢体血液循环情况，以及坏疽的性质、范围、深浅和继发感染程度等全面考虑。

麻醉方法常选用小量腰麻、股神经和坐骨神经阻滞等。病变在上肢者，则选用臂丛神经阻滞麻醉。应避免使用局部或趾（指）根部神经阻滞麻醉方法，以免引起坏死和使感染扩散，而致病情发展恶化。

（1）单纯坏死组织切除术：适用于肢体血液循环已改善，坏死组织与健康组织形成明显的分界线，坏疽已停止发展，局部感染已基本控制者。在分界线处将坏死组织全部切除，切除后的骨残端须深入创面软组织内 0.5～1cm，并仔细咬平骨端面，便于上皮、肉芽组织包埋骨残端，使创面顺利愈合。在切断肌腱时，不可过度向外牵拉，以免切断肌腱后，肌腱回缩，将感染带到腱鞘深处。创面冲洗干净后，应用油纱布疏松填盖，无菌敷料包扎。由于手术时已将坏死组织彻底切除，创口冲洗干净，因此手术后 2～3 天再查看创口。如创面较大，感染明显，可应用抗生素 5～7 天。并继续中西医结合治疗，促进创口愈合。

（2）趾（指）部分切除缝合术：适用于趾（指）部远端局限性坏疽，局部感染被控制，炎症基本消退者；或趾（指）部远端骨质暴露或骨残端骨髓炎形成，创口难以愈合者；或趾（指）大部分干性坏疽，近端健康组织炎症消退，患肢血液循环改善者。常规皮肤消毒后，用消毒干纱布包绕坏疽趾部，使之与健康组织隔离，避免污染切口。在距坏疽边缘 1～2cm 的健康组织处用利刀按设计皮瓣垂直切开直至趾骨，切断软组织和肌腱腱鞘，用趾锯将趾骨锯断，用咬骨钳细心咬去 0.5cm 趾骨，咬平骨端面。做关节离断术时，应将近节趾跖骨之软骨关节面咬除。剪除多余的皮下组织和腱鞘，一般不结扎止血，然后用氯化钠注射液冲洗干净，以丝线疏松缝合皮瓣，创口内放置细窄橡皮引流条，外盖干纱布轻松包扎。为防止创口感染，应用抗生素 7～10 天。继续中西医结合治疗，促进创口愈合。手术后 24 小时拔除创口内橡皮引流条，注意观察趾残端创口的愈合情况和血运状况，如有红肿、疼痛，疑有感染时，应及时拆除缝线数针或全部拆线，常规换药处理。如手术后经过平稳，创口愈合顺利，则术后 10～12 天拆线。

（3）注意事项

①本病患者多是老年人，并发症较多，动脉往往高位狭窄或闭塞，肢端血运改善比较困难。中西医结合整体治疗，能够促进侧支循环的建立，改善血液循环。部分患者坏疽足趾可自行脱落，创口逐渐愈合，因此不必急于施行外科手术处理。

②坏疽足趾切除缝合术应争取创口一期愈合。严格掌握手术指征和注意肢体血液循环改善情况，是手术创口愈合的重要保证。慎重处理骨残端和肌腱腱鞘。术前应认真进行临床检查，拍摄足趾部 X 线，有末节趾骨骨髓炎或病理性骨折者，影响创口愈合，应将其全部切除。暴露在创口内的肌腱腱鞘应稍加牵拉后剪断，不可过度牵拉。必须去除骨关节软骨面；骨残端须深入软组织 0.5～1cm，便于上皮、肉芽组织包埋。皮瓣应松松地对拢缝合，如缝合皮瓣时有张力，术后创口很难愈合。

③手术创口内应常规放置橡皮引流条，将其剪成细窄的小皮片状，通畅引流，避免创口内瘀血积存，形成血肿，致使创口裂开。

④残端创口的观察和处理非常重要。由于患肢血运较差和在坏疽足趾部进行手术，创口愈合有一定困难，拆线时间应稍延长。若创口内瘀血积存者，可拆除 1～2 针缝线，放出瘀血，创口可自行愈合。创口边缘皮肤坏死，多是手术缝合过紧、过密所致，轻而浅者不必处理，如有明显的皮肤坏死，可拆线观察，或将坏死皮肤切除。创口感染者，应及时拆除缝线，进行换药处理。

6. 截肢术

（1）术前准备：由于闭塞性动脉硬化症患者患肢严重缺血，而且并发症多，因此手术前后正确的中西医结合治疗，是截肢手术成功的关键。应积极进行中西医结合治疗，以促进肢体侧支循环建立，改善患肢血液循环。对并发糖尿病、高血压、冠心病的患者，应积极控制血糖、高血压，改善心脏功能。患者身体虚弱和贫血者，应予以输液输血，注意纠正低血钾，改善全身情况。严重肢体坏疽感染者，应配合应用抗生素，积极控制感染。

（2）手术指征：①严重肢体坏疽，坏疽扩展至踝关节或小腿，无法保留肢体者。②严重肢体缺血，患肢肌肉重度萎缩，坏疽扩展至跖趾关节和足背部，分界线不清楚，剧痛、发热，无法控制坏疽感染者。③小腿巨大溃疡，骨质外露，经中西医结合治疗无效者。

（3）截肢平面的选择：由于闭塞性动脉硬化症多累及大、中动脉，严重肢体缺血，侧支循环建立不良，坏疽范围广泛，全身状况差，应施行股部截肢为宜。只有患肢血液循环恢复良好，才能施行小腿截肢术。

（4）手术要点：①应根据患肢血运情况确定截骨平面。②常取前长后短或前后等长皮瓣，不能过长或过短；皮瓣不宜过多剥离，不能挫伤皮肤。③手术操作应轻柔，在皮肤回缩处切断肌肉，切除血运差、可能坏死的肌肉，以确保创口顺利愈合。主要血管分离、切断，近端双重结扎；神经近端用1%利多卡因封闭后，稍向远端牵拉，然后用细丝线结扎，利刀切断，使其回缩至肌肉内。在肌肉回缩处，环形切断骨膜，向远端轻轻剥离，垂直锯断骨头，仔细止血。用氯化钠注射液冲洗创面，依次缝合深筋膜、皮肤。皮肤缝合不要过紧或过密，以防皮瓣坏死。创口两端皮肤与肌肉之间放置橡皮引流条，以免创口积血或积液。

（5）术后处理：应继续中西医结合治疗，以巩固疗效，改善患肢血液循环。防止创口感染，控制动脉粥样硬化病变的发展。继续治疗并发病，如糖尿病、高血压、冠心病等。给予辨证论治内服中药，应用维生素 B_1、维生素 C、抗生素等。密切注意残肢的变化及创口的愈合情况。注意观察体温及白细胞变化。创口内橡皮引流条在手术后 24～48 小时拔出。闭塞性动脉硬化症患者，由于肢体缺血，抗感染能力和组织修复能力差，可于术后 2～4 周拆线，以免创口裂开。

（十四）围手术期治疗

闭塞性动脉硬化症的手术方式主要有两类，一类是以截肢为代表的致残性手术，另一类是动脉重建性手术。术前均应得到患者的同意和充分配合，及时准确完成术前检查，包括血型、出凝血时间、凝血酶原时间、血脂、血糖及肝功能、肾功能、心功能、肺功能等的测定。

1. 术前治疗

（1）支持疗法：老年体弱和长期患病消耗者，易发生严重并发症，应予支持，尽量纠正贫血、脱水和电解质紊乱，纠正低蛋白血症，以改善患者全身情况。严重肢体坏疽继发感染者，应给予富有营养的饮食，大剂量维生素 B_1、维生素 B_6 和维生素 C 等。不能进食者，应静脉输液，注意防止发生低血钾，纠正水与电解质的平衡紊乱。重危患者，或继发严重贫血者，应多次小量输入新鲜血液。有低蛋白血症，影响创口愈合者，应给予蛋白类制剂。对于增强机体的抗病能力，促进疾病痊愈，都是十分重要的治疗措施。

（2）控制并发病：心脏病是手术的主要危险因素和死亡原因。尤其是大、中血管手术的时间长和创伤大，要求心脏有较好的承受能力，一般 2 周内有心肌梗死是手术的禁忌证。有时为了挽救患者的肢体和生命，在严密监测和应用改善心脏功能的药物下，也可施行急症手术，但死亡率较高。高血压也应积极控制，一般收缩压 < 160 mmHg 比较安全。糖尿病是手术的另一危险因素，术前应控制血糖在 8 ～ 11mmol/L 比较安全，不致引起低血糖，也很少出现酸中毒，但在大、中血管手术前，应将口服降糖药改为胰岛素。其他并发症也应有效的控制，增加手术的安全性。

2. 术后治疗

（1）抗凝治疗，防止血栓形成术后血管局部血栓形成是血管重建术失败的主要原因之一，截肢创面也不易愈合。术后应用肝素 50mg，皮下注射，每天 2 ～ 3 次，5 天后改为口服抗凝剂，治疗 3 ～ 6 个月，一般能收到较好的效果。同时亦应配合活血化瘀中医疗法，防止血栓形成。

（2）预防感染：在大、中血管手术前 1 天，应使用抗生素预防感染。手术后则应使用有效、足量抗生素，直至拆线，切口愈合为止。术后切口感染常导致血管手术失败，甚至丧失肢体，因此，抗生素的使用应积极稳妥。

（3）其他治疗：针对患者的全身情况进行中西医结合治疗，以巩固疗效，改善患肢血液循环。在辨证论治内服中药的同时，应补充能量及大量维生素，以及继续对并发病治疗，都是极其重要的，有助于疾病的恢复。如患者出现心、脑血管并发症，以及肝、肾功能衰竭等，都应积极地予以治疗，以改善患者的预后。

（十五）康复

闭塞性动脉硬化症是中老年性疾病，病程较长，对发病早期和有发病倾向的患者，进行预防性治疗，以延缓或消除动脉粥样硬化病变的发展，防止发生肢体坏疽。在施行中西医结合治疗的同时，进行适当的肢体功能锻炼有助于疾病的康复。步行锻炼适用于早期或恢复期患者，每天坚持步行锻炼，步行的速度和距离，应以不引起肢体疼痛为标准，一般经过数月的步行锻炼，许多患者的间歇性跛行得到明显改善。伯尔格运动适用于基本不能行走的患者，可在床上锻炼。先让患肢抬高 2 ～ 3 分钟，后下垂于床沿 3 ～ 5 分钟，再半卧 2 ～ 3 分钟，如此重复练习 5 ～ 10 次，每天 3 次，可以防止肌肉萎缩，有利于肢体功能恢复。其他锻炼方法应根据患者的体质、所处环境和爱好来选择，如气功、体操、散步、太极拳等。但康复锻炼要循序渐进，逐渐增加运动量和延长活动时间，不宜勉强剧烈活动。

（十六）护理

闭塞性动脉硬化症患者肢体处于缺血状态，极易受到伤害而发生组织坏死。常见的伤害原因有：①物理性伤害，如剪指甲、穿窄鞋、被人踩伤、冻伤、热水烫伤等；②化学性伤害，如用有刺激性、腐蚀性的药液、药膏涂抹或外敷等；③生物性伤害，如脚癣合并细菌感染等；④医源性伤害，如拔甲术、局部封闭、针刺等。

闭塞性动脉硬化症患者对于患肢的防护应高度重视，否则将导致严重后果。常用的防护措施有：①保持卫生、防寒防冻，可用温水洗脚，洗后用软毛巾拭干。禁用冷水和热水洗脚。应穿软暖合适的鞋袜，防止手足受寒冻伤害。②防止微小的外伤，如鞋袜过紧磨擦伤，剪指（趾）甲时过度修剪造成的损伤，以及其他外伤等。③保持皮肤润泽，当患肢出现营养障碍表现，皮肤干燥、皲裂、脱屑时，应每天用温水浸泡患足 30 分钟，立即擦干，外涂甘油、护肤脂或凡士林等。④较小而表浅的皮肤瘀斑，经中西医结合治疗后可以自行消散吸收。有些患者的肢端瘀斑较大而深在，逐渐发生皮肤坏死，出现皮下积液或积脓。治疗应严格消毒，剪除坏死皮肤，引流出脓液，用大黄油纱布或玉红膏油纱布换药，多能顺利愈合。若范围过大者，处理不当常导致溃疡、坏疽。⑤闭塞性动脉硬化症患者因肢体缺血、营养障碍，趾甲增厚变形，多呈嵌甲样生长，容易发生甲沟炎或甲下脓肿。当甲内一侧积脓或甲下积脓时，可剪去部分趾甲或全部拔甲，使脓液彻底引流，以免感染扩展加重，引起趾骨骨髓炎。但应在肢体血液循环改善情况下施行拔甲，否则拔甲可能引起足趾坏疽。⑥如并发足癣时，可用硝矾洗药开水冲，待水温后，浸洗患足，每天 1 次，洗后应用治疗足癣的药膏外涂，争取尽量彻底治疗。

【预防与调护】

坚持低脂、低盐饮食，是降低血脂，预防动脉粥样硬化的基本措施。应避免经常食用过多的动物性脂肪及胆固醇较高的食物，如肥肉，动物的肝、脑、肾等脏器，蛋黄，鱼子，奶油之类。合理安排饮食，既富于营养，又不致血脂增高，有利于防止闭塞性动脉硬化症的发生和发展。平时饮食宜清淡、低盐、低脂而富有营养，多食富含维生素 C 的食物（如新鲜蔬菜、水果等），多食富含植物蛋白的食物（如豆类及其制品）；在可能条件下，以食植物油为宜（如豆油、菜油、玉米油、茶油等）。如患有糖尿病，应控制饮食中的糖类，尽量多食粗粮、蔬菜、瘦肉类。应戒除暴饮暴食，嗜食辛辣油腻炙煿之品等不良习惯，则有利于防止闭塞性动脉硬化症的发生和发展，防止病情加重。

另外，终生戒烟、防冻保暖、防外伤等，也是提高本病治愈率、预防疾病复发不可缺少的有效措施。

（张大伟）

第三节　糖尿病肢体动脉闭塞症

【概述】

糖尿病肢体动脉闭塞症是指除心脑血管、肾血管和视网膜血管病变之外的肢体大、中、小动脉粥样硬化和微血管病变，并伴有周围神经病变，发生肢体缺血、缺氧，甚至坏疽、感染等。本病是糖尿病最常见的慢性并发症之一，病程较长，且患者年龄较大，起病多缓慢。其发病率呈逐年增高的趋势，是糖尿病患者致残的主要原因之一，严重影响糖尿病患者的生活质量和健康长寿。本病已引起世界各国医务工作者的广泛关注。本病属中医"脱疽""脉痹"病范畴。

【病因病机】

糖尿病肢体动脉闭塞症是糖尿病的常见并发症。糖尿病（DM）是一组综合征，其病因和发病机制较为复杂，至今尚未完全明了，但基于目前的认识水平，归纳起来可概括为八大因素：遗传因素、病毒感染、自身免疫、化学毒物、胰岛素拮抗激素分泌过多、神经因素、β 细胞功能和释放胰岛素（Ins）异常、Ins 受体及受体抗体异常。糖尿病患者的胰岛素分泌和（或）胰岛素作用缺陷，导致胰岛素生物活性绝对或相对不足，引起一系列碳水化合物、脂肪及蛋白质代谢紊乱，奠定了血管并发症的基础。糖尿病并发大血管和微血管病变是糖尿病肢体动脉闭塞症的主要病理变化。大血管病变包括肢体大、中、小动脉硬化性狭窄或阻塞。其中，动脉粥样硬化是高血糖与糖尿病大血管病变之间主要的连接枢纽。微血管指微小血管和毛细血管网，是微循环血液和组织之间物质交换的场所。糖尿病微血管病变是由基因遗传所决定的，血糖控制不好是其促发因素。微血管病变在糖尿病坏疽的发生中占有重要的地位。高血糖、微血管病变导致的神经功能障碍在诱发和加重缺血性溃疡或坏疽中是一个很危险的因素。糖尿病患者的抗感染能力低下，在肢体缺血的情况下，极易招致细菌感染，导致严重坏疽发生，甚至引发脓毒血症。

早在《黄帝内经》中，就有关于消渴病的记载，并按其发展过程分为三个时期，即脾瘅（消渴病前期）、消渴（消渴病期）、消瘅（消渴病并发症期）三期。糖尿病肢体动脉闭塞症属于第三期消瘅中的一种，在中医中通常归属于"消渴""脉痹""脱疽"等范畴。由于消渴病日久不愈，阴亏日甚，阴损及阳，致阳气不达；或因毒邪外袭，凝滞血脉，经脉瘀阻等，则四末失于温煦濡养，故有肢体发凉、怕冷、麻木、疼痛等症。清代黄凯钧在《肘后偶钞》中描述："肌肉消铄，肥体忽成瘦躯，兼之两足痹痛，行步艰难。"清代郑重光《素圃医案》曰："两足无力，将成痿躄，大病也。"若寒凝郁久化火生热，再有脾胃受损，健运失司，湿热内生，火热与痰湿相结，下注于肢体，可见肢端红肿溃烂，甚者变黑坏死成为脱疽之证。若复感邪毒，热毒炽盛，毒火攻心，则证属凶险；若迁延日久，气阴大亏，气虚无力推动血运，脉道失充，肢体失于濡养，可致脱疽久不收口，新肉不生，缠绵难愈；若生变证，则病情更加重，甚至危及生命。明代薛己在《薛氏医案》中曾记载"一富商禀赋颇厚，素作渴，日饮水数碗"，薛氏诊为"消渴"，认为"须服加减八味丸……庶免疽毒之患。彼不信。至夏果脚背发疽，脉数，按之涩而无力，足竟黑腐而死"。

中医认为该病主要由糖尿病（消渴）久治不愈，正气不足，气阴两虚，络脉瘀阻所致。证属气虚血瘀、本虚标实，本虚以阴阳气血不足为主，标实以瘀血、寒邪、湿热、火毒为主。病机关键在于瘀阻经脉，血行不畅。脉络瘀阻日久，肢体、肌肤、筋肉失于濡养，最终导致本病的发生。

【临床表现】

患者多有糖尿病的症状体征，或无明显糖尿病表现，但有相关检查显示患有糖尿病。除此之外，在肢体的表现主要有肢体缺血、神经功能障碍和感染3个方面。其临床特点：四肢发病，下肢病变重，上肢病变轻；常以对称性双下肢病变为主，大血管、微血管同时受累；发病缓慢，肢体缺血逐渐加重，常继发感染而成湿性坏疽。

（一）肢体缺血症状和体征

早期患者常有肢体发凉、怕冷或怕热、麻木、疼痛，在寒冷季节或夜间加重。有的患者首先出现间歇性跛行，提示有较大血管病变引起下肢的缺血。随着病变进展，上述症状逐渐加重，间歇性跛行的距离日渐缩短。当病变发展，下肢缺血进一步加重时，会出现静息痛，疼痛多发生在足趾及足的远端，平卧休息时疼痛加剧，夜间尤甚，影响睡眠。下肢下垂时，由于重力作用，肢体血流量增加，可以适当缓解疼痛，因此不少患者常常强迫性坐位睡觉，导致下肢继发性水肿，又进一步加重了病情。

1. 溃疡和坏疽

当肢体缺血严重时，肢端可以发生溃疡和坏疽。根据动脉阻塞与微血管病变的偏重、主次不同，坏疽的性质、程度也不同，可以分为以下几个类型。

（1）以血管病变分类分为3类

①微血管病变性坏疽：临床最为常见，肢体中、小动脉病变轻，足背和胫后动脉搏动多存在。常在皮肤营养不良的基础上因外伤、皮肤干裂和感染发生溃疡和坏疽，可见于足部任何部位，深浅不等，感染严重者可诱发大面积坏疽。

②大血管病变性坏疽：由肢体中、小动脉病变引起。由于较大动脉主干闭塞，肢体缺血严重，类似于动脉硬化性闭塞症，往往有较大范围的坏疽和继发感染。

③混合型坏疽：以肢体中、小动脉病变为主，微血管病变较轻，临床上以动脉硬化性闭塞症的特点为主，多见于动脉硬化性闭塞症病程长、糖尿病病程短者。

（2）以坏疽性质分类分为 3 类

①湿性坏疽：占糖尿病坏疽的 72.5% ～ 76.6%，是致残的主要原因。表现为肢体远端局部软组织皮肤糜烂，开始形成浅溃疡，继之溃烂深入肌层，甚至深达肌腱，破坏骨质，大量组织坏死腐败，形成脓腔，分泌物往往较多，周围组织红肿热痛。其病理基础是糖尿病微血管病变和细小动脉硬化。

②干性坏疽：占糖尿病坏疽的 5.9% ～ 7.5%。表现为受累肢端末梢感觉迟钝或消失，皮肤呈暗褐色，随后出现坏死，局部皮肤、肌肉、肌腱等干枯、变黑、干尸化，甚至自行脱落。病变部分与健康皮肤之间的界限清楚，多无分泌物和肢端水肿。其主要病理基础是肢体中、小动脉闭塞，血流逐渐中断，组织脱水干化且多无感染所致。

③混合型坏疽：占糖尿病坏疽的 18% ～ 20%。表现为既有肢端的缺血干性坏死，又有足背、足底、小腿等处的湿性坏疽。其病理基础是微循环障碍和小动脉阻塞同时存在，且并发感染所致。

2. 动脉搏动变化

足背及胫后动脉搏动减弱或消失，如有大动脉病变，可有股、腘动脉搏动减弱或消失。若病变发生于上肢，也可有尺、桡动脉搏动减弱或消失。

3. 营养障碍征

皮肤干燥、蜡样改变、弹性差，皮温降低，皮色苍白或紫红，体毛稀疏或脱落，指（趾）甲生长缓慢、变形、脆裂、肥厚、失去光泽，肌肉萎缩等，并随缺血程度加重日益明显。

4. 肢体位置试验阳性

患者平卧，肢体抬高 45°，皮肤呈淡红色为正常，若皮肤很快变为苍白色或青紫色为异常。然后让患者坐起，肢体下垂，若皮肤不恢复原来颜色时间超过 10 秒，甚至延长至 45 ～ 60 秒，为阳性，提示动脉血流量减少。

5. 乳头下层静脉丛压迫充盈试验（泛红试验）

压迫患肢皮肤数秒钟，使皮肤出现苍白斑痕，停止压迫后 1 ～ 2 秒恢复原状者为正常。如恢复时间超过 4 秒为阳性，提示动脉有阻塞，组织血流量不足。

（二）末梢神经功能障碍表现

糖尿病周围神经病变表现为末梢神经功能障碍，它常常是糖尿病坏疽和感染的开端，主要表现有两种。

1. 对称性周围神经病变

对称性周围神经病变为最早、最常见的神经病变。以四肢末端感觉障碍为主，下肢多于上肢，出现对称性的疼痛和感觉异常。感觉异常常先于疼痛出现，多从四肢末端上行，出现麻木、蚁行样、发热、怕冷或触电样感觉，并有"袜套"样感觉迟钝，即所谓"无痛足"。

2. 非对称性周围神经病变

非对称性周围神经病变以单侧下肢损害及运动神经受累为主。由于运动神经受累，肌力常有不同程度的减退，并伴有不同程度的肌肉萎缩和疼痛，局部肢体活动受限，肢体软弱无力。

（三）感染

糖尿病患者由于存在微血管病变的病理基础，为感染提供了有利条件，轻度的外伤（包括抓痕、皲裂、挤压等）即可成为细菌侵入的途径。因局部防御功能薄弱和神经功能障碍，感染会沿肌间隙迅速蔓延，并产生大量脓液和腐败组织，形成筋膜腔高压综合征，甚至感染骨质发展成为骨髓炎。感染严重者，会引发全身性感染（脓毒血症）。常见的细菌有葡萄球菌、念珠菌等，以厌氧菌感染引发的感染最为严重。感染可加重局部微血管病变，使皮肤细小血管栓塞而促使坏疽迅速扩展，二者互为因果。这也是糖尿病坏疽截肢率和病死率高的又一个主要因素。

造成糖尿病肢端坏疽而导致截肢的原因主要有以下方面。

1. 延误治疗时机：大部分患者没有及时正确地系统治疗，误诊误治或自己疏忽，延误了治疗时机。

2. 治疗不彻底：糖尿病肢端坏疽由于肢体动脉闭塞和狭窄，加之血液呈高纤、高黏状态，肢体严重缺血，需要系统治疗，而部分患者没有坚持治疗，症状略有改善即停止服药，以致病情加重，发生严重肢体坏疽。

3. 血糖控制不理想。

【辅助检查】

（一）一般检查

实验室检查包括空腹血糖、餐后血糖、糖化血红蛋白、尿糖及其他常规等化验检查。

（二）其他检查

包括彩色超声多普勒检查、踝肱比值和阶段动脉压测定、光电容积描记检查、CTA、MRA、动脉数字减影造影检查、肌电图检查等。

【诊断标准】

2002 年，中国中西医结合学会周围血管疾病专业委员会修订的糖尿病肢体动脉闭塞症的诊断标准如下。

（一）发病年龄多在 40 岁以上。

（二）有糖尿病病史，或空腹血糖高于标准、尿糖检测呈阳性者。

（三）有慢性肢体动脉缺血表现：麻木、怕冷（或怕热）、间歇性跛行、瘀血、营养障碍，肢体感觉减退或皮肤发红灼热，甚者发生溃疡或坏疽；常四肢发病，以下肢为重。

（四）各种检查证明有肢体动脉狭窄闭塞性改变，下肢以腘及腘动脉以远动脉病变为多见。

（五）常伴有高血压、冠心病、高脂血症、肾动脉血管病、脑血管病和眼底动脉血管病变等疾病。

（六）排除血栓闭塞性脉管炎、大动脉炎、雷诺病、冷损伤血管病等其他缺血性疾病。

（七）辅助检查

1. 肢体动脉无损伤检查：彩色多普勒、CT、DSA、血管超声、血管光电容积血流图检查证实有肢体动脉狭窄或闭塞者。

2. 动脉造影：以下肢动脉病变为主，腘及腘以远动脉病变占 80% 以上，血管病损形态颇似闭塞性动脉硬化症，由于广泛的肢体动脉硬化、糖尿病，动脉侧支血管较少，血管可发生迂曲、狭窄、闭塞。

3. 多普勒踝部血压测定与肱部血压测定之比明显变小。

4. X 线检查：主动脉弓、腹主动脉和下肢动脉有钙化阴影。

临床分期标准

一期（局部缺血期）：有慢性肢体缺血表现，以间歇性跛行为主，伴发凉、麻木、胀痛、抗寒能力减退。

二期（营养障碍期）：肢体缺血表现加重，皮肤粗糙、汗毛脱落、趾（指）甲肥厚、脂肪垫萎缩，肌肉萎缩，间歇性跛行，静息疼痛等。

三期（坏死期）：除具有慢性肢体缺血表现，如间歇性跛行、静息疼痛外，发生肢体溃疡或坏疽，根据坏死范围又分为 3 级。

1 级：坏死（坏疽）局限于足趾或手指。

2 级：坏死（坏疽）扩延至足背或足底，超过趾跖关节或指掌关节。

3 级：坏死（坏疽）扩延至踝关节及小腿，手部及腕关节者。

【鉴别诊断】

（一）血栓闭塞性脉管炎

本病多发于 20 ～ 40 岁男性青壮年，多有吸烟嗜好。约 40% 的患者在发病过程中有游走性血栓性浅静脉炎病史。受累血管为中、小动静脉，病理呈慢性炎症过程，坏疽多为干性。X线肢体无动脉钙化斑块影像，视网膜动脉多正常，血脂正常，无冠心病、糖尿病、中风病病史。

（二）多发性大动脉炎

本病多发于青少年女性。主要病变位于主动脉及其分支的起始部，如颈动脉、无名动脉、锁骨下动脉、胸主动脉、腹主动脉及肾动脉等。头臂动脉型动脉炎，上肢常无脉搏，血压降低或测不出，并有头面部缺血表现，在颈部及锁骨上窝可闻及血管杂音。当病变侵犯腹主动脉及其分支时，可出现下肢缺血表现；引起肾动脉狭窄时，有肾性高血压。在病变活动期常有发热和血沉增快，患肢一般不出现溃疡和坏疽。

（三）肢体动脉栓塞

本病是栓子阻塞肢体动脉引起的急性动脉缺血性疾病。常见于严重的心脏病患者，如风湿性心脏病、冠心病伴有心房纤颤者，或人工心脏瓣膜置换术后等。栓子常来源于心脏和大动脉，发病急骤，可有肢体剧烈疼痛、皮色苍白、皮肤冰凉、感觉障碍、不能活动等表现，引起肢体坏疽的范围通常与栓子堵塞平面有关。

（四）雷诺病

本病是末梢动脉功能性疾病。罕有发生尺动脉、桡动脉、足背动脉、胫后动脉搏动减弱或消失者。女性远多于男性，常双侧肢端阵发性发作、对称性皮色改变、皮温降低。寒冷或精神因素常可诱发，长期发作肢端或可发生局限性浅表小溃疡。

【治疗】

（一）中医治疗

中医从整体观念观点出发，针对"消渴"并发"脉痹""脱疽"的病因病机运用八纲辨证、脏腑辨证等对本病进行分型施治，取得很大成效。

1. 辨证论治

（1）阴寒型

证候：肢体明显发凉、怕冷，呈苍白色，遇冷则症状加重。舌质淡，苔薄白，脉沉迟。

证候分析：久患消渴，阴伤及阳，阳气亏虚，复感寒湿之邪，阻滞经脉，气血凝滞，阳气不达四末，失于温煦，故肢体发凉怕冷，皮色苍白。遇冷则阴寒更盛。舌苔脉象也为阴寒之象。此型多属于疾病早期。

治法：温经散寒，活血通脉。

方药：当归四逆汤加减。

当归30g，丹参30g，黄芪30g，鸡血藤30g，党参15g，王不留行30g，玄参30g，赤芍15g，郁金15g，桂枝10g，熟附子10g，川牛膝10g，甘草10g，通草6g，大枣10g。水煎服。

（2）血瘀型

证候：肢体明显怕冷，麻木，疼痛，肢端，小腿有瘀斑，或足呈紫红色、青紫色，伴口干、便秘、乏力。舌质绛或有瘀斑，脉弦涩。

证候分析：气阴两虚，故口干、便秘、乏力。气虚血瘀，经脉阻塞，气血不达四末，故肢体怕冷、麻木、疼痛。血瘀不散，固有皮肤瘀斑，皮色紫红或青紫。舌质绛或有瘀斑，脉弦涩也是气血瘀滞之象。此型多属病变严重缺血、瘀血期。

治法：滋阴益气，活血化瘀。

方药：脉苏散。

玄参30g，黄芪30g，金银花30g，苍术9g，全蝎9g，蜈蚣1条，水蛭9g，石斛20g，牛膝20g，丹参30g。水煎服。

（3）湿热下注型

证候：轻度肢体坏疽感染，脓少，红肿，疼痛，伴有低热。舌苔白腻或黄腻，脉滑数。

证候分析：气滞血瘀，郁久化热，湿热下注，或热毒之邪外侵，湿热搏结，故致患肢红肿、疼痛；热盛肉腐，则肢端溃破坏疽；热毒轻微局限，故脓少；湿热内蕴而有低热。舌苔脉象均为湿热之象。此型属于肢端坏疽局限者。

治法：清热利湿，活血化瘀。

方药：四妙勇安汤加味。

金银花30g，玄参30g，当归30g，赤芍15g，川牛膝15g，黄柏10g，黄芩10g，栀子10g，连翘10g，苍术10g，防己10g，紫草10g，红花6g，生甘草10g。

（4）热毒炽盛型

证候：严重肢体坏疽感染、红肿热痛、脓多、恶臭，伴有高热、神志模糊、谵语。舌质红绛，舌苔黄燥或黑苔，脉洪数。

证候分析：热毒炽盛，内侵脏腑，结聚不散，经脉阻塞，故见肢体红肿热痛；热盛腐肉成脓，故溃烂味臭；热毒内炽，故有高热；热闭心神，故神志模糊、谵语。舌苔脉象也为热毒炽盛之象。此型属于严重肢体坏疽及感染者。

治法：清热解毒，凉血化瘀。

方药：四妙活血汤。

金银花30g，蒲公英30g，紫花地丁30g，玄参15g，当归15g，黄芪15g，生地黄15g，丹参15g，川牛膝12g，连翘12g，漏芦12g，防己12g，黄柏10g，黄芩10g，贯众10g，红花10g，乳香3g，没药3g。水煎服。

若热入营血，高热神昏、谵妄者，可加服紫雪丹、安宫牛黄丸等。

（5）脾肾阳虚型

证候：肢体发凉，全身畏寒怕冷，腰膝酸软，乏力倦怠，胃纳减退。舌质淡，脉沉细。

证候分析：病久耗伤元气，阳气不足，则生化乏源，致使脾肾阳亏，不能温煦肢体，故肢体发凉，畏寒怕冷，腰膝酸软；脾阳亏则运化失职，故纳食减退；脾虚气血生化不足而乏力。舌质淡，脉沉细为脾肾阳虚之象。此型属于坏疽愈合期或恢复期。

治法：温肾健脾，活血化瘀。

方药：补肾活血汤。

熟地黄30g，桑寄生30g，当归15g，鸡血藤15g，丹参30g，川续断15g，川牛膝15g，红花12g，补骨脂15g，茯苓15g，白术10g，淫羊藿10g，狗脊15g，陈皮6g，山药10g。水煎服。

2. 外治法

（1）熏洗疗法：利用中药煎汤熏蒸和浸洗患肢，在周围血管疾病的治疗中已广泛应用。但糖尿病动脉闭塞症患者由于周围神经病变，局部感觉障碍，所以要严格控制水温，以不烫手为宜，避免水温过高而烫伤。对于坏疽正处于进展阶段或干性坏疽已稳定者，不宜应用熏洗疗法。

（2）湿敷法

①马黄酊湿敷，具有清热解毒、消肿止痛的作用。可以消除炎症，减轻疼痛，控制感染扩展。用于溃疡、坏疽继发感染，周围炎症明显、疼痛剧烈者。但不宜将药液湿敷在创面上。

②抗生素湿敷，可以抑制细菌生长，减轻局部组织水肿，控制感染。适用于坏疽继发感染，经清创引流后的创面覆盖和保护。抗生素的选择需根据脓液培养加药敏试验结果确定，并经常更换，避免产生耐药性。

3. 中成药

（1）四虫片：5～10片，每天3次，口服，连服3～6个月。具有活血祛瘀，解痉止痛的作用。适用于闭塞性动脉硬化症各期的患者。

（2）活血通脉片：10～20片，每天3次，口服，连服3～6个月。具有活血化瘀，通络止痛的作用。适用于闭塞性动脉硬化症各期的患者。

（二）西医治疗

1. 糖尿病治疗

本病为糖尿病的并发症，故应把糖尿病的治疗放在首位。现代糖尿病综合防治主要包括五方面，即糖尿病教育、饮食治疗、体育锻炼、药物治疗（口服降糖药、胰岛素等）和血糖监测。糖尿病的治疗为终身性的，因此非药物治疗尤其需引起患者及其家属的重视。

2. 控制糖尿病血管病变

（1）药物治疗：控制糖尿病肢体动脉闭塞症主要通过防治动脉硬化，降低血液黏度和凝固性，改善肢体血液循环和微循环。①运用调脂药物改善糖尿病的脂质代谢异常，防治动脉硬化。调脂药物包含羟甲基戊二酰辅酶A（HMA-CoA）还原酶抑制剂、贝特类及盐酸衍生物等。②运用降黏、去纤、祛聚、溶栓综合治疗，可改善血液流变学状态，促进侧支循环建立，改善微循环，从而减轻肢体缺血，防治因缺血导致的肢体坏疽。

（2）手术治疗：各种动脉重建手术，也是改善肢体血液循环的有效方法。血糖过高和一些慢性并发症不是动脉重建术的禁忌证。对于糖尿病患者肢体大血管的硬化性闭塞，动脉重建术可以通过重建动脉通道，改善患肢的血液供应，从而使许多患者免于截肢。临床实施动脉重建术时，最好应用胰岛素使血糖降低到一定的程度，并且在并发症和感染得到有效的控制后施行。术式的选择，则应根据临床体征，以及动脉造影、彩色多普勒超声等检查结果，明确血管闭塞的部位和范围，然后施行相应的手术。主要手术方式有血管搭桥术、血栓内膜剥落术、静脉动脉化术、腰交感神经切除术及大网膜移植术等。

（3）血管腔内治疗：常用的血管腔内治疗方法有经皮球囊扩张成形术、血管内支架置入术、导管溶栓术（CDT）等。

3. 防治感染

患者肢体缺血营养障碍和神经功能障碍，使足部不耐任何损伤，极易发生感染，感染又促进缺血进展，最终发生坏疽，常常是导致截肢或者截趾的重要因素。所以应把合理应用抗生素、防治感染放在治疗本病的重要地位。但是抗生素不能代替手术治疗，积极有效地采用清创术去除感染病灶，引流脓液，才能彻底地控制感染。

4. 积极治疗并发症

积极治疗神经病变，改善神经功能，可以防止坏疽的发生。对神经性疼痛者，可以适当使用止痛药物，但需严格掌握药物的禁忌及剂量。此外，还应联合内科医师积极治疗糖尿病的其他并发症。

【预防与调护】

（1）积极监控血糖

患者应低糖饮食，监控血糖，在控制饮食的同时，避免低血糖反应的发生。

（2）严格彻底戒烟

戒烟是治疗血栓闭塞性脉管炎的前提，如不戒烟，药物治疗难以奏效，病情易反复发作。

（3）防寒保暖

寒冻可以加重肢体缺血，使病情恶化。患肢保暖可以缓解血管痉挛，改善肢体血液循环。在肢体严重缺血时，忌用热疗（电热、蜡疗等），以防加速坏疽发生。

（4）防止外伤

缺血肢体组织的修复能力和抗感染能力降低，轻度损伤也常造成肢端感染、溃疡或坏疽的发生，所以，任何不当的外治疗法，如修甲、乱用针刺、封闭、膏药、烫伤等，均可使病情恶化。

（5）情志调理

从中医角度看，精神紧张、恐惧和情绪激动等情志因素，均可使脏腑功能紊乱，营卫气血运行失调，经络瘀滞，加重血管痉挛，影响肢体血液循环。所以，加强心理治疗与护理，调节情志，对疾病的康复有积极意义。

（6）适量运动

适量运动既能促进肢体血液循环，改善缺血状况，又能降血糖。

（刘政、陈晓静）

第四节　急性肢体动脉栓塞

【概述】

急性动脉栓塞是指来自心脏、近侧动脉壁脱落的，或由外界进入动脉的栓子，堵塞动脉，阻塞血流，而引起肢体或内脏急剧缺血甚至坏死的一种病理过程。根据病变发生部位，临床上一般将急性动脉栓塞性疾病分为周围动脉急性缺血和内脏动脉急性缺血两类。本节着重描述由急性肢体动脉栓塞导致的周围动脉急性缺血。由于腹主动脉分叉段发生栓塞，必然造成双下肢急性缺血，所以也在此一并论述。本病男女均可罹患，老年人多见。临床特点：患肢突然出现疼痛、麻木、苍白、厥冷、远心端动脉搏动消失和运动障碍等，起病急骤，进展迅速，截肢率高。本病属于中医"脱痈""脱疽""榻着毒""瘭疽""瘀血"等范畴。

【病因病机】

急性肢体动脉栓塞多系心脏脱落的血栓、大动脉内硬化斑块的碎片、细菌栓、空气、异物等阻塞肢体动脉所致，其中心血管脱落的血栓在临床上最常见。根据栓子的来源，可以将急性肢体动脉栓塞的发病原因分为心源性、血管源性、医源性、原因不明等。心源性指栓子主要是来自心脏，尤其是左心，常见于风湿性心脏瓣膜病、心房颤动、心肌梗死性心脏病和细菌性心内膜炎。血管源性指栓子来源于动脉本身，如动脉瘤、动脉粥样硬化、动脉壁炎症及创伤等。此类栓子引起的动脉栓塞堵塞平面一般较低。医源性指医源性因素造成的急性肢体动脉栓塞，临床常见的原因有人工心脏瓣膜老化脱落、手术或导管插入过程中造成的粥样斑块脱落、在动脉中折断的导管，以及重复使用因冲洗不净而留有血块的导管和动脉腔内操作时带入异物等。随着心脏、血管手术及介入疗法的开展，医源性因素越来越受到人们的重视。如心脏瓣膜手术的动脉栓塞发病率高达15.5%。原因不明指经仔细检查仍不能发现导致急性肢体动脉栓塞栓子的来源，一般认为占急性肢体动脉栓塞的4%～5%。如北京首都医院报道77例急性肢体动脉栓塞，其中不明原因者5例，占6.5%；上海医科大学附属中山医院报道112例，其中不明原因者3例，占2.68%。这可能是来自静脉系统的血栓栓子造成的反常性栓塞，又称为矛盾性栓塞。

脱落的栓子被血流冲到远段动脉，多停留在动脉分叉或分支开口，动脉腔部分或完全被阻塞。报道股总动脉发病率最高，其次是髂总动脉、腹主动脉和腘动脉。在上肢动脉的发病顺序是肱动脉、腋动脉和锁骨下动脉。病变多发生在下肢，上肢（尤其是右上肢）较少，这与血流动力学和解剖关系密切相关。栓子的直接刺激可引起动脉痉挛，通过交感神经舒缩中枢还可反射性引起交感神经纤维兴奋，使远段动脉壁平滑肌强烈收缩及其邻近侧支发生强烈痉挛，使栓塞以远肢体更加缺血。血小板被激活、组织胺及5-羟色胺等凝血物质的释放、内皮细胞缺血变性等，均加速了血管内的凝血过程。一般在栓塞发生后的8～12小时，于栓塞部位近、远端开始有继发性血栓形成，使动脉管腔完全阻塞。若栓子较小，仅能阻塞末梢小的动脉，肢体缺血的范围局限、缺血程度较轻，预后尚可。若脱落的栓子较大，阻塞较大的主干动脉，受累肢体很快出现缺血、缺氧的变化。当动脉阻塞时间较长，栓塞远端的静脉血流量随之减少，血流缓慢，最终造成深静脉血栓形成，从而加重了病情的复杂性和严重性。由于周围神经对缺氧最敏感，其次是肌肉组织，因此栓塞后的受累肢体最先表现为肢体麻木和疼痛，随后出现运动障碍和动脉搏动消失。随着病程推移，组织发生坏死，肌肉坏死时，可释放出磷酸肌酸激酶（CPK）和溶菌酶（lysozyme）等物质，而加剧组织坏死。一般肌肉组织坏死在栓塞后6～8小时即可出现，周围神经坏死发生在栓塞后24小时左右，皮肤缺血坏死出现最晚，一般在栓塞后24～48小时。因栓塞部位、受累动脉痉挛程度，继发性血栓的范围和侧支循环状况有所不同。若组织大面积坏死，缺氧代谢引起组织酸中毒和细胞钠泵障碍，细胞外钾浓度升高，造成高钾血症、氮质血症、肌蛋白尿和代谢性酸中毒，严重者导致肾功能衰竭。

多数急性肢体动脉栓塞患者有心血管系统疾病，动脉栓塞发生后又进一步加重了心血管功能紊乱。栓塞的位置越高，范围越广，对心脏的影响越大，严重者可造成血压下降，心律失常、心力衰竭和休克，甚至导致死亡。此外，肢体坏疽、继发感染、毒素吸收和剧烈的疼痛，均对全身造成不良影响

中医认为本病与脏腑、经络、卫气营血有密切关系。本病多发于50岁以上患者，多因心阳不足，阳气无力通达四末，气血运行无力；或卫阳不固，寒邪湿毒内侵，寒湿之邪凝于血脉；或因正气虚弱，荣卫之气与寒湿之邪相互搏结，壅遏不通，稽留脉中，气

滞血瘀，瘀血堵塞脉络，瘀阻不通而发病。气血或寒湿之邪瘀阻脉络，瘀久化热，热毒炽盛，肉腐筋烂，故发坏疽。

【临床表现】

急性肢体动脉栓塞临床症状、体征的轻重与栓塞部位、受累动脉痉挛程度、继发性血栓形成范围和侧支循环状况有关。动脉栓塞的肢体常具有特征性的 6 "P" 征：疼痛（pain）、麻木（paresthesia）、无脉（pulselessness）、苍白（pallor）、皮温改变（poikilothermia) 和运动障碍（paralysis）。

（一）肢体疼痛

肢体动脉栓塞后，大部分患者突然发生肢体剧烈疼痛。疼痛部位开始于栓塞处，以后逐渐向栓塞远端肢体延伸，并演变为持续性。随栓子移动，疼痛部位可以变化。如脱落的栓子栓塞于腹主动脉分叉处形成骑跨栓，开始常有剧烈的腹痛；若栓子较小，被血流冲到股动脉，疼痛便转移至股部，而腹部疼痛消失。轻微的体位改变或患肢被动活动均可导致剧烈疼痛，因此患肢常处于轻度屈曲的强迫体位。少数患者仅感患肢酸痛或木痛而忽视。

（二）肢体麻木和运动障碍

由于周围神经有缺血性损害，受累肢体远端可出现袜套型感觉丧失区，近端有感觉减退区，再近端有感觉敏感区。感觉减退区平面低于栓塞的部位。由于周围神经损害及肌肉组织严重缺血，患肢手指、足趾运动障碍，出现手、足下垂等症状。患肢还可有针刺样感觉，甚者出现麻痹。肢体出现麻痹和感觉消失，提示将发生肌肉坏死。

（三）肢体皮色和温度改变

由于栓塞动脉远端组织缺血，皮肤呈蜡样苍白。如果皮下静脉丛还积聚少量血液未排空，苍白的皮肤区可见散在大小不等的青紫斑块。浅静脉瘪陷，在皮肤上呈细蓝色的线条，肢体变细。由于供血障碍，患肢皮肤温度降低并有冰冷感觉。皮肤温度降低的程度、范围与动脉栓塞的部位、血液循环状况有关。一般皮肤温度改变的平面比真正栓塞平面约低 10cm。当腹主动脉分叉处栓塞时，臀部及双侧下肢大片皮温降低，肢体的远段部分最为明显，触之冰凉；若髂动脉栓塞时，同侧下肢股部以下皮温降低；股总动脉栓塞，股部中段以下皮温降低；腘动脉栓塞，小腿中段及其远侧皮温降低。锁骨下动脉和腋动脉栓塞，症状可涉及整个上肢；若肱动脉栓塞，前臂可出现皮色及皮温改变。若栓塞仅发生在胫前动脉、胫后动脉或尺动脉、桡动脉中的某一单支动脉，因有较丰富的侧支循环存在，通常临床表现较轻而且局限。

（四）动脉搏动减弱或消失

肢体主干动脉栓塞后，栓塞平面以下动脉血流量减少，压力降低，而使动脉搏动减弱；若栓子完全阻塞血管腔时，远端动脉搏动消失，而栓塞平面以上的动脉搏动反而增强。通常检查动脉搏动时，须从指、趾端进行，以防在邻近栓塞远端扣按时，因血液冲动血栓在远端动脉内运动，误认为动脉搏动依然存在，而延误治疗。

（五）组织坏死

若肢体动脉栓塞病程较长，患肢严重缺血，必将发生不可逆的组织坏死。组织坏死的范围与栓塞平面和侧支循环建立的状况有密切关系。若主干动脉栓塞，可发生广泛的组织坏死，表现为肢体冰凉，皮肤暗紫瘀斑，起水疱，组织增厚、发硬、压痛等筋膜间隙综合征；指、趾呈干性坏死，并伴有全身症状，如高热、寒战，萎靡不振，心率加快或心律不规整，严重者血压降低，出现中毒性休克的表现，危及生命。

【辅助检查】

（一）一般检查

实验室血液流变学检查常有血液黏度、血小板黏附和聚集性、纤维蛋白原值异常。血磷酸肌酸激酶（CPK）、乳酸脱氢酶（LDH）明显升高，提示可能已发生肌肉坏死。肢体发生坏死时，血液常规检查有白细胞及中性粒细胞计数增高等异常。

（二）其他检查

1. 超声多普勒听诊器或血流记录仪，不能闻及正常的动脉音；肢体血管彩色多普勒超声及肢体血流图等检测无血流或无动脉波形出现，可以确定肢体动脉闭塞部位、程度、血流状态及侧支循环建立状况。

2. 肢体动脉造影检查可以明确栓塞部位、形态，以及侧支代偿情况。动脉造影的主要征象：①若栓子完全阻塞动脉腔，造影剂至栓塞部位突然中断，端面呈杯口状凹陷；②栓子阻塞部分动脉腔，造影剂断续通过，动脉内显示充盈缺损；③栓塞平面上、下有侧支显示。

【诊断】

本病多发生于 50 岁以上的患者，绝大多数患者伴有心血管系统疾病。发病急骤，进展迅速，发病以单侧肢体多见，下肢多于上肢。患病肢体突然出现缺血表现，如疼痛、苍白、厥冷、感觉障碍、麻痹及动脉搏动消失等，即可明确诊断，不必等"6P"征全部出现或肢体皮肤出现瘀斑、水疱、肢体坏死等，再确诊。彩色超声可以帮助了解肢体动脉闭塞部位、程度、血流状态及缺血程度。动脉造影检查可以明确栓塞部位、形态，是否有多发性栓塞，以及侧支代偿情况。

【鉴别诊断】

（一）急性动脉血栓形成

本病既往有慢性肢体动脉缺血病史，发病较急性动脉栓塞慢，肢体发凉、苍白的平面较为模糊，动脉造影可见广泛的粥样斑块、动脉管壁不光滑、狭窄或节段性闭塞、不规则扭曲及有较多的侧支循环形成等表现。

（二）急性髂股静脉血栓形成

本病多有骨折、手术或产后等卧床史，下肢突发广泛性粗肿、胀痛，浅静脉扩张，下腹壁、耻骨上均有扩张的浅静脉，患肢皮肤颜色暗红，温度较正常略高，股三角区压痛。

（三）夹层动脉瘤

本病多有高血压病史，通常出现剧烈疼痛或肩胛间区的疼痛，并伴有明显虚脱的典型病史，X线显示纵隔特征性增宽，并发左侧少量的胸腔积液，肢体缺血时间往往较短，当血循环形成自发性再入裂口时，缺血症状迅速消失。

【治疗】

（一）中医治疗

1. 辨证治疗

急性肢体动脉栓塞发病急骤，发展迅速，病情危重。应用中医药系统全面治疗研究本病的报道甚少，辨证论治的研究更是寥寥无几。现根据临床实践分为4型进行辨证论治。

（1）阴寒证

证候：发病急骤，患肢剧痛，冰凉，皮色苍白或苍黄。舌淡红，苔薄白，脉沉细或沉迟。

证候分析：寒邪凝滞于血脉，阳气受阻，不能通达四末所致。寒邪凝滞于血脉，气血瘀滞不通，故肢体剧痛；阳气受阻，不能温煦四末，故肢体冰凉，皮色苍白或苍黄。舌淡红，苔薄白，脉沉细或沉迟均为寒邪之象。此型多属于急性肢体动脉栓塞早期。

治法：温经散寒，活血通脉。

方药：阳和汤加味。

熟地黄30g，炙黄芪30g，鸡血藤30g，党参15g，当归15g，干姜15g，怀牛膝15g，赤芍15g，肉桂10g，白芥子10g，鹿角霜10g（冲），熟附子10g，炙甘草10g，麻黄6g。水煎服。

（2）血瘀证

证候：患肢呈持续性、固定性疼痛，麻木，皮肤紫暗，有瘀点或瘀斑。舌紫暗，苔白，脉弦细而涩。

证候分析：多因气滞血瘀，经络阻塞所致。气滞血瘀，经络阻塞不通则痛，故患肢固定性疼痛，皮肤紫暗，瘀点或瘀斑，血不养筋，故麻木。舌质紫暗，苔白，脉弦细而涩均是血瘀之征。此型多属于急性肢体动脉栓塞的早、中期阶段。

治法：活血化瘀，通络止痛。

方药：活血通脉饮加味。

丹参 30g，赤芍 60g，金银花 30g，土茯苓 60g，当归 15g，川芎 15g，板蓝根 15g，山栀子 10g。水煎服。

（3）湿热证

证候：患肢疼痛剧烈，皮肤暗红，有水疱或脓疱，局部坏疽，周围炎性肿胀。舌红绛，苔黄腻，脉弦数或滑数。

证候分析：寒邪入侵，经络瘀阻，气滞血瘀，故患者疼痛剧烈；郁久化热，湿热内蕴，故皮肤暗红，有水疱或脓疱，局部坏疽，周围炎性肿胀。舌红绛，苔黄腻，脉弦数或滑数均为湿热之象。此型属急性肢体动脉栓塞局限性组织坏死期。

治法：清热利湿，活血通络。

方药：四妙勇安汤加味。

金银花 30g，当归 15g，玄参 30g，赤芍 15g，牛膝 15g，黄芩 10g，黄柏 10g，栀子 10g，连翘 10g，苍术 10g，防己 10g，紫草 10g，甘草 10g，红花 6g。水煎服。

（4）热毒证

证候：患肢紫红肿胀，灼痛难忍，广泛坏疽，伴全身发热或高热，口渴欲饮，便秘溲赤等。舌红绛，苔黄厚或黑苔，脉洪数或弦数。

证候分析：气滞血瘀，经络阻塞，郁久化热，热毒炽盛，故患肢紫红肿胀，灼痛难忍，广泛坏疽，伴全身发热或高热；热毒炽盛，灼伤津液，口渴欲饮，便秘溲赤等。舌红绛，苔黄厚或黑苔，脉洪数或弦数。证候均为热毒炽盛之象。此型属急性肢体动脉栓塞坏疽期并严重感染。

治法：清热解毒，养阴活血。

方药：四妙活血汤。

金银花 30g，蒲公英 30g，紫花地丁 30g，玄参 15g，当归 15g，黄芪 15g，生地黄 15g，丹参 15g，牛膝 12g，连翘 12g，漏芦 12g，防己 12g，黄柏 10g，黄芩 10g，贯众 10g，红花 10g，制乳香 3g，制没药 3g。水煎服。

若病变在上肢者，加桑枝、姜黄；在下肢者，加黄柏、牛膝，若疼痛较重者，加蜈蚣等，发热甚者，加生石膏、知母等。也可配合活血通脉片，每次 5～10 片，3 次/天；通脉安，每次 5～10 片，3 次/天；四虫片，每次 5～10 片，3 次/天；西黄丸，每次 3g，2 次/天。

2. 外治法

（1）针刺疗法：具有疏通经络、调理气血之功效，适用于急性肢体动脉栓塞早期，肢体血管栓塞后痉挛阶段和恢复阶段的患者。应注意选穴准确，并且要远离肢体严重缺血区，以防组织损伤，造成局部感染或坏疽。上肢取内关、曲池、合谷；下肢取足三里、血海、阳陵泉等穴位，得气后，中度刺激，以补为主，每天 1 次，每次留针 20 ～ 30 分钟，10 ～ 15 次为 1 个疗程。可同时配合耳穴，以热穴、交感、皮质下、肾、内分泌为主穴，肺、肝、脾、膝、踝为配穴，取穴时先探索压痛点，针后行强刺激。每天 1 次。每次留针 1 ～ 2 小时，10 ～ 12 次为 1 个疗程，休息 3 ～ 5 天可再继续治疗。

（2）熏洗疗法：恢复期属血瘀证者，应用活血止痛散；属阴寒证者，应用回阳止痛洗药。煎汤熏洗、浸浴患肢，每天 1 ～ 2 次，每次 30 ～ 60 分钟，注意水温不宜过高，以免加重肢体缺血，发生组织坏死。

（3）穴位注射疗法：具有促进肢体血液循环，缓解症状及促使创面早日愈合的作用。适用于急性肢体动脉栓塞恢复阶段的患者。上肢取曲池、合谷，下肢取足三里、三阴交等穴位，选用丹参注射液 2mL，在患肢的两个穴位上交替注射，每天 1 次，15 ～ 30 次为 1 个疗程。

3. 药物静脉滴注疗法

根据病情可以选择以下 1 ～ 2 种中药制剂，加入 5% 葡萄糖注射液或生理盐水 250 ～ 500mL，静脉滴注。

（1）丹参注射液：10 ～ 20mL，1 次 / 天，10 ～ 15 次为 1 个疗程。具有消除炎症，改善肢体血液循环的作用。

（2）川芎嗪注射液：200 ～ 400mg，1 次 / 天，10 ～ 15 次为 1 个疗程。有抑制血小板聚集，降低血液黏度，缓解血管平滑肌痉挛，扩张周围血管，促进侧支循环建立的作用。

（3）清开灵注射液：40 ～ 60mL，1 次 / 天，10 次为 1 个疗程。具有清热解毒，凉血活血的作用。

（4）葛根素注射液：200 ～ 400mg，1 次 / 天，10 ～ 15 次为 1 个疗程。具有对抗血管痉挛，抑制血小板聚集，降低血液黏度，改善微循环的作用。

（二）西医治疗

1. 一般治疗

保护患肢，避免足跟及内、外踝长期受压，导致坏死。注意患肢保暖，禁止热敷（因局部感觉异常易造成烫伤、坏死，并加重组织代谢）。疼痛剧烈时给予对症治疗。注意观察生命体征变化，加强支持治疗，维持水、电解质及酸碱平衡，积极治疗心血管疾病等。若患肢出现坏死、感染，应选用敏感抗生素治疗。

2. 药物治疗

药物治疗只是急性肢体动脉栓塞的辅助治疗方法，但作为术前准备和术后处理，它可以提高手术疗效。药物治疗适用于以下情况：①全身状况差，不能耐受手术治疗者；

②腘动脉或肱动脉段以远的栓塞；③患肢已出现明显组织坏死征象，无保全肢体可能者；④手术取栓前后的治疗。常用药物如下。

（1）溶栓药物：能溶解新鲜血栓，在发病后 72 小时内应用最佳。

①尿激酶：10 万～ 30 万 U 加入生理盐水 250mL 中，静脉滴注，每天 1 次，连续应用 5 ～ 7 天。

②链激酶：用药前 30 分钟先静脉注射地塞米松 2.5 ～ 5mg，首次应用剂量为 25 万～ 50 万 U，加入生理盐水 100mL，30 分钟内静脉滴注完毕。再以链激酶 60 万 U、地塞米松 1.25 ～ 2.5mg，加入 5% 葡萄糖注射液 250 ～ 500mL，作为维持量连续静脉滴注 6 小时；并以此量每 6 小时 1 次，视病情应用 1 ～ 5 天。

（2）抗凝药物

①低分子量肝素：根据体重 4000 ～ 6000IU 皮下注射，每 12 小时 1 次，一般用药 5 ～ 7 天。

②利伐沙班：每次 10 ～ 20mg，口服，每天 1 次，一般需长期用药。

③华法林钠：每次 2.5 ～ 3mg，口服，每天 1 次，需与低分子肝素或利伐沙班联用 3 天，根据凝血酶原国际标准化值 PT-INR 调整华法林钠用量，一般需要长期用药。

（3）抗血小板药物：能抑制血小板黏附、聚集和释放反应。

①阿司匹林：每次 75 ～ 100 mg，口服，每天 1 次。

②氯吡格雷：每次 75 mg，口服，每天 1 次。

③西洛他唑：每次 100 mg，口服，每天 2 次。

④贝前列素钠：每次 40μg，口服，每天 3 次。

（4）扩张血管药物

①罂粟碱：每次 30 ～ 60mg，肌内注射，每天 1 ～ 2 次。

②安步乐克：每次 100 mg，口服，每天 3 次。

但也有学者提出，在急性肢体动脉栓塞治疗中，解除动脉痉挛不是主要的，应用解痉药物可能会使血流从受累区转至正常血管床，进而造成病变区更加缺血的后果。

3. 动脉注射治疗

经栓塞近侧动脉行穿刺注射药物或置管注射药物，可以产生比全身用药更好的疗效。临床常用股动脉穿刺注射和股动脉置管注射药物，穿刺注药每天 1 次，置管注药每天 1 ～ 2 次，或持续滴注，10 ～ 20 次为 1 个疗程。

（1）尿激酶：10 万～ 20 万 U，加入生理盐水 20mL。

（2）1% 利多卡因：5 ～ 10mL。

（3）前列地尔：10μg，加入生理盐水 10mL。

（4）罂粟碱：30 ～ 60mg，加入生理盐水 20mL 中。

4. 手术治疗

发生动脉栓塞后，越早行手术取栓术，临床预后就越好。若发病时间较长，已有局限性组织坏死，但无明显大面积组织坏死，取栓术后能恢复主干动脉的血流，仍应手术取栓以降低截肢平面。

（1）Fogarty球囊导管取栓术：该手术能避免直接暴露栓塞动脉的操作，可减少手术创伤，并能缩短手术时间，还能通过导管向栓塞的近、远端动脉插管，取出栓塞部位两侧的继发血栓。该术式对全身情况较差的患者尤为有利。

（2）取栓术加内膜切除术：该术式适用于股深动脉起始部的动脉粥样硬化性狭窄。在做取栓术的同时，行股深动脉开口部内膜切除，即使股浅动脉已经堵塞，仍可达到保存肢体的目的。但此种手术仅限于动脉粥样硬化而股深动脉远端动脉无病变的患者。

取栓术后，不应忽视心血管疾病及全身状况的监护和治疗。对栓塞时间较长者，术后宜抗凝治疗，以防止血栓形成。手术后早期，远端动脉搏动可能仍较弱，一般在2～3天后可恢复有力的搏动。如果动脉搏动迟迟未能恢复，并有远端组织供血不足的征象，需做进一步检查明确是否有远端动脉闭塞，应积极处理。取栓术后肢体急骤肿胀，提示有筋膜间隔综合征存在，需要及时行筋膜间隔切开减压。动脉血流重建手术后，出现缺血后再灌注损伤的临床表现，是取栓术后造成死亡的原因之一，多发生于主干动脉栓塞时间较长者，经取栓术后大量毒性产物进入循环造成代谢改变，表现为酸中毒、高钾血症、肾功能衰竭。正确地处理肾功能衰竭，维持水、电解质平衡，仍有可能挽回生命。

（3）血管移植转流术：若经取栓术或内膜切除术不能解决动脉阻塞时，只要阻塞远端有通畅的动脉，即可行血管移植转流。如腹主动脉－股动脉、腋动脉－股动脉、股动脉－股动脉血管移植术，以解决髂动脉阻塞；髂动脉－股动脉、股动脉－腘动脉、股动脉－胫或腓动脉血管移植术，以解决股、腘动脉阻塞。

（4）截肢术：当肢体已有明显的组织坏死，或虽尚无明显的坏疽平面形成，但因肢体严重缺血已影响全身情况而可能危及生命时，应采取截肢术，以保存生命。

【预防与调护】

1. 绝对戒烟，忌食辛辣肥腻之品。

2. 保持精神放松，用积极平和的情绪促使阴阳协调，气血和畅。

3. 注意患肢防寒保暖，保持皮肤清洁，避免外伤等。

4. 积极治疗心血管疾病。

5. 适当功能锻炼，不宜剧烈运动，促进肢体侧支循环建立。

6. 坚持应用内服药物和外治疗法相结合，改善血液状态和肢体缺血状态。

（刘政、李扬会）

第五节 肢体动脉血栓形成

【概述】

肢体动脉血栓形成是指在肢体动脉原有的疾病基础上继发血栓形成，致使肢体慢性动脉缺血的症状迅速进展为急性缺血。本病主要发生于下肢，上肢较少见；好发于股 – 腘动脉。该病起病缓慢、病情重，治疗不及时易造成肢体缺血坏死，是临床上比较常见的周围血管急症。其临床特点为突然发生的肢体疼痛、苍白、皮温降低、感觉和运动障碍、动脉搏动减弱或消失，既往有以间歇性跛行为主的慢性缺血症状。本病属于中医的"脱疽""脱痈""脉痹"范畴。

【病因病机】

急性肢体动脉血栓形成可以由一些局部的动脉因素引起，也可能是全身系统性病变的后果，但急性肢体动脉血栓形成大多数继发于原有的动脉病变基础上。本病主要分为四大类：①动脉粥样硬化伴急性动脉血栓形成：动脉粥样硬化是急性肢体动脉血栓形成最易见的因素，它既可发生于无症状的动脉粥样硬化患者，又可发生于有明显动脉缺血症状的动脉粥样硬化患者；发生于小腿部位的急性动脉血栓形成者常合并有糖尿病。②医源性或局部动脉损伤引起的急性肢体动脉血栓形成：医源性急性肢体动脉血栓形成的发生率近年有增高的趋势，常见于血气分析、动脉造影和各种经动脉途径的介入手术等，主要因导管损伤动脉；局部原因引起的急性肢体动脉血栓形成常见于腘血管压迫综合征，在异常的肌纤维或纤维束带长期慢性挤压下，腘动脉的动脉壁损伤、动脉内膜增厚和内皮细胞损害，从而导致本病。③小动脉急性动脉血栓形成：小动脉血栓形成常继发于器质性动脉病变，如动脉血栓性闭塞性脉管炎、低排血量综合征、损伤后血管痉挛综合征、冷冻及胶原性疾病等。④原发性急性动脉血栓形成；少部分患者无基础的动脉疾病，但发生急性肢体动脉血栓形成，称为原发性肢体动脉血栓形成，这类患者往往有家族史，血液中与血栓形成密切相关的凝血因子，如抗凝血酶Ⅲ（AT Ⅲ）、蛋白质 C 或蛋白质 S 等缺乏，从而使血液呈高凝状态引起血栓形成。

中医认为本病多由饮食不节、脾失健运、气滞血瘀、肾阳不足、血失温煦，或外受寒邪血脉闭塞而发。脾气不振，运化失常，水谷精微不达于血脉，津液不布，湿邪内蕴，聚而生痰，瘀阻脉络；肾阳衰惫，内不能化生气血以壮脏腑、鼓动脉搏，外不能充养四肢，致使气滞血瘀，瘀血日久，故而脱疽；情志不遂，肝气郁结，气郁久而化火，肝郁伤脾，脾失健运，痰瘀于内，气血凝滞，脉道不通；过食肥甘辛辣、醇酒醪醴，脾失健运，郁而化痰，阻滞脉络。本病病机总属本虚标实，气血两虚、血脉瘀阻、痰浊闭阻、湿热毒盛、寒湿阻络等因素郁结于内而生本病。

【临床表现】

肢体动脉血血栓形成大部分发生于下肢，上肢较少见。临床表现与肢体缺血和血栓的严重程度有关，主要取决于两个因素：①动脉血栓形成的部位和范围；②动脉血栓是否发生于有严重动脉狭窄或闭塞的患者。急性肢体动脉血栓形成的临床表现与动脉栓塞基本相同，典型的临床表现有肢体缺血的"6P"征，即疼痛（pain）、苍白（pallor）、脉搏消失（pulselessness）、麻木（paresthesia）、运动障碍（paralysis）和皮温变化（poikilothermia）。

动脉血栓发生于无明显的动脉狭窄和闭塞患者时，症状是突发性的，而对于有明显动脉狭窄和闭塞者，症状很少是突发的，但较原有的症状明显加重。

（一）疼痛

肢体疼痛是肢体动脉血栓形成最常见的症状。疼痛的性质是能定位的深部疼痛，肢体活动时疼痛加重。血流恢复灌注或严重缺血使得感觉神经发生不可逆变形后，疼痛才会消失。

（二）苍白、皮肤温度降低

血栓形成导致动脉远端供血障碍，皮肤呈蜡样苍白；若皮下静脉丛尚有少量血液，则在苍白的皮肤底色上有大小不一的青紫斑。血流量减少，致使浅静脉瘪陷。与动脉栓塞不同的是，本病患者肢体苍白、发冷的平面较为模糊。

（三）感觉和运动障碍

当周围神经已有缺血性损害时，肢体远端可出现皮肤感觉缺失区，其近端有感觉减退区和皮肤感觉敏感区。已出现周围神经损害及肌组织的缺血坏死时，可引起指、趾运动障碍，手、足下垂等症状。麻痹为肢体即将发生坏疽的晚期症状，意味着神经和骨骼肌缺血可能已经进展到不可逆转的程度。

（四）动脉搏动

常见患肢股腘动脉或足背与胫后动脉搏动减弱或消失。

（五）既往慢性动脉缺血病史

患者有间歇性跛行及营养障碍性改变，如指（趾）甲变厚、畸形、肌肉消瘦、皮肤干燥、毛发稀疏等，甚至肢体表面形成干性坏疽或溃疡等。

【辅助检查】

（一）彩色多普勒超声检查

彩色多普勒超声是目前临床上应用最为广泛的下肢血管无创检查技术，可以观察血管内径、血管壁有无连续中断、管腔有无狭窄、血管走行及形态、血管硬化斑块及血栓、血流充盈情况，可以测定血流速度、狭窄程度，判断血管狭窄或闭塞。同时能做踝肱指数和节段动脉压测定。

（二）节段血压测定及踝肱指数（ABI）

节段动脉压测定主要用于定位检查，了解血管闭塞的平面。常用的方法是测定大腿近端、膝上、膝下及踝部各段血压，如果上、下节段压力差大于30mmHg，说明两个节段间有血管闭塞性病变。踝肱指数为诊断下肢外周动脉疾病的最佳无创指标，还可用于动脉粥样硬化性疾病等危险分层。

（三）CTA

CTA能准确显示下肢动脉走行情况及病变程度，CTA检测闭塞性病变的准确性好，敏感性和特异性几乎达到DSA动脉造影的水平，已作为术前评估的常用手段。CTA三维成像可以在空间自由旋转，有助于评价偏心狭窄，静脉注射的造影剂能充盈所有侧支血管，使闭塞远端动脉显影，能够显示环绕在动脉周围的组织。

（四）核磁共振血管显像（MRA）

四肢MRA可用于诊断外周动脉病变的解剖位置和狭窄程度。MRA检测血管狭窄大于50%的敏感性和特异性都达到90%～100%。

（五）DSA血管造影

DSA是诊断下肢动脉疾病的"金标准"，它能直接显示动脉病变的细节，有利于下肢动脉重建术时流入道和流出道的选择。由于它的有创性及造影剂肾毒性危险，术前DSA评估已经逐渐被CTA、MRA以及彩超替代，只作为手术中的评估手段。

（六）血液化验检查

需检查血细胞计数，空腹和餐后2小时血糖，糖化血红蛋白，尿液检测，血清肌酐，血脂等。

【诊断标准】

1.有动脉病变如动脉硬化闭塞症、血栓闭塞性脉管炎、腘动脉陷迫综合征，或者医源性动脉损伤病史的患者，如突然发生肢体疼痛和相应的脉搏搏动消失，或者原有的动脉缺血症状突然加重，则应考虑急性动脉血栓形成的可能性。

2.年轻人突然出现下肢动脉急性缺血症状，则应考虑原发性肢体动脉血栓形成。其诊断标准：①发病年龄较轻，无明显的诱发因素；②有动脉缺血的临床表现，经无创或动脉造影检查，证实有动脉血供障碍；③排除动脉粥样硬化症、血栓闭塞性脉管炎、糖尿病性血管病、大动脉炎及动脉栓塞等疾病；④原发性高凝综合征；⑤常合并深静脉血栓和其他部位的血栓；⑥溶栓治疗有效；⑦术中所见或术后病理检查，证明血管无原发病变。

3. 辅助检查有助于明确动脉血栓形成的部位，为治疗方式选择提供参考。

【鉴别诊断】

（一）急性动脉栓塞

急性肢体动脉血栓形成酷似急性动脉栓塞的临床表现，鉴别诊断有助于治疗方式的选择和对病变预后的判断，动脉栓塞性病变具有以下特征：①有器质性心脏病史，尤其多见于房颤和亚急性心内膜炎患者；②发病过程突然；③病史中无肢体慢性缺血症状，如肢体麻木、发冷、臀部和腿部间歇性跛行等；④肢体无慢性缺血的体征，如毛发脱落、指（趾）甲增厚、变形，肌肉萎缩；⑤动脉造影可显示动脉栓塞的特征性表现，呈锐利的圆形界限。而急性肢体动脉血栓形成者，既往常有动脉缺血病史，动脉造影可见动脉有虫蚀样改变，动脉侧支循环丰富（表10-5）。

（二）急性髂-股静脉血栓形成

严重的急性髂-股静脉血栓形成如股青肿时，肢体极度肿胀对动脉的压迫和强烈的动脉痉挛，可以造成动脉供血障碍及远端动脉搏动消失。但全下肢明显肿胀，浅静脉代偿性扩张，皮肤温度正常或略升高等临床表现，是深静脉血栓形成的特征，可与肢体动脉血栓形成相鉴别。

（三）心排血量降低

急性心肌梗死、充血性心力衰竭、败血症、脱水及严重创伤等，心排血量急剧减少，血管加压素分泌增加，全身血管收缩，四肢血管灌注锐减，肢体冰冷甚至出现皮肤花斑，动脉搏动微弱或消失。除了心脏本身疾病的表现，肢体厥冷等应同时累及四肢，在抗休克、血容量恢复、心脏原发疾病得到有效控制后，肢体动脉低灌注情况也随之缓解。

（四）夹层动脉瘤

较少见，主动脉夹层动脉瘤累及一侧或双侧髂动脉，导致下肢动脉急性缺血。通常夹层动脉瘤本身的症状较突出，患者有高血压、剧烈的背部或胸部疼痛等症状。

表10-5 急性动脉栓塞与急性肢体动脉血栓形成的临床表现

	动脉栓塞	动脉血栓形成
发病方式	急骤，进展迅速	较少突然发病，比较缓和

续表

	动脉栓塞	动脉血栓形成
分界平面	一般清晰	比较模糊
心律失常	少见	常见
跛行病史	少见	常见
慢性肢体缺血表现	少见	常见
提示动脉闭塞的体征	少见，对侧肢体动脉搏动正常	常见，对侧肢体动脉搏动减弱或消失
栓子来源	通常比较明确，尤其有房颤者	很少能明确
动脉造影	不一定有动脉硬化，骤然中断，都位于动脉分叉处，缺少侧支循环	动脉硬化，不规则，逐渐变细，多位于股浅动脉远端

【治疗】

（一）中医治疗

1. 辨证论治

（1）阴寒型

证候：发病急，患肢疼痛、冰冷明显，皮色苍白或潮红，舌淡红，苔薄白，脉沉细或迟。

证候分析：患者素体阳气亏虚，外感寒邪，致使经脉受阻，气血凝滞，瘀滞不行，阳气不达四末，故见肢体发凉怕冷；阳气亏虚则皮肤苍白，寒凝血瘀则皮色潮红。舌淡红，苔薄白，脉沉细或迟为阴寒之象。

治法：温经散寒，活血通脉。

方药：阳和汤加味。

熟地黄30g，炙黄芪30g，鸡血藤30g，党参15g，当归15g，干姜15g，赤芍15g，怀牛膝15g，肉桂10g，白芥子10g，熟附子10g，炙甘草10g，麻黄6g，鹿角霜（冲）10g。水煎服。

（2）血瘀型

证候：患肢持续性固定性疼痛、麻木，局部皮肤呈紫红、暗红或青紫色，肢端皮肤有瘀斑、瘀点。舌质紫暗或有瘀斑，苔薄白，脉沉细涩。

证候分析：气血瘀滞，经络阻塞，不通则痛，故患肢持续性固定性疼痛，局部皮肤呈紫红、暗红或青紫色，肢端皮肤有瘀斑、瘀点。舌质紫暗或有瘀斑，苔薄白，脉沉细涩为气血瘀滞之象。

治法：活血化瘀，通络止痛。

方药：丹参通脉汤加味。

丹参 30g，赤芍 30g，鸡血藤 30g，桑寄生 30g，当归 30g，川芎 15g，川牛膝 15g，黄芪 15g，郁金 15g。水煎服。

（3）湿热下注型

证候：患肢疼痛剧烈，皮肤潮红、紫红、肿胀，有水疱或脓疱，局部溃疡或坏疽，红胀、渗出，舌质红，苔黄厚或黄腻，脉滑数。

证候分析：气滞血瘀，寒湿内蕴，郁久化热，湿热下注则患肢皮肤潮红、紫红、肿胀；经络瘀滞不通，故疼痛；热盛肉腐，则肢端溃疡或坏疽。舌质红，苔黄厚或黄腻，脉滑数为湿热之象。

治法：清热利湿，活血化瘀。

方药：四妙勇安汤加味。

金银花 30g，玄参 30g，当归 15g，赤芍 15g，川牛膝 15g，黄柏 10g，黄芩 10g，炒山栀子 10g，连翘 10g，苍术 10g，防己 10g，紫草 10g，生甘草 10g，红花 6g，木通 6g。水煎服。

（4）热毒炽盛型

证候：患肢坏疽、溃疡继发严重感染，红肿热痛，脓液多，恶臭味，疼痛剧烈，抱足而坐，彻夜难眠，伴全身发热或高热，恶寒，烦渴引饮，便秘溲赤。舌红绛，苔黄燥或灰黑，脉洪数或弦数。

证候分析：气滞血瘀，经络阻塞，不通则痛，故疼痛；郁久化热，热盛肉腐，邪毒炽盛，故患肢红肿热痛，脓液多，恶臭味；伴全身发热或高热；正邪交争，故全身发热或高热，恶寒；热毒炽盛，灼伤津液，烦渴引饮，便秘溲赤等。舌红绛，苔黄燥或灰黑，脉洪数或弦数，均为热毒炽盛之象。

治法：清热解毒，养阴活血。

方药：四妙活血汤。

金银花 30g，蒲公英 30g，玄参 15g，当归 15g，黄芪 15g，丹参 15g，牛膝 12g，连翘 12g，防己 12g，黄柏 10g，黄芩 10g，红花 10g，乳香 3g，没药 3g，紫花地丁 30g，生地黄 15g，漏芦 12g，贯众 10g。水煎服。

（5）气血两虚型

证候：患者久病虚弱无力，面色萎黄。患肢发凉、怕冷，肌肉消瘦，皮肤干燥，疮面肉芽灰淡，生长缓慢，脓液清稀，久不愈合。舌质淡，苔薄白，脉沉细无力。

证候分析：久病体弱，气血双亏，故面色萎黄。虚弱无力，气血不荣四末，故患肢发凉、怕冷，肌肉消瘦，皮肤干燥，爪甲不生；气血亏虚，新肉不生，故疮口肉芽灰淡，脓液清稀，久不愈合。舌质淡，苔薄白，脉沉细无力为气血亏虚之象。

治法：补气养血，调和营卫。

方药：十全大补汤。

党参 6g，黄芪 30g，白术 15g，茯苓 12g，当归 15g，川芎 12g，白芍 15g，熟地黄 30g，甘草 6g。水煎服。

2. 外治法

（1）中药熏洗：熏洗疗法是利用药物煎汤，趁热在皮肤或患部进行熏洗、浸浴、溻渍、淋洗和热罨的一种治疗方法。它是中医外治疗法之一，具有独特的治疗效果，在临床治疗中占有重要地位。

适应证：主要用于血瘀气滞，未出现坏疽者。或病程日久者，溃疡或坏疽已清除。局部遗留溃口久不愈合，周围结硬痂，局部营养不良者。若坏疽及感染发展期应慎用。

用法及注意事项：将用于外洗的中药加适量水煮沸后，放入容器内，趁热先熏后洗，药液温度以患者患部舒适为度，温度过高会使局部新陈代谢加快，耗氧耗血，反使疼痛加重。每日用洗剂 1 剂，每剂可熏洗 2～3 次，每次 20～30 分钟，每日熏洗 2～3 次。注意夏季药液不能存放过长时间，否则会使药液变质；干性坏疽或坏疽继发感染阶段，不宜用熏洗法；有疮口之患肢，根据病情需要而熏洗者，应在熏洗后及时擦洗干净后，常规无菌操作换药。

常用外洗方剂：活血祛瘀剂、熏洗方、解毒洗剂。

（2）创面换药及处理

疮面未溃：患者局部有红肿热痛者，可适当外敷黄连膏或消炎软膏，每日换药 1 次，若局部出现丘疹，应停用；趾（指）端已有局限性感染或脓液，但尚未溃破，可局部保持清洁干燥换药，纱布包扎；也可外用白芷粉，使坏疽局限，脓液吸收或趾（指）端湿性坏疽变为干性坏疽，但应该注意每日换药 1 次，仔细观察病情，不要形成药痂，造成痂下积脓，使坏疽扩展。

疮面已溃或坏疽已成：趾（指）端出现溃疡或坏疽，应清洁用药，每日 1 次，按无菌换药操作要求，操作时需轻巧、细致，保持疮口清洁，防止交叉感染；干性坏疽，未继发感染者，只做清洁消毒，干纱布外敷即可，禁用油膏外敷；待坏疽界限清楚局限后，再行坏疽清除术；若溃疡、坏疽及继发感染者，应及时换药，每日 1 次；若脓液及分泌物增多者，换药次数可增加；常用抗生素纱条湿敷，可根据疮口脓液细菌培养及药敏试验结果选用有效的抗生素，常见金黄色葡萄球菌、大肠杆菌及绿脓杆菌感染，可用庆大霉素、氯霉素或多黏菌素溶液湿敷；亦可用黄连膏纱布或紫草油纱布外敷，或用三黄浸出液擦洗疮口后再用湿敷，达到清热解毒之功效；疮面有腐肉难脱，脓液稀薄，肉芽不新鲜可用全蝎膏外敷；疮口脓液已净，生肌迟缓或表皮生长不良，可用生肌红玉膏纱布外敷，但要注意油膏纱布应敷在疮口上，不要敷在疮口以外的皮肤上，以免腐蚀正常皮肤；若趾（指）端溃疡有趾（指）骨暴露或有死骨，影响愈合者，应用咬骨钳除死骨，可向深咬约 0.5cm，以使皮肤生长能包裹残端。

3. 其他疗法

（1）针刺疗法

穴位：上肢取内关、合谷等，下肢取足三里、血海、阳陵泉等。

方法：中度刺激，每日 1 次，每次留针 20 ～ 30 分钟；10 ～ 15 次为 1 个疗程。

适应证：用于本病肢体麻木、疼痛、发凉及患肢颜色有改变者。

注意事项：常规针刺消毒，取穴要少而精，以循经取穴为主，患足局部不宜针刺，以免刺伤营养不良之皮肤，而形成溃疡或局部坏疽。针刺时，要针至得气方能收效。本法疏通经络，活血祛瘀。电流刺激应从小到大开始，以能耐受为度。

（2）耳针疗法

耳穴：热穴为主穴，位于对耳轮上端，上下角交叉处稍下方。针之能产生热感，传导面部及上下肢。

方法：①取穴时先探索压痛点，针后行强刺激；②留针 1 ～ 2 小时或更长时间；③ 10 ～ 12 日为 1 个疗程，休息 3 ～ 5 日，再继续治疗。

注意事项：选穴要准确，手法要强而巧，但不要穿透对面；注意消毒，防止感染；针后要热敷，使针后耳部的组织尽快恢复正常，以免形成硬结。

（3）穴位药物注射疗法：利用药物针剂，在穴位进行注射，以便直接营养局部，促进血液循环，达到活血化瘀、强壮身体、缓解症状、促进疮口早日愈合的目的。

穴位：上肢取曲池、内关或外关；下肢取足三里、三阴交等。

常用药物：维生素 $B_1$100g，足三里穴位注射，每日 1 次，左右足三里交替注射，30 日为 1 个疗程，休息 1 周后可进行第 2 疗程。当归注射液 0.2 ～ 0.5mL，隔穴位注射 1 次，10 日为 1 个疗程，休息 1 周后可根据病情进行第 2 疗程。

注意事项：取穴准确，待针进入后，要在穴位处适当提插，待得气后，再推入药液；要严格无菌操作，注意不要将药液注入血管内，以免造成局部瘀血，影响疗效。

（二）西医治疗

急性肢体动脉血栓形成的治疗早晚与预后密切相关，延误治疗可导致不可恢复的改变（肢体坏死），甚至危及生命。如果全身情况允许，急性肢体动脉血栓形成均应手术治疗。

1. 非手术疗法

急性肢体动脉血栓形成确诊后，可应用抗凝药物（如肝素）进行治疗，可以有效地阻止血栓蔓延，但又不妨碍手术和动脉造影的进行；对不准备手术或手术治疗后的患者可应用尿激酶做溶栓治疗，但在大部分情况下，抗凝和溶栓治疗仅作为手术治疗的辅助治疗方式。对小动脉急性动脉血栓形成、非主干动脉血栓形成不影响肢体存活和全身情况不能耐受手术治疗的患者，可进行保守治疗。

2. 手术疗法

下肢动脉粥样硬化伴发急性肢体动脉血栓形成者，治疗方式的选择主要取决于远端动脉流出道的情况。有好的流出道者可行动脉重建术；无明显流出道者，则只能行动脉血栓切除术或福格蒂（Fogarty）导管取栓术。腘动脉陷迫综合征继发血栓形成者，应选用自体静脉或人工血管做旁路转流，恢复远端动脉血供。对青壮年原发性肢体动脉血栓形成者，由于不伴有动脉本身的病变，所以急性期应及时行动脉取栓。当患者入院时，肢体已经坏疽，需预防继发感染和改善血液循环，待坏疽与健康组织的界限明确后行截肢或截趾术；如果患者已有明显坏疽，或坏疽平面虽不清楚，但肢体缺血和肌肉坏死，毒素吸收危及患者生命时，应立即截肢以挽救生命。

（1）Fogarty 球囊导管取栓术

①手术适应证：患者除非发生患肢坏死，栓子摘除后不能挽救肢体者，或建立良好的侧支循环外，只要全身条件能经受手术者，都应及早实施取栓术。

②手术禁忌证：患肢已出现不可逆组织坏死；重要脏器严重功能不全，全身情况不能耐受手术；腘动脉或肱动脉远端属支血栓栓塞，不宜手术取栓。

（2）动脉切开取栓术

应注意首先游离手术远端并阻断之，以免手术过程中栓子向远端游移。然后游离近端动脉，阻断近端血流后，方能切开动脉取栓。取栓术后，不应忽视心血管疾病及全身状况的监护和治疗。取栓术后，大量毒性产物进入循环造成代谢改变，表现为酸中毒、高钾血症、肾功能衰竭。正确处理肾功能衰竭，维持水、电解质平衡，仍有可能挽回生命。

（3）血管重建术

主要指静脉动脉化，利用高压的动脉血流来扩张静脉，使远端的静脉瓣膜功能不全，将动脉血流沿静脉系统流向肢体远端，从而改善肢体的血液循环，缓解组织缺血，消除临床症状、体征。经常用的有 3 种术式：①低位深组静脉动脉化；②高位深组静脉动脉化；③高位浅组动脉静脉化。

（4）股－腘动脉旁路转流术

患者取仰卧位，手术患肢大腿部外旋，膝关节屈曲 30°～60°；切口主要包括大腿远侧切口和大腿近侧切口；旁路转流术可选用有足够长度和管径的自体大隐静脉，或管径为 6～8mm 的人造血管。

（5）截肢术

①手术指征：严重肢体坏疽继发感染；范围较大的坏疽；肢体无法保留者；持续高热，有毒血症者；剧烈疼痛保守治疗无效者。

②手术要点：一般行小腿截肢术。前短后长皮瓣，髌骨下缘下 10cm 左右截骨，腓骨短 2cm，胫骨锯斜角，冲洗缝合，放引流。术后 12～14 天拆线，24～48 小时拔引流管。

注意事项：术前改善全身状况，控制感染，控制其他情况（心、肺、肾等功能），术后继续中西医结合药物治疗，改善血运。

3. 介入治疗

（1）动脉置管溶栓术（CDT）

CDT 指通过介入手段将溶栓导管导入到血管闭塞部位，利用溶栓药物（尿激酶、rt-PA）进行超选择性溶栓，开通血管、通畅血流的一种治疗手段，必要时可行球囊扩张血管成形术或放置支架达到顺性行血流再建的治疗方法。一般根据术前超声提示血栓阻塞位置，采用对侧股动脉入路或同侧股动脉入路，必要时肱动脉入路。对无溶栓禁忌证患者应用动脉置管溶栓，已成为治疗动脉血栓的首选方式。介入术中，DSA 引导下可直观地在动脉血栓中将溶栓导管置入。溶栓导管是一种直头多侧孔导管，可使溶栓药物呈喷射状从侧孔喷出，较均匀地持续注入血栓中，逐步溶解血栓。血栓溶解后，能够显露血管真实病情，一定程度上可以降低甚至避免球囊扩张或动脉支架植入的概率。同时，CDT 可降低发生严重缺血再灌注损伤的风险，溶栓的逐步再灌注可能有助于避免闭塞血管突然释放而导致的再灌注综合征。一般动脉导管留置 24 小时或 48 小时，注意监测凝血四项，观察纤维蛋白原含量变化。该术式有脑血管、消化道、泌尿道、皮肤黏膜出血风险。

（2）血栓抽吸术

通过介入手段，将血栓抽吸装置（大腔导管、Angiojet 血栓抽吸装置、Rotarex 血栓切除装置）置于血栓段，将血栓吸出体外，或将血栓击碎吸出体外的一种治疗手段。该术式适用于急性期或亚急性期血栓的治疗，可以和置管溶栓术、动脉球囊扩张成形术、支架置入术配合使用。

（3）经皮腔内血管成形术（PTA）或支架置入术

对于在动脉硬化基础上并发的肢体动脉血栓形成，在经过动脉置管溶栓术或血栓抽吸术后，新鲜血栓溶解或清除，显露血管真实病变，多伴有血管狭窄或部分闭塞，如果不解除血管狭窄或闭塞，必然会导致症状不能完全缓解或血栓复发，因此，处理血管狭窄或闭塞是血栓溶解或清除后必不可少的操作。单纯 PTA 手术，因术中血管夹层或急性闭塞、血管斑块回弹等，不能使血管保持长久通畅性，必要时需置入支架以保持血流通畅性。

（4）介入治疗的并发症

介入治疗有微创、出血少、痛苦小等优点，但也存在一些并发症：一类是近期的并发症，包括穿刺点的渗血、血肿，穿刺点动脉局部的假性动脉瘤、动静脉瘘；另一类是远期有可能出现的并发症，包括动脉的再狭窄、血栓形成、动脉的再次闭塞、支架的再狭窄或支架的断裂等。

【预防与调护】

1. 重视动脉粥样硬化的防治

动脉粥样硬化是导致肢体动脉血栓形成的重要因素，因此应当戒烟，并远离吸烟环境，少食辛辣炙煿及醇酒之品，积极治疗高脂血症。

2. 防寒保暖

寒冻可以加重肢体缺血，使病情恶化。患肢保暖可以缓解血管痉挛，改善肢体血液循环。在肢体严重缺血时，忌用热疗（电热、蜡疗等），以防加速坏疽发生。

3. 防止外伤

缺血肢体组织的修复能力和抗感染能力降低，轻度损伤也常造成肢端感染、溃疡或坏疽的发生，所以任何不当的外治疗法如修甲、乱用针刺、封闭、膏药、烫伤等均可使病情恶化。

（张玉冬）

第六节　腘动脉陷迫综合征

【概述】

腘动脉陷迫综合征（popliteal artery entrapment syndrome，PAES）是腘窝的异常肌肉、纤维索带等压迫腘动脉，引起相应的病理改变和临床表现的一种疾病，有时也可累及神经。本征的特点是患者多为年轻人，于跑步或剧烈运动后发病，并有进行性加重的间歇性跛行。1879 年，英国爱丁堡医学生 Anderson Stuart 首先报道本病变。他在解剖一条因小腿坏疽而截肢的下肢时，偶然发现腘动脉的走向异常，并作了解剖学报道。直到1959 年，这一解剖变异才被重新认识，并由爱尔兰的 Hamming 和 Vink 首次报道本病及其手术治疗。1965 年，美国的 Love 和 Whelan 首次提出"腘动脉陷迫综合征"这个术语。1998 年，在罗马成立的腘血管陷迫论坛，在会议中取得共识，认为腘动脉和腘静脉陷迫为同一疾病，均为腘血管陷迫综合征。Bouhoutsos 和 Daskalakis 研究 20 000 名无临床症状的希腊士兵，发现本病患者 33 例，受累肢体 45 条，其发生率为 0.17%。腘血管陷迫综合征同时累及腘动脉和腘静脉者仅占 7.6%。

【病因病机】

目前认为，PAES 为先天性发育异常所致。由于腘动脉和周围肌肉或纤维组织的发育异常，腘动脉受其周围肌肉、肌腱或纤维束反复挤迫。腘动脉在发病早期只是受肌肉活动挤压而表现为肢体远端缺血，动脉壁结构未发生变化；但由于长期反复挤压动脉壁就会出现创伤性炎症反应，如动脉壁增厚、结缔组织增生、动脉周围炎性粘连、内膜破坏、血栓形成或炎症性闭塞，进而产生血流动力学改变，使来自髂、股动脉的血流进入狭窄的腘动脉内形成涡流，可继发狭窄后动脉扩张，形成动脉瘤。动脉瘤内血栓形成和病变血管闭塞可引起急性缺血后果。

【临床表现】

年轻男性有间歇性跛行者，要怀疑腘血管陷迫综合征的可能。本病男性患者数量是女性的 9 倍，患者常于下肢剧烈运动后，如障碍赛跑中突然起病。患者的临床症状常与腘动脉中段节段性闭塞的进展程度相关，患者常诉有行走时小腿和足部疼挛痛，足部苍白、麻木、发冷和感觉异常，休息时缓解。症状常表现在单侧下肢，但经检查可发现双侧肢体受累。

【辅助检查】

患者往往在行走或运动时起病，表现为小腿疼痛、间歇性跛行、皮肤苍白和皮温下降，详细询问病史能协助诊断。

（一）无创伤检查

彩色超声多普勒血流检查、容积描记和多普勒踝动脉测压等检测方法，都有助于本病的诊断。在患肢处于过度伸膝或屈膝和踝关节跖屈时，多普勒超声检测出足背动脉搏动波形发生明显改变，是可靠的诊断依据。多普勒超声动态检测发现患肢足背动脉血流图中有波形大幅改变和腘动脉血流的变化，对诊断有重要意义。腘血管陷迫综合征的典型血流波形：当小腿肌肉张力性收缩时，异常的肌肉或肌束对陷入的血管施加压力，产生压迫症状，因而动脉血流波形的幅度明显降低，或者完全消失。若同时测定踝部动脉压，可以鉴别诊断不明的患者。

（二）动脉造影

动脉造影对确诊本病十分重要。双下肢动脉造影取踝中立位行非应力试验时，有下述两种或两种以上表现者可明确诊断。①近段腘动脉向内侧移位；②中段腘动脉节段性闭塞；③腘动脉远段狭窄后扩张。造影时同时进行应力试验，可发现踝中立位时不能表现的动脉陷迫。最典型的影像学表现为腘动脉内移。若腘动脉完全闭塞，则造影片中腘动脉不显影，其周围有侧支动脉开放。中段腘动脉节段性闭塞，极易与腘动脉外膜囊性变混淆，但后者的病变范围较广泛，而前者仅限于腘动脉中段。在动脉血栓形成前，腘动脉外膜囊性变在动脉造影中表现为动脉腔内光滑的充盈缺损。当动脉造影显示患肢膝近、远侧动脉主干通畅，没有动脉粥样硬化的表现时，有助于本征和早期动脉粥样硬化的鉴别。

此外，螺旋 CT 和磁共振检查，除了可证实和补充动脉造影的结果，还能发现异常的肌肉和纤维束带与血管之间的解剖关系，这对于指导手术和发现无症状患者都有重要意义。一般认为，磁共振断层扫描诊断优于彩色超声多普勒和 CT 检查。

【诊断标准】

年轻男性有小腿和足部间歇性跛行者，要怀疑腘血管陷迫综合征。患者常于下肢剧烈运动后，出现小腿及足部痉挛，足部苍白、麻木、发冷。目前普遍应用的分类方法是 5 型。

Ⅰ型：腓肠肌内侧头附着点正常，腘动脉环行向内侧绕过内侧头的起始部向其深面和下方行走。

Ⅱ型：腓肠肌内侧头的附着点位于正常附着部位外侧，不是起自内上髁而是来自股骨内侧髁的外侧方，腘动脉走向正常，但仍行经其内侧和下方受到压迫。

Ⅲ型：腓肠肌内侧头的外侧缘延伸出一个肌束或肌头，压迫腘动脉，腘动脉走行正常，类似Ⅱ型。

Ⅳ型：腘动脉受较深部位腘肌或同一部位异常纤维束带的压迫，可以绕过或不经过腓肠肌内侧头内侧。

Ⅴ型：包括上述任何一种类型，腘动脉受压的同时伴有腘静脉陷迫。

【鉴别诊断】

PVES 发病急，多见于运动后，且好发于青年人，因此主要与血栓闭塞性脉管炎相鉴别。血栓闭塞性脉管炎是一种累及血管的炎症性、节段性、周期发作的慢性闭塞性疾病，主要侵袭四肢中小动静脉，以下肢血管为主，少数病例病变可累及心、脑、肾、肠等脏器血管，好发于青壮年男性。其临床特点为肢体先有发凉、怕冷、麻木、间跛、皮肤营养障碍，严重时肢端剧痛，形成溃疡、坏疽。

【治疗】

（一）药物治疗

药物治疗虽然不能使闭塞的动脉再通，但可以通过扩张血管、去纤、低血液度和抗栓等治疗，促进侧支循环建立，改善血液流变学状态，减轻肢体缺血，控制病情发展。

1. 扩张血管药物

主要作用是扩张血管和缓解血管痉挛，有利于促进侧支血管形成及增加肢体血液循环。

（1）作用于肾上腺素受体药物（α 受体阻滞剂和 β 受体激动剂）：妥拉苏林、苯苄胺（酚苄明）等。

（2）直接扩张血管药物：罂粟碱、烟酸、己酮可可碱、抗栓丸（环扁桃酯）、前列腺素 E1（PGE1）等。

2. 抗血小板药物

主要能抑制血小板膜上的磷脂酶、环氧化酶和血栓素 A2 合成酶，提高血小板内环磷酸腺苷（cAMP）水平，从而抑制或降低血小板的黏附性和聚集性，预防血栓形成。常用药物有拜阿司匹林、消炎痛、贝前列素钠、噻氯匹定、潘生丁、维脑路通等。

3. 溶栓、去纤药物

能直接或间接激活纤维蛋白溶解系统，溶解血栓中的纤维蛋白，降解血液中的纤维蛋白原，达到血栓去纤的目的。药物有尿激酶（急性动脉血栓形成时应用）、蕲蛇酶、降纤酶、蝮蛇抗栓酶、东菱克栓酶等。用药期间应监测凝血酶原时间、血小板及血液流变学等指标的变化。

4. 中成药

中成药可以选择四虫片、脉管复康片、血府逐瘀胶囊、银杏叶片等药物口服，以改善肢体血液循环。

（二）手术治疗

手术治疗常取决于症状和病变的程度，手术原则是松解血管压迫、重建血管和重建正常血液循环。

1. 手术入路

多数学者主张采用腘窝后径路切口，由于此切口能充分显露腘窝的血管和异常肌肉等组织，故最常采用，但其缺点是大隐静脉显露不佳，取材不便。在少数情况下，如 I 型患者可采用内侧径路切口，此切口对于腘下动脉受累者手术显露良好，大隐静脉取材方便，便于行股 – 腘动脉旁路转流术；但其缺点是腘窝组织结构不能充分显露，可能遗漏压迫腘血管的肌肉、纤维束带等，导致术后复发，故不适用于 II 型、IV 型和 V 型患者。当腘动脉闭塞累及分支时，内侧径路切口更为合理。

2. 手术方法

手术采用硬膜外麻醉或全麻，患者俯卧，下肢轻度屈曲 $10° \sim 15°$。切口为"S"形，即大腿后内侧和小腿后外侧为纵行切口，腘横纹上二指为横行切口，分别向内上和外下翻开皮瓣，显露深筋膜。纵行切开深筋膜，避免损伤皮神经，可结扎小隐静脉以利于手术显露。深部组织解剖时要注意保护胫神经，它被包绕在血管鞘中。如果腘静脉未受压迫，可见其走行于腓肠肌内、外侧头之间。腘动脉如不在正常解剖部位，可于较高部位如收肌管下口的腘窝部，沿腘动脉行径向下解剖，可发现位于腓肠肌内侧头的内面，肌肉和股骨后方、膝关节之间的腘动脉受压严重，在腘动脉受压点的起始部位切开压迫的肌肉或纤维索带。手术切开必须完全，注意松解后整个腘动脉必须可以移动，避免术后复发。如腘动脉仅受压迫而未闭塞，动脉壁尚未出现继发性纤维增生，做腘动脉松解即可。切除腓肠肌内侧头不会影响下肢功能，如需要，可将切开的内侧头附着于股骨，位于松解后正常位置的腘动脉内侧。对于功能性腘血管陷迫综合征，经内侧切口腓肠肌内侧头切开术可完全缓解症状。

有些学者对近期腘动脉内血栓形成者，术中做动脉内溶栓药物治疗。因动脉壁损伤和长期血管陷迫所致动脉壁纤维化和增厚者，需行动脉旁路转流术或间置术。如果动脉内血栓机化的同时伴有血栓和血管壁之间的分界不清晰，或者由于血管壁纤维化导致管腔狭窄，可做病变血管段切除和静脉移植物血管重建。一般选用自体大隐静脉作为移植材料。短段动脉闭塞者也可行短段静脉旁路转流而不切除动脉。如果腘动脉陷迫综合征出现动脉狭窄的远侧段扩张并形成腘动脉瘤，应结扎或切除动脉瘤样病变并采用自体静脉移植血管重建。术后切口无须留置引流管，患者卧床期间要加强股四头肌功能锻炼。

3. 术后并发症

术后可能出现血管移植物血栓形成、出血、感染、下肢深静脉血栓形成等并发症。

【预防与调护】

本病与剧烈运动密切相关，一旦确诊，建议尽早手术。

1. 防寒保暖

寒冻可以加重肢体缺血，使病情恶化。患肢保暖可以缓解血管痉挛，改善肢体血液循环。

2. 防止外伤

缺血肢体组织的修复能力和抗感染能力降低，轻度损伤也可能造成肢端感染、溃疡或坏疽。所以任何不当的外治疗法如修甲、乱用针刺、封闭、膏药、烫伤等均可使病情恶化。

3. 避免剧烈活动

尽量避免剧烈活动或跑步，如工作需要，建议调换工作。

4. 功能锻炼

手术后患者需要逐渐恢复功能锻炼，建议从较小活动量开始，逐渐加大活动量。

（王彬）

第十一章

肠系膜动脉疾病

【概述】

肠系膜动脉疾病主要指肠系膜动脉阻塞或狭窄引起的肠壁营养障碍或运动障碍，其主要并发症为肠管节段性坏死。肠系膜动脉疾病与其他血管疾病相比，发病率较低，但临床往往缺少及时的诊断与治疗。关于肠系膜动脉疾病的诊疗最早可追溯到 20 世纪 20 年代。Klein 于 1921 年认识到，肠系膜上动脉和腹腔干的闭塞性，疾病以慢性腹痛和肠缺血为表现形式；Ryvin 和 Klass 分别在 1943 年和 1951 年提出了急性肠系膜缺血性病变的肠系膜上动脉切开取栓术；Shaw 和 Rurledse 于 1957 年 11 月成功地进行了第 1 例肠系膜取栓术。近年来，随着人们对肠系膜动脉疾病认识的提高，肠系膜动脉疾病越来越早地被筛查并治疗。

【病因病机】

导致肠系膜动脉性疾病的因素主要包括动脉栓塞、动脉血栓形成和动脉痉挛。急性肠系膜动脉栓塞多见于风湿性心脏病二尖瓣关闭不全、动脉硬化性心脏病和心肌梗死后的患者。栓子多来源于心脏，如左心房的附壁血栓、感染性心内膜炎的赘生物或胸主动脉粥样硬化斑块。肠系膜上动脉栓塞的发生，与肠系膜上动脉的解剖结构有关。肠系膜上动脉从腹主动脉呈锐角分出，与主动脉走向平行，管腔较粗，脱落的栓子易于进入，在血管狭窄处或分叉处导致血管栓塞。脱落的栓子随血流进入肠系膜上动脉而引起栓塞，特别是栓子位于肠系膜上动脉起始部，或者主要的内脏末梢血管起始部，例如结肠中动脉、右结肠动脉和回结肠动脉。肠系膜血管一旦栓塞，受阻塞动脉供应区的肠管发生血运障碍，肠管缺血、缺氧而发生肠坏死。

急性肠系膜上动脉血栓形成常发生于动脉硬化已形成阻塞或狭窄后，较少见于主动脉瘤、血栓闭塞性脉管炎、结节性动脉周围炎和风湿性血管炎等所致的血管狭窄，后几种常致较小范围的肠梗死。低血容量或心排血量的突然降低（如心力衰竭和心肌梗死）、脱水、心律失常、使用血管抑制剂或过量利尿剂等常为急性肠系膜上动脉血栓形成的诱因。动脉粥样硬化发生于肠系膜上动脉的起始部，病程逐渐发展，血管逐渐狭窄变细，血流缓慢，形成血栓。由于病程进展缓慢，肠系膜上动脉、腹腔动脉、肠系膜下动脉在这个过程中，可形成侧支循环，避免了肠管的即刻坏死。但维持消化功能需要更多的血液供应所以可能出现肠缺血的症状。在血栓形成后，肠坏死即可发生。

非阻塞性肠系膜缺血（NOMI）是一种由肠系膜上动脉痉挛引起的急性肠缺血，占急性肠系膜缺血的 20%～30%，死亡率超过 70%。肠系膜上动脉痉挛是非闭塞性肠系膜血管缺血的中心环节，已发现它与持续的心排血量减少和低氧状态有关，常见于脓毒症、充血性心衰、心律失常、急性心肌梗死和严重的失血等，是以上疾病的一种终末期表现。

【临床表现】

急性肠系膜上动脉栓塞的临床表现可因栓塞的部位、程度和侧支循环状况而定。栓塞早期表现为剧烈的脐周或上腹部阵发性绞痛，之后转为全腹痛，可向背部或腹部放射；常伴烧心、呕吐和腹泻等强烈胃肠道排空症状。此时腹部仍软，或轻触痛，腹胀不明显，体征与剧烈腹痛症状不相称，且肠鸣音常亢进，继而转为持续性胀痛，腹胀，便血或呕吐咖啡样胃内容物。后期出现腹膜炎、休克等。

肠系膜上动脉血栓形成起病缓慢，临床表现：①腹痛：进食后出现弥漫性腹部绞痛，从上腹向后背放射；20%～50%患者的腹痛发作与进食量呈正相关，一次发作可持续 2～3 小时。②恶心、呕吐、腹泻：有时剧烈绞痛可伴发恶心、呕吐，呈进行性加重，发作日益频繁，疼痛持续时间也逐渐延长。患者往往因惧腹痛而不敢进食。肠道供血不足可有慢性腹泻，粪便量多，呈泡沫状。③体重减轻和营养不良。④急腹症表现：剧烈腹痛，伴有频繁的呕吐，呕吐物为血性物，肠蠕动增强，进一步发展为肠坏死、腹膜炎、休克。非阻塞型肠系膜动脉疾病的发病症状与肠系膜动脉血栓形成类似，多见于老年人。

慢性肠系膜缺血的经典三联征为饭后腹痛、恐食症和慢性体重减轻。其中最常见症状是腹痛和体重减轻，尤易发生于老年女性。腹痛特点为饭后 15～30 分钟开始，1～2 小时达到高峰。也有许多慢性肠系膜缺血的患者表现为肿胀、胃胀、反胃、缺血性肠炎和营养不良等，此类患者易被误诊。症状与受累器官和消化道缺血部位有关。腹腔动脉受累时，多有恶心、呕吐和腹胀等；肠系膜上动脉受累表现为后腹痛和体重减轻；肠系膜下动脉受累表现为便秘、粪便隐血和缺血性结肠炎等。另外，部分患者尽管病情加重，但无明显消瘦，腹部检查常发现疼痛部位不固定，无压痛、反跳痛和肌紧张等腹膜刺激体征，腹痛症状与体征又常不相对应。

【辅助检查】

（一）实验室检查

对于肠系膜动脉栓塞、肠系膜动脉血栓形成，还没有较好的实验室诊断指标。在肠坏死之前，血清学指标不够敏感，或者特异性不高。急性肠系膜缺血的肠损伤由肠黏膜侧向浆膜层发展，发现小肠黏膜发生损伤时的指标有助于本病的早期诊断。近来发现，血清肠脂肪酸结合蛋白（intestinal fatty acid binding protein，I-FABP）、x-谷胱甘肽 S 转移酶（x-glutathione S transferase，x-GST）升高可以反映肠缺血的情况，D-乳酸（D-lactic acid，D-LA）是细菌代谢、裂解的产物，急性心肌梗死（AMI）的肠壁通透性改变后，可引起血中 D-LA 增加。在急性缺血早期，全血细胞计数基本正常，病情进展后，白细胞计数升高，核左移的病例约有 50%。因此，怀疑存在急性肠系膜缺血，就应尽早进行影像学检查。慢性肠系膜动脉疾病的实验室检查如同许多慢性动脉硬化性疾病类似，一般无异常。

（二）影像学检查

1. 彩色多普勒超声

彩色多普勒超声能显示腹腔干动脉和肠系膜上动脉的狭窄和闭塞，可以测定血流速度，对缺血性肠病有很高的诊断价值。但是，其准确性受呼吸运动、腹腔气体、既往剖腹手术及肥胖的影响。

2. 血管造影

血管造影可以明确肠系膜动脉的闭塞部位、程度和侧支循环情况，为外科手术治疗提供重要信息，还可以立即实施介入治疗。例如，通过造影的导管通路注入罂粟碱等药物扩张血管，注入尿激酶、阿替普酶（rt-PA）等药物进行接触性溶栓治疗等。但动脉造影是有创的检查，有潜在的肾毒性等。

3. CT 血管造影（CTA）

CTA 对急性肠系膜动脉疾病的诊断和急腹症的鉴别诊断都有重要价值。有资料显示，CTA 诊断急性肠系膜疾病的敏感性为 96%，特异性为 94%。CTA 多用于缺血性肠病的诊断及鉴别诊断，然而并不适用于疾病早期阶段。多排螺旋 CT 可更清楚地显示小肠及肠系膜血管的病变情况，可以观察血管的形态及内径，具有较高的敏感性和特异性，对非闭塞性肠系膜缺血可用于早期诊断。

4. 磁共振血管造影（MRA）

MRA 检查的优点是对软组织有良好的分辨力、无放射性、以钆为增强对比剂，诊断急性肠系膜动脉疾病的敏感性（95%）和特异性（100%）可能较 CTA 更优越，有较好的应用前景。但 MRA 检查尚不能作为急诊的首选检查，因为现阶段的 MRA 在空间分辨率、数据采集时间以及对末梢血管细节的分析等方面仍逊于 CTA。

【治疗】

（一）急性肠系膜动脉缺血疾病

本病的治疗原则是维护患者的生命，并尽可能多地保留有生机的肠道，避免患者存活后消化道过短，可能需要终生胃肠道外营养。是否发生肠坏死，肠坏死范围和患者全身情况决定了患者的转归。肠坏死病例的死亡率可高达 70% ～ 90%。

1. 一般治疗

确诊后应立即开始支持治疗，纠正电解质平衡紊乱、酸碱平衡紊乱和低血压。应监测尿量，了解循环血量改善的情况。改善患者的心脏功能，纠正力心衰竭、心律不齐，避免使用可能进一步加重缺血的血管收缩药物，如洋地黄、去甲肾上腺素、肾上腺素等。一般治疗还包括吸氧，镇静镇痛，禁食，胃肠减压，尽早使用广谱抗生素，至少应选用同时覆盖革兰氏阴性菌及厌氧菌的抗生素。

2. 抗凝治疗

疑诊时即应用低分子肝素开始治疗。抗凝治疗的目的是抑制肠系膜血管内血栓的发展和蔓延，防止肠缺血加重，如能避免广泛的小肠外周血管弓和小血管分支的血栓形成，可能避免小肠坏死。肠系膜动脉栓塞、肠系膜动脉血栓及非阻塞性疾病的患者也需要用阿司匹林、氯吡格雷等药物进行长期的抗血小板治疗。

3. 手术治疗

对疑诊的病例，腹膜炎和消化道出血是外科手术探查的强烈指征。手术治疗目的是明确肠系膜缺血的诊断和判断肠管的存活性，通过血管旁路移植或栓子切除开通肠系膜血管，以及切除坏死的肠管。①血栓切除术：对没有发生肠坏死的肠系膜动脉栓塞患者，应切除肠系膜上动脉血栓，恢复肠系膜动脉血流。即使已发生部分肠坏死，也应先开通肠系膜上动脉，恢复可能有生机的肠管血液供应，再切除已经坏死的肠袢。②肠系膜动脉旁路术：肠系膜动脉血栓可以在手术前的检查时明确诊断，也可以在术中诊断。如果在血栓切除时，没有出现肠系膜上动脉近心端的搏动性喷血，则可明确诊断为肠系膜动脉血栓形成。其处理较动脉栓塞困难，多数情况下，采用动脉旁路术治疗更为有益。③肠切除：对于急性肠系膜动脉栓塞及血栓患者，在动脉重建恢复肠管血运后，不应匆忙决定肠切除的范围。宜先将小肠放回腹腔，尽可能纠正患者的血流动力学紊乱，观察至少 30 分钟，尽量准确地判断肠切除的范围，防止发生短肠综合征。

4. 介入治疗

（1）溶栓治疗：导管溶栓治疗对急性肠系膜缺血可能有效，在诊断性动脉造影确诊时，可以通过导管直接将溶栓药物作用到肠系膜血栓上。多种溶栓药物，包括尿激酶或重组组织型纤溶酶原激活剂，已经在很多临床病例报告中证明是有效的。在症状出现后的 12 小时内，导管溶栓恢复肠系膜血运的可能性非常高。成功溶解肠系膜动脉血栓有助于辨别潜在的肠系膜动脉硬化闭塞过程。溶栓治疗后可以继续做手术重建肠系膜血运或行肠系膜动脉球囊扩张、支架植入术，从而解决肠系膜动脉狭窄的问题。肠系膜缺血的溶栓治疗有两个主要缺点：经皮导管溶栓无法在恢复肠系膜血运之后，监测可能缺血的肠袢；成功的导管溶栓需要较长的时间。因此，溶栓开始后需要不断地行造影检查来观察溶栓效果。溶栓不完全或不成功可能会延误手术，从而导致不可逆的肠坏死而不得不做肠切除。因此，考虑对急性肠系膜缺血患者溶栓时应非常慎重。

（2）经导管取栓：经皮穿刺，利用长鞘配合导管吸栓或者吸栓导管装置，治疗急性肠系膜动脉栓塞。

（3）经导管药物灌注：对于 NOMI 患者，在一般治疗的基础上，可经皮穿刺，在导引导管中灌注血管扩张药物改善症状，最为常用罂粟碱。药物灌注持续到血管痉挛缓解，有最长达 7 天的病例报道。

（二）慢性肠系膜动脉闭塞性疾病

本病的治疗原则是改善或重建肠道血供，缓解或消除腹痛，预防急性肠系膜上动脉血栓的发生。

1. 一般治疗

对怀疑本病的患者应予禁食、胃肠减压、静脉营养支持、改善循环治疗。缺血性肠病一经诊断，应积极抗凝治疗。对明确有血栓形成的患者，可予溶栓治疗。并同时给予足量、广谱有效的抗生素抗感染，并纠正电解质和酸碱平衡失调等。在药物保守治疗中，应严密观察患者的病情变化，准确把握手术时机，以免延误治疗。

2. 手术治疗

外科手术是解除慢性肠缺血、缓解症状、改善肠梗阻的重要方法。非手术治疗效果不佳或血管狭窄严重，患者一般状态较好时，应积极考虑手术治疗。小动脉分支广泛硬化狭窄或广泛小血管炎者不适宜手术。主要术式有动脉内膜剥脱术、血管旁路术（人工材料或自体组织）和内脏血管再植术。

3. 介入治疗

介入治疗的主要治疗方式为腔内血管成形术。对于慢性肠系膜动脉的狭窄或短段闭塞病变，可以通过球囊扩张或支架植入来进行腔内修复，适宜于开放手术风险很高、手术复发或肠系膜血管重建术后吻合口狭窄的患者。

【预防与调护】

患者术后需要定期随访，通过肠系膜彩色超声多普勒来确定移植物的通畅性，并辨别有无移植物、吻合口相关的问题。所有超声发现的异常都需要做进一步的影像或介入检查。术后腹泻是常见的症状，可能持续几个月。术前有腹泻的患者，术后出现腹泻更常见，而且腹泻可能非常严重，以至于需要完全胃肠外营养。腹泻的发病原因尚未确定，但是它可能与肠萎缩、菌群失调和肠系膜神经丛破坏有关。

（张大伟）

第十二章

动脉炎性疾病

第一节　多发性大动脉炎

【概述】

多发性大动脉炎（takayasu arteritis）是一种不明原因发生在主动脉和（或）其主要分支、肺动脉的慢性非特异炎症性动脉疾病，又称为高安病、无脉病、主动脉弓综合征等。受累血管发生狭窄或闭塞，少数可引起扩张或动脉瘤形成。1827 年，Adams 首先描述了主动脉及其分支动脉炎综合征。1856 年，Savory 和 Kussmaul 分别描述了此病的临床表现。1908 年，Takayasu 报道了一例女性患者的眼底具有独特的毛细血管充血，视乳头周围花环状动静脉吻合，以及因白内障导致失明。此后，Onishi 和 Kagoshima 报道了 2 例有相似眼部表现并伴上肢无脉搏的患者。1948 年，Shimizu 和 Sano 对本病也进行了深入的研究，认为无脉及眼部病变是由主动脉弓的主要分支狭窄闭塞所致的。多发性大动脉炎虽为一种世界性疾病，但以日本、朝鲜、印度、中国等亚洲国家最多。多发性大动脉炎较为少见，根据 1969 年 Restrepo 调查统计 14 个国家 22000 例尸体解剖，其平均发病率为 0.61%。在日本，每 3000 例尸体解剖中，大动脉炎占 1 例。在瑞典，本病年发生率为 $6.4/10^6$。本病属中医的"脉痹""血痹""眩晕"等范畴。因肢体动脉狭窄和闭塞，缺血严重而发生肢端坏疽者，称为"脱疽"。

【病因病机】

多发性大动脉炎的病因尚不明确。遗传易感因素已被确定。

与大动脉炎最一致的遗传易感因素是人类白细胞抗原（HLA）等位基因 HLA-B*52,

这已在多个种族中得到证实。日本多发性大动脉炎患者大约 44% 出现 HLA-B*52，而普通日本人仅 13% 出现 HLA-B*52。其他研究发现，HLA-A，HLA-D 和 HLA-DR 区域基因突变患者的易感性增加。在北美多发性大动脉炎患者群体中，HLA 抗原与疾病严重程度或并发症之间没有明显相关性。事实上，本病与 HLA-DR1 抗原之间存在负相关关系，这表明 HLA-DR1 抗原可能是阻止本病进展的一个保护因素。但目前仍然缺乏它们之间相关性的一致认识，所以必须进行更多的有关遗传因素与多发性大动脉炎关系的研究。

抗体和细胞介导的免疫机制也被认为是多发性大动脉炎的病因之一。类风湿关节炎、系统性红斑狼疮、炎症性肠病和肾小球肾炎等自身免疫性疾病与本病有共同的发病机制。抗动脉内皮细胞抗体水平的增加被认为是本病的抗体介导机制的重要线索，其诱导产生内皮细胞黏附分子、细胞因子，并诱导细胞凋亡。本病患者的抗动脉内皮细胞抗体水平是正常人和其他自身免疫性疾病患者的 20 倍。细胞介导机制导致的内皮细胞损伤可能是多发性大动脉炎的发病机制之一。本病患者体内的 γ/δ T 细胞经热休克蛋白 60（HSP60）刺激和活化后对主动脉内皮细胞具有细胞毒性作用，提示其在本病的发病机制中具有重要作用。研究表明，以上机制是通过 γ 干扰素的产生增加而发生的，与其他类似的风湿性疾病完全不同。

在结核病高发区的人群中，本病的发病与结核有一定关联。两者的组织学改变均具有相似的肉芽肿病变。然而，抗结核治疗对本病无效提示两者缺乏必然的联系。

多发性大动脉炎常见于育龄期妇女，提示性激素可能在疾病的发病中起重要作用。研究发现，与健康对照组相比，本病患者的尿液中雌激素水平明显升高。更重要的是，克氏综合征（Klinefelter 综合征）与本病相似，都有雌激素水平的升高。

多发性大动脉炎的发病机制中还包括许多其他致病因素，但缺乏一致性的结论。总之，本病的发病一定是多因素共同作用的结果，并且需要更多的研究以阐明各种不同机制之间的联系。

多发性大动脉炎炎性病变的组织学检查提示，炎症累及血管壁三层，并沿血管呈跳跃性分布。病变包括急性渗出性炎症反应、慢性非特异性增殖性炎症，以及不同类型的肉芽肿改变。活动性炎性反应从滋养血管开始，并经中膜向外膜浸润，最终表现为弥散性或结节性纤维化。平滑肌细胞和成纤维细胞侵入内膜，产生大量的细胞外基质。内膜的增生偶尔会导致动脉管腔的狭窄，从而造成相应供血器官的缺血。在慢性多发性大动脉炎患者中，炎性反应导致整个血管壁增厚。内膜的增生、中膜弹力纤维的降解及外膜的纤维化使血管的管腔狭窄。动脉瘤样病变也可出现于本病，推测原因可能为外膜纤维化之前，中膜的弹性成分已经降解，削弱了动脉壁张力，从而形成动脉瘤。

中医认为，该病多因先天不足，后天失调，以致气血亏损，复感寒湿之邪侵袭，脉道受损，经络阻塞，气血运行不畅，气滞血瘀而成；或因饮食失节，损伤脾胃，运化失司，痰湿内生，阻滞经络，痰瘀互结，脉道受阻而成；或脾肾阳虚，不得温煦，寒凝脉涩；或肝肾阴虚，筋脉失养，脉涩为痹，而致无脉。

【临床表现】

本病以青少年多见。发病年龄多在 5～40 岁，30 岁以内占 70%，儿童期发病为数不少。女性的发病率明显高于男性，为（7～8）：1。其中，头臂型以女性居多，肾动脉型男女比例相仿。

本病的发展多较缓慢，以中山医院资料统计为例，就诊时平均病程 2～3 年，最短为 1 周，最长为 20 年。早期症状轻重程度不一，轻者仅有低热、乏力、肌肉关节酸痛、厌食等不适，重者有高热、胸腹部或颈项部疼痛等，少数可有皮疹（本组发现结节性红斑 5 例）。由于这种早期患者在病理上还处于大血管炎症阶段，尚未出现明显的狭窄或闭塞，因此，在体检时仅能发现肌肉关节压痛、大血管区压痛等，而尚未有明显供血不足之体征出现，随着病情发展数年之后，动脉因病变加重而产生狭窄或闭塞，此时，临床上出现了一系列供血不足的表现。根据受累血管的部位不同，可将患者分为 4 种类型：①头臂型，累及主动脉弓及其主要分支；②胸腹主动脉型，主要累及降主动脉、腹主动脉；③肾动脉型，单独累及肾动脉；④混合型，病变同时以及上述两组以上的血管；⑤肺动脉型，病变主要累及肺动脉。

按病理分型，分别叙述其临床表现。

1. 头臂型

病变位于左锁骨下动脉、左颈总动脉和 (或) 无名动脉起始部，可累及一或多根动脉，以左锁骨下动脉最为常见，此型占 33%。病变可致脑、眼及上肢缺血，表现为耳鸣、视物模糊。少数患者诉眼前有闪光点或有一层白幕，逐渐出现记忆力减退、嗜睡或失眠、多梦、头昏、眩晕、一过性黑矇。当颈动脉狭窄使局部脑血流降至正常的 60% 时，可产生意识障碍，出现发作性昏厥，甚至偏瘫、昏迷、突发性失明、失语、失写等。体检可发现颈动脉搏动减弱或消失，颈动脉走行处可闻及收缩期血管杂音，眼部出现眼球震颤、角膜白斑、虹膜萎缩、白内障和视网膜萎缩，在无名脉或锁骨下动脉近端受累时，还可出现患侧肢体发凉、麻木、无力、无脉、血压测不到，锁骨上区可闻及Ⅲ～Ⅳ级收缩期血管杂音。患侧椎动脉压力下降，可致血液从椎动脉倒流，脑供血反流入左锁骨下动脉使脑遭受缺血损害，出现锁骨下动脉窃血综合征，表现为患肢运动后，脑部缺血症状加重，甚至产生昏厥。1978 年 Ishikava 指出，在颈动脉阻塞的多发性大动脉炎病例中，眼底检查可显示视网膜病变，共分 4 期。Ⅰ期：小动脉扩张。Ⅱ期：小血管瘤形成。Ⅲ期：动 - 静脉吻合。Ⅳ期：眼球并发症。Ⅰ、Ⅱ期属于轻、中度，Ⅲ、Ⅳ期为重度。

2. 胸腹主动脉型

胸腹主动脉型病变累及左锁骨下动脉以下主动脉和（或）腹主动脉，大多导致胸腹主动脉的狭窄或闭塞．此时心脏的外周血管阻力明显增加，下肢的血流量明显减少，因此，临床上主要表现为头颈、上肢的高血压及下肢供血不足的症状，如头昏、头痛、心悸、下肢发凉、间歇性跛行等。严重者可出现心力衰竭。某些胸腹主动脉型患者的血管造影及病理检查曾经发现，其肠系膜上动脉或腹腔动脉有大动脉炎的改变。血管腔甚至完全闭塞。但因在闭塞血管周围均有丰富的侧支血管，所以在临床上可以不出现胃肠道缺血症状。胸腹主动脉型患者在体检时可发现两下肢皮温降低，腹主动脉、两侧股动脉、腘动脉及足背动脉的搏动明显减弱或消失。腹主动脉、股动脉可有压痛。在胸骨左缘、剑突下、脐上或背部肩胛区可听到收缩期血管杂音。患者下肢有缺血，但一般趾端无坏疽现象。另外，患者的上肢血压均明显升高，可达（24～32.6）/（12～18）kPa[（180～245）/（90～135）mmHg]，甚至更高，常用的降压药不能奏效。心脏也有代偿性扩大，特别是在左心室壁明显增厚。此型占 19%。

3. 肾动脉型

肾动脉型多为两侧肾动脉受累。单纯肾动脉病变仅占 16%，主要累及肾动脉起始部，合并腹主动脉狭窄者达 80%。动脉炎性狭窄使肾脏缺血，激活肾素 – 血管紧张素 – 醛固酮系统，引起顽固性高血压。临床表现以持续性高血压为特征，腹部可闻及血管杂音。

4. 混合型

该型占 32%。其血管受累的范围较广，在临床表现上可同时出现头臂型、胸腹主动脉型和（或）肾动脉型的症状及体征。这种患者大多先有局限性病变，后期再发展为混合型。其中，两侧肾动脉同时受累者最多，混合型患者大多有明显的高血压表现，其他的临床表现则是根据累及不同的血管而异。主动脉受累后扩张，引起主动脉瓣关闭不全，从而严重影响心脏功能。关于大动脉炎导致动脉扩张，甚至动脉瘤形成的文献报道也不少。

5. 肺动脉型

病变主要累及肺动脉，国外文献报道 45%～50% 的多发性大动脉炎合并有肺动脉病变，可见于单侧或双侧肺叶动脉或肺段动脉。前者多见，并呈多发性改变。单纯肺动脉型在临床上一般无明显症状，肺动脉缺血可由支气管动脉侧支循环代偿，只在体检时于肺动脉瓣区闻及收缩期杂音。

此外，多发性大动脉炎引起的冠状动脉狭窄亦应予以重视。1951 年，Frovig 首先报道这一现象。1977 年，Lupi 报道在 107 例多发性大动脉炎中，16 例有冠状动脉狭窄，其中 8 例有心绞痛症状。起初，症状常与神经系统症状（头痛、一过性脑缺血等）同时出现，也可同时出现心肌梗死症状。有些病例可出现心力衰竭，以左心衰竭较为常见。

综合上述 5 种类型多发性大动脉炎的临床表现，危害最大的是脑缺血及持续性高血压，二者亦是导致病情恶化甚至死亡的最重要原因。

【辅助检查】

（一）一般检查

多发性大动脉炎患者的实验室检查结果往往是非特异性的。病变活动期见可红细胞沉降率、超敏 C- 反应蛋白可增快。在其他结缔组织疾病中观察到的自身抗体，包括类风湿因子、抗核抗体、抗心磷脂抗体和抗中性粒细胞胞质抗体（ANCA），不是多发性大动脉炎的特异性表现。循环中的抗内皮抗体在多发性大动脉炎中可能呈高滴度。可溶性血管细胞黏附分子 –1（VCAM–1）水平升高，低白蛋白血症，纤维蛋白原、α2- 球蛋白和丙种球蛋白水平升高也很常见。尿液分析可能与肾病综合征一致。

（二）其他检查

1. 肢体血流图检查

肢体血流图检查利用容积描记测定并记录搏动血流量。若峰值降低，提示血流量减少；降支下降速度减慢，说明流出道阻力增加，其改变与病变严重程度成正比。

2. 彩色多普勒超声检查

彩色多普勒超声检查可以提供病变血管情况如血管壁、管腔的详细信息，以及血流速度。尤其对颈动脉和锁骨下动脉的检查，有重要临床意义。本法也是筛查和随访的重要工具。

3. CTA 和 MRA

尽管血管造影是诊断和评估多发性大动脉炎病变程度的标准，但 CTA 和 MRA 在初步评估疾病中的作用越来越受到重视，因为它们比血管造影更微创，并且可以在疾病早期明确诊断。

【诊断标准】

多发性大动脉炎病变的复杂性使诊断标准难以统一。第一套诊断标准是石川标准（Ishikawa 标准），该标准是基于对 96 名日本多发性大动脉炎患者和 12 名其他主动脉疾病患者的随访研究得出的。Ishikawa 标准可以诊断 96% 的年轻患者和 80% 的老年活动期患者，但是对非活动期的年轻患者和老年患者的诊断率较低，分别为 67% 和 64%。1990 年，美国风湿免疫学会更改了 Ishikawa 标准中关于年龄小于 40 岁的标准。1996 年，Sharma 和同事为了提高早期诊断率，以及人种和地域差异对发病率的影响，提出了第三套现行诊断标准。

（一）主要标准

1. 左锁骨下动脉中段（从左椎动脉开口近端 1cm 至开口远端 3cm）严重狭窄或闭塞性病变。

2. 右锁骨下动脉中段（从右椎动脉开口至以远 3cm）严重狭窄或闭塞性病变。

3. 肢体间歇性跛行、无脉、脉搏减弱、血压有差别（收缩压 > 10mmHg）和发热、颈部疼痛、短暂性黑矇、视物模糊、晕厥、呼吸困难、心悸等特征性的症状和体征持续时间 ≥ 1 个月。

（二）次要标准

1. 无法解释的血沉持续大于 20mm/h。

2. 单侧或双侧颈总动脉触痛（排除颈部肌肉疼痛）。

3. 血压持续大于 140/90mmHg（肱动脉）或 160/90mmHg（腘动脉）。

4. 主动脉反流 / 主动脉瓣环扩张。

5. 肺叶或肺段动脉闭塞有相似的病变，肺动脉干、肺动脉狭窄、动脉瘤、管腔不规则或混合性病变。

6. 从左颈总动脉开口处 2cm 开始的 5cm 有严重狭窄或闭塞性病变。

7. 头臂干远端第 3 段呈严重狭窄或闭塞性病变。

8. 降主动脉狭窄、扩张、动脉瘤、管腔不规则或混合性病变，单纯扭曲不足以诊断。

9. 腹主动脉狭窄、扩张、动脉瘤、管腔不规则或混合性病变，单纯扭曲不足以诊断。

10. 在 30 岁之前，冠状动脉出现狭窄、扩张、动脉瘤、管腔不规则或混合性病变，除外动脉硬化因素，如高脂血症、糖尿病。

符合 2 个主要诊断标准、1 个主要诊断标准和 2 个次要诊断标准，或符合 4 个次要诊断标准可以诊断本病。

【鉴别诊断】

（一）闭塞性动脉硬化

患者年龄多在 40 岁以上，多见于老年男性，常伴有高血压、冠心病和糖尿病等。两下肢常同时发病，症状明显，两上肢也有发凉、麻木、疼痛感觉。病程较短，发展较快，坏疽发生较早而且广泛，可累及小腿或大腿，但疼痛比较轻。四肢动脉或颞浅动脉多有弦硬和扭曲现象。眼底检查常有视网膜动脉硬化。化验检查血脂增高。X 线平片显示患肢动脉壁内有钙化阴影。

（二）肢端动脉痉挛病（雷诺病）

本病多见于青壮年女性，男性比较少见。两手对称性发病，下肢少见。常因寒冷、精神刺激或情绪波动阵发性发作两手苍白、紫绀、潮红，发作过后恢复正常，患肢动脉搏动无变化。发生溃疡和坏疽甚为少见，仅个别病例在后期发生指端局限性表浅小溃疡或坏疽。笔者临床上多次见到不典型的肢端动脉痉挛病病例，患者为青壮年女性，发病时单侧下肢发凉、疼痛，趾部苍白或紫红色，而后对侧下肢发病，最后两上肢发病时，才出现肢体对称性发作特点。

（三）血栓闭塞性脉管炎

患者多为男性（97.9%），女性罕见；多为青壮年（20～40岁），占86%；多有严重吸烟嗜好，有受冻史。本病变主要侵犯四肢中、小型动脉，先一侧发病，上肢较少，下肢多见。表现为肢体持续发凉、间歇跛行、剧烈疼痛，常有血管痉挛现象，多无血管杂音；部分患者可出现游走性血栓性浅静脉炎，病程长，进展慢；坏疽发生晚，呈干性坏疽，多局限于足部。

（四）糖尿病性肢体血管病

患者有糖尿病史，或无临床症状，但化验检查血糖和尿糖高，常伴有动脉粥样硬化。本病多有周围神经病变，感觉障碍，晚期常出现肢体坏疽和难以控制的感染，坏疽多呈湿性，发展迅速；严重者可并发肾病、肝病、视网膜血管病变和心脑血管病变。肢体血管既有大、中动脉狭窄或闭塞等病变，也有微血管病变。

（五）肢体动脉栓塞

患者有严重心脏病史，如风湿性心脏病二尖瓣狭窄、心房纤颤及动脉硬化等。常见下肢股动脉栓塞或上肢肱动脉栓塞，发病急骤，肢体突然剧烈疼痛、厥冷、麻木，感觉过敏，活动障碍，皮肤呈苍白色和出现紫斑，栓塞平面以下的动脉搏动消失。肢体坏疽范围比较广泛，可累及足部、小腿和股部。心脏听诊：心尖区有舒张期隆隆样杂音，心律完全不规则，心音强弱不一。

（六）神经系统疾病

下肢常见的相关神经系统疾病多与腰椎病变有关，如腰椎间盘突出、椎管狭窄和骨质增生等，由于神经根受压迫而发生间歇性跛行、感觉异常、畏寒、麻木、疼痛和肌肉萎缩，与血栓闭塞性脉管炎的症状相似，但无明显肢体缺血表现和营养障碍，肢体动脉搏动良好。X线、CT或磁共振检查可以明确诊断。

（七）结缔组织性疾病

多发性动脉炎早期症状模糊，需要与部分结缔组织性疾病，如白塞病、巨细胞性动脉炎（颞动脉炎）、肉芽肿性多血管炎（GPA，又称韦格纳肉芽肿）、类风湿关节炎（RA）、系统性红斑狼疮（SLE）等相鉴别。

【治疗】

（一）中医辨证论治

1. 阴虚内热型

证候：肢体酸痛，乏力，关节疼痛，低热或午后潮热，盗汗。舌质红，苔薄白，脉细数。

证候分析：肝肾阴虚则生内热，故盗汗，低热或午后潮热；外邪乘虚而入，阻遏脉络，气血凝滞，故肢体酸痛乏力，关节疼痛。舌质红，苔薄白，脉细数为阴虚内热之象。

治法：养阴清热，活血通络。

方药：养阴活血汤。

生地黄30g，玄参30g，石斛30g，赤芍30g，当归12g，鸡血藤20g，青蒿12g，白薇12g，牡丹皮12g，牛膝18g，川芎10g，黄芩10g，甘草9g。水煎服。

方中用玄参、石斛、生地黄、赤芍、青蒿、白薇以养阴清热；以当归、鸡血藤养血活血；牡丹皮、川芎清热活血；黄芩清热；牛膝引血下行；甘草调和诸药。全方共奏养阴清热、活血通络之效。

2. 脾肾阳虚型

证候：肢体发凉、怕冷、麻木、乏力、腰膝酸软，面色㿠白，纳呆气短。舌质淡，苔白，脉沉细。

证候分析：脾肾阳虚，不温四末，故肢体发凉、怕冷，寒凝经脉，气血不行，肢体失养，则麻木、乏力；腰为肾府，肾虚则腰膝酸软；元阳不足，血脉失于温煦，故面色㿠白；脾阳亏虚则纳呆，肾不纳气则气短。舌质淡，苔白，脉沉细为脾肾阳虚之象。

治法：温肾健脾，散寒活血。

方药：阳和汤加味。

熟地黄30g，黄芪30g，鸡血藤30g，党参15g，当归15g，干姜15g，赤芍15g，怀牛膝15g，肉桂10g，白芥子10g，熟附子10g，炙甘草10g，地龙15g，麻黄6g，鹿角霜10g（冲）。水煎服。

方中用熟地黄滋补阴血，填精益髓；配用鹿角胶、熟附子，补肾助阳，强壮筋骨；以当归、鸡血藤、赤芍养血活血；以黄芪、党参益气活血，寒凝湿滞；非温通而不足以化，故用肉桂、干姜温阳散寒通血脉，以治其标。用少量麻黄，开腠理，以宣散体表之寒凝；用白芥子祛痰除湿，宣通气血，可除皮里膜外之痰，两药合用，既宣通气血，又令熟地黄、鹿角胶补而不滞。牛膝引血下行；生甘草解毒，调和诸药。

3. 气血两虚型

证候：面色少华，眩晕，心悸气短，倦怠乏力，肢体发凉、麻木，活动后加重。舌质淡，苔薄白，脉沉弱或无。

证候分析：久病气血亏虚，血脉不荣，故面色少华，倦怠乏力；心失所养则心悸气短；清窍不荣，脑髓失充，故眩晕；四肢失其所养则肢体发凉、麻木；动则气耗，故诸症加重。舌质淡，苔薄白，脉沉弱或无脉为气血亏虚之象。

治法：补气养血，活血通络。

方药：顾步汤加减。

黄芪30g，党参30g，鸡血藤30g，石斛30g，当归15g，丹参15g，赤芍15g，牛膝15g，白术15g，甘草10g。

方中黄芪、党参、白术、石斛以益气养血，当归、丹参、赤芍、鸡血藤以活血化瘀，牛膝以活血通络，甘草调和诸药。共用之可补气养血、调合营卫。

若肢体凉甚，加桂枝、川椒，重用熟附子、干姜；若瘀血重，加三棱、莪术、水蛭、王不留行；若疼痛剧烈，加延胡索、血竭。在治疗过程中，均可配合服用活血通脉片、通脉安、四虫片等。

（二）西医治疗

1. 药物治疗

有12%～20%诊断为多发性大动脉炎的患者，其病程是自限性的单相改变，且不需要免疫抑制剂治疗。所有其他患者则必须应用免疫抑制剂方案来控制本病活动期的发展。糖皮质激素是多发性大动脉炎患者的一线治疗药物，开始可以每日1mg/kg的剂量应用1～3个月。如果疾病活动期表现有改善，泼尼松剂量可递减直到停药。口服糖皮质激素的疗效不一，有效率为20%～100%。单纯通过实验室标志物和临床症状评估疾病的活动性是有困难的，评估疗效是复杂的。在美国国立卫生研究院（NIH）队列研究中，口服糖皮质激素可使60%的患者立即缓解。另外，40%未达到缓解的患者加用细胞毒性药物后，又有40%的患者可以达到缓解。

即使口服激素使病情获得缓解，复发仍很常见，45%～96%的患者会复发。复发或未缓解的患者中，有40%～73%需要加用一种免疫抑制药物。治疗方案包括口服糖皮质激素并联用甲氨蝶呤、环磷酰胺、硫唑嘌呤或者吗替麦考酚酯中的任一种。

小剂量甲氨蝶呤有助于缓解病情并使口服糖皮质激素减量。在一项研究中，糖皮质激素与甲氨蝶呤合用，使81%的患者得到缓解。一旦糖皮质激素减量或停用后，44%的患者复发。再次治疗时得到缓解，持续缓解率为50%。

环磷酰胺同样被用作多发性大动脉炎的辅助用药。一项研究中，30%的患者单用糖皮质激素治疗失败，但加用环磷酰胺后，该组2/3患者的血管病变无进展。联用糖皮质激素和环磷酰胺诱导获得缓解后，以甲氨蝶呤为维持治疗的方案对于治疗病变广泛的儿童患者是有效的。此外，咪唑硫嘌呤、吗替麦考酚酯以及抗肿瘤坏死因子对于本病也有一定疗效。

2. 腔内治疗

经皮腔内治疗多发性大动脉炎的初期效果较好，一年的通畅率在 80% ～ 100%，但是远期通畅率不容乐观，有报道称 5 年通畅率仅为 33.3%。PTA 治疗远期效果不佳可能与该病导致的病变段血管纤维化及柔韧性降低有关。许多作者提到应增加球囊压力以提高治疗成功率，但增大球囊压力可能会加重内膜增生并增加再狭窄率。其他影响 PTA 成功率的因素包括多发性大动脉炎所致的狭窄血管常较长，以及 PTA 本身对血管偏心性狭窄及弥漫性主动脉疾病治疗效果不佳等。

3. 开放手术治疗

多发性大动脉炎导致的各种并发症主要依靠开放手术解决，而且大部分缺血症状的最佳治疗方式为旁路移植术。

颈动脉旁路术是专门预防脑卒中的手术，也是缺血性疾病最常用的手术方式。与血管粥样硬化性颈动脉疾病不同，多发性大动脉炎的病变更长，不适合行内膜剥脱术，且症状由血栓引起而不是由栓子引起。颈动脉旁路术的流入道应建立在主动脉弓而不是其分支血管，因为与分支血管相比，病变较少累及主动脉弓。

冠状动脉血运重建的指征为开口部狭窄致心肌缺血。旁路转流术的疗效令人满意。主动脉反流常与冠状动脉疾病合并存在，发生率高达 45%，因此需同期行主动脉瓣置换。

肾动脉血运重建通常在介入治疗失败后进行，并且可以作为肾动脉开口以远病变的一线治疗。流入道一般为腹主动脉，但如果腹主动脉严重受累，则应选择内脏动脉。由于并发症少，自体血管为更好的架桥血管。在最大的一项肾动脉血管成形术治疗 TA 的研究中，27 例患者共进行了 40 次治疗：32 例主肾动脉搭桥，2 例重复手术，4 例肾切除术以及 2 例腔内支架术。这些治疗显著降低了动脉血压并减少了降压药物的种类，同时增加了肾小管滤过率。5 年的一期和二期通畅率分别为 79% 和 89%。

开放手术仍然是治疗中主动脉综合征的"金标准"。介入治疗中主动脉综合征初期的成功率很高，但 5 年成功率仅为 33% 左右。有研究人员也对主动脉支架术的疗效进行了进一步的研究，结果同样是治疗初期成功率极高，而长期疗效不佳。主动脉补片成形术也被应用于临床，但与颈动脉内膜剥脱术有相似的并发症。由于受累主动脉较长且受累节段钙化，确切的修复术一般是主—主动脉旁路术。由于肾下主动脉常被累及，流入道应建立在肾上段主动脉。髂动脉因不易受累，常作为流出道。开放血管成形术可以使 75% 以上的高血压患者症状改善，其中 50% 的患者可停用降压药。术后无事件生存率在高血压缓解患者中的比例最高。

部分慢性肠系膜缺血的患者需行内脏动脉血运重建术。尽管部分文献推荐无症状患者亦可行旁路术或内膜剥脱术，但北美的研究仍建议仅少数多发性大动脉炎患者和慢性肠系膜缺血患者行肠系膜旁路术。

如前所述，下肢缺血症状明显较上肢缺血症状少见。下肢缺血症状常由中主动脉综合征引起（其治疗在前文已经探讨），但也可由髂动脉及股动脉病变本身所致。这些病例可行常规旁路术进行治疗，其治疗效果是理想的。

【预防与调护】

多发性大动脉炎属于自身免疫性疾病，平时要科学锻炼，增强身体抵抗力，提高预防疾病能力。均衡饮食，控制总热量，多吃一些高纤维、口味清淡的食物，戒烟戒酒；平时可以喝绿茶，绿茶中的成分可以有效地抑制皮肤和唾液中免疫物质的活性，可阻止身体产生免疫抗原，预防自身免疫性疾病的发生。如已发病应及早治疗，避免或减缓主动脉及其分支血管的病理性损害。生活中尽量避免会导致缺血部位缺血加重的运动，如头臂干型患者应避免快速剧烈的颈部运动，以免发生头部血管急性缺血。

（程志新）

第二节　结节性多动脉炎

【概述】

结节性多动脉炎（polyarteritis nodosa，PAN）是一种以中小动脉的节段性炎症与坏死为特征的非肉芽肿性血管炎，又称为结节性动脉周围炎（panarteritis nodosa）、多脉管炎（polyangiitis）和坏死性动脉炎（necrotizing arteritis）。本病的发病率为（0.2～0.7）/100 000，一般多是年轻人发病，男性多于女性，男女之比为4：1。随受累动脉的部位不同，临床表现呈多样化，可仅局限于皮肤（皮肤型），也可波及多个器官或系统，以肾脏、心脏、神经及皮肤受累最常见。根据临床表现多属于中医"脉痹""心痹"范畴。

【病因病机】

结节性多动脉炎的病因尚未完全阐明。研究表明，病毒感染与结节性多动脉炎关系密切，如乙肝病毒、丙肝病毒、人类免疫缺陷病毒，可在体内与抗体形成免疫复合物并在血管壁沉积，引起坏死性动脉炎。其他物质也能诱发免疫复合物导致血管炎，如磺胺类、青霉素等药物，血清注射后以及肿瘤抗体。总之，结节性多动脉炎的发病与免疫失调有关，免疫复合物导致血管内皮细胞损伤，释放大量趋化因子和细胞因子，如白介素（IL-1）和肿瘤坏死因子（TNF），加重内皮细胞损伤，使血管内皮细胞失去调节血管能力，血管处于痉挛状态，发生缺血性改变、血栓形成和血管阻塞。

中医认为本病多因禀性不耐，腠理不密，感受风热毒邪，毒热内蕴结聚，阻滞经络，气血不行，瘀血内结；或感受湿邪，郁久化热，湿热内蕴，阻滞经络，湿瘀互结；亦可因情志不畅，肝气郁滞，气滞血瘀，脉络痹阻所致。

【临床表现】

最常见的早期表现为不明原因的发热，高血压，急性腹痛，肾小球肾炎，冠状动脉供血不足，周围神经病变和肌肉、关节病变。可无局部症状，或仅有皮肤的局限性病变表现。根据病变累及组织器官情况，临床上将结节性多动脉炎分为全身型（系统性）和局限型 2 种类型。

（一）局限型

局限型以局限于皮肤者为多见，主要累及真皮、皮下小动脉，发生坏死性炎症，临床上以红斑、丘疹、紫癜、网状青斑、荨麻疹、皮下结节、溃疡和坏疽等多形性、混合性皮肤损害和肌痛为主要症状，亦可累及肌肉和周围神经。

（二）全身型

全身型除具有局限型的表现外，还可累及多个系统，常见的有以下几个系统。

1. 消化系统

腹痛是结节性多动脉炎病变累及消化系统的常见征象，因病变部位不同而表现为不同的症状和体征，如嗳气、出血、梗阻、腹膜炎等。

2. 泌尿系统

肾脏病变可表现为梗死，急性肾小球肾炎，慢性、亚急性肾炎和急性肾功能衰竭，亦可有肾病综合征表现。

3. 循环系统

结节性多动脉炎病变累及心脏的发生率为 65% 左右，主要是冠状动脉炎引起的缺血、梗死或充血性心力衰竭、心包膜炎、心律失常等。心肌梗死和充血性心力衰竭的发生发展与冠状动脉炎引起的供血不足、高血压或冠状动脉瘤有关，是本病患者死亡的原因之一。

4. 呼吸系统

结节性多动脉炎患者可有肺炎、肺纤维化和哮喘等，临床主要征象为咳嗽、胸痛、气喘、哮鸣音和咯血。另外，还可发生肺水肿、肺炎、支气管炎，以及肺动脉高压。

5. 神经系统

本病神经系统受累比较常见。中枢神经系统病变的发生率为 46%～ 48.1%，临床表现多样，有严重头痛、颈项僵直、癫痫发作、偏瘫，以及器质性精神障碍如精神错乱、定向障碍、幻觉，脑干病变症状，颅神经麻痹。脊髓病变伴截瘫或四肢麻痹者非常少见。

此外，结节性多动脉炎还可累及肌肉、骨骼、关节、眼、睾丸等器官。

【辅助检查】

（一）一般检查

实验室检查可见白细胞总数及中性粒细胞计数增高，因失血或肾功能不全可有不同程度的贫血，血沉多增快，尿液检查常见蛋白尿、血尿、管型尿，肾脏损害较重时出现血清肌酐增高，肌酐清除率下降。丙种球蛋白增高，总补体及 C3 补体水平下降常反映病情处于活动期，类风湿因子、抗核抗体呈阳性或低滴度阳性，抗中性粒细胞胞浆抗体（ANCA）偶可阳性，约有 30% 病例可测得乙型肝炎病毒表面抗原（HBsAg）阳性。

心电图能够及时反映心脏的病变状况。X 线检查对肺部和消化系统的病变有一定的诊断意义。

（二）其他检查

病理组织活检对诊断有重要意义，但应选择适当器官、部位进行活检，可见中小动脉坏死性血管炎。如活检有困难或结果阴性时，可进行血管造影。常发现肾、肝、肠系膜及其他内脏的中小动脉有瘤样扩张或节段性狭窄，对诊断本病有重要价值。

【诊断】

由于结节性多动脉炎的临床表现复杂多样，所以诊断比较困难，且常被延误，特别是在疾病早期易被误诊。如出现本病的特征性征象如发热、体重减轻、疲乏、多系统损害，以及早期皮肤病损表现，周围神经病变或肾脏受累，均提供诊断本病的线索。

在本病的诊断方面可参考以下三点：①根据临床表现和实验室检查结果推测为系统性血管炎；②组织活检证明为坏死性血管炎；③排除其他类似疾病。

【鉴别诊断】

（一）多发性大动脉炎

患者多是青少年女性，病变主要侵犯主动脉及其主要分支动脉。在上肢常见患肢酸软无力，桡动脉搏动消失，血压测不到，或双上肢的血压差增大；在下肢可有发凉、怕冷、间歇性跛行，一般很少发生缺血性溃疡或坏疽。活动期伴有低热、盗汗、贫血、关节疼痛和血沉加快。在颈部、腹部和背部能听到吹风样收缩期血管杂音。

（二）血栓闭塞性脉管炎

大多数为青壮年男性患者，多有严重的吸烟史。病变累及以肢体中、小动脉为主，常有游走性血栓性浅静脉炎病史，发病缓慢，肢端营养障碍明显。临床表现为肢体发凉、怕冷、疼痛、间歇性跛行，易发生肢体溃疡和坏疽。极少数病例可累及心、脑、肾等重要器官。

【治疗】

结节性多动脉炎的治疗是根据病变累及器官或系统的范围、程度的不同，临床症状、体征的不同而分别制定的。

（一）中医治疗

1. 辨证论治

（1）热毒型

证候：身热烦躁，便秘尿赤，沿肢体脉络走向出现红色结节，灼热疼痛，质硬触痛明显。舌质红绛，苔黄燥，脉沉数。

证候分析：感受热邪，久成火毒，毒热内蕴结聚，阻滞经络，瘀血内结。热盛故见身热烦躁，便秘尿赤；阻滞经络，瘀血内结，故见沿肢体脉络走向出现红色结节，灼热疼痛；舌质红绛，苔黄燥亦为热毒内盛之象。

治法：清热解毒，活血化瘀。

方药：四妙活血汤。

金银花30g，蒲公英30g，紫花地丁30g，玄参18g，当归15g，黄芪15g，生地黄18g，丹参15g，牛膝12g，连翘12g，漏芦12g，防己12g，黄芩9g，黄柏9g，贯众9g，乳香3g，没药3g，红花9g。水煎服，日1剂。

发热重，加石膏、知母；灼热疼痛者，加赤芍；血瘀色紫者，加桃仁、水蛭；大便干，加大黄、瓜蒌仁；口干口渴，加天花粉、麦冬。

（2）气滞血瘀型

证候：情志不舒，两胁胀痛，时轻时重，沿脉络走向出现紫癜样结节，烦躁腹胀，饮食减少。舌质紫暗有瘀斑、瘀点，苔白，脉沉涩或沉弦。

证候分析：情志不畅，肝气郁滞，气滞血瘀，脉络痹阻。肝气郁滞则两胁胀痛，烦躁腹胀，饮食减少；气滞血瘀，脉络痹阻，则见紫癜样结节；舌质紫暗有瘀斑、瘀点，脉沉涩或沉弦皆为血瘀之象。

治法：理气活血。

方药：血府逐瘀汤。

红花10g，桃仁12g，生地黄12g，当归12g，川芎15g，赤芍10g，牛膝10g，桔梗6g，柴胡10g，枳壳10g，甘草6g。水煎服，日1剂。

发热者，加金银花、连翘、蒲公英；疼痛重者，加乳香、没药、延胡索；血瘀重者，加水蛭、益母草；溃疡者，加天花粉、牡丹皮、黄芪；水肿者，加薏苡仁、土茯苓、车前子。

（3）湿热型

证候：肢体浮肿，按之凹陷，腹胀时泻，大便不爽，四肢沉重，沿脉络走向出现水疱样红色结节，触痛。舌质胖，苔黄腻，脉滑数。

证候分析：外感湿邪，郁久化热，湿热内蕴，阻滞经络。湿瘀互结，水湿不利则见肢体浮肿，按之凹陷，腹胀时泻；湿热内蕴则见水疱样红色结节，触痛；舌质胖，苔黄腻，脉滑数均为湿热之象。

治法：清热利湿，活血化瘀。

方药：四妙勇安汤加味。

金银花 30g，玄参 30g，当归 15g，赤芍 15g，牛膝 15g，黄柏 9g，黄芩 9g，栀子 9g，连翘 9g，苍术 9g，防己 9g，紫草 9g，生甘草 9g，红花 6g。水煎服，日 1 剂。

结节红肿，加赤小豆、茵陈；结节发紫者，加丹参、鸡血藤、牡丹皮；食欲不振者，加厚朴、砂仁、薏苡仁；气虚者，加黄芪、党参、山药、黄精；疼痛者，加乳香、没药、赤芍等。

2. 外治疗法

皮肤有红斑、结节，局部红肿疼痛者，可以应用黄马酊、丹参酊涂搽患处，以清热解毒、消肿止痛。肢体残留皮肤硬结疼痛者，应用活血止痛散煎汤熏洗。患肢瘀血肿胀者，应用活血消肿洗药熏洗。肢体皮肤溃疡感染，红肿脓多，应用解毒洗药煎汤渍洗后，创面清洁换药，或用大黄油纱布、抗生素湿敷换药。

（二）西医治疗

1. 药物治疗

药物治疗主要控制血管炎症。类固醇激素是治疗结节性多动脉炎的常用药物，如强的松、甲强龙、环磷酰胺、甲氨蝶呤等。加用细胞毒制剂对本病有协助治疗作用。

2. 外治疗法

对于局限型结节性多动脉炎的皮肤损害，如结节、红斑、丘疹、荨麻疹，可以外用类固醇软膏，如肤轻松软膏、皮炎平软膏等。

3. 手术治疗

当结节性多动脉炎侵犯消化道造成出血、穿孔，或腹膜后出血，发生急腹症时，应考虑紧急手术治疗。手术前注意补充血容量，纠正心力衰竭和心律失常，控制高血压。根据情况，手术当天或术后 3 天应用激素。

4. 对症治疗

对有充血性心力衰竭、冠状动脉供血不足或梗死者，或心律失常、心包膜炎的患者，均需在心脏监护病房住院治疗，直至病情稳定。应用有效的抗生素及时控制感染，纠正肾功能衰竭，平稳血压，改善呼吸系统功能，争取较好的预后。

【预防与调护】

1. 饮食宜清淡，避免食用辛辣食物。
2. 戒烟。烟草中含有尼古丁，可使血管收缩，加重病情。
3. 保护肢体，防止外伤。
4. 积极加强体育锻炼，增强体质。
5. 充分调动患者的积极性，保持心情愉快。

（张大伟）

第三节　变应性皮肤血管炎

【概述】

变应性皮肤血管炎又称过敏性血管炎、白细胞破碎性血管炎等，是一种主要累及真皮上部毛细血管及小血管的坏死性血管炎。本病除了有皮肤黏膜损害，严重时可有关节、胃肠道和肾脏损害等。其临床特点：有明显的皮肤损害，皮损呈多形性；好发于小腿、踝部，多呈对称性；反复发作，病程持续数周至数月，少数可数年反复发作；预后较好。本病在中医典籍中尚无明确记载，一般可归属于"热毒流注""梅核丹""湿毒流注""瓜藤缠""葡萄疫""瘀血流注"等范畴。

【病因病机】

本病的发病机理在人或动物实验中已被证明是由免疫复合物沉积所致的。在血循环中，抗原（药物、感染和肿瘤等因素产生）诱导抗体形成，抗体与抗原结合形成免疫复合物沉积在血管壁，激活补体，并诱导炎症介质。炎症介质、黏附分子和局部因素影响内皮细胞功能，并在疾病中起着重要作用。另外，自身抗体如 ANCA，与中性粒细胞结合，导致中性粒细胞黏附到血管壁和细胞活化，可能与疾病有关。

（一）发病原因

变应性皮肤血管炎的发病与下列因素有关。

1. 感染

易在急性感染后 7～14 天发病，常见的有上呼吸道病毒感染及链球菌感染。此外，乙型肝炎病毒、金黄色葡萄球菌、念珠菌、麻风杆菌感染也可引起本病。

2. 药物

常见药物有巴比妥酸盐类、磺胺类、吩噻嗪类、碘化物、青霉素、乙酰水杨酸类、保泰松。

3. 化学物品

石油产品、杀虫剂、除草剂等。

4. 异体蛋白

异体血清及血清制品。

5. 系统性疾病及某些结缔组织病

系统性红斑狼疮、类风湿关节炎、冷球蛋白血症、乳糜泻、囊肿性纤维化、慢性活动性肝炎、溃疡性结肠炎等。

6. 某些恶性肿瘤

多发性骨髓瘤、淋巴肉瘤、白血病。

以上致病因素并不都是很明确的，目前最常见的致病因素似乎是链球菌感染。

（二）病理机制

变应性皮肤血管炎的主要病理为真皮上部毛细血管及小血管的坏死性血管炎，因病期及病情轻重不一，组织病理改变有所不同。特征性改变为真皮毛细血管及小血管内皮细胞肿胀，纤维蛋白样变性，血管腔闭塞，血管周围有以中性粒细胞为主的炎细胞浸润，可有少量嗜酸性粒细胞及单核细胞。可见中性粒细胞崩解后形成的核尘，大量红细胞外渗，受累血管周围组织可有纤维蛋白样变性。血管模糊不清及坏死。

直接免疫荧光发现血管基底膜 IgA 抗体，在真皮及皮下组织有 IgG 和 IgM 抗体及补体 C2 沉积。

中医认为本病因素体阳热偏盛，内有蕴热，外受风、寒、湿及热毒之邪侵袭，营卫不和，寒湿入里化热，湿热蕴蒸，痹阻脉络，气血瘀滞而发病。病初以邪实为主，表现为湿热下注证，病久热象渐退，而以血瘀脉络之证为主。若毒攻脏腑，则出现血证、痹证和虚劳等。

本病病因大致集中在虚、风、热、痰、湿、瘀等方面，瘀血阻络是主要病机特点。

【临床表现】

任何年龄均可发生，多发生于青壮年，男女之比为 1.3∶1。发病前 1 年有呼吸道病史者占 56%，药物反应者占 38%，中耳感染者占 31%，高血压者占 25%。

最常见的初发症状是皮肤损害，因此易为患者所发现。皮肤损害好发于下肢，散在分布，有时发生在大腿、臀、躯干和上肢等身体任何部位，但以小腿和足背之身体下垂部位最多，常对称分布，皮疹呈多形性，如斑丘疹、丘疹、紫癜、瘀斑、结节、溃疡等，瘀斑几乎是必有损害，由于血管壁的炎症细胞浸润和渗出，这种瘀斑都是高起而可以触及的，也是本病的特征。若开始为红斑，迅速发展成风团样，甚至伴有出血现象，在炎症反应严重时，可以发生水疱和血疱，中性粒细胞外渗至周围组织时还可以出现脓疱。

可以有大小不等的皮下结节，若因内皮细胞肿胀、管腔狭窄产生组织坏死和溃疡，愈后留下萎缩性瘢痕。急性发作时，损害成批出现，分布广泛，伴小腿下部水肿，病情较重；慢性经过者，不定期地反复发作，持续多年，并以丘疹、结节和坏死溃疡损害为主，偶发网状青斑。皮疹吸收后留有色素沉着，或有萎缩性瘢痕，自觉瘙痒或有烧灼感，少数有疼痛感。2/3 的病例可伴有不规则发热、关节痛、关节肿胀、乏力。单个皮疹持续数周，但可反复发作，迁延数月至数年。

变应性皮肤血管炎是一种全身性疾病，体内所有器官皆可受累，使内脏器官发生实质性和功能性损伤。常见的有关节炎、肌炎，1/3 的病例有肾脏损害。肾脏受累最为严重，甚至可发展成肾功能衰竭、灶性肾小球肾炎或弥漫性肾小球肾炎；中枢神经系统受累可表现为头痛、妄想、精神错乱、复视，甚至脑血栓形成；胃肠道受累可发生腹痛或便血；肺部可出现弥漫性或结节样浸润性损害或胸腔积液。

【辅助检查】

（一）一般检查

包括血常规、红细胞沉降率、C- 反应蛋白、血生化、尿常规、粪常规＋潜血、抗核抗体、ANCA、补体、类风湿因子、抗"O"以及感染系列检查。

（二）特殊检查

1. 皮肤活检

皮肤活检通过直接免疫荧光显微镜检查，这有助于区分过敏性紫癜（HSP，IgA 相关性血管炎）与其他具有预后意义的小血管炎。

2. 影像学检查

胸部 X 线检查是呼吸道症状患者常规评估的一部分，有心脏异常者需要心脏超声检查，严重血管炎综合征患者可考虑进行内脏血管造影进行评估。

【诊断】

根据本病发病急，慢性经过，反复发作，皮损呈斑丘疹、丘疹、紫癜、瘀斑、结节、溃疡等多形性病变，以下肢多见，呈对称性分布，有疼痛和烧灼感等临床特点，结合组织病理的改变，明确诊断不困难。

部分病例有贫血，嗜酸性粒细胞增高，血沉快等表现。肾脏受累者可有蛋白尿、血尿及管型尿。血清总补体可降低。血液中，免疫复合物的浓度升高。

（一）鉴别诊断

1. 血栓性浅静脉炎

血栓性浅静脉炎表现为沿浅静脉走行方向发生索条样痛性结节。急性期红肿疼痛较明显，伴有压痛；慢性期红肿减退，疼痛亦减轻，皮肤遗留色素沉着。多伴有静脉曲张。无明显全身症状。

2. 下肢静脉性溃疡

本病有下肢静脉曲张或下肢深静脉血栓形成病史，溃疡发于足靴区，周围皮肤有明显的色素沉着等淤积性皮炎表现。

3. 过敏性紫癜

本病多发生于儿童及青年，皮肤、关节、胃肠道和肾脏等多器官常同时受侵害，皮损形态较单一，以可触及的风团性紫癜和瘀斑为特征，尿中可出现蛋白和红细胞，可有消化道出血等。

4. 丘疹坏死性结核疹

本病多发生于青年，损害对称分布于四肢伸侧关节附近和臀部，呈暗红色实质性丘疹或中心坏死性结节，无紫癜，有结核史或结核病灶，组织病理检查有结核病改变。

【治疗】

（一）中医治疗

变应性皮肤血管炎的治疗，早期以祛邪为主，视热（毒）、湿、瘀之轻重，予以清热（解毒）、祛湿、凉血化瘀。病情反复迁延，则应辨别正邪消长，视阴阳气血之不足，予以益气活血、温阳通脉、养阴化瘀，扶正以祛邪。而活血化瘀法贯穿治疗本病的始终。

1. 辨证论治

（1）湿热下注型

证候：患病初期，皮损为红色斑丘疹、丘疹、紫癜、瘀斑，溃后血水滋流，伴腿胫浮肿，患处疼痛较重或有灼热感，大便不调，小便黄赤。舌质红或绛，苔黄，脉弦滑数。

证候分析：素体阳热偏盛，内有蕴热，营卫不和，外受寒湿入里化热，或感受湿热毒邪湿热下注，痹阻脉络，气血瘀滞而见下肢红色斑丘疹、丘疹、紫癜、瘀斑，溃后血水滋流，伴腿胫浮肿，局部有灼热感；不通则痛，故见患处疼痛较重；大便不调，小便黄赤，舌脉亦为湿热下注之象。

治法：清热利湿，凉血化瘀。

方药：八妙通脉汤加减。

金银花30g，玄参30g，当归20g，甘草10g，牛膝15g，苍术15g，黄柏12g，紫草12g，生地黄30g，板蓝根15g，蒲公英30g。水煎服，日1剂。

（2）血瘀湿阻型

证候：病变进入慢性期，皮损表现为紫癜，上有粟疹或血疱，溃烂坏死，下肢肿胀，伴患肢刺痛。舌暗苔腻，或有瘀斑，脉象涩滞。

证候分析：湿热痹阻脉络日久，热象渐退，而以血瘀脉络之证为主。症见皮肤紫癜，上有粟疹或血疱；血瘀脉络，四末不荣则见溃烂坏死；脉络痹阻，不通则痛，故患肢刺痛；血不利则为水，故见下肢肿胀。舌脉均为血瘀湿阻之象。

治法：化瘀利湿，解毒散结。

方药：活血通脉饮加味。

当归 15g，丹参 30g，益母草 15g，川牛膝 15g，牡丹皮 12g，赤芍 15g，川芎 15g，土茯苓 30g，金银花 30g，路路通 12g。水煎服，日 1 剂。

（3）气血两虚型

证候：皮损出现慢性溃疡，肉芽不新鲜，生长缓慢，疼痛较轻，伴有肢软乏力，低热，或有浮肿等。舌质淡有齿痕，苔薄白，脉细弱。

证候分析：病久正气耗伤，气血两亏，不荣四末，故见慢性溃疡，久不愈合，肉芽不新鲜；脏腑虚损，故见虚劳之象而有肢软乏力、低热、浮肿等症。舌脉为气血两虚之象。

治法：补气养血，解毒生肌。

方药：顾步汤加减。

黄芪 30g，党参 30g，鸡血藤 30g，石斛 30g，当归 15g，丹参 15g，赤芍 15g，牛膝 15g，白术 15g，甘草 10g。水煎服，日 1 剂。

2. 中成药

（1）花栀通脉片：5 ～ 10 片，每日 3 次，口服。具有活血化瘀、通络止痛的作用。

（2）犀黄丸：3 ～ 6g，每日 2 次，黄酒或温开水送下。具有清热解毒、活血散结、消肿止痛的作用。

3. 外治法

（1）局部皮损为红色斑丘疹、丘疹、紫癜、瘀斑，患处疼痛较重或有灼热感，证属湿热下注。适宜酊剂外搽（湿敷）疗法，以清热解毒，凉血消肿。

处方：马黄酊。

方法：马黄酊揉搽患处，每日 3 ～ 5 次。皮损范围广，红肿疼痛严重者，可用马黄酊湿敷患处，每日 1 次，疗效更加。

（2）局部皮损为紫癜、瘀斑，患处疼痛较重，灼热感无明显者，证属血瘀湿重。适宜酊剂外搽疗法，以活血化瘀。

处方：红灵酒。

方法：红灵酒揉搽患处，每日 1 ～ 2 次。

（3）局部溃疡，肉芽不新鲜，生长缓慢。适宜药膏贴服疗法，治以活血化瘀、生肌长肉。

处方：生肌玉红膏。

方法：生肌玉红膏创面换药，每日 1 次。

（4）局部溃疡，腐肉较多。适宜药物外敷疗法，治以化腐生肌。

处方：化腐生肌散。

方法：化腐生肌散撒于创面，换药，每日 1 次。

4. 静滴中药制剂

（1）脉络宁注射液：10 ～ 20mL，加入 5% 葡萄糖溶液 250mL 中，静脉滴注，每日 1 次，15 日为 1 个疗程。

（2）川芎嗪注射液：400 ～ 600mg，加入 5% 葡萄糖溶液 250mL 中，静脉滴注，每日 1 次，15 日为 1 个疗程。

（3）丹参注射液：20mL，加入 5% 葡萄糖溶液 250mL 中静脉滴注，每日 1 次，15 日为 1 个疗程。

（二）西医治疗

1. 一般治疗

（1）寻找并清除病因，注意停用可疑药物，减少抗原来源，停用过敏药物及异性蛋白的影响。

（2）伴有下肢静脉曲张者，应坚持穿弹力袜，或缠扎弹力绷带，促进静脉血液回流，减轻血液瘀滞状态。

2. 药物治疗

（1）抗生素：控制感染，去除感染灶。抗生素治疗对控制感染、急性炎症有一定作用。

（2）皮质类固醇或免疫抑制剂：对严重泛发病例，可应用皮质类固醇或免疫抑制剂，多能较好控制病情。但当严重的肾脏和中枢神经系统受累时，虽用大剂量激素也无效。

（3）其他药物：砜类药物、维生素 C、芦丁等。

【预防与调护】

1. 患者输液时，尽量避免应用高渗、刺激性强的溶液及药物，若用时应缓慢滴注，以防静脉发炎。

2. 积极治疗下肢静脉曲张，应坚持穿弹力袜，或缠扎弹力绷带，促进静脉血液回流，减轻血液瘀滞状态。

3. 发生血栓性浅静脉炎后，宜适当休息，减少活动，抬高患肢。

4. 忌烟酒，忌食辛辣肥腻之品；平时要保持精神愉快，防止寒冻、潮湿及外伤。

（刘政、梁佳玮）

第四节 巨细胞性动脉炎

【概述】

巨细胞性动脉炎又称颞动脉炎、巨细胞慢性动脉炎、颅动脉炎、Horton 综合征、老年性巨细胞动脉炎、巨细胞颞动脉炎、巨细胞血栓形成性动脉炎、急性老年性动脉炎、播散性全动脉炎、肉芽肿病性巨细胞动脉炎等。其病理特征为肉芽肿和巨细胞坏死性全动脉炎，可侵犯全身多处大、中动脉，尤其是易侵犯颈总动脉的一个或多个分支（包括颞动脉），临床表现以颞浅动脉炎症为突出表现。多见于老年人。本病有明显的地理分布，目前公认北欧国家和美国北部为高发区，北欧国家的平均年发病率分别为 2.9/10 万和 9.3/10 万，50 岁以上者年发病率达 28.6/10 万。我国尚无此病的流行病学调查。

1890 年，Hutchison 首先提出巨细胞性动脉炎为一种特殊形式的老年性血栓性动脉炎。1932 年，Horton 等详细报道了第一例美国患者，并探讨了其病理特征，因为病变发生于颞动脉，故建议采用颞动脉炎的名称。后来认识到颞动脉炎是全身性肉芽肿性血管炎的一种局部表现，病理表现以大量巨细胞为特征，故称为巨细胞性动脉炎。

根据主要临床表现，本病属于中医"头痛""头风""雷头风""脉痹"的范畴。

【病因病机】

病因和发病机理尚未完全肯定，目前有 3 种学说。

（一）感染学说

本病有季节性，往往与上呼吸道感染伴发，有些患者有经常接触鸟类史，但尚未发现明确的感染病因。也可能为早年获得的感染的延迟复燃，如水痘、带状疱疹、虱性斑疹伤寒和复发型斑疹伤寒（Brill）病。

（二）遗传学说

本病的发病年龄一般在 50 岁后；同一家族中有多人发病，也有单卵双生儿同时患病，高加索人好发本病等均提示遗传因素与本病有关。一般认为本病与 HLA 抗原无关。但某些患者中 HLA–B4 较多见。也有可能是遗传因素和感染联合致病。

（三）免疫反应学说

在病变的动脉壁中，常有内弹力板变性，巨噬细胞吞噬这些变性的组织后可转变为多核巨细胞，在破碎的内弹力板两侧出现肉芽肿反应，故认为本病与细胞免疫有关。在动脉壁内还发现补体及免疫球蛋白，血清中循环免疫复合物升高，血沉及 γ 球蛋白升高并且水平一致，说明与体液免疫有关。另外，本病在甲状腺毒症和甲状腺炎患者中的发病率较高，提示本病可能与器官特异性自身免疫有关。

血管损害常为节段性或斑片性，多见于主动脉弓根部及其分支，主要累及颞动脉；但也可广泛累及全身任何大、中动脉，包括颈动脉、主动脉、锁骨下动脉、肱动脉、冠状动脉、肠系膜动脉、髂动脉、股动脉、腘动脉、颈动脉的分支，如面动脉、枕动脉和眼动脉。动脉损害的分布部位与血管壁内的弹力组织一致。因颅内血管很少有弹力组织，故罕有受累，而以头部和颈动脉的损害较为明显。肾血管极少受累，有助于与其他血管炎区别。静脉也可受累。

镜下可见受累动脉壁肥厚，内腔因肉芽肿组织增生而狭窄或闭塞。内膜弹力板破坏，中膜有明显纤维蛋白样变性，可见多数多核巨细胞浸润。除此以外，中膜、外膜还可见有淋巴细胞、浆细胞及组织细胞，可有不同程度的纤维化，故呈闭塞性巨细胞性肉芽肿性全动脉炎的组织病理现象。

中医认为，本病因外感风热之邪，风热毒邪与血互结，上干清空，致脉络瘀阻，气血不行而发病；或素因肝体不足，肝用有余，肝火内郁，循经上扰清窍，瘀阻脉络而发病；或七情所伤，特别是怒气伤肝，肝气郁结，气不行则血瘀，瘀血痹阻于血脉而发病或久病入络，瘀血内停，阻于脉络；或老年肾衰，阴液不足，肾阴虚损，阴虚则生内热，虚火上扰清窍，痹阻脉道而发病。

【临床表现】

发病可急骤或隐匿，但大多有前驱全身症状，出现发热、食欲不振、体重减轻、乏力、全身不适、贫血、头痛、肌痛、关节痛、精神淡漠及抑郁等症状。多见于 50 ~ 90 岁的中老年人，平均年龄约为 70 岁，女性约为男性的 2 倍。

由于受累血管不同而有不同的临床表现。

（一）颞动脉炎

颞动脉受累较多见，一侧或双侧受累，但往往一侧较严重。以头痛为突出症状，头痛限于颞动脉区或放射到颅、面及颌部。常突然发生，疼痛剧烈、顽固，多为钻痛或跳痛，以夜间较重，颞动脉常有触痛、增粗硬结及动脉搏动消失。动脉受累区也可见到紫癜、荨麻疹、青斑、红斑及秃发等。头皮可因缺血发生坏疽，开始表现为呈带状分布的瘀斑，上起水疱、大疱，最终发展为坏疽。

（二）广泛性颅外动脉炎

表现为累及动脉广泛，枕动脉受累出现所在区的头痛和触痛，患者不敢摸头、梳头和洗头；面动脉受累则可出现"颌跛行"，即咀嚼时，咀嚼肌产生疼痛；舌动脉受累则出现"舌跛行"，舌痛，舌变白，或舌体发红、脱屑，或起水疱，甚至发生坏疽。

（三）睫状后血管及眼动脉分支的动脉炎

引起缺血性视神经炎，可突然发生单侧或双侧视力丧失。失明可为最初的症状，也可发生在其他症状出现几周或几个月后。但在发病前常有视物模糊，眼前出现闪光或斑蓝或一过性黑矇，复视，上睑下垂及眶周疼痛。眼底检查发现有缺血性视神经炎及伴有动脉狭窄，视神经乳头苍白、水肿，散在棉絮状渗出及小出血斑。如血栓性阻塞可引起视网膜苍白、水肿及伴有红色斑点。

（四）颅内动脉受累

可发生脑血管意外，脑干卒中、偏瘫、惊厥、昏迷、精神病抑郁、记忆力减退或丧失、痴呆和脑膜刺激征症状等。可有周围神经病变。也有枕部疼痛，梳头能诱发剧烈疼痛。听觉器官血管受累可有耳聋、耳痛及眩晕。也可有嗅觉及味觉改变。

（五）胸腹部动脉大分支的一部分（包括冠状动脉及肠系膜动脉）受累

结果可形成主动脉、颈动脉或其他大动脉的动脉瘤。在主动脉弓及其分支部分发生者，临床上及发病学上很难与无脉症（多发性大动脉炎）相区别。也可见四肢间歇性跛行及雷诺现象。也可出现主动脉弓综合征，即上下肢"跛行"、两侧脉搏不对称或血压不等。冠状动脉炎可引起心绞痛、心肌梗死及心力衰竭。

【辅助检查】

血沉增快，一般超过 50mm/h，约 1/4 患者可超过 100mm/h，有人认为血沉是衡量疗效的重要指标。血红蛋白数轻度降低，白细胞数轻度升高，血小板数也可略有增加。肾功能基本正常，但尿中有少量红细胞及红细胞管型。碱性磷酸酶及谷草转氨酶升高。类风湿因子及抗核抗体阴性。血浆白蛋白降低，α2 球蛋白升高，γ 球蛋白也可轻度升高。

超声多普勒示颞浅动脉区呈低回声光团且动脉管壁搏动减弱，其低回声光团在皮质激素治疗 10～14 天后消失，颞浅动脉额支、顶支管腔狭窄，末端完全阻塞，平均管腔变小，管壁变厚，血流速度变慢。

当临床检查正常时，动脉造影即可证实早期动脉炎的存在。颞浅动脉造影有助于选择适当的活检部位。有大动脉的症状和体征的患者应做主动脉弓及其分支的动脉造影，可见受累大血管的管壁增厚，管腔不规则而狭窄。

也可取颞动脉、枕或面动脉做病变组织活检。

【诊断】

临床上可见到不伴有颞动脉炎症状的患者，表现为原因不明的发热、食欲不振、体重减轻及贫血、血沉增快等非特异性表现，诊断时注意详细询问病史，以确认有无肩胛区和骨盆区肌肉疼痛等风湿性多肌痛症状，用皮质类固醇治疗有效对诊断有帮助。

美国风湿病协会（ACR）制定的诊断标准：①年龄 50 岁以上；②新近发作的局部头痛；③颞动脉粗糙或搏动减弱；④血沉不低于 50mm/h；⑤组织学证实。上述 5 项中的 3 项阳性，即可诊断。

【鉴别诊断】

（一）结节性多动脉炎

好发于中年人（40～50岁），受累部位以肾和胃肠道血管多见。病理表现为中等动脉的坏死性血管炎，小动脉较少受累。临床表现多呈进行性发展。

（二）大动脉炎综合征

好发于年轻女性，东方常见，但无种族地理界限。本病并不侵犯颞浅动脉等颅外动脉。

【治疗】

（一）中医治疗

1. 辨证论治

（1）风热脉痹型

证候：头颞部胀痛，甚则头痛如裂，发热或恶风，面红目赤，口渴喜饮，便秘溲赤。舌红，苔黄，脉浮数。

证候分析：风热之邪侵袭，上干清空，致经络气血逆乱而出现头颞部胀痛；热为阳邪，其性炎上，风热上壅于清窍，故头痛如裂；风热之邪侵袭卫表，出现发热或恶风；热邪上炎，出现面红目赤；热盛伤阴耗津，则口渴喜饮，便秘溲赤；舌脉均为风热之象。

治法：疏风清热，活血通络。

方药：芎芷石膏汤加减。

川芎15g，菊花15g，生石膏30g，白芷12g，薄荷10g，栀子10g，芦根30g，知母10g。水煎服。

（2）肝火脉痹型

证候：头颞部疼痛，红肿，眩晕，心烦易怒，夜寐不宁，面红目赤，口苦，胁痛。舌红，苔薄黄，脉弦有力。

证候分析："诸风掉眩，皆属于肝"，肝体不足，肝用有余，风阳循经上扰清窍，故头痛而眩晕；肝火偏亢，扰及心神，则心烦易怒，夜寐不宁；肝胆郁火内炽，则面红口苦；胁为肝之分野，肝火内郁，可见胁痛；舌脉均为肝火内郁，脉络痹阻之象。

治法：平肝潜阳，活血通络。

方药：天麻钩藤饮加减。

天麻10g，钩藤12g，石决明20g，黄芩6g，栀子6g，怀牛膝10g，桑寄生12g，夜交藤12g，茯神10g，菊花12g，龙骨30g，牡蛎30g，当归15g。水煎服。

（3）瘀血脉痹型

证候：头颞部疼痛，经久不愈，痛处固定不移，痛如锥刺，舌质紫暗或有瘀斑，苔薄白，脉细或细涩。

证候分析：久病入络，瘀血内停，阻于脉络，故头颞部疼痛，经久不愈，痛处固定不移，痛如锥刺；舌脉均为瘀血内阻之象。

治法：活血化瘀，通络止痛。

方药：通窍活血汤加减。

赤芍 15g，川芎 15g，桃仁 10g，红花 10g，老葱白 3 根，鲜姜 10g，红枣 7 个，麝香 0.15g。用黄酒 250mL，将前 7 味煎 100mL，去渣，将麝香入酒内，再煎两沸，临卧服。

（4）阴虚内热型

证候：肢体酸痛，关节痛，低热或午后潮热，自汗，口渴咽干。舌质红，苔薄白，脉细数。

证候分析：风寒湿邪乘虚而入，流注经络，痹阻脉道，故肢体酸痛，关节痛；肝肾阴虚，"阴虚则内热"，故有低热或午后潮热，自汗；阴虚则津亏，故口渴咽干；舌脉均为阴虚内热之象。

治法：养阴清热，活血通络。

方药：养阴活血汤。

生地黄 30g，玄参 30g，当归 15g，牡丹皮 12g，白薇 10g，赤芍 15g，川芎 10g，黄芩 10g，银柴胡 10g，白花蛇舌草 30g，甘草 6g。水煎服，日 1 剂。

2. 西医治疗

肾上腺皮质类固醇是治疗本病的首选药物，强调早期应用，一经确诊即用。

口服强的松，每天 40～60mg。如几天后症状不见好转，可加大量激素用量，血沉可作为观察病情活动的指标，但实验室指标需 3～5 周才能变为正常。待症状缓解后再逐渐减量，但为防止复发，需维持数月方可停药。如血沉转变较慢，治疗时间要延长，减量要放慢，维持治疗 1 年或更长时间。

非激素类消炎药物可控制某些症状，但不能防止失明或其他缺血性并发症。其他如免疫抑制剂、抗疟药、青霉胺等的疗效尚未肯定。

【预防与调护】

1. 对于出现头痛、视力障碍的老年患者，应及时就诊，早期明确诊断治疗。

2. 指导患者正确用药，特别对接受皮质类固醇及免疫抑制剂等药物治疗者，叮嘱患者不能擅自停药或加量。

3. 宜适当休息，防止用脑、用眼过度。

4. 忌烟酒，忌食辛辣肥腻之品；平时要保持心情愉快。

（刘明、季博）

第五节　类风湿血管炎

【概述】

类风湿关节炎（HLA）是一种常见的以非化脓性多关节炎为主的系统性结缔组织性疾病。若以关节外表现为主要临床症状时，如胸膜炎、心肌炎、肺炎、神经炎和血管炎等，就称为恶性类风湿关节炎或类风湿病。血管炎是类风湿关节炎的基础病理之一，其各种血管损害，大多数没有症状，仅在尸检时发现，所以一般没有临床意义。但若发生多种血管（包括中等动脉、小动静脉以及毛细血管）炎症性闭塞时，症状明显，甚至致死，总称为类风湿血管炎。在临床并不多见，约占各种关节炎的1%。

类风湿关节炎属于中医"痹症""尪痹"的范畴。而类风湿血管炎就其病位来说，属中医"脉痹"的范畴；当发生溃疡、坏疽，则可属于"痈疽""脱疽"的范畴。随着本病发展可累及内脏各系统，发展为"五脏痹"。《素问·痹论》所谓"五脏皆有合，病久而不去者，内舍于其合也"。本病病程长、难以治愈的特点，又可归于"顽痹"的范畴。

【病因病机】

类风湿血管炎的病因尚不清楚，从对类风湿关节炎的研究来看，目前认为类风湿关节炎与以下因素有关。

（一）遗传因素

本病有遗传倾向。家谱调查结果表明，类风湿关节炎患者家族中，类风湿关节炎的发病率比健康人群高2～10倍；类风湿关节炎患者的单卵双生子与双卵双生子也易患类风湿关节炎，其共同患病的机会分别为21%～32%与9%左右。类风湿关节炎的家族聚集性，单卵双胎较双卵双胎对本病的发生具有更高一致性，均提示遗传因素对本病的作用。近年来对人类白细胞抗原（HLA）的研究进一步证明，类风湿关节炎与HLA某些表型相关联，而且在许多种族中得到证实。如HLA-DR4与白人类风湿关节炎有密切关系，白人类风湿关节炎患者的HLA-DR4阳性率高达60%～70%，对照组为20%～25%。其他人种中，印度人主要与DR1有关，以色列的犹太人与DR1和DR3相关，北美Pima印第安人与HLA-B40相关。我国全国第四届风湿病会议（1993）的报告显示，汉族类风湿关节炎患者的HLA-DR4阳性率为43%～54%，正常人的HLA-DR4阳性率为14%～25%。此外，DR10、DR6、DR9亦发现与某些种族的类风湿关节炎相关，以上事实提示携带某种HLA的个体有对类风湿关节炎的易感性。研究发现，HLA-DR4阳性的人群中至少有5种亚型，即DW4、DW10、DW13、DW14、DW15，其中DW4、

DW14 及 DW15 与类风湿关节炎相关，而 DW10 和 DW13 与类风湿关节炎无相关性。应用分子生物学分析这些亚型的主要结构差异在于 DR-β1 链的第 70～74 位氨基酸序列的差异，与类风湿关节炎易感性密切相关的该段位置上的氨基酸序列为谷氨酸 – 精（赖）氨酸 – 精氨酸 – 丙氨酸 – 丙氨酸。值得提出的是，DR4 阳性者患类风湿关节炎的相对危险性是阴性者的 5～7 倍，且与 DR4 相关的类风湿关节炎患者，病情往往比较重，类风湿因子的滴度也比较高，非甾体抗炎药很少能控制病情。而轻型病例与 HLA 几乎无相关性。

（二）感染因素

微生物感染作为类风湿关节炎的启动因素曾长期受到怀疑，但各家意见不一。近年来，许多病原微生物再次受到重视，并发现类风湿关节炎患者对某些微生物有高免疫反应现象，提示感染可能与类风湿关节炎的发病有关。这些微生物包括支原体、梭状芽孢杆菌属、结核分枝杆菌、变形杆菌、分枝杆菌、EB 病毒、逆转录病毒及细小病毒等。其中，已发现约 80% 的类风湿关节炎患者血清可检出高滴度的抗 EB 病毒抗体，类风湿关节炎患者血清中含有高滴度的 IgG 型抗奇异变形杆菌的抗体。但目前仍缺乏有力的流行病学证据来支持感染在类风湿关节炎发病中的作用。

（三）其他因素

类风湿关节炎男女患病之比为 1∶3，在 40～59 岁年龄组中男女的差异性更大。口服避孕药及妊娠期间（尤其是前 3 个月）类风湿关节炎病情缓解，产后多数病情加重，说明性激素对类风湿关节炎的发病可能有一定的作用，即雌激素可能促进类风湿关节炎的发生，而孕激素可能减缓类风湿关节炎的发生。此外，营养不良、代谢障碍、应激反应、某些食物及物理等因素可能为本病的诱发因素。

关于类风湿血管炎的发病机理有多种学说，目前认为本病主要由免疫复合物引起，往往是 IgG 或 IgM 参与。直接免疫荧光检查发现在患者血管壁和损害组织间隙中有 IgG、IgM 和活化的补体成分，而在表皮与真皮连接处没有发现，这与系统性红斑狼疮有所不同。患者血清中的免疫复合物升高，主要为 8-22S 的复合物，但也有 11-16S 中间型 IgG-IgG 免疫复合物及低分子量（7S）IgM 免疫复合物。另外，由于 IgG-IgG 自身相关类风湿因子与 IgM 类风湿因子起反应，从而导致补体活化，并诱发趋化活性和其他体液及细胞放大系统的活动，最终使局部小血管炎加重。患者也可有低补体血症，常为补体前段成分 C1、C4、C2 减低。循环免疫复合物大量出现，可使网状内皮系统、载有活化补体的受体和免疫球蛋白 FC 片段的受体的特殊细胞清除免疫复合物的功能障碍。皮肤血管炎患者可有选择性补体介导的单核细胞吞噬功能缺陷。多数患者中出现 HLA-DR4 组织相容性抗原说明也与遗传有关。

类风湿血管炎的组织病理学变化为全层性血管炎，有炎症细胞浸润，以外膜和中层严重。在急性期，血管壁有抗体和免疫复合物沉积。其表现形式有 4 种：①闭塞性动脉内膜炎：以内膜增厚、管腔狭窄和血栓形成为特点，多见于指（趾）血管和肠系膜血管。②亚急性小动静脉炎：常见于心肌、骨骼肌和神经鞘内小动脉，并引起相应的症状，也可致指（趾）坏疽，如发生于内脏器官，则可致死。③严重而广泛的大血管坏死性动脉炎：类似于结节性动脉炎，表现为雷诺现象、肺动脉高压和内脏缺血。④毛细血管炎和静脉炎：两者对类风湿结节和滑膜炎的发生很重要。

类风湿血管炎依血管炎发生部位可分为以下几种类型：①全身性动脉炎型（Bevans型）除了风湿病症状，尚同时存有肺炎、心内膜炎、心肌炎等血管炎损害。主要是内脏改变，所以其预后不良。②末梢动脉型（Bywaters型）以四肢和皮肤的血管炎为主。临床表现为多发性神经炎、皮肤溃疡、指（趾）坏疽、皮肤出血等症状。预后较好。③肺炎型（也称全身感染型）以肺纤维化为主要临床表现，其预后险恶。

中医认为，类风湿血管炎的病因病机为先天禀赋不足，正气亏虚，感受风、寒、湿、热之邪，痹阻于筋、脉、骨，气血运行不畅，发为痹症。

1. 风寒湿痹

外感风寒湿邪，侵袭人体，导致经络痹阻，气血运行不畅，不通则痛，发为痹症。

2. 风湿热痹

素体肥胖湿盛，复感风热之邪；或素体阳气偏盛，内有蕴热，复感风寒湿邪；或饮食不节，过食肥甘厚味，湿热内生；或外感湿热之邪；或湿邪日久化热，湿热留着于肢体、经络、关节，而成痹症。

3. 痰瘀阻络

风、寒、湿、热之邪留着关节、经络日久，寒邪凝滞，湿邪阻痹，经络气血运行不利而变生瘀血、痰浊，深入筋骨，停留关节骨节，固结根深，难以逐除，痰瘀胶结，痹阻加重，疼痛剧烈，关节僵硬变形。

4. 精血亏虚

病程日久，耗气损精，精血不足，肝肾亏损，或因情志不遂，忧思而伤心脾，气血生化不足，复感外邪而成。

本病急性期多为湿热痹阻脉络，证属热痹血瘀；慢性期则多以血瘀、肝肾亏虚证为主。

【临床表现】

除暴发型类风湿血管炎外，患者一般都有类风湿关节炎病史。血管炎多出现在病变活动期或反复发作期。有时与关节病变活动可不一致。某些长期应用皮质类固醇而药量明显波动者，可引起血管炎或加重血管炎。

临床表现有类风湿关节炎的特有表现，如末节关节粗大、肿胀、疼痛和关节畸形，

20%～30%患者伴有类风湿小结节，大小不等，直径由数毫米到5cm或更大，常发生在肘部伸侧或关节附近。也可发生在其他部位，不痛，也无压痛，数周后可自然消退，以后可复发。

在急性初发期，肢体出现皮下疼痛性结节、瘀斑及急性缺血症状，体温高，全身不适。类风湿血管炎患者倾向于发病初期即有内脏表现；在复发期，已有类风湿关节炎的特有表现，如末梢关节粗大、肿胀、疼痛和关节畸形，X线片有典型的骨关节影像（关节间隙小，骨端硬化、变形、脱钙和囊性变）等，易于诊断。至慢性期，除关节病变外，手或足的末端有慢性缺血性表现，如皮温低，皮色苍白或紫红色，握拳试验或泛红试验阳性；皮肤有营养障碍，表现为致密，弹性低、韧性大、萎缩、指甲变形。严重时会有溃疡、小面积坏疽，足背和胫后动脉搏动减弱或消失。末节指或趾骨短缩，X线片可看到有自溶现象。

由于受累血管部位不同，类风湿血管炎的临床表现可以是多种多样的。

（一）内脏、眼部及神经损害

当病变侵犯心、脑、眼、肾、脾和肠系膜血管，使血管狭窄或闭塞，可引起心包炎、肠系膜血管炎、外巩膜炎等，有多发性神经病变。类风湿关节炎伴有IgM–IgG或IgG–IgG混合型冷球蛋白血症的血管炎患者，可有紫癜及肾小球肾炎。低补体血症的血管炎患者可有荨麻疹。

暴发性血管炎较少见，与结节性多动脉炎相似。表现为急性发热、多脏器缺血梗死的症状，包括神经肌肉的损害，也可有高血压等。也有亚急性类型。有心肌梗死、肠坏死、肠穿孔和脑血管意外，也可伴发医源性Cushing（库欣）综合征和高血压，常能导致死亡。

（二）肢体血管炎

若病变侵犯末梢动脉，主要累及肢体末梢和皮肤血管。手或足的末端有缺血性表现，如皮温低，皮色苍白或紫红，甲皱襞处有小的条状红棕色梗死，指甲及指端有小片出血，但握拳试验或泛红试验阳性；皮肤有营养障碍，表现为致密、弹性低、韧性大、萎缩、甲变形等。严重时会有溃疡、小面积坏疽，足背和胫后动脉搏动减弱或消失。末节指或趾骨短缩。在急性期，皮下出现疼痛性结节，双手出现雷诺现象，趾和指动脉闭塞后就会形成坏死病灶、溃疡或较大面积的坏疽。1963年，Laws报道此病38例中，28例出现指动脉闭塞，其余10例则发生于足部。末梢动脉搏动减弱或消失，消失者多为病情严重或反复发作的患者。慢性期患者的末节指或趾骨有自溶现象。各种不同大小的皮肤血管受累可引起不同的皮损。小动脉受累，则指（趾）小动脉梗塞、外周坏疽、溃疡；中小动脉受累，则见网状青斑、坏死性血管炎、皮下结节、坏疽；急性坏死性细小静脉炎，则见可触性紫癜、荨麻疹、出血性大疱；混合性血管炎（小动脉和静脉受累），则见青斑性血管炎、皮肤溃疡、坏疽性脓皮病。血管炎性溃疡以男子较多见，有时与坏疽性脓皮病难以鉴别。

【辅助检查】

（一）一般检查

实验室检查，在急性期（活动期）或复发期，白细胞增多，血沉增快，类风湿因子、C-反应蛋白阳性，补体值低，γ球蛋白和免疫球蛋白值高，抗核抗体和狼疮细胞多阳性。

血液流变学检查结果提示血浆黏度明显增高，红细胞电泳时间延长，红细胞压积明显降低，血沉明显增快等。急性期，纤维蛋白原明显升高，全血比黏度低切变率增高等；慢性期，血浆黏度、血小板聚集率升高。

（二）其他检查

复发期，X线下可见典型的骨关节影像：关节间隙小，骨端硬化、变形、脱钙和囊性变。慢性期，X线下可见末节指或趾骨有自溶现象。

多功能血管病变诊断仪可通过检测阶段动脉压发现类风湿血管炎病变。彩色多普勒超声检测可发现足背动脉、胫后动脉血流减少，管腔狭窄或闭塞。

甲皱襞微循环检查发现毛细血管袢的数目减少，排列紊乱，模糊和畸形的管袢增多，血流速度减慢，有时有血栓、红细胞聚集。经治疗后，管袢数目增加，清晰度占 93.3%，管袢排列整齐占 70%。

【诊断】

恶性类风湿关节炎诊断指南（王兆铭《中国中西医结合实用风湿病学》）。

1. 依据项目 A：由中小血管炎引起的下述症状。

（1）多发性神经炎。

（2）皮肤梗死或溃疡。

（3）指端坏疽。

（4）巩膜炎。

（5）胸膜炎。

（6）心包炎。

（7）心肌炎。

（8）肺炎。

（9）皮下结节、紫癜、出血。

（10）肠梗阻、心肌梗死等内脏缺血症状。

2. 依据项目 B。

（1）疼痛肿胀的关节症状。

（2）高热（38℃以上），全身衰竭等严重的全身症状。

（3）血管炎所引起的临床症状（依据项目 A 中至少有一项）。

（4）应用小量类固醇制剂症状不减轻。

3. 病理改变：有中小血管炎病理改变。

4. 临床化验。

（1）血沉增快（60mm/h 以上）。

（2）类风湿因子阳性。

（3）低补体血症。

（4）白细胞增多（1 万 /mm³ 以上），核左移。

（5）血清 γ 球蛋白升高。

（6）抗核抗体，LE 细胞。

（7）X 线下可见有明显骨质破坏。

在符合美国风湿病学会制定的类风湿关节炎诊断标准中"确定诊断"的基础上，具备"1"项中至少 1 项及 3 项者，或"1"项中至少 2 项者，为确定诊断。至少 1 项及"4"项中 1 项为可疑诊断。在符合美国风湿病学会指定的类风湿关节炎诊断标准中"可能诊断"的基础上，至少具备"1"项中 3 项以上为可疑诊断。

应该指出，这些标准不是只为诊断而制定的，而是为了便于对大系列患者进行分类，以便总结流行病调查、药物试验和研究疾病的自然进程。因此，一些患者，尤其是处于疾病早期阶段的患者，不符合这套标准的，并不能排除类风湿血管炎的可能。

【鉴别诊断】

（一）多发性大动脉炎

好发于青年女性，其病变主要侵犯大血管，如主动脉弓及其分支等，临床上多以上肢、脑部缺血为主要症状，少数病例同时累及下肢动脉。颈动脉区、锁骨下动脉区、腹主动脉区、股动脉区压痛。受累动脉远端的动脉搏动减弱，甚至消失。有血管杂音，血压降低，甚至测不出。严重者可发生肢端坏疽。

（二）雷诺病

雷诺病多见于女性。多始发于手部，始发于足部者罕见，手足先后发病者临床上并非罕见。发病时手足冰冷，肤色具有苍白、青紫和潮红三相变化，常伴有麻木感针刺感。发作间歇期，指（趾）可有疼痛和酸麻烧灼感。由于长期反复发作，四肢末端营养障碍，指（趾）端出现浅表性坏死或溃疡，疼痛比较剧烈。

（三）结节性多动脉炎

本病病变很广泛，常累及内脏，特别是肾脏，并有特征性沿动脉排列的皮下结节，大小如黄豆，有压痛和嗜酸性粒细胞增多以资鉴别。

（四）血管型白塞氏病

该病以细小血管炎为病理基础，以口－眼－生殖器的皮肤症状为主。多有关节痛和结节性红斑而易误诊为风湿性关节炎或类风湿关节炎。关节症状发生率为 50%～60%，但无功能障碍，也不遗留骨、软骨的破坏或畸形。

（五）过敏性血管炎

该病局限于皮肤的小血管炎症。在过敏性血管炎的范围中有一种独特的类型，特征如下：①好发于小腿下 1/3 处，其次见于下肢、臀部、躯干等处，对称分布；②皮损特点为多形性，表现为紫斑、瘀斑、斑丘疹、血疱、溃疡、结节坏死性损害或网状青斑等，皮肤损害可多达数百个；③可有发热、关节痛、血沉快等全身症状；④活组织检特点：类纤维素性坏死，开始于血管内膜或内皮下基质，然后波及整个血管壁，并伴有显著多形细胞反应及多数嗜酸性粒细胞浸润。

【治疗】

（一）中医治疗

1. 辨证论治

（1）湿热蕴结型

证候：关节烦痛或红肿热痛，有积液，晨僵，肢体酸楚沉重，关节屈伸不利；或皮下结节硬痛，下肢溃疡，小面积坏疽，足背和胫后动脉搏动减弱或消失，伴有发热。舌红，苔黄腻，脉滑数。

证候分析：湿热蕴结，阻于经络、肌肤及关节，则见皮肤结节，关节肿痛；湿热下注脉络，则可见下肢肿、胀、热、痛，或肢端溃疡坏疽之证；湿热、瘀血痹阻经脉，则动脉搏动减弱或消失；湿热内蕴，则见发热；舌质红苔黄腻，脉滑数亦为湿热内蕴之象。

治法：清热祛湿，活血通络。

方药：宣痹汤合二妙散加减。

防己 10g，黄柏 10g，杏仁 10g，连翘 15g，栀子 15g，赤小豆 30g，薏苡仁 30g，怀牛膝 30g，滑石 30g，白花蛇舌草 20g，蚕沙 20g。水煎服。

（2）毒热炽盛型

证候：关节红肿，灼热跳痛，不可触近，皮下红斑，伴发坏疽性脓皮病、急性发热、多脏器缺血梗死、心烦、口渴、溲黄、大便干，舌红苔黄或少苔，脉弦滑数。见于暴发性血管炎及类风湿血管炎活动期。

证候分析：热毒壅滞关节，则见关节红肿，灼热跳痛，不可触近；热伤脉络，则见皮肤斑疹；热盛肉腐则见肢端溃疡或坏疽；热毒壅盛，充斥三焦，则见高热、烦躁；热盛伤阴则口渴；溲赤便干、舌红苔黄或少苔、脉象弦滑数，均为热毒炽盛之象。

治法：清热解毒，活血凉血。

方药：四妙勇安汤加味。

金银花 30g，玄参 30g，当归 15g，甘草 10g，牛膝 15g，苍术 10g，黄芩 10g，黄柏 10g，栀子 10g，连翘 10g，紫草 10g，防己 10g，木通 6g，红花 6g。水煎服。

（3）瘀血阻络型

证候：周身关节疼痛剧烈，部位固定不移，关节屈伸不利，周围可见硬结，手或足的末端有缺血性表现，如皮温低，皮色苍白，甲皱襞处有小的条状红棕色梗死，皮肤有营养障碍，表现为弹性低、韧性大、萎缩、甲变形，口渴不欲饮，或见午后及夜间发热。舌质紫暗，或有瘀斑、瘀点，脉细涩。

证候分析：邪客脉络，气血瘀滞，瘀血阻滞脉中，不通则痛，故见周身关节疼痛剧烈，部位固定不移，关节屈伸不利；脉络瘀阻，故周围可见硬结；血行不畅，不能荣养四末，则见手或足的末端皮温低，皮色苍白，甲皱襞处有小的条状红棕色梗死及皮肤营养障碍表现；口渴不欲饮，或见午后及夜间发热，舌质紫暗，或有瘀斑、瘀点，脉细涩皆为血瘀之象。

治法：活血化瘀，祛风胜湿。

方药：活血通脉饮加减。

丹参 30g，金银花 30g，赤芍 60g，土茯苓 60g，当归 15g，川芎 15g，威灵仙 15g，地龙 10g，穿山甲 10g。水煎服。

（4）寒湿阻络型

证候：肢体末端发凉怕冷，皮温低，皮色苍白，出现雷诺现象，肢体关节疼痛，肿胀或重着，局部皮色不红，触之不热，晨僵，关节屈伸不利，得热痛减，或见恶风发热，肌肤麻木不仁。舌质淡红，苔薄白，脉弦紧或浮缓。

证候分析：寒为阴邪，易伤阳气，"阳虚则外寒"，故肢体末端发凉怕冷，皮温低，皮色苍白，出现雷诺现象；寒湿阻络则经脉不通，不通则痛，则见肢体关节疼痛，肿胀或重着，局部皮色不红，触之不热，晨僵，关节屈伸不利，得热痛减；营卫不和则见恶风发热，肌肤麻木不仁；舌质淡红，苔薄白，脉弦紧或浮缓亦为寒湿阻络之象。

治法：祛风散寒，除湿通络。

方药：阳和汤加减。

熟地黄 30g，炙黄芪 30g，鸡血藤 30g，党参 15g，当归 15g，桂枝 15g，白芥子 10g，干姜 10g，鹿角胶 10g，制附子 10g，红花 10g，炙甘草 6g，麻黄 6g。水煎服，日 1 剂。

（5）肝肾亏虚型

证候：痹病日久，患肢顽麻疼痛，筋挛肉萎，骨节肿大，身体羸瘦，腰膝酸软，神疲乏力，头晕耳鸣。苔少，舌体瘦削，脉细弱。多见于痹病晚期。

证候分析：痹病日久不愈，损伤正气，而致肝肾亏虚，气血不足。肾藏精，主骨生髓；肝藏血而主筋。肝肾亏虚，则髓不能满，筋骨失养，气血不行，痹阻经络，故患肢顽麻疼痛，筋挛肉萎，骨节肿大，身体羸瘦；腰为肾之府，肾虚下元虚惫，故腰膝酸软无力；肝肾亏虚，精血不足，脑失所养，故头晕耳鸣；气虚则神疲乏力；血亏心失所养，故心悸气短；舌脉亦为肝肾亏虚、气血不足之象。

治法：补肾活血，通络止痛。

方药：补肾活血汤。

熟地黄 30g，桑寄生 30g，当归 15g，鸡血藤 15g，丹参 30g，川续断 15g，川牛膝 15g，红花 12g，补骨脂 15g，茯苓 15g，白术 10g，淫羊藿 10g，狗脊 15g，陈皮 6g，山药 10g。水煎服。

2. 中成药

（1）复春片（每片 0.3g）：4～8 片，3 次/天，具有活血化瘀功效。

（2）新癀片：0.64mg，3 次/天。本药抗炎镇痛、清热解毒、散瘀消肿，是一种新的治疗风湿性关节炎的药物。

（3）昆明山海棠片：3～6 片，3 次/天，口服。每日最大剂量不能超过 18 片。

（4）雷公藤片：1～2 片，3 次/天，口服。成分为雷公藤提取物雷公藤总贰。药理实验表明有抗炎、免疫抑制作用。除此以外，本药尚有清热、解毒、抗菌、祛风、利湿、消肿、止痛、活血化瘀等作用。

（5）风痛宁片（西那美林）：40mg，3 次/天，口服。3 个月为 1 个疗程。本药为青风藤提取物，其主要有效成分是盐酸青藤碱。药理实验表明有显著的镇痛、抗炎、抗过敏作用。对风湿性疾病具有疗效高、安全性好、远期疗效稳定等特点。

（6）火把花根片：3～5 片，3 次/天，饭后服。本药系采用我国西南地区特有中草药原料研制而成，是具有与激素免疫抑制剂、非甾体抗炎药等不同作用特点的新型纯中药制剂，具有抑制病理性免疫反应、抗炎、镇痛等作用。

3. 外治法

（1）针刺法：一般适用于缓解期。

取穴：①主穴：足三里、关元、命门、肾俞。②辅穴：上肢取外关、阳池、阳溪、阳谷；下肢取三阴交、解溪、太冲、照海、申脉。

方法：先针命门、肾俞二穴，得气后，施捻转的平补平泻法，留针 10 分钟，出针后针刺关元穴，得气后，施提插捻转补法。其他诸穴，根据疾病的虚实，得气后，施提插或捻转之补泻手法。留针 30 分钟，1 次/天，20 天为 1 个疗程。

（2）推拿疗法：一般用于缓解类风湿病的关节症状。

取穴：掌指关节取合谷、后溪、二间、中渚、劳宫、四缝；腕关节取阳溪、阳池、腕骨、中泉、大陵、外关；肘关节取曲池、曲泽、天井、小海、手三里、手五里；肩关节取肩髃、肩髎、肩贞、抬肩、天宗、肩井、臂臑；踝关节取昆仑、丘墟、悬钟、解溪、商丘、太溪、申脉；膝关节取膝眼、阳陵泉、阴陵泉、委中、梁丘、丰隆、足三里；髋关节取环跳、居髎、秩边、髀关、承扶；下颌关节取下关、合谷、翳风、颊车、内庭；脊柱关节取病变部位相应的督脉和膀胱经有关穴位。

方法：①上肢：患者取仰卧位或坐位，先用推法和一指禅推法，继用㨰法、揉法沿指、腕、肘反复施术，在受累关节处作重点治疗；捻指间关节，按四缝、劳宫，点阳溪、大陵、曲泽、肩髃，拿合谷、曲泽、肩井；屈伸、摇、搓、拔伸各受累关节；擦热患处，再施拍打诸法使热透入关节。②下肢：患者取仰卧位，先用推法和一指禅法沿足背踝膝反复施术，在受累关节处做重点治疗；按内庭、太冲、丘墟、悬钟、阳陵泉、阴陵泉等穴，点解溪、昆仑、膝眼、足三里、髀关、梁丘；屈伸、摇、搓、拔伸各受累关节；嘱患者俯卧，自足跟向上沿足太阳经施推、㨰、揉诸法；拿太溪、昆仑、委中，点承扶、环跳、秩边，擦热患处，再施拍打诸法，使热透入关节。

下颌关节受累者，可推下关、颊车，按太阳、翳风、外关，拿合谷、内庭。隔天1次，30次为1个疗程，休息1个月再进行下个疗程。

（3）熏洗疗法

①活血消肿洗药熏洗患肢，1～2次/天，每次1小时。适用于肢体缺血、瘀血者。②活血止痛散熏洗患肢，1～2次/天，每次1小时。适用于肢体缺血、瘀血者。③二号洗药熏洗患肢，1～2次/天，每次1小时。适用于肢体缺血、瘀血者。

（4）酊剂疗法：黄马酊或丹参酊外涂患处，3～4次/天。

（5）贴敷疗法

①镇江膏外贴于相应穴位或疼痛部位，具有祛风止痛、舒筋活血、祛瘀消肿的作用。②东方活血膏贴敷，具有活血化瘀、疏风散寒、解痉镇痛等作用。

（6）穴位注射

药物：复方当归液或骨宁注射液。

取穴：主穴取肩髃、曲池、臂中、合谷、环跳、足三里、阿是穴。配穴：指关节取八邪，腕关节取阳溪、大陵，肘关节取曲泽，肩关节取肩髃，髋关节取风市，膝关节取膝眼，踝关节取昆仑，趾关节取八风，脊椎取华佗夹脊。

方法：每次注射2～8个穴位，每穴2～4mL，隔天1次，15次为1个疗程。

4. 静脉滴注疗法

（1）刺五加注射液：300～500mg，加入生理盐水或5%葡萄糖注射液500mL中，静脉滴注，1次/天，15天为1个疗程。

（2）蝮蛇抗栓酶：0.75～1U，加入生理盐水或5%葡萄糖注射液500mL中，静脉滴注，1次/天，15天为1个疗程。首次应做皮肤过敏试验。

（3）清开灵注射液：20～40mL，加入生理盐水或5%葡萄糖注射液500mL中，静脉滴注，1次/天，15天为1个疗程。

（4）脉络宁注射液：10～20mL，加入5%葡萄糖溶液250mL中，静脉滴注，1次/天，15天为1个疗程。本药有补益肝肾、养阴清热、活血化瘀之功效。

（二）西医治疗

1. 治疗原则

（1）去除致病因素和诱因，可以预防血管病的发生，延缓病变进程。

（2）积极治疗原发性疾病，为血管病治疗奠定基础。

（3）不失时机地治疗血管病，有利于原发性疾病的治疗。

2. 一般治疗

患者如有发热、关节肿胀疼痛及全身不适，应卧床休息。

3. 药物治疗

类风湿关节炎的药物治疗主要有非甾体类消炎止痛药（也称第一线药物）和控制病理进展的慢作用抗风湿病药物（也称第二线药物），如氯喹、甲氨蝶呤、金制剂、青霉胺及其他免疫抑制剂等药物。糖皮质激素不是首选药物，只在全身症状较明显、关节滑膜炎症较重时为改善症状而使用，因为糖皮质激素并不能改变类风湿关节炎的病理进程。有血管炎者可适当应用糖皮质激素、细胞毒性药物或两者合用。但对于几乎没有危及生命的症状，不宜过度治疗。

（1）急性期治疗

①非甾体类抗炎药

消炎痛25～50mg，3次/天，口服。

炎痛喜康20mg，1次/天，口服。

布洛芬0.2～0.4g，4次/天，口服。

双氯灭痛25mg，3次/天，口服。

扶他林肠溶糖衣片（双氯芬酸钠）25mg，3次/天，口服。能解除关节疼痛，改善关节活动能力，是一种较为有效的抗炎新药。

扶他林乳胶剂（双氯芬酸二乙胺盐）每日3～4次，每次用量大致相当于樱桃到胡桃的体积大小。局部涂布，通过皮肤被人体吸收，乳胶剂的凉爽作用使患者立刻产生疼痛缓解的感觉。

②肾上腺皮质类固醇：尤其在类风湿血管炎急性活动期及高热期，可用肾上腺皮质类固醇治疗，用中等剂量或大剂量有效。也有人主张中等剂量的皮质类固醇及环磷酰胺

合并应用，能收到较好的疗效。

强的松 5 ～ 10mg，3 次 / 天，口服。症状改善后，改为维持量，每天 1 次强的松 5mg，然后逐渐减至停服。

地塞米松 20 ～ 30mg，1 次 / 天，静脉滴注，逐渐减量，应用 7 ～ 10 天。

倍他米松 1mg，3 次 / 天，口服。3 天后逐渐减量，一般服用 15 天左右。

③金制剂：金诺芬 3mg，2 次 / 天，口服。需定期检测尿常规、肾功能。

④D- 青霉胺：300mg，每天 1 次，口服。以后每两周增量 1 次 300mg，至每日 1800mg 为止，疗程 12 个月。若效果好，则可减量，直至维持量，每日 125mg 即可。该药毒性大，起效慢，约在 6 周后起效，使用以小剂量、缓慢加量为原则，每隔 2 周检查血常规、尿常规。若白细胞数低于 $4×10^9$/L，血小板数低于 $80×10^9$/L，或尿蛋白每天超过 1g，或出现血尿者，均应停药。不良反应以白细胞、血小板数减少为最多见；其次是皮疹，以斑丘疹或多形皮疹多见；最后是发热、胃肠道功能紊乱，均在初服时出现，停药后，对症处理即愈。蛋白尿多在治疗第 4 ～ 18 个月时出现，停药后，个别病例蛋白尿可逐渐减少或消失，有时可长达 1 年。味觉丧失约在 6 周后发生，与锌的排泄有关，给予葡萄糖酸锌补充即可。

⑤免疫抑制剂：能改善症状，适用于严重类风湿血管炎活动期，如免疫复合物升高、低补体血症及高滴度类风湿因子。

硫唑嘌呤：每次 < 25mg，2 ～ 3 次 / 天，口服。症状好转后，渐减量，以原剂量的 1/3 ～ 1/2 维持 3 ～ 6 个月或更长。副作用：恶心呕吐，皮疹，药物热，肝损害，黄疸，白细胞减少。用药期间应定期检查血常规、尿常规及肝功能、肾功能。

环磷酰胺：每次 < 50mg，2 次 / 天，口服。症状好转后，渐减量，以原剂量的 1/3 ～ 1/2 维持 3 ～ 6 个月或更长。副作用：恶心呕吐，脱发，白细胞、血小板数减少，甚至血尿、闭经、精子生成缺陷等。不良反应比硫唑嘌呤多，而且较严重。用药期间应定期检查血常规、尿常规及肝功能、肾功能。

⑥氯喹：25mg，每天 1 次，口服。疗效一般在治疗 1 ～ 3 个月后出现。服药前应先做眼科、心电图检查。副作用为胃肠道症状，恶心呕吐，食欲不振，视物模糊，容易引起视网膜病变及心功能不全等。

⑦胸腺肽：30mg 加入 5% 葡萄糖 500mL 内，1 次 / 天，静脉滴注，15 天为 1 个疗程。

⑧如有末梢急性缺血改变和有小的坏死灶，可选用下列药物，使周围循环得到改善。

尿激酶：(10 ～ 20) $×10^4$U 加入生理盐水 250mL 中，静脉滴注，1 次 / 天，10 天为 1 个疗程；

阿司匹林：25mg，3 次 / 天，口服。

潘生丁：25 ～ 50mg，3 次 / 天，饭后口服。

维脑路通：1500～2000mg，静脉滴注，1次/天，15天为1个疗程。

前列地尔：10μg，静脉推注，1次/天，15天为1个疗程。

（2）慢性期治疗

类风湿血管炎主要是细小血管炎症，所以肢体末梢血液循环改善比较困难。溃疡和坏疽的处理按慢性动脉闭塞性疾病缺血性肢体的治疗原则进行治疗。对于各脏器的损害，上述方法同样有效，还应该根据情况给予相应的治疗。对类风湿关节功能的改善，应拟订长期治疗计划，以防止血管炎复发或恶化。

4. 手术治疗

如发生趾、指坏疽者，应施行坏死组织切除术；严重肢体坏疽感染，应在积极治疗的基础上，施行截肢手术。

【预防与调护】

1. 避免潮湿阴暗处，保持居室清洁干燥，阳光充足，温度适宜。

2. 患者如有发热、关节肿胀疼痛及全身不适，应卧床休息。

3. 饮食应以高热量、高蛋白、易消化、维生素丰富、有营养为原则，忌生冷、油腻、甜黏之品。

4. 部分患者出现恐惧、担忧、悲观失望等情绪反应，应加强心理护理。

5. 根据患者不同病期，采取适宜康复医疗以达到缓解疼痛、消退肿胀、改善功能障碍、预防及纠正关节畸形等目的。如理疗、体疗、按摩及自我按摩、日常活动自我训练、辅助装置的应用、支架及轮椅的应用等。

（刘明）

第六节　血管型白塞病

【概述】

白塞病是一种慢性进行性疾病，其基本病理改变是血管炎症。但多侵犯细小血管，发病部位多为皮肤、口腔、生殖器、眼、关节等，临床表现以虹膜睫状体炎、口腔溃疡、生殖器溃疡三联征为特点。当血管炎症病变侵犯大血管时，病情较重，称为血管型白塞病或综合征。桥本统计9631例中并发血管病者占7.7%，王嘉桔统计的900例中有3.7%，综合文献报道并发血管病的比例为3.7%～46%。这样大的差异可能与各自统计样本及诊断标准不一致有关。

汉代张仲景《金匮要略·百合狐惑阴阳毒病证治第三》中所描述的"狐惑之为病，

状如伤寒，默默欲眠，目不得闭，卧起不安。蚀于喉为惑，蚀于阴为狐，不欲饮食，恶闻食臭，其面目乍赤、乍黑、乍白，蚀于上部则声喝"与白塞病口、眼、外阴溃疡的临床特点颇为相符；历代医家对狐惑病的病因病机以及治则治法均有丰富的记载。尚未查到类似于血管型白塞病的中医病名，但中医关于"脉痹""脱疽""肿胀""恶脉"的论述可资参考。

【病因病机】

本病病因尚不清楚，目前认为与多种因素有关。①感染：慢性持续性病毒感染与发病有关，病毒不是直接发病因素，但可以诱发自身免疫反应，或与结核菌感染、链球菌感染等有关。②遗传因素：近年来研究表明，本病与 HLA-B5、HLA-B51 相关联。发病有明显的地域性和家族性，以男性发病居多，有免疫遗传因素。③环境因素：考虑与环境污染及微量元素铜的摄入较高有关。

白塞病的发病机制尚未阐明，患者存在以下异常。①免疫异常：某些患者血清中发现有抗内皮细胞抗体等多种抗自身组织抗体，血管中可查到 C3 沉积以及细胞免疫功能的紊乱。②中性粒细胞功能亢进：表现为趋化性增强；游走及黏附能力增强；吞噬功能增强，各种介质产生增多。③血管内皮细胞损害和功能紊乱：血管内皮细胞的损害和功能紊乱，将介导更复杂的病理生理改变。如通过释放过多的内皮素使血管收缩；前列环素的生成减少，可促发血栓形成，管壁通透性增强，出现渗出性改变等。

总之，本病的发病机制是在遗传因素的基础上，血管受到病毒、链球菌、结核分枝杆菌等感染的同时，机体免疫系统功能紊乱，对自身血管组织产生免疫损伤的复杂过程。

血管病变为动脉闭塞、静脉闭塞和动脉瘤，或三者并存。全身各部小至大的动、静脉均可发病，可侵犯心、脑、腹腔和四肢血管，但以下肢血栓性静脉炎最多见。深部和浅部静脉可以分别或同时发病，为血栓性静脉炎和深静脉血栓形成，管壁增厚，管腔狭窄。动脉病变为动脉内膜炎和管腔闭塞，而后出现无脉症，或组织缺血、坏死和溃疡等；或因滋养血管病变后，产生解离性动脉瘤，如锁骨下动脉瘤、髂动脉瘤等，并可因瘤体破裂大出血而死亡。

血管病变大多是渗出性，少数是增生性，有时两者并存。急性渗出性病变为非肉芽肿性渗出性炎症，中层弹力纤维断裂，内膜坏死，管腔血栓形成和外膜炎症反应。由于血管通透性增加，血管周围组织水肿或脓疡形成。后期则以增生性病变为主，表现为内膜和外膜细胞增生，管壁增厚，血管周围明显纤维化。

中医认为，白塞病的病机主要是湿热毒邪蕴滞。《金匮释义》云："狐惑病者，亦是湿热蕴毒之病。"而湿热的形成有内因、外因两个方面。外因主要是感受淫邪毒气；内因主要是脏腑功能失调，尤以肝、脾、肾三脏功能失调为主，致湿热毒邪蕴结于脏腑，循经络上攻于口、眼，下注于外阴，而引发本病。白塞病初期热邪内扰，湿毒熏蒸，其证多实，可见热毒炽盛证和湿热下注证；中后期则正虚邪实，可见阴虚血瘀证、脾虚湿困证、阳虚血瘀证和气血两虚证。血管型白塞病表现为结节性红斑、多形性红斑、紫斑、结节性血管炎、游走性浅静脉炎、色素沉着、肢体麻木、怕冷、间歇性跛行及静息性疼痛、深静脉血栓形成、浅静脉曲张及色素沉着等，均属中医血瘀证表现。

【临床表现】

本病多发生于 20 ～ 40 岁，50 岁以上发病少见，男女比例约为 3 ∶ 4。有轻度家族聚集发病趋势。临床表现为以下几个方面。

（一）血管损害

全身各部位、各类血管均可受累，静脉多于动脉，小血管多于大血管。基本病变是血管炎，导致动脉阻塞、静脉阻塞和动脉瘤形成。

血管病损的临床表现多数是在虹膜睫状体炎、口腔溃疡、生殖器溃疡三主症出现之后才发生的。值得注意的是，白塞病的三个主症往往不是同时兼有，也不是同时出现，在不少情况下，只有其中一个或两个，而以被侵犯的其他器官为主要临床表现。

1. 静脉病变

静脉病变主要包括静脉血栓形成和血栓性静脉炎。可出现下腔静脉阻塞综合征、上腔静脉阻塞综合征、布－加综合征、下肢深静脉血栓形成等。血栓性浅静脉炎多发生于下肢，呈游走性，一般在两周左右自行消失。有时伴有小腿溃疡。颅内硬膜窦血栓性静脉炎可致颅内高压等。

2. 动脉病变

白塞病并发动脉病变主要表现为动脉瘤、动脉狭窄与闭塞。

（1）血栓性动脉内膜炎：可导致管腔狭窄、闭塞，从而引起缺血表现。动脉闭塞多发生于锁骨下动脉和肺动脉，发生率为 26%。大动脉受累时表现为多发性的大动脉炎症，易误诊为多发性大动脉炎。如累及颈总动脉，可引起偏瘫；累及锁骨下动脉，为无脉症；累及肾动脉，出现继发性高血压；肢体动脉受累，可发生肢体缺血坏死等。

（2）动脉瘤形成：据文献报道占动脉瘤疾病的 20% ～ 50%。发生动脉瘤的主要原因可能是因动脉炎使动脉壁弹性纤维破坏，管壁失去韧性而扩张，而动脉壁滋养血管炎使其闭塞，造成动脉壁营养供应障碍，加重了管壁损伤、破裂。动脉瘤多发生于髂股动脉、锁骨下动脉与腹主动脉，也有个别白塞病合并主动脉窦动脉瘤（Valsalva 窦动脉瘤）及肺动脉瘤的报道。如动脉瘤破裂大出血可致死亡。夹层动脉瘤可能是管壁部分损伤断裂，血液冲入所致。

（二）口腔损害

口腔损害主要是口腔溃疡，约占 99%，而且作为首发症状出现者高达 70%。溃疡分布于舌尖及其边缘、齿龈、唇内侧和颊黏膜等处，重症者可累及咽喉部。单发或多发，一般 3 ~ 5 个，米粒至黄豆大小，呈圆形或不规则形，边缘清楚，表面有淡黄色覆盖物，周围可见红晕，多于 1 ~ 2 周痊愈，但易反复发作。

（三）眼部损害

各种眼损害的发生率为 90%，男性出现较重眼损害者较多。可先累及一侧，而后累及对侧，眼球各组织均可受累，如角膜炎、角膜溃疡、疱疹性结膜炎、视网膜血管病变，伴有前房积脓性虹膜睫状体炎不多见。各种眼组织损害的最终结果为影响视力以致失明，或继发白内障及青光眼。

（四）生殖器损害

生殖器损害主要是溃疡，约占 66.8%。生殖器的皮肤、黏膜均可发生溃疡。溃疡面积较大而且深，数目少，疼痛，愈合慢。但反复发作次数少，有时候隔几年发作 1 次，愈后可留瘢痕。男性还可发生睾丸炎、附睾炎等，女性发生阴道内溃疡大出血。

（五）皮肤损害

皮肤可发生脓疱疮、毛囊炎、多形性红斑，以及较特殊的急性发热性嗜中性皮病（sweet 综合征）样损害。临床以结节性红斑最为多见，多发生于小腿，为蚕豆至胡桃大小不等，消长迅速，常伴有发热。皮肤针刺反应是其显著特征：注射针孔处发生红色小丘疹或无菌性脓疱，约 1 周消退。针刺反应与疾病活动有明显关联，通常可作为诊断白塞病的重要线索和依据。

（六）心脏损害

发生心肌炎、心内膜炎、心瓣膜病、心包炎，出现心律失常、心脏扩大、心功能不全，冠脉病变引起心绞痛、心肌梗死时，称为心脏白塞病。此类患者对洋地黄类强心剂、利尿剂、血管扩张剂治疗效果差，而激素治疗效果显著。

（七）关节损害

常累及膝、踝、腕关节，其表现类似风湿性关节炎或类风湿关节炎，但通常无功能障碍，也不遗留软骨的破坏或畸形。

（八）消化道损害

自口腔至肛门均可受累，主要为溃疡性病变，发病率在 8.4% ~ 27.5%。回盲部病变最为多见。溃疡常导致出血、穿孔、腹膜炎而施行紧急手术，是致死原因之一。

（九）神经系统损害

神经系统的发病率在 8.2% ~ 26.6%。大脑、中脑、脑干、小脑、脊髓、脑膜、脑神经和脊神经均可受累，临床表现依病变部位不同而异。有学者将出现神经系统损害者称为髓神经白塞病。

【辅助检查】

（一）一般检查

白塞病缺少特异性的实验室检查。血常规检查：活动期，外周血白细胞轻度升高；后期有贫血。血小板数目无明显变化，黏附功能无明显变化，聚集功能增强。在活动期，血沉增快，C-反应蛋白阳性。纤维连接蛋白（Fn）水平升高。可用来判断本病的活动程度及药物治疗效果。免疫学检查：免疫球蛋白正常或升高，部分患者血清中存在抗内皮抗体、抗黏膜抗体等。T 总细胞（CD3+）、辅助性 T 细胞（CD4+）百分比明显下降，抑制性 T 细胞（CD8+）轻度下降，从而 CD4+/CD8+ 比值降低不明显，提示机体的细胞免疫功能下降及免疫调节功能紊乱。纤溶活性：纤溶活力下降，第Ⅷ因子和纤维蛋白原升高，血管内皮损害。

（二）其他检查

1.X 线检查

胸部 X 线可见上腔静脉阻塞者右上纵隔增宽影像。

2.CT 检查

CT 对腹主动脉瘤的诊断帮助最大。上纵隔血管影增宽影像可协助诊断上腔静脉阻塞综合征。

3. 血管造影检查

血管造影可见相应的血管狭窄或阻塞以及血管瘤样变的影像。

4. 彩色多普勒超声

彩色多普勒对大、中动静脉病变是较好的无创伤性诊断手段，可见到明显异常改变。

【诊断标准】

白塞病诊断主要依据临床症状，需详尽地采集病史及典型的临床表现。1990 年，国际白塞病研究小组制定的白塞病诊断 / 分类标准，敏感性为 85%，特异性为 96%。该标准以口腔溃疡为诊断的必要条件，对具有典型口腔、外阴溃疡和眼炎的患者相对容易诊断，对不典型表现，以预后不良的系统病变为主要表现的患者难以确诊。2014 年，来自 27 个国家的学者组成的白塞病国际研究小组对上述标准进行修订，提出了新标准（international criteria for Behcet's disease，ICBD）。ICBD 未强调口腔溃疡为必备条件，补充了血管病变、神经系统损害为诊断条件，将针刺反应检查作为可选项，总评分 ≥ 4 分可诊断白塞病，其敏感性为 94.8%，特异性为 90.5%，目前已广泛用于临床（表 12-1）。

表 12-1　2014 年白塞病国际研究小组的白塞病评分系统

症状 / 体征	评分（分）
眼部病变（前葡萄膜炎，后葡萄膜炎，视网膜血管炎）	2
生殖器阿弗他溃疡	2
口腔阿弗他溃疡	2
皮肤病变（结节性红斑、假性毛囊炎）	1
神经系统表现	1
血管受累（动静脉血栓、静脉炎或浅静脉炎）	1
针刺试验阳性 *	1

注：* 针刺试验是可选项，主要评分系统不包括针刺试验，如果进行了针刺试验，且结果为阳性，则额外加 1 分，评分 ≥ 4 分提示白塞病。

根据上表诊断标准结合血管病变，即可诊断为血管型白塞病。

【鉴别诊断】

（一）急性女阴溃疡

临床特点：①发生在女性生殖器的急性溃疡，多在小阴唇内侧面，以青年妇女为多；②坏疽型溃疡常有高热及其全身症状，性病型溃疡的全身症状多不显著；③伴发下肢结节性红斑与口腔溃疡；④一般数周内痊愈，常复发；⑤溃疡分泌物中易查出肥大杆菌；⑥并无大中血管病变。

（二）渗出型多形红斑

渗出型多形红斑表现为结节性红斑、丘疹，而白塞病皮肤出现多形性红斑、丘疹、水疱、糜烂等。

（三）瑞特综合征

本病多见于男性，表现为结节性红斑、丘疹等，眼部病变较重，如前房积脓性虹膜睫状体炎及视网膜脉络膜炎。

（四）多发性大动脉炎

本病多发于青年女性。病变主要累及主动脉弓及其主要分支，亦可累及胸、腹主动脉及其分支，可伴有游走性关节疼痛、低热、乏力，血沉增快，或有高血压，但并无白塞病三联征。白塞病合并动脉闭塞的好发部位为锁骨下动脉，其表现为无脉症，易误诊为多发性大动脉炎。

（五）血栓闭塞性脉管炎

本病以青壮年男性患者居多，血管病变多局限于四肢，尤其是下肢的中小动静脉，以肢体缺血表现为主，可发生肢端坏疽，但没有白塞病三联征。

（六）结节性多动脉炎

本病也是发病较为广泛的一种血管病，同样也没有白塞病三联征。

（七）下肢深静脉血栓形成

本病仅有深静脉血栓形成的症状和体征，而没有白塞病三联征。

【治疗】

（一）中医治疗

1. 辨证论治

本病急性期治疗以清热解毒除湿为大法；中晚期因实致虚，或本虚标实，正虚邪恋，治疗应根据病情的发展变化进行辨证施治，同时应重视活血通络治法的运用。

（1）热毒炽盛型

证候：白塞病急性活动期，高热，口腔、外阴部溃疡，疡面红肿疼痛，关节肿痛。血管病变表现为皮肤斑疹，动脉炎致患肢发生溃疡或坏疽继发严重感染，局部红肿热痛，脓液多，有恶臭气味，伴有头痛目赤，颜面潮红，烦躁不宁，溲赤便干，舌红，苔黄燥、黑苔或少苔，脉象洪大或弦细数。

证候分析：热毒壅盛，充斥三焦，则见高热烦躁；热伤脉络，则见皮肤斑疹；毒火熏蒸，循经上下，客于肌肤、口、眼、二阴诸窍为患；热盛肉腐则见肢端溃疡或坏疽，局部红肿热痛、脓多恶臭；热毒壅滞关节，则见关节红肿疼痛；头痛目赤，颜面潮红，溲赤便干，舌红苔黄或少苔，脉弦数，均为热毒炽盛之象。

治法：清热解毒，滋阴凉血。

方药：清瘟败毒饮加减。

水牛角粉 6g（先煎），金银花 24g，连翘 12g，板蓝根 24g，黄连 9g，牡丹皮 12g，栀子 12g，生石膏 30g，生地黄 30g，石斛 30g，知母 15g，赤芍 15g，生甘草 10g，羚羊角粉 1～3g（冲服），王不留行 10g，丹参 15g。水煎服。

（2）湿热下注型

证候：白塞病急性活动期，低热，口腔、外阴部溃疡，溃疡红肿，覆有脓苔，关节肿痛。血管病变表现为下肢结节性红斑、血栓性浅静脉炎。下肢深静脉血栓形成初期，患肢红肿胀痛，或患肢动脉炎引起肢端局部溃疡、坏疽继发轻度感染，伴有眼红目眵增多、心烦，口干，口苦黏腻，纳呆脘闷，胸胁胀满，便秘，尿赤，女子带下黄臭，舌红，苔黄腻，脉弦滑或弦数。

证候分析：湿热蕴结，弥散三焦，循经熏蒸则见口腔、外阴溃疡红肿，覆有脓苔；阻于经络、肌肤及关节，则见皮肤红斑、结节，关节肿痛；湿热下注脉络，则可见下肢肿、胀、热、痛，或肢端溃疡坏疽之征；湿热内蕴上扰心神，则见发热心烦；蕴结脾胃，升降失调，运化失常，故见胸闷纳呆，口苦黏腻，大便不爽或干燥；肝气郁结，气机不利，则胸胁胀满；肝郁化火，火扰清窍则心烦目赤；带下黄臭，小便黄赤，舌质红苔黄腻，脉弦滑或弦数亦为湿热内蕴之象。

治法：清热利湿，活血通络。

方药：四妙勇安汤加味。

金银花 30g，玄参 30g，当归 15g，甘草 10g，牛膝 15g，苍术 10g，黄芩 10g，黄柏 10g，栀子 10g，连翘 10g，紫草 10g，防己 10g，木通 6g，红花 6g。水煎服。

（3）血瘀型

证候：白塞病慢性期，血管炎症消退阶段，表现以血液循环障碍为主，可见深静脉血栓形成（下肢明显肿胀，浅静脉曲张，皮肤毛细血管扩张），动脉炎（患肢持续性固定性疼痛，患肢呈紫红、暗红或青紫色，肢端皮肤有瘀点，瘀斑），血栓性浅静脉炎（肢体遗留硬结节和硬性索条状物）或动脉瘤形成，舌质红绛，瘀斑，苔白腻，脉沉细涩。

证候分析：邪客脉络，气血瘀滞，瘀血阻滞脉中，不通则痛，故见患肢疼痛；脉络瘀血结滞，故呈硬结节或索条状物；血行不畅，水湿潴留，则见肢体肿胀；舌苔脉象以及浅静脉曲张、动脉瘤样变、瘀点瘀斑等皆为血瘀之象。

治法：活血化瘀，清热通络。

方药：活血通脉饮。

丹参 30g，赤芍 60g，土茯苓 60g，当归 15g，金银花 30g，川芎 15g。水煎服。

（4）阴虚血瘀型

证候：血管型白塞病急性活动期，午后低热，口腔、外阴部溃疡红润、灼痛，肢体出现红斑、结节，肢体酸软，沉重乏力，关节疼痛，伴有五心烦热，口干，或见精神恍惚，失眠多梦，腰膝酸痛，头目眩晕，便干溲赤，女子月经不调，男子遗精，舌质红，苔干黄或光红无苔，脉弦细数。

证候分析：阴亏虚火扰动，夹湿熏蒸于内外，故口腔、外阴部溃烂灼痛，局部红润；阴虚生内热，故午后低热，五心烦热；热扰心神则烦躁不安、失眠多梦；肝肾阴虚不能濡养头目则眩晕；不能濡养四末，则肢体酸软乏力；肝肾阴虚，精血不足，冲任失调，则月经不调；阴虚火旺，扰动精室，则遗精；阴液不足，虚火内炽，则口干、便结、尿赤；舌红苔黄或光红无苔，脉弦数或细数，皆阴虚内热之象。

治法：滋补肝肾，养阴清热。

方药：青蒿鳖甲汤合温清饮加减。

青蒿 15g，鳖甲 15g，生地黄 30g，知母 10g，牡丹皮 15g，黄芩 10g，黄连 10g，黄

柏 10g，川芎 15g，当归 15g，赤芍 15g。水煎服。

（5）脾虚湿困型

证候：慢性缓解期或不典型的发作期，常有低热，口腔、外阴部溃疡久不敛口，色淡而疮形平塌或凹陷状。血管病变表现为深静脉血栓形成的慢性期，患肢肿胀，沉重胀痛，晨轻晚重，倦怠无力，伴有纳少不渴，面色苍白，纳呆便溏，头昏头重，腹痛绵绵，腹胀，腰酸畏寒，舌质淡，胖嫩或有齿痕，苔薄白，脉沉细。

证候分析：病久脾虚气弱，或治疗过程中苦寒过剂，脾阳受损，以致清阳不升，水湿留聚，故见肢体肿胀、倦怠乏力、头昏头重、食少便溏等症；正气不足，内失温养，故腹痛绵绵；中土即虚，阴火上乘，湿热下注，故身发低热，外见溃疡；脾阳虚亏，阴湿内盛，故见舌淡胖有齿痕、脉沉细、尿清、疡面不敛诸症。

治法：健脾益气，除湿解毒。

方药：补中益气汤加减。

炙黄芪 30g，党参 30g，白术 15g，生甘草 15g，木瓜 10g，薏苡仁 30g，当归 10g，川芎 6g，升麻 3g，柴胡 3g，陈皮 10g，茯苓 15g。水煎服。

（6）阳虚血瘀型

证候：慢性缓解期或不典型的发作期，口、咽、外阴的溃疡，色淡而久不收口。血管病变表现为结节性红斑，色淡；大动脉炎者肢体逆冷麻木，间歇性跛行，以及深静脉血栓形成遗留下肢静脉功能不全者，患肢肿胀，沉重胀痛，均可伴有面色㿠白，腰酸畏寒，倦怠无力，纳少不渴，五更泻，舌紫暗，苔白腻，脉沉细无力。

证候分析：病久阴虚及阳，虚阳浮越，虚火熏蒸，则溃疡久不敛口，色淡而凹陷；脾肾阳虚，"阳虚则外寒"，故肢体逆冷，面色㿠白，五更泻，纳呆乏力；肾阳不足，脏腑失养，则腰膝酸软；舌质淡，脉沉细，亦为肾阳不足之征。

治法：温补脾肾，通经活络。

方药：阳和汤加减。

熟地黄 30g，炙黄芪 30g，鸡血藤 30g，党参 15g，白芥子 10g，干姜 10g，桂枝 15g，麻黄 6g，鹿角胶 10g，制附子 10g，当归尾 15g，红花 10g，炙甘草 6g。水煎服。

（7）气血两虚型

证候：慢性缓解期，口腔、外阴溃疡创口久不愈合，肉芽灰淡，暗红，脓液稀清。血管病变表现为动脉炎，患肢皮肤干燥、脱屑，指甲干燥增厚，生长缓慢，肌肉萎缩。患者身体虚弱，倦怠无力，面色萎黄（继发贫血），舌质淡，苔薄白，脉沉细无力。

证候分析：病久气血两虚，肌肤失养，四末不荣，则见溃疡久不收口，患肢皮肤干燥，肌肉萎缩，气虚则倦怠乏力，血虚则面色萎黄，舌脉均为气血两虚之象。

治法：补气养血，活血通络。

方药：顾步汤加减。

黄芪 30g，党参 30g，鸡血藤 30g，石斛 30g，当归 15g，丹参 15g，赤芍 15g，牛膝 15g，白术 15g，甘草 10g。水煎服。

2. 中成药

（1）雷公藤多甙片：20mg，3 次 / 天，口服。本药具有抗炎、免疫抑制作用或免疫调节作用，能显示出糖皮质激素样作用，而无激素类的不良反应。可应用于白塞病的各种病损，具有确切的疗效。其副作用均为可逆性的，在停药或减量后可消失，不影响继续治疗。

（2）西黄丸：3g，1 ～ 2 次 / 天，口服。本药具有清热解毒、活血散结、消肿止痛的作用，适用于热毒炽盛型。

（3）四虫片：10 片，3 次 / 天，口服。适用于有血管炎性病变者。

（4）活血通脉片：10 片，3 次 / 天，口服。适用于血瘀证患者。

（5）丹参片：3 片，3 次 / 天，口服。适用于动脉闭塞而致无脉症者。

（6）复方丹参注射液：10 ～ 16mL，加入 5% 葡萄糖 250mL 中，静脉滴注，1 次 / 天，14 天为 1 个疗程。治疗血栓性静脉炎或闭塞性动脉炎。

（7）脉络宁：20mL，加入 5% 葡萄糖溶液 500mL 中，静脉滴注，1 次 / 天，14 天为 1 个疗程。

3. 外治法

（1）熏洗疗法

①活血消肿洗药熏洗患肢，1 ～ 2 次 / 天，每次 1 小时。适用于肢体缺血、瘀血者。

②硝矾洗药湿热敷于患处，2 ～ 3 次 / 天。适用于肢体出现血栓性浅静脉炎和结节性红斑者。

（2）酊剂涂擦疗法：黄马酊或丹参酊外涂患处。适用于肢体出现血栓性浅静脉炎和结节性红斑者。

（二）西医治疗

1. 一般治疗

急性发作期应休息，加强营养，避免进食刺激性食物，积极去除病因。缓解期使用糖皮质激素、免疫调节剂等药物减量维持治疗。

2. 药物治疗

（1）祛除感染病灶：积极治疗伴发的感染，如单纯疱疹、扁桃体炎、结核病等。

（2）糖皮质激素：急性发作期，大中血管炎症病变显著及高热时，可短期使用地塞米松 10 ～ 20mg，静脉滴注，或强的松每日 60 ～ 80mg，口服，以缓解症状，病情控制后即速减量。

（3）免疫调节剂：肾上腺皮质激素同时联合应用免疫抑制剂，一方面可使病情缓解，另一方面可减少激素用量及其副作用。一般应用 3 ～ 6 个月，剂量可酌减。应定期复查白细胞。常用药物：硫唑嘌呤 50mg，3 次 / 天，口服；环磷酰胺 50mg，2 ～ 3 次 / 天，口服。此外，干扰素、转移因子、D- 青霉胺、左旋咪唑等免疫调节剂具有一定辅助治疗作用。

（4）非甾体类抗炎药：消炎痛、布洛芬、芬必得、扶他林、萘普生等。此类药具有消炎止痛退热作用。

（5）白细胞功能抑制剂：秋水仙碱 0.5mg，2 次 / 天，口服。此类药具有抗中性粒细胞趋化作用，也有一定免疫调节作用。

（6）改善血液循环药物：合并动静脉血栓形成者，可应用抗凝、溶栓、降纤及抑制血小板药物进行治疗。

①抗凝治疗，如低分子肝素、华法林钠等。

②抗血小板治疗可选用阿司匹林、潘生丁、消炎痛口服。

③扩张血管药物，如前列地尔 10μg，加入生理盐水 10mL 中静脉推注，1 次 / 天，连续 15 天为 1 个疗程。

④去纤溶栓治疗。尿激酶 10 万 ～ 30 万 U，加入生理盐水或 5% 葡萄糖注射液 250mL 中静脉滴注，1 次 / 天，连续应用 5 小时，适用于急性动静脉血栓形成者。蝮蛇抗栓酶 0.5 ～ 1.0U 加入 5% 葡萄糖注射液 250mL 中静脉滴注，1 次 / 天，14 小时为 1 个疗程，治疗血栓性静脉炎或闭塞性动脉炎。

（7）其他：身体衰弱者，可反复少量输血，应用丙种球蛋白 3 ～ 6mL，每 15 天肌内注射 1 次。

3. 手术治疗

动脉瘤应及时手术切除，以防破裂引起大出血死亡。肢体坏疽者，必要时行趾（指）部分切除缝合术或截肢术。

【预防与调护】

1. 密切观察病情变化，坚持监测体温变化等。

2. 急性发作期应休息，加强营养，避免进食刺激性食物，积极去除病因。

3. 输液穿刺时，尽量减少穿刺次数，避免应用高渗、刺激性强的溶液及药物；并应缓慢滴注，以防静脉发炎。

4. 加强皮肤、口、眼、外生殖器及肛周护理。

5. 忌烟酒，饮食应清淡，避免进食葱、蒜、辣椒等刺激性食物。热盛患者，不可食羊肉、狗肉、驴肉等温热性食物。

6. 由于患者病程长，多系统多脏器损害，情绪低落，应加强心理护理。

（刘明）

第七节　青斑血管病

【概述】

青斑血管病是一种以皮肤微血管闭塞反复发生为特征的血栓性疾病。以下肢尤其是小腿和踝部反复出现疼痛性紫红色或暗红色斑丘疹、紫癜，进而发展成星状梗死及溃疡，愈后留有象牙色萎缩、毛细血管扩张及色素沉着为特征，具有慢性、季节性、反复发作性等特点，常于夏季发病，多夏重冬轻，其发病率为 1/100 000，好发于中青年女性，男女发病比例为 1 :（2.4 ～ 3）。本病又被称为青斑血管炎、节段性透明性血管炎、白色萎缩等，属于中医"湿毒疮""热毒流注""脉痹"等范畴。

【病因病机】

目前，青斑血管病的发病主要倾向于血液高凝状态、纤维蛋白溶解障碍或自身免疫状态引起的局部微循环血栓形成。但其机制尚未完全明确，可能与体内多项生物化学反应缺陷相关。

青斑血管病患者大多存在凝血、纤溶系统功能障碍或血管内皮功能障碍，包括莱顿第五因子（factor V Leiden）突变，蛋白 C、蛋白 S 等自身抗凝物质缺乏、活性降低，凝血酶原基因 G20210A 突变，高同型半胱氨酸血症，纤溶酶原激活物抑制剂 1 启动因子突变，脂蛋白 a 升高等。青斑血管病可继发于某些系统性疾病，如抗磷脂抗体综合征、β-2 糖蛋白抗体、硬皮病、类风湿关节炎和肿瘤等；也可继发于血液黏滞性增高的疾病，如真性红细胞增多症、血小板增多症、冷凝集素血症、冷球蛋白血症、巨球蛋白血症等；静脉回流障碍性疾病，如浅静脉炎、皮肤血管炎等，或继发于烧伤、辐射热损伤、先天性毛细血管扩张症等。

青斑血管病发病不同阶段的组织病理学表现差异较大，特征性改变通常是节段型的，受累区域不伴有病理学变化，受累血管周边早期不存在或仅有少量炎症细胞浸润，之后可能出现继发性的炎细胞浸润伴红细胞外溢。青斑血管病的 3 个特征性病理学改变是血管腔内血栓形成、血管内皮细胞增生和血管壁透明变性。早期，真皮浅中层血管内出现透明血栓，管壁发生轻度纤维样变性。进展阶段表现为血管壁增厚，透明样变性，可伴有血管内皮细胞水肿和增生。溃疡阶段，真皮浅层血管阻塞伴红细胞外溢。真皮乳头可出现小血管增生。陈旧皮损表现为真皮弹性纤维、胶原纤维均质化，失去正常结构，淋巴管扩张，同时伴有表皮萎缩。

中医认为，青斑血管病多由湿热下注或寒湿凝筋导致血脉瘀阻所致。患者以中青年多见，素体阳热偏盛，外感风寒湿或者热毒之邪，风性主动，善行而数变，寒性凝滞、收引，阳气阻隔，湿性重浊黏滞，郁久化热，湿热蕴蒸，导致血络损伤、脉络瘀阻而发病。初期病机以邪实为主，病久则以血瘀脉络为主。

【临床表现】

青斑血管病发病过程中，双下肢出现网状青斑、下肢远端溃疡、白色萎缩。皮损最初表现为周边伴有毛细血管扩张的紫癜性丘疹、斑块，之后出现结痂溃疡，最终形成固定的白色萎缩性星状瘢痕。溃疡的好发区域是踝关节内侧，其次是双足背。溃疡伴有疼痛，呈穿凿性，通常双侧发病，缓慢愈合，有复发倾向，具有夏季加重、冬季缓解的临床特点。

【辅助检查】

（一）一般检查

实验室检查凝血酶原基因突变、纤溶酶原激活物抑制物活性、纤溶酶原激活物活性、蛋白C和（或）S、抗凝血酶Ⅲ、脂蛋白等因素可存在异常。伴发免疫疾病的患者其抗核抗体、抗双链DNA抗体、抗可提取性核抗原抗体、抗磷脂抗体、类风湿因子等指标可明显升高。

（二）其他检查

1.组织病理检查

组织病理检查是诊断青斑血管病的"金标准"。早期：真皮血管节段性透明样变或纤维素样变性，真皮浅中层血管的管腔内出现透明血栓；真皮上层可见局部红细胞外溢；部分患者出现皮肤溃疡，溃疡处可见真皮组织缺损，真皮乳头可见增生的小血管；无明显炎症细胞浸润表现。进展期：血管腔内、管壁以及管周的纤维素样沉积持续存在，位于真皮上层及中层的血管呈增厚、透明样化改变，部分可见内皮细胞增生。

2.免疫荧光检查

在中后期，皮损内可发现免疫球蛋白IgG、IgM和补体C3的沉积，沉积部位以血管壁为主。

3.皮肤镜检查

典型皮损处的特征性表现：棕红色背景或粉白色背景，皮疹中央溃疡、棕灰色痂皮和痂皮脱落后的白色无结构区域；外侧有不规则的色素沉着包绕，同时可见以线状血管和小球状血管为主的血管模式。

【诊断】

青斑血管病尚未形成明确的诊断标准。目前可依据典型皮损表现及组织病理检查进行确诊。

1.双下肢对称部位出现红色、紫红色、紫癜性斑疹，溃疡，毛细血管扩张，网状青斑和白色萎缩等临床表现。

2.伴随穿凿性疼痛，反复发作，冬季减轻，夏季加重。

3.组织病理活检符合青斑血管病的诊断，即真皮浅层小血管血栓形成，血管壁节段性透明样变，炎细胞浸润及核尘少见。

4.排除变应性血管炎、下肢溃疡、过敏性紫癜等疾病。

【鉴别诊断】

（一）手足紫绀症

手足紫绀症是一种以手足对称性、持续性皮色紫绀为特征的末梢血管功能性疾病，多发于青少年女性。伴有局部皮肤温度下降，而四肢脉搏正常，多因寒冷而诱发，得温暖则缓解。

（二）雷诺综合征

雷诺综合征是一组因末梢动脉痉挛而引起的手足皮肤颜色间歇性变化，即苍白→紫绀→潮红→正常。多见于20～40岁女性。常于寒冷或精神紧张时发病，表现为手足皮肤出现对称性的苍白、紫绀、潮红等间歇性变化，严重时可出现手指坏死。本病以双手指最常见，亦可发于足趾，一般不累及口唇、面颊、耳等部位。

（三）结节性血管炎

结节性血管炎好发于小腿屈侧，发生疼痛性皮下结节，呈串珠样排列不破溃。组织病理呈小叶性脂膜炎改变，血管壁增厚，可有不同程度阻塞、炎细胞浸润。

（四）变应性血管炎

变应性血管炎的皮疹呈多形性，愈后可形成萎缩性瘢痕。组织病理呈白细胞碎裂性血管炎改变，无血栓形成。

（五）过敏性紫癜

过敏性紫癜皮损表现为针头至黄豆大小瘀点、瘀斑，压之不褪色。组织病理示白细胞碎裂性血管炎，直接免疫荧光管壁 IgA 沉积。

【治疗】

（一）中医治疗

1.辨证论治

（1）阳虚寒凝型

证候：皮肤呈蓝色大理石样，甚者为青紫色，遇冷尤重，伴有麻木，隐痛，紧张感，畏寒肢冷，疼痛，骨节疼痛。舌苔薄白，脉沉细。

证候分析：素体卫阳不足，复感外邪，客于脉络，寒凝血瘀而形成四肢皮肤青紫成片；寒主凝滞，畏寒肢冷，不通则痛，遇寒加重。舌脉均为阳虚寒凝之象。

治法：温阳散寒，活血通络。

方药：阳和汤加味。

熟地黄 30g，麻黄 6g，肉桂 10g，白芥子 10g，鹿角胶 10g，炮干姜 10g，制附子 10g，黄芪 30g，当归 15g，仙茅 15g，生牛膝 10g，地龙 12g，甘草 10g。水煎服。

（2）湿热下注型

证候：皮肤紫癜样斑疹，色红，肿胀，自觉灼热，剧痛，舌质红，苔薄黄腻，脉滑。

证候分析：青壮年为主，素体阳热偏盛，外湿热毒邪，湿性趋下，重浊黏滞，郁久化热，而湿热蕴蒸，导致血络损伤、脉络瘀阻而发病。

治法：清热利湿，活血化瘀。

方药：八妙通脉汤加减。

金银花 30g，玄参 30g，当归 15g，甘草 9g，苍术 15g，黄柏 12g，牛膝 12g，薏苡仁 30g，蒲公英 30g，连翘 15g，威灵仙 15g，赤芍 15g。水煎服。

（3）气虚血瘀型

证候：皮肤出现淡紫色斑纹，呈网状或树枝状，四末不温，气短乏力，面色少华，舌体胖大，舌质淡暗，或有瘀斑、瘀点，苔白，脉濡弱。

证候分析：素体阳气虚或病久耗伤阳气，阳气亏虚，不能正常推动血液运行，血行迟缓，久而出现瘀滞，发生于肌肤细小脉络，则皮肤出现网状或树枝状淡紫色斑纹；中阳不足，温煦失司，气血不能濡养四末，故四末不温；胸阳不振故气短，全身乏力；阳气不足，气血不能上荣，故面色少华；舌质淡暗，舌体胖大，或有瘀斑、瘀点，脉濡弱均为阳气不足、瘀血阻滞之象。

治法：益气通阳，活血祛瘀。

方药：补阳还五汤加减。

生黄芪 30g，当归尾 15g，赤芍 10g，川芎 10g，地龙 6g，桃仁 10g，红花 10g，党参 15g，益母草 15g，香附 15g。水煎服，日 1 剂。

（4）肾阴亏型

证候：皮肤网状青斑，伴有腰膝酸软，五心烦热，口干舌燥。舌质红，苔薄黄，脉细数。

证候分析：素体肝肾阴亏，肝失疏泄，气郁化火，搏于血脉，络脉瘀阻则见皮肤网状青斑；腰为肾之府，肾虚则腰膝酸软；阴虚火旺，津液不足则见五心烦热，口干舌燥。舌脉均为肝肾阴亏之象。

治法：补益肝肾，活血通络。

方药：二至丸加减。

女贞子 12g，旱莲草 12g，生地黄 12g，熟地黄 12g，山萸肉 10g，枸杞子 10g，杜仲 10g，当归 10g，川芎 10g，赤芍 10g，紫草 6g，柴胡 6g，黄芩 6g，甘草 6g。水煎服，日 1 剂。

2. 外治疗法

（1）涂搽疗法

①红灵酒：当归 60g，肉桂 60g，红花 30g，川椒 30g，细辛 15g，干姜 30g，75% 乙醇溶液 1000mL。

方法：棉球蘸取药液外涂皮损及疼痛部位并按摩。

作用：活血化瘀，祛风散寒，消肿收敛，止痒止痛。

②马黄酊：黄连 30g，马前子（打碎）30g，75% 乙醇溶液 300mL。

用法：外涂或湿敷患处。

作用：消炎止痛。

③复方黄柏液涂剂

方法：外涂皮损及疼痛部位，并轻柔按摩。

作用：清热解毒，消肿祛腐。

（2）针灸疗法

①毫针法

取穴：血海、足三里、复溜。

方法：施平补平泻法，针刺得气后留针 30 分钟，每日 1 次。15 次为 1 个疗程。

②穴位注射疗法

取穴：足三里、阴陵泉、三阴交。

方法：采用当归注射液、丹参注射液等，任选一种。针刺得气后，每穴推注 1 ～ 1.5mL，每 2 日 1 次。15 次为 1 个疗程。

③灸法

取穴：风市、阴陵泉、三阴交。

方法：于穴位上施雀啄灸 3 ～ 5 分钟，每日 1 次。15 次为 1 个疗程。

（二）西医治疗

1. 一般疗法

（1）稳定期：保持适当的体重，减少不必要的脂肪；避免下肢过长时间负重；戒烟；避免明显气候变化。

（2）发作期：避免运动，适当卧床休息；保持皮疹干燥，避免感染；记录疼痛变化情况，进行疼痛治疗等。

2. 药物疗法

（1）抗血栓治疗：青斑血管病常用抗血栓药物和抗纤维蛋白溶解剂。如阿司匹林、己酮可可碱、达那唑、肝素、组织纤溶酶原激活剂等。阿司匹林能够抗血小板聚集，尤其对合并抗心磷脂抗体阳性的患者效果好。己酮可可碱具有抗凝、促进纤维蛋白溶解、抑制白细胞释放炎症介质作用，能改善白色萎缩局部的血液循环。达那唑是一种促性腺激素抑制剂，可以溶解纤维蛋白，通过纤溶和抗凝两条途径，阻止微血管内血栓形成。利伐沙班作为新型的抗凝剂用于青斑血管病的治疗，可以有效地改善疼痛症状，预防血栓形成。

（2）免疫调节疗法：对于合并免疫性疾病的患者，在抗凝治疗的同时，可应用免疫调节疗法，如糖皮质激素、雷公藤、四环素族药物和氨苯砜等。糖皮质激素和雷公藤发挥免疫抑制和抗炎作用，四环素族药物和氨苯砜发挥抑制白细胞趋化作用和抗炎作用。

（3）药物局部治疗

①多磺酸黏多糖乳膏：作用于血液凝固和纤维蛋白溶解系统而具有抗血栓形成作用，能抑制蛋白酶和透明质酸酶在组织中的扩散，促进局部血液循环。可用于青斑血管病的瘀点、瘀斑样皮疹。

②庆大霉素：杀灭疮面细菌，控制或预防局部感染，加快局部炎症吸收，促进疮面愈合。青斑血管病的溃疡处可用生理盐水庆大霉素纱布湿敷。

3. 物理疗法

长波紫外线 UVA 照射、高压氧治疗、加压疗法等。

【预防与调护】

1. 调节情志，保持心情舒畅。

2. 锻炼身体，提高机体免疫力；急性期时注意卧床休息，以减轻疼痛。

3. 清淡饮食，忌服油腻肥甘、辛辣之品；严格戒烟，控制体重。

4. 做好下肢护理，每日检查下肢皮肤变化，保持皮肤干燥清洁，避免磕碰，如出现破溃及时就医处理。

（张玥）

第十三章

其他动脉疾病

第一节　红斑肢痛症

【概述】

红斑肢痛症（erythromelalgia）是一种以肢端皮肤红、肿、热、痛为特征的局限性阵发性肢端血管扩张性疾病。本病是少见病，手足均可累及，但以双足为主。临床主要表现为手足局部发作性的红、肿、痛、热。发作时皮肤呈潮红色，多有烧灼感或刺痛、感觉过敏，局部皮肤温度明显升高，多汗。本病可属中医"血痹""热痹"等范畴。

【病因病机】

红斑肢体痛症有原发性和继发性之分。现在普遍认为原发性红斑肢痛症是一种常染色体显性基因遗传病，其易感基因在染色体 2q31-32 上，这为进一步研究其致病机制及治疗提供了依据。研究发现，其突变基因为 SCN9a，在原发性红斑肢痛症患者中已报道了 20 多种 SCN9a 突变。继发性红斑肢痛症主要继发于真性红细胞增多症、甲状腺功能亢进、系统性红斑狼疮、类风湿关节炎、恶性贫血及血栓闭塞性脉管炎等自身免疫性疾病。还可继发于多发性硬化脊髓疾病、糖尿病、艾滋病、一氧化碳中毒、心力衰竭、高血压、痛风以及轻型蜂窝织炎等疾病。

红斑肢痛症的发病机制尚未明了，一般认为与血管舒缩神经中枢或自主神经功能紊乱有关，也有人认为是在痉挛的毛细血管和扩张的动脉之间发生血管舒缩协调功能障碍，亦有人认为皮肤毛细血管的血压升高和皮肤对温热过敏以及某些致热物质增多而引起。

还有人认为可能与某些原因使血中血清素浓度增高有关，少数患者还有家族因素。目前多认为，红斑肢痛症是在某些原因作用下，血管的神经体液调节机制紊乱引起毛细血管前动静脉短路开放过多，使局部皮肤动脉血增加，血管张力增高，刺激临近的神经末梢从而引起特征性烧灼感，红肿、热痛。

中医文献中对于该病无完全相应的病名记载，但在《素问·逆调论》中载"人有四肢的热，逢风寒如炙如火者"，《疡医大全·奇病部》载有"人脚板中色红如火，不可落地……故经岁经年不愈"，《诸病源候论·时气病诸候》载"夫热病攻手足，及人五脏六腑井荥俞皆出于手足指，今毒气从脏腑而出，循于经络，攻于手足，故手足指皆肿赤焮痛也"的描述，这些与本病症状基本相符。中医认为，本病多由寒邪内侵，凝于脉络，郁久化热，气血运行不畅，久至气血瘀滞，脉络不通，不通则痛，湿热外蒸肌肤，出现皮肤灼热潮红。由此可以看出，湿、热、瘀为本病基本病理因素，湿热内郁、气血凝滞为其主要病机。

【临床表现】

本病发病多缓慢，多见于年轻人，男子的发病率高于女子两倍；手足均可被侵犯，以足为多见主，常对称性发病。指（趾）端发病，皮温高出其他指（趾）3～5℃。此病的典型症状：手足局部红、肿、热、痛，发作时皮肤呈潮红色，多伴有难以忍受的刺痛或烧灼感，皮肤感觉过敏，局部发热，皮温明显升高，多汗。常由运动或温度变化诱发。受热、环境温度升高，运动、行立、足下垂或对患肢的抚摸均可导致临床发作或症状加剧；静卧休息，抬高患肢，患肢暴露于冷空气中或浸泡于冷水中可减轻或缓解。患者病情常进行性恶化，为缓解疼痛，必须将患肢长时间浸在冰水中或暴露在寒风中，导致冻伤、溃疡、感染、坏疽。

【辅助检查】

临床中发现，多数病例中血流变学检查显示全血黏度或血浆黏度多项指标偏高。部分患者血小板计数超过 $400×10^9$/L。

【诊断】

根据红斑肢痛症的特征性临床表现，诊断并不困难，观察 1 次发作或激发试验阳性，即可确诊。治疗试验如口服阿司匹林而获缓解，亦可帮助诊断。其诊断要点如下。

1. 任何年龄均可发病，以青壮年多见，多在气温突然下降、受寒或长距离行走后急性发病。

2. 主要侵犯手足部，尤以两足最常见。

3. 发作时表现为一侧或双侧肢体远端（手、足）的烧灼样疼痛或刺痛，局部皮肤发红、皮温升高，肿胀，出汗。

4. 表现为阵发性发作，可持续数分钟或数小时，甚至数日。发作大都在夜间。

5. 局部受热、运动、长久站立或肢体下垂均可诱发或加剧疼痛；休息、冷敷或将患肢抬高，可使症状缓解以至消失。

6. 患肢动脉搏动增强。久病后可有肢端感觉减退，指甲弯曲增厚，甚至肌肉萎缩。

【鉴别诊断】

（一）红皮病

本病是一种综合征，多发生于湿疹或湿疹样疾病。常见于用肾上腺皮质激素治疗以后反复发作的疾病，如肿瘤、慢性炎症和肝病等均可并发。其特点是手掌或跖底皮肤细嫩、潮红，可能有感觉过敏和轻度疼痛，但局部温度不高，在热水中有舒适感觉。

（二）自主神经痛

本病包括交感神经和含有自主神经纤维的神经病变，各种急慢性炎症、风湿病、变态反应、维生素缺乏、内分泌疾病、中毒、寒凉和局部损伤等引起的感染性神经炎或多发性神经炎。此类疾病的临床表现比较复杂，多以疼痛和自主神经紊乱为主，血管痉挛时皮温低、皮色苍白。

【治疗】

治疗红斑肢痛症应该首先确定是原发性还是继发性。继发性红斑肢痛症有原发疾病，应注意积极治疗原发疾病。原发疾病得到有效控制后，临床红、肿、热、痛的症状往往会得到迅速缓解。临床上大多针对不同病例不同时期，采取以一种治疗方法为主、多种治疗方法结合的手段才得以取得较好效果。

（一）中医治疗

1. 辨证论治

（1）风湿热痹型

证候：起病较急，局部肌肤红肿疼痛，灼热感明显。皮肤潮红，伴恶风，患肢多汗，唇干，舌红苔薄黄，脉浮数。

证候分析：起病初期，风湿热邪入络，营卫不和，故见恶风，患肢多汗；热为阳邪，故见皮色潮红，灼热；肌肤肿胀为湿阻之征，脉络为邪气所阻，不通则痛。舌脉皆为风湿热邪痹阻脉络之象。

治法：清热疏风，宣通气血。

方药：白虎加桂枝汤加减。

生石膏 30g，忍冬藤 30g，桑枝 30g，知母 12g，桂枝 12g，川芎 12g，赤芍 12g，秦艽 12g，防己 12g，苍术 10g，木瓜 10g，甘草 10g。水煎服。

（2）湿热下注型

证候：下肢肤色嫩红，肿胀，偶有水肿，自觉灼热，剧痛，遇热痛剧，胸闷，纳呆，便溏，舌质红，苔黄腻，脉滑数。

证候分析：湿热下注，故病发下肢；湿盛则下肢肿胀；热盛则皮肤灼热、嫩红；湿热中阻，则胸闷纳呆，便溏；湿热蕴阻血脉，不通则痛。舌质红，苔黄腻，脉滑数均为湿热之象。

治法：清热利湿，活血化瘀。

方药：八妙通脉汤合三物黄芩汤加减。

金银花 30g，玄参 30g，当归 20g，甘草 10g，苍术 15g，黄柏 12g，怀牛膝 10g，薏苡仁 30g，生地黄 30g，苦参 15g，黄芩 15g。水煎服。

（3）血热炽盛型

证候：患肢皮肤鲜红，遇热加重，喜泡凉水，口渴，便秘，溲赤，舌质红绛，苔黄，脉洪数。

证候分析：热邪客于血脉而致血热，故皮肤鲜红；热盛则皮肤灼热，遇热加重；热壅血脉，不通则痛；热盛伤津，则口渴，便秘，溲赤。舌质红绛、苔黄、脉洪数均为血热之象。

治法：清热解毒，凉血化瘀。

方药：黄连解毒汤合犀角地黄汤加减。

水牛角 30g（锉粉冲服），生地黄 30g，赤芍 12g，牡丹皮 9g，黄芩 9g，黄连 9g，黄柏 9g，栀子 9g，玄参 20g，当归 20g，丹参 20g，延胡索 15g。水煎服。

（4）脉络瘀阻型

证候：发病日久，肢体痛剧，痛如针刺，固定不移，夜间尤甚，皮肤暗红，肢端皮肤、指甲变厚或溃疡，舌质紫暗，有瘀斑，脉弦细。

证候分析：久病入络，气血运行不畅而致血瘀，故皮色暗红；经脉瘀阻，不通则痛；血瘀阻络，营血不荣四末，故见肢端皮肤指甲变厚、溃疡。舌质紫暗、有瘀斑，脉弦细均为血瘀之象。

治法：活血化瘀，通络止痛。

方药：血府逐瘀汤加减。

当归 12g，生地黄 12g，桃仁 12g，红花 9g，枳壳 9g，赤芍 12g，柴胡 10g，甘草 6g，川芎 10g，牛膝 9g，苍术 12g，党参 15g，鸡血藤 20g。水煎服。

2. 外治法

（1）中药溻渍

芒硝 50g，寒水石 30g，桑枝 50g，忍冬藤 40g，黄柏 20g，苏木 30g。水煎，冷敷局部。

（2）针刺治疗

①体针疗法：病变在下肢，取足三里、三阴交、太冲等穴；病变在上肢，取合谷、内关、曲池等穴。泻法留针30分钟，1次/天，连续6天。

②耳针疗法：选交感、皮质下、神门、心等耳穴，用脉冲电流刺激，每次30分钟，1～2次/天。并可用王不留行籽贴压耳穴（同上耳穴点），每天加压2～3次，每次2～4分钟，10次为1个疗程。耳针有调节神经功能和缓解疼痛的作用。

（二）西医治疗

1. 药物治疗

目前临床上多采用对症支持治疗，常用药物有阿司匹林、5-羟色胺受体抑制剂、前列腺素、三环类抗抑郁药、钙通道拮抗剂、β受体阻滞剂、抗心律失常药（阻断快速钠通道药如利多卡因、美西律）、加巴喷丁、氯硝西泮以及B族维生素药物营养神经等治疗。

2. 物理疗法

可用超声波、超短波、紫外线照射的方法进行治疗。作用机制：一是紫外线对患者皮肤有消炎消肿作用；二是会引起神经纤维可逆性的变性刺激生物大分子物质合成与释放，从而调节自主神经系统。

3. 手术治疗

目前，国内外开展的手术治疗红斑肢痛症的报道较少。采用胸腔镜胸交感神经切除术或者腰交感神经介入治疗，在一定程度上可以缓解患者下肢麻木，减轻疼痛。

4. 其他疗法

除上述治疗方法外，可能的治疗方法还有封闭治疗、基因治疗等。但编者未找到近年来封闭治疗相关的文献。目前，基因治疗方法正在研究之中，尚没有基因治疗红斑肢痛症的成功先例。

【预防调护】

急性期患者应禁食辛辣刺激性食品，注意营养卫生，可采取局部冷敷或将肢体置于冷水中以减轻疼痛症状；缓解后应适当加强肢体锻炼，同时应避免任何会引起局部血管扩张的刺激。

（一）防寒保暖

寒冻可以加重肢体缺血，使病情恶化。患肢保暖可以缓解血管痉挛，改善肢体血液循环。在肢体严重缺血时，忌用热疗（电热、蜡疗等），以防加速坏疽发生。

（二）防止外伤

缺血肢体的组织修复能力和抗感染能力降低，轻度损伤也常造成肢端感染、溃疡或坏疽的发生，所以，任何不当的外治疗法如修甲、乱用针刺、封闭、膏药、烫伤等，均可使病情恶化。

（三）情志调理

精神紧张、恐惧和情绪激动等情志因素，均可使脏腑功能紊乱，营卫气血运行失调，经络瘀滞，加重血管痉挛，影响肢体血液循环。所以，加强心理治疗与护理，调节情志，对疾病的康复有积极意义。

（四）功能锻炼

患者因肢体疼痛、坏疽而长期卧床，导致下肢关节僵硬，活动功能障碍，肌肉萎缩。缓慢行走能促进肢体血液循环，改善缺血状况，恢复关节运动功能，尤其适用于早期和恢复阶段的患者。肢体位置运动锻炼可以促进患肢血液循环，方法是取仰卧位，患肢抬高45°，1～2分钟后坐起，将患肢垂于床边2～5分钟，反复练习，每日数次。长期坚持锻炼，可以取得一定的疗效。

（王彬）

第二节　雷诺综合征

【概述】

雷诺综合征（raynaud's syndrome）是一组因末梢动脉痉挛而引起的手足皮肤颜色间歇性变化，即苍白→紫绀→潮红→正常，也称雷诺现象（raynaud phenomenon）。多见于20～40岁女性。临床特点：常于寒冷或精神紧张时发病，表现为手足皮肤出现对称性苍白、紫绀、潮红等间歇性变化，一般以双手指最常见，亦可发于足趾、口唇、面颊、耳等罕有累及。单纯由血管痉挛引起，无潜在疾病者，称为雷诺病，病情往往稳定；血管痉挛伴随其他系统疾病者称为雷诺综合征，病情较为严重，可以发生手指坏疽。近年来的临床观察和研究表明，大多数患者都伴有其他系统性疾病，目前国际上趋向于统称为雷诺综合征。本病属中医"脉痹""寒痹"等范畴。

【病因病机】

本病的发病原因迄今未明，但多数学者认为与寒冷刺激、情绪波动、精神紧张和内分泌功能紊乱、中枢神经功能失调、交感神经功能亢进、血中肾上腺素与去甲肾上腺素升高及遗传有关。患者对寒冷极为敏感，寒冷地区的发病率较高。发病早期，每于寒冷季节发作频繁；到了晚期，由于末梢动脉痉挛临界温度升高，在夏季阴雨天也会出现皮色改变。局部温度降低（如冷水试验）也可诱发手的皮色变化。这说明寒冷与本病的发生关系密切。Raynaud认为，患者血管神经功能极不稳定，是细小动脉容易痉挛的一个因素，病情严重时情绪波动、精神紧张就会诱发，此即神经起因学说。此病女性患者占60%～90%，病情常在月经期加重，妊娠期减轻；有学者用丙酸睾酮、甲基雄烯二醇和甲状腺素治疗，可使症状获得缓解，提示内分泌紊乱与此病的发生有某些联系。患者血液循环中，肾上腺素与去甲肾上腺素的含量增高，呈交感神经功能亢奋状态，临床应用交感神经阻滞药物后，雷诺症状可缓解。患者常有家族史，提示本病与遗传有关。血液黏滞性增高亦可能是本病的诱因。

并发雷诺综合征的疾病以结缔组织病居多，占60%～70%。常见的原发病有结缔组织病，如硬皮病、系统性红斑狼疮、类风湿关节炎、皮肌炎、结节性动脉周围炎、白塞病等；血管系统疾病，如血栓闭塞性脉管炎、动脉硬化闭塞症、胸廓出口综合征等；神经系统疾病，如末梢神经炎、进行性肌萎缩、交感神经炎、脊髓空洞症、外伤性神经痛、腕管压迫综合征等；化学药物中毒，如麦角中毒，铅、亚硝酸、水银中毒等。雷诺综合征还偶见于以下疾病：冷球蛋白血症、真性红细胞增多症、阵发性血红蛋白尿、高黏滞血症、甲状腺病、肾上腺肿瘤、卵巢功能异常、溃疡性结肠炎、骨髓增生性疾病、冻伤、战壕足、浸渍足、各种外伤、打字员和钢琴家手指振动伤等。其中，硬皮病并发雷诺综合征的发生率最高，90%以上的硬皮病患者迟早会出现雷诺综合征，所以雷诺现象成为硬皮病主要诊断标准之一。

在寒冷刺激或精神兴奋等因素作用下，末梢动脉痉挛和血流量显著减少，指（趾）皮肤呈现苍白色，甚至会出现"死指"现象；当动脉痉挛缓解而细小静脉仍处于痉挛时，血流缓慢，血液在乳头血管内淤滞，氧含量降低，皮肤呈紫绀色；当寒冷等因素消失时，手指血管呈一时性反应性扩张而充血，皮肤呈潮红色，之后恢复正常肤色。本病早期，指（趾）动脉功能性痉挛，并无器质性改变；后期，动脉内膜增厚，弹性纤维断裂及中层增厚，导致动脉腔狭窄和血流量减少。少数可继发血栓形成，管腔闭塞，局部组织发生营养障碍性改变，指（趾）端溃疡或坏死。本病的病理生理学变化是神经系统功能紊乱和末梢动脉痉挛。

中医认为，气虚血瘀、阳虚寒盛是本病发病的主要因素，而情志刺激和寒邪乘袭为发病的重要条件。因为气为血之帅，气行则血行，气虚血行不畅而发生瘀滞，正如清代王清任曰："元气既虚，必不能达于血管，血管无气，必停留而瘀。"瘀血阻络则发本病；素体阳虚，寒自内生，寒胜则血凝涩，血流不畅而发；情志刺激导致人体肝气郁结，阴阳失调，气血不和，经脉阻塞，脏腑功能紊乱，其中以郁怒为最，郁怒则气机阻滞，脉络血瘀而诱发本病；寒为阴邪，《素问·举痛论》曰："寒气入经而稽迟，泣而不行。"寒邪外淫经络，令血凝涩而不流，内外合邪，则络脉气血瘀阻而发病。

气郁日久，郁而化热，或寒邪日久，从阳化热，热盛肉腐，故发生溃疡、坏疽。

本病属本虚标实之证，气虚、阳虚为本，气滞、血瘀为标，"虚""瘀""寒"是本病的主要病理特点，瘀血阻络是主要发病机制。

【临床表现】

雷诺综合征多发生在双手，足趾发病者少见，耳郭、鼻尖、唇皮肤苍白或紫绀者偶见。在寒冷季节频繁发作，症状明显，持续时间长，而在温热季节则发作较少。如果病情较重，即使在夏季阴雨天气也发作。

当寒冷刺激、情绪激动及精神紧张时，手指皮肤出现苍白和紫绀，指端可有麻木、发凉、刺痛和感觉迟钝，经保暖后，皮色变潮红，有温热和胀感，继而皮色恢复正常，症状也随之消失。受累手指常呈对称性，皮色变化多按4、5、3、2指顺序发展，拇指因肌肉较多、血液供应比较丰富而很少受累，皮色变化先从末节开始逐向掌部发展，但很少超过腕部。有些患者缺乏典型的间歇性皮色变化，特别是晚期患者，在发作时仅有苍白或紫绀。严重病例的指端皮肤出现营养障碍，如皮肤干燥，肌肉萎缩，指甲脆裂，甲周易感染。当指动脉狭窄或闭塞后，指端出现浅在性溃疡和小面积坏疽，且伴有剧烈疼痛，溃疡愈合后遗留点状皮肤瘢痕。据报道，指端动脉的器质性变化与病情轻重及病程长短有关。如2～5年，指（趾）动脉闭塞的概率为11%，溃疡形成的概率为1.5%；5～10年以上分别为10%、3%；10年以上分别为36%、3%。

雷诺综合征患者多有自主神经功能紊乱症状，如易兴奋、感情易冲动、多疑郁闷、失眠多梦等全身症状，以及有原发病的临床表现。

【辅助检查】

（一）一般检查

包括血尿常规、血沉（ESR）、类风湿因子（RF）、抗链球菌溶血素O抗体（ASO）、抗核抗体（ANA）、C反应蛋白（CRP）、免疫球蛋白、补体水平、血清蛋白电泳、冷球蛋白、可提取核抗体、抗dsDNA抗体（系统性红斑狼疮的特异性抗体）、抗着丝点抗体（系统硬皮病的特异性抗体）、抗Scl-70抗体（进行性系统性硬化症的特异性抗体）、抗RNP抗体（对混合性结缔组织病有特异性）等有助于原发病的诊断。手部X线检查有利于类风湿关节炎的诊断。食管钡餐造影有利于硬皮病诊断。测定上肢神经传导速度有助于发现腕管综合征等。

（二）特殊检查

1.光电容积描记法

通过光电容积描记法测定指动脉压力，如指动脉压力低于肱动脉压5.33kPa（40mmHg），应考虑有动脉阻塞性病变。手指光电容积脉波描记图形显示，指动脉波幅低平，弹力波和重搏波不明显或消失；将双手浸入30℃左右温水中，然后描记图形可恢复正常。这是指动脉痉挛的典型表现。

2. 数字减影动脉造影

上肢动脉造影可以了解指动脉及其近端动脉的情况，有助于确诊。造影可见指动脉管腔细小、迂曲，晚期病例有指动脉内膜不规则、狭窄或阻塞。此法目前尚不能作为常规检查。

3. 甲皱微循环检查

患者在间歇期与发作期的不同阶段，微循环变化均有所不同，非发作期轻症患者可无异常所见。轻者有微血管袢迂曲、扭转、异形（呈多形性改变），偶见轻微的颗粒样血细胞聚集；重者毛细血管周围有散在红细胞渗出，偶见小出血点，管袢内血流缓慢、淤滞，如为结缔组织病引起的雷诺综合征，可见袢顶显著膨大或微血管口径极度扩张形成"巨型管袢"，管袢周围有成层排列的出血点。甲皱微循环检查有助于区分雷诺综合征是原发性的还是继发性的。

4. 热敏电阻探头测定手指温度

根据患者手指温度恢复时间来估计手指血流情况，这也是估计治疗效果和确立诊断的客观依据。

【诊断】

详细地询问病史，结合规范的体格检查可明确雷诺综合征的诊断。同时应进一步做相关的实验室检查以确立有无原发病。

（一）询问病史

雷诺综合征好发于 20 ～ 40 岁女性。典型的雷诺综合征发作，表现为肢端皮肤规律性的颜色变化，由苍白→紫绀→潮红→正常；病变多呈对称性。通过询问，了解患者发病年龄及有无寒冷刺激、情绪激动等诱发因素，以及病变部位。

（二）体格检查

冷水试验、握拳试验可诱发雷诺现象出现，有助于明确诊断。

【鉴别诊断】

（一）手足发绀症

此病多见于女性青春期，呈持续性手套和袜套区皮肤弥漫性紫绀色，无间歇性皮色变化。冬天重、夏季轻，下垂重、上举轻。皮肤细嫩，皮温低，易患冻疮。一般到 25 岁左右自然缓解。肢体动脉搏动良好。

（二）冻疮综合征

本病多发于温度低湿度大的地区，尤其在初冬和初春季节，以儿童和青少年女性多见。好发部位在双手、双足、耳、鼻尖。冻疮患者对寒冷敏感，初期手背皮肤红肿，继而出现紫红色界线性小肿块，疼痛，遇热后局部充血，灼痒，甚而出现水疱，形成溃疡，愈合缓慢，常遗留萎缩性瘢痕。本病常连年复发。

（三）网状青斑症

可发生于任何年龄，以女性多见。发生部位多在足部、小腿和腹部，也可累及上肢、躯干、面部。皮肤呈持续网状或斑状紫红色花纹，寒冷或肢体下垂时青紫斑纹明显，温暖或患肢抬高后青紫斑纹减轻或消失。肢体动脉搏动良好。

（四）冷球蛋白血症

本病是一种免疫复合物病。约15%患者以雷诺综合征为首发症状，主要表现有皮肤紫癜，为下肢间歇发作的出血性皮损，消退后常留有色素沉着，严重者在外踝部形成溃疡，少数可有肢端坏疽，溃疡也见于鼻、口腔、喉、气管黏膜及耳。约70%患者有关节痛，50%患者有肾损害，其次有肝脾肿大、神经系统损害等。实验室检查血中冷球蛋白增高、C3补体降低，RF阳性，丙球蛋白增高等。

（五）腕管综合征

本征由正中神经在腕管内受压迫而引起，主要表现是手指烧灼样疼痛，活动患手后，手指麻木可解除，手指痛觉减退或感觉消失，鱼际肌肉萎缩。但无间歇性皮肤颜色改变，无对称性。

【治疗】

早期治疗，减少诱发因素，积极治疗原发病是治疗雷诺综合征的关键。

（一）中医治疗

1. 辨证论治

辨病与辨证相结合，针对患者"虚""瘀""寒"等病理特点，早期治疗以温阳、益气、行气为主；后期出现溃破、坏死，治疗以清热解毒为主。活血化瘀贯穿治疗疾病的始终。通常将本病分为三型辨证论治。

（1）阴寒型

证候：双手（足）发凉、怕冷，呈苍白色，继而青紫，受寒冷即刻引起发作，冬季加重，舌质淡，苔薄白，脉弦细。

证候分析：素体阳虚，骤受寒冷，寒凝血脉，经脉痹阻，阳气不达四末，故双手足发凉、怕冷，呈苍白色；血瘀于脉络之中，故现青紫；冬季寒邪益甚，故症状加重。舌质淡，苔薄白，脉弦细为寒凝血瘀之象。此型见于较早期的患者。

治法：温经散寒，活血化瘀。

方药：阳和汤加味。

熟地黄30g，炙黄芪30g，鸡血藤30g，党参15g，当归15g，干姜15g，赤芍15g，怀牛膝 15g，肉桂 10g，白芥子 10g，麻黄 6g，熟附片 10g，炙甘草 10g，鹿角霜 10g（冲），地龙 6g。水煎服，日 1 剂。

（2）血瘀型

证候：双手（足）青紫为主，发凉、胀痛，手指瘀肿，遇寒加重。舌质绛或有瘀斑、瘀点，脉弦涩。

证候分析：气血瘀滞，血行不畅，瘀血停聚于肌肤脉络之中，故肢体青紫、发凉、胀痛；受寒冷侵袭，寒凝血瘀更甚，故症状加重；瘀血留滞肢末，故手指瘀肿。舌质绛或有瘀斑、瘀点，脉弦涩均为血瘀之象。此型多见于中、晚期的患者。

治法：温通活血，祛瘀通络。

方药：丹参通脉汤。

丹参 30g，黄芪 15g，当归 30g，赤芍 30g，鸡血藤 30g，桑寄生 30g，牛膝 15g，川芎 15g，郁金 15g。水煎服。

（3）湿热型

证候：手指或足趾发生溃疡、坏疽，红肿疼痛，舌质红，苔黄腻，脉滑数。

证候分析：病程日久，气郁化热，或寒邪从阳化热，热盛肉腐，故手指或足趾溃疡、坏疽；湿热蕴结，故红肿疼痛。舌质红，苔黄腻，脉滑数为湿热之象。此型见于肢体溃疡继发感染者。

治法：清热利湿，活血化瘀。

方药：八妙通脉汤加减。

金银花 30g，玄参 30g，当归 20g，甘草 10g，苍术 15g，黄柏 12g，怀牛膝 10g，薏苡仁 30g，赤芍 15g，连翘 10g，板蓝根 30g。水煎服，日 1 剂。

若气虚者，加黄芪、黄精益气；肾阳虚者，加淫羊藿、补骨脂、肉苁蓉温肾助阳；寒重者，加熟附子、桂枝、干姜、细辛温经散寒；气滞者，加郁金、香附、陈皮等开郁理气；血瘀重者，加三棱、莪术、制乳香、制没药、王不留行祛瘀通络；发生于上肢者，加姜黄、桑枝；发生于下肢者，加牛膝、独活。

2. 中成药

（1）四虫片：10 片，每日 3 次，口服，连服 3～6 个月。本药具有活血祛瘀、解痉止痛的作用，适用于雷诺综合征各种类型的患者。

（2）活血通脉片：10～20 片，每日 3 次，口服，连服 3～6 个月。本药具有活血化瘀、通络止痛的作用，适用于雷诺综合征各种类型的患者。

（3）花栀通脉片：10 片，每日 3 次，口服，连服 3～6 个月。本药具有清热活血、化瘀止痛的作用，适用于雷诺综合征湿热型的患者。

3. 外治疗法

（1）熏洗疗法：改善阴寒证应用温络通（回阳止痛洗药），治疗血瘀证应用活血止痛散或脉络通，治疗湿热证脓性分泌物较多者应用解毒洗药，每日 2 次，每次 20 ～ 30 分钟，1 个月为 1 个疗程。患肢血运较差者，熏洗时水温不宜超过 40℃。中药熏洗疗法可以缓解肢端动脉痉挛，改善血液循环，同时具有解毒消肿、加速坏死组织脱落、促进创面愈合的作用。熏洗治疗后一定注意患肢保暖，避免疾病发作。

（2）疮面换药：肢端有溃疡、坏疽者，应用大黄油纱布或生肌玉红油纱布换药，每日或隔日 1 次，直至创面愈合。

（3）针灸疗法：上肢取曲池、外关、内关、合谷；下肢取足三里、阴陵泉、阳陵泉、三阴交。针刺以强刺激手法，留针 15 ～ 30 分钟。可加灸法。每日 1 次，15 ～ 30 次为 1 个疗程。亦可配合耳针，取心、肾、皮质下、交感、内分泌等穴位，强刺激，留针 15 ～ 30 分钟，每日 1 次，15 ～ 30 次为 1 个疗程。

（4）穴位注射疗法：上肢取曲池、尺泽、外关、内关；下肢取足三里、三阴交、绝骨、血海等。药用丹参注射液 2mL，取患肢 2 个穴位，轮流注射，每日 1 次，30 次为 1 个疗程。

4. 静滴中药制剂

（1）疏血通注射液：6mL，加入 5% 葡萄糖或 0.9% 氯化钠溶液 250mL 静脉滴注，15 日为 1 个疗程。

（2）丹参注射液：20mL，加入 5% 葡萄糖或 0.9% 氯化钠溶液 250mL 静脉滴注，15 日为 1 个疗程。

（3）血塞通：0.4mg，加入 5% 葡萄糖或 0.9% 氯化钠溶液 250mL 静脉滴注，15 日为 1 个疗程。

（二）西药治疗

1. 血管扩张药物

（1）贝前列素钠片：每次 20μg，3 次 / 天，口服。

（2）2% 硝酸甘油软膏：涂擦患肢 4 ～ 6 次 / 天。

2. 镇静安神药

针对精神紧张者，可酌情应用地西泮、艾司唑仑等药物。

（三）手术疗法

经中西医结合治疗无效者，可考虑手术治疗。其手术指征：①经过足够剂量和疗程的药物治疗或其他治疗仍无效者；②病程大于 3 年者；③症状严重，影响生活和工作，或出现远端组织缺血坏死者；④经免疫学检查证明无免疫学异常者；⑤患者及其家属认可可能出现的结果者。如胸（腰）交感神经切除术、指（趾）神经末梢切除术、动脉重建术、血管内神经阻滞术等。

【预防与调护理】

（一）调畅情志，注意患肢保暖

本病患者多情绪易激动，精神易紧张。对患者加强心理疏导，使其精神愉悦，心态平和，避免和消除情绪激动和不必要的精神紧张，减少雷诺综合征的诱发。另外，细心向患者说明，注意患肢保暖，避免寒冷刺激，尤其是冬季，尽量避免在寒冷环境中逗留过久。

（二）绝对戒烟

吸烟可引起血管痉挛，加重病情。患者应严格彻底戒烟和避免被动吸烟。

（三）积极治疗原发病

原发性雷诺综合征患者经过早期治疗，可以控制病情，甚至有治愈的可能。继发性雷诺综合征患者应积极针对原发病的治疗。

（刘政、周超）

第三节 手足紫绀症

【概述】

手足紫绀症（acrocyanosis）指因双手足皮肤小血管痉挛引起的持久的无痛性对称性发绀。本病又名肢端青紫症、手足窒息症、手足发绀等，是一种原因未明、手足皮肤呈紫绀色的末梢血管功能性疾病。本病多见于青春期女性，至中年以后可自然缓解，男性患者较少，精神异常的患者中发病率较高。临床表现为手足部皮肤颜色呈持续性均匀的青紫色，伴手足皮肤温度下降、潮湿等，且这些症状不受周围环境温度的影响，即无论冬夏总是存在，但寒冷时更为显著。本病相当于中医"四肢厥寒""四肢逆冷""痹证""厥证"等的范畴。

【病因病机】

手足紫绀症是原因不明的手足末梢血管调节功能障碍性病变，目前发现与以下因素有密切关系：①内分泌功能失调；②交感神经失调，血管神经运动中枢功能失调；③患肢较小的血管缺陷；④血液黏稠度变化；⑤遗传因素、神经功能紊乱；⑥寒冷。

手足紫绀症的发生可能是在内分泌功能失调和血管神经中枢紊乱的情况下，常温时皮肤的细小动脉（毛细血管前小动脉）处于持续痉挛状态，而毛细血管和小静脉则持续扩张，血流缓慢，血中还原血红蛋白增加，加之体温散失过多，所以皮色紫绀，皮温极低。毛细血管显微镜观察到毛细血管襻扩张、迂曲、血流缓慢，呈淤血状态。病理变化为皮肤真皮上部毛细血管增生，组织水肿，真皮纤维化和小动脉壁增厚。

早在《黄帝内经》即有手足紫绀症临床表现的相关记载。《素问·厥论》曰："气因于中，阳气衰，不能渗营其经络，阳气日损，阴气独在，故手足为之寒也。"认为本病乃阳气虚衰导致。《素问·五脏生成》中记载"卧出而风吹之，血凝于肤者为痹"，认为本病亦属于"痹证"范畴。汉代张仲景《伤寒杂病论》中即有"手足厥逆，脉细欲绝者，当归四逆汤主之"。隋代巢元方《诸病源候论·虚劳四肢逆冷候》中记载："经脉所行，皆起于手足。虚劳则血气衰损，不能温其四大，故四肢逆冷也。"中医认为本病由于先天禀赋不足，加之外寒侵袭，寒凝肌肤，经络瘀阻而发；或肝郁气滞，阻塞气机，气血凝滞，发于肌肤；或素体阳虚，四末阳气不足，不能温煦四肢，经络不畅而发为本病。

【临床表现】

临床上主要表现为四肢末端，特别是双侧手套区或鞋袜区皮肤呈持续、均匀、对称性紫绀，皮温明显降低，以手部为重。其他部位的皮色正常。个别病例甚至唇、颊、颏或鼻部亦可发生。症状在寒冷环境、寒冷季节和肢体下垂时加重，在温暖环境、温暖季节和肢体上举时减轻，但通常不完全消失。用手连续按摩手足背部皮肤，皮色可短时间恢复正常。局部加压后可产生白色斑点，消退缓慢。皮肤温度降低，而患肢脉搏正常。伴有手足多汗，抚之有湿冷感，有的患者可有短暂麻木或感觉异常。严重者，在寒冷天气时，手部会有轻度浮肿，且易发生冻疮，又可伴发网状青斑及红绀病。如连年冻疮，手背皮肤出现慢性冻疮特有的临床表现，如团块状硬结，色素沉着，冷时疼痛，热时瘙痒，甚而出现溃疡和愈后瘢痕等。患者常因此而就医。患者多全身畏寒，纤细瘦弱。个别患者并发关节炎、肢端肥大症、卵巢功能不良等。不发生营养障碍性改变，也无溃疡和坏疽的发生。

【辅助检查】

（一）组织胺试验
组织胺试验可为阳性，表现为指趾皮肤呈光斑和条纹状。

（二）冷刺激试验
冷刺激试验可为阳性，表现为手足经冷水或者冷风刺激后，手足紫绀疼痛加重。

（三）甲皱循环检查
甲皱微血管襻普遍明显扩张充血，输入支、输出支口径趋于相等，管襻内血细胞聚集明显，血色暗红微蓝，血流缓慢。汗腺导管由正常0～2条/甲皱，增至3～20条/甲皱，其开口处沥见汗滴。

【诊断】

临床表现主要为常温下持续出现手和（或）足的皮肤均匀青紫，寒冷环境中加重，温热环境中减轻，但通常不完全消失，常伴有手指肿胀或麻木、僵硬或局限性压痛，多发于青少年女性。患肢皮肤温度降低，而脉搏正常。无杵状指或心脏杂音，无慢性胸、肺疾病即可诊断。

【鉴别诊断】

（一）雷诺综合征

手足紫绀症与雷诺综合征均多发于青年女性，但两者皮色改变不同。雷诺综合征患者发作时，双手皮肤呈典型的皮色间歇性三相变化，即苍白、青紫、潮红，无湿冷汗出；恢复时，除手足发凉外，无其他症状，与体位变化无关，故两者可以鉴别。

（二）红斑性肢痛症

红斑性肢痛症的肢体颜色可为红、青紫，颜色与手足紫绀症并不完全相同，且前者伴有皮肤温度升高，并喜凉怕热，而后者却肢冷，皮温降低。

（三）慢性冻疮综合征

慢性冻疮综合征先有慢性冻疮的病史和临床表现，而后出现弥漫性皮色发绀。相反，如果先有手足皮肤持续均匀的发绀，而后发生冻疮的，则属于手足紫绀症。

（四）其他疾病

慢性心肺疾病患者多为老年患者，先有多年的慢性心肺疾患，后出现发绀，并伴有胸部畸形或肺部听诊可闻及干、湿啰音，杵状指等。

【治疗】

（一）中医治疗

1. 辨证论治

（1）阳虚寒凝证

证候：患肢发凉怕冷，自觉麻木或感觉异常，皮肤呈持续均匀的青紫色，舌质暗紫或有瘀斑、瘀点，苔白，脉沉细涩。

证候分析：寒邪侵袭，凝滞肌肤络脉，阳气难达四末，故患肢发冷，麻木，感觉异常；寒凝络脉，血行滞涩，瘀阻不通，故皮肤出现青紫色，舌质暗紫或有瘀斑、瘀点；脉沉细涩亦为寒邪沉伏于脉，气血流通不畅的表现。

治法：温经散寒，活血通络。

方药：阳和汤加减。

熟地黄 30g，麻黄 6g，肉桂 10g，白芥子 10g，鹿角胶 10g，炮姜 10g，制附子 10g，黄芪 30g，当归 15g，仙茅 15g，生牛膝 10g，地龙 12g，甘草 10g。水煎服，日 1 剂。

（2）气郁阻络证

证候：情绪易激动，烦躁易怒，每于情绪激动时手足发绀加重，怒则四肢肿胀刺痛而厥冷，舌质暗红，苔薄白，脉弦。

证候分析：情绪激动，烦躁易怒，怒则伤肝，肝失疏泄，气机郁滞，局部血行不利，留而成瘀，故激动时手足发绀加重；脉络瘀滞不通，阳气难达四末，故四肢肿胀刺痛而厥冷。

治法：疏肝解郁，活血通脉。

方药：柴胡疏肝散合四物汤加减。

柴胡 5g，陈皮 10g，川芎 10g，香附 10g，枳壳 10g，赤、白芍各 10g，当归 20g，丹参 30g，益母草 30g。水煎服，日 1 剂。

（3）气血两虚证

证候：畏寒肢冷，倦怠乏力，面色无华，手足皮肤呈青紫色，感觉异常，冬季或遇寒尤甚，舌质暗淡，苔薄，脉沉弱无力。

证候分析：素体虚弱，气血亏虚，脾肾阳虚，阳气难以通达全身，气血难荣，故畏寒肢冷，倦怠乏力，面色无华；再遇外界寒湿之邪，局部气血凝滞，故手足皮肤青紫，感觉异常；阳气不振，无力鼓动血行，血行滞涩，故脉象沉弱无力。

治法：益气养血，温经通络。

方药：八珍汤加减。

党参 15g，炒白术 15g，茯苓 30g，当归 15g，川芎 10g，白芍 10g，熟地黄 15g，炙甘草 10g，肉桂 6g，陈皮 10g，香附 10g，生姜 2 片，大枣 2 枚。水煎服，日 1 剂。

2. 外治法

（1）熏洗疗法：舒脉洗液。

药物组成：花椒 10g，艾叶 10g，透骨草 30g，桑枝 10g，苏木 10g，姜黄 10g，伸筋草 30g，五加皮 15g，木瓜 10g，羌活 10g，秦艽 15g，赤芍 10g。

用法：每日 1 剂，水煎后，先熏后洗，熏 20～30 分钟，每日 1～2 次。本法具有舒筋、活血、通脉之功效。

（2）酊剂涂搽疗法：红灵酒。

药物组成：当归 60g，红花 30g，花椒 30g，樟脑 15g，肉桂 60g，细辛 15g，干姜 30g。将上药放入 75% 酒精 1000mL 中浸泡 7 天后，去渣备用。

用法：外涂患处，每日 2～3 次。

（3）针灸疗法

①合谷、手三里、外关、三阴交、足三里、脾俞、肾俞，以温针治疗，隔日 1 次。

上述穴位可配合灸法及按摩。

②肾俞、关元、大椎，每个穴位上放生姜片1枚，每次每穴灸5～7壮，每日1～2次，10次为1个疗程。

（二）西医治疗

1. 一般治疗

应加强体格锻炼，坚持自我按摩，解除精神负担，防寒保暖，防治冻疮等。戒烟，避免饮茶和咖啡。

2. 药物治疗

（1）血管扩张剂

①烟酸：口服，每次50～100mg，每日3次。本药能扩张血管，改善皮肤营养。长期应用可引起肝功能异常和黄疸，有时可引起心悸、皮疹（荨麻疹）、恶心、呕吐、视觉障碍等，溃疡病患者禁用。

②潘生丁：口服，每次25～50mg，每日3次，或肌内注射，每次10mg，每日4次。

③妥拉苏林：口服，每次25mg，每日3～4次，或长效妥拉苏林，口服，每次80mg，每日2次。本药能解除血管痉挛而使周围血管扩张。但可有心动过速、恶心、上腹部痛、直立性低血压等副作用。胃溃疡、冠状动脉病患者忌用。

④利血平：口服，每次0.25～0.5mg，每日3～4次。

（2）手术治疗：严重病例如治疗无效，可考虑行交感神经节阻滞术或切除术。

【预防调护】

本病无特殊预防调护方法。有报道消除精神负担，锻炼身体，防寒保暖，按摩等方法改善症状。

（张玥、姜振）

第四节　血管损伤

【概论】

血管损伤，尤其是大血管损伤的急救，对于外科医生仍是一个挑战。因此，在严重创伤的诊治急救中，及时发现血管损伤并予以正确的修复是救治成功的关键。血管损伤中，四肢血管损伤多于颈部、胸部和股部大血管损伤，四肢致残率偏高。内脏大血管损伤救治困难，死亡率高。

【病因病机】

血管损伤的原因很复杂，因而分类也不一致。按致伤因素而言，可分为锐性损伤和钝性损伤；按致伤因素的作用力情况而言，可分为直接损伤和间接损伤；按损伤后血管的连续性，可分为完全断裂、部分断裂和血管挫伤；按血管损伤的严重程度，可分为轻、中度损伤。但无论哪种分类方法都不能概括血管损伤的全貌。在血管损伤中，因作用力不同，导致血管损伤情况各异。血管损伤不同程度的病理改变致使其临床表现和预后也不尽相同。一般来说，锐性损伤可造成血管的完全或部分断裂，以出血为主；钝性损伤可造成血管内膜、中膜不同程度的损伤，形成血栓，以阻塞性病变为主。

（一）动脉痉挛

多数由钝性暴力或高速子弹（600 米 / 秒）引起的成腔效应，使得交感神经网受刺激，造成血管平滑肌收缩，发生长时间的长节段动脉痉挛。如果其侧支循环不充分，亦可造成肢体的缺血甚至坏死。

（二）动脉挫伤

本病多由钝性暴力所致，常由骨折、关节脱位或加速 – 减速的切应力造成。血管内膜、中膜对于过度伸展、牵拉、扭曲的耐力差，致使血管内膜、中膜首先破裂，造成动脉管壁的广泛血肿，断裂动脉内膜脱入管腔内形成血栓。

（三）动脉部分断裂

多为锐器由血管外壁刺入或医源性插管造成血管部分断裂。其病理改变与完全断裂不同，部分断裂的动脉不能完全回缩入周围组织，且动脉的回缩扩大了裂口，出血更为严重。如果有通向体外或体腔的直接通路，发生严重的大出血，可在短期内危及生命。而出血自动停止的可能性小或短时间内停止后再出血。有时卷曲的内膜片可导致局部血栓形成，覆盖在裂口处，又由于其他动脉壁保持完整性，故约有 20% 远端的脉搏可继续存在。因此，可掩盖动脉损伤的本质。

（四）动脉血管完全断裂

因完全断裂的血管自身回缩或回缩入周围组织，且断裂的内膜向内卷而形成血栓。通常出血量较少，但可因血运中断发生四肢、内脏的缺血，引起肢体和脏器的坏死。

（五）外伤性假性动脉瘤形成

动脉部分断裂后，裂口周围形成血肿。血肿机化后，血管腔仍与血肿腔相通，通过中央的动脉裂孔处，循环进出于血肿腔内，形成假性动脉瘤。动脉瘤的外层为机化的纤维组织，内层为机化血栓，瘤壁不含正常血管的三层结构，可随时破裂，并不断地向远端释放血栓，造成远端缺血性改变。

（六）动静脉瘘的形成

临近静脉和动脉如同时伴有损伤，动脉的血流即向低压的静脉流去，形成了外伤性动静脉瘘。如不能及时处理，可造成循环系统障碍，以致心力衰竭。

患者的预后不仅取决于血管损伤的分类，还取决于血管损伤的部位、有无合并脏器损伤、创口污染以及救治的时间和条件等诸因素。

【临床表现】

出血、休克、伤口血肿或远端肢体缺血为血管损伤的早期临床表现。病情急剧而危重。病变后期主要为外伤性动脉瘤和动静脉瘘。如合并其他脏器或组织损伤还将出现相应的症状。

（一）出血

锐性损伤可表现为自伤口处流出新鲜血液。如果从伤口处喷射性或搏动性流出鲜红血液提示动脉损伤；若从伤口处流出暗红色血液则提示静脉损伤。若是高速子弹或高速金属碎片撞击在骨骼上，其所有的能量都释放在受伤部位，尽管体表处的伤口很小，但其内部的损伤广泛，出血严重。同样，四肢粗大的负重骨（股骨、胫骨）弯曲或突然骨折亦会产生巨大的作用力，引起广泛而严重的血管损伤，且体表多无明显伤口。还应注意，多数情况下，中等血管的损伤出血有间歇性，但不会自然停止。血栓阻塞断裂的血管可暂时停止出血，但血栓被动脉压力冲击掉或被外界力量擦掉便可再次大出血。钝性闭合性损伤，其血管损伤处血液可流至胸腹腔等体腔内。尽管体表看不到出血，但受伤者表现出严重的失血性休克，这种状态常常比体表出血更严重，死亡率更高。

（二）休克

血管损伤引起休克的原因是复杂的。创伤和疼痛都可以加重休克，但最基本的原因是出血造成的失血性休克。开放性损伤可以粗略地估计失血量，闭合性损伤则很难估计其失血量。大血管完全或部分断裂者常死于现场，少数患者因凝血块阻塞才有机会到医院救治。

（三）血肿

血管损伤后出血的途径除流向体表或体腔外，还可以流向组织间隙形成血肿，形成血肿加出血的表现。如果出血流向纵隔，则表现为纵隔的增宽、呼吸困难、胸痛等；如果流向后腹膜，则可出现腹痛、腹胀等。血肿的特点为张力高、坚实和边缘不清。若血肿与血管裂孔相通形成交通性血肿，该血肿具有膨胀性和搏动性。这是诊断钝性血管外伤的局部重要体征。如贸然切开，可引起灾害性后果。

（四）缺血症状

肢体动脉断裂或内膜损伤所致的血栓，可使肢体远端发生明显的缺血现象。肢体远端脉搏的减少或消失。但有 20% 动脉损伤的患者仍可以摸到脉搏。这是因为损伤血块堵塞裂口可保持血流的连续性；再者，脉搏波是一种压力波，其波速可达 10 米 / 秒，故可越过血管内膜、局限的新鲜血块或经侧支循环传向远端。同时，受伤肢体还可出现缺血性疼痛、皮肤苍白、皮温降低、感觉和运动障碍等。

（五）合并脏器或神经组织损伤的症状

血管损伤的同时常合并其他脏器（如肺、肝、脑、肾等）或神经组织损伤，出现的症状是多种多样的。其与肢体神经的损伤和缺血引起的感觉障碍有所不同，前者的症状按神经所支配区域分布，后者的神经麻木感觉范围则呈袜套式分布。

（六）其他症状及体征

外伤性动脉瘤形成后，可在局部摸到搏动性肿块，听到收缩期杂音，并向动脉远端传导。压迫动脉近端，则肿块缩小，搏动和杂音消失。外伤性动静脉瘘可影响循环系统，出现心力衰竭等。

【诊断】

有外伤史，且有明显的出血征象，如出血性休克、局部血肿形成；受伤部位的远端出现供血不足征象；结合 X 线平片、血管造影或超声检查等，可作出血管损伤的诊断。但当患者有多发性损伤或血管损伤系钝性伤所致，而且骨和软组织都受到广泛的伤害时，诊断较为困难。在诊断血管损伤时应注意以下几点：①详细地询问伤情；②仔细的体格检查；③适当地选用必要的辅助检查；④根据所得资料进行综合分析，分析过程中时刻不忘血管损伤的可能性。只有这样才能减少漏诊、误诊，及时地作出正确的诊断。

【治疗】

凡确诊为血管损伤者，均应手术治疗。血管损伤的治疗应把握急救措施、手术方法和术后处理等重要环节。

（一）急救措施

急救措施包括生命指标和出血的急救。生命指标的急救主要是现场救护和复苏。对危重患者，首先确保呼吸道通畅，需要时采用机械通气。抗休克的重点是建立两路输液通道，采用快速有效的输血补液及应用药物来纠正失血性休克。急救止血需根据外伤情况而定，首先应考虑直接压迫血管裂口，其次考虑采用间接近端动脉压迫止血法。特别是用手指压迫动脉裂口处虽简单易行，但不能持久。如能显露外伤血管，采用无损伤血管钳钳夹血管止血最为理想。纱布填塞加压包扎止血效果不确切。经气囊导管行血管腔内近心端止血的办法虽较先进，但受到条件的限制不能广泛开展。在急救止血时，应防止感染，预防性应用抗生素。

（二）手术处理

凡是伤口有搏动性出血、膨胀性搏动性血肿，伤口部位有杂音，伤肢远端有缺血，内出血伴休克，胸腹腔穿刺有血或有血管造影证实血管损伤者均应手术治疗。

1. 切口与显露

手术切口采用近伤口周围且与血管走行方向一致切开。应露出近心端，并且用阻断带控制出血；同时要显露远端血管，上阻断带控制出血。

2. 血管的清创与成形

受伤血管和组织必须彻底清创，动脉的边缘需清创到正常内膜。如有血栓时则切除到距水肿缘 2～3cm 的正常血管壁。血管清创后，尚须对血管断端外膜环形切除，以备吻合。对于中等口径以上的血管断端，可剪成斜面以扩大吻合口；对于口径略小于中等口径的血管，将断端常剪成鱼嘴样，同样亦可扩大吻合口，还可减少吻合口血栓形成。

3. 修复与重建

血管修复与重建方法有 6 种，需要根据损伤情况、血管口径大小、损伤的部位而定。①侧壁缝合：其缝合方法很多，根据伤口情况决定缝合方法，总的原则是缝合后不能造成血管的狭窄。②补片修补：需将动脉壁缺损修剪整齐，取自大隐静脉补片行连续缝合即可。③端端吻合：口径相等的大中血管断端可采用 3 点支持缝合，先在左右缘缝合两针，再在前壁缝合一针，把左侧的支持线从血管后方向右侧旋转，止血钳翻转 180° 显示后壁，行连续缝合后，再连续缝合前壁。④其他吻合法：人工血管间置移植适用于缺损较大、端端吻合张力大或不能行端端吻合者。移植物首先选用大隐静脉，其次为 PTFE 人工血管。血管旁路移植术适用于局部创口条件差，组织缺损多或有感染者。移植物提倡用 PTFE 人工血管，具有较好的抗感染能力，远期通畅率较好。血管的交叉吻合术适用于颈内动脉损伤，可将颈外动脉切断，其近端与颈内动脉远端进行端端吻合，颈外动脉远端结扎。

（三）术后处理

术后全身情况管理十分重要，对患者的呼吸、循环系统、肝肾和胃肠道功能，须严格检测。特别应该预防急性呼吸窘迫综合征、多器官功能衰竭、应激性溃疡等并发症。预防性应用抗生素，若创口污染严重，应使用强有力广谱的抗生素。术后抗凝和溶栓药物应用与否应视患者病情而定。

肢体动脉的外伤，不论做何种手术都应十分注意肢体的血运、皮温、色泽、感觉障碍恢复的情况，应用彩色超声多普勒检测血管的通畅性。如果肢体肿胀严重，静脉、淋巴回流不畅，应及时做深筋膜切开减压，以保证患肢血液循环。

胸腹部大血管损伤手术，24 小时后再次出现休克，或由胸腹腔引流管流出每小时 100mL 以上的不凝血，则应及时行第二次手术，以确保患者生命安全。

【预后】

各部位的血管损伤中，以腘动脉损伤的预后较差。近年来，血管外科技术的发展使钝性损伤导致的截肢率从 23% 下降到 6%，锐性损伤导致的截肢率则从 21% 下降到 0。提高患肢存活率的有利因素包括：①系统（肝素化）抗凝；②及时的动脉侧壁修补或端－端吻合术；③术后第一个 24 小时内出现明显的足背动脉搏动。相反，严重的软组织损伤、深部组织感染、术前缺血则是影响患肢存活的不利因素。目前认为，对合并广泛骨、软组织和神经损伤的患者，主张早期行截肢术。另外，对血流动力学不稳定的患者，复杂的血管修补术将影响患者的生存率，也主张行早期截肢术。

（张大伟）

附 篇

治疗周围动脉疾病常用方剂

第一节 内服方剂

1. 补阳还五汤加味（侯玉芬经验方）

【处方组成】生黄芪 30g，当归尾 12g，赤芍 10g，地龙 10g，川芎 12g，红花 6g，桃仁 9g，苍术 12g，党参 12g，鸡血藤 15g。

【用法】水煎服。

【功能主治】补气活血，化瘀通络。主治闭塞性动脉硬化症、血栓闭塞性脉管炎、多发性大动脉炎、雷诺综合征、深静脉血栓形成后遗症、深静脉瓣膜功能不全等属气虚血瘀证者。

【加减运用】病在上肢者，加羌活 10g，桑枝 30g，姜黄 10g；伴腰腿痛、麻木者，加独活 12g，桑寄生 15g，续断 12g，杜仲 10g；伴腰膝酸软，畏寒肢冷者，加狗脊 10g，巴戟天 10g，补骨脂 15g。

【处方分析】方中重用生黄芪，取其大补脾胃之元气，使气旺以促血行，祛瘀而不伤正，并助诸药之力，为君药。配以归尾活血，有祛瘀而不伤好血之妙，是为臣药。川芎、赤芍、桃仁、红花助归尾活血祛瘀；地龙通经活络，均为佐使药。诸药合用，使气旺血行，瘀去络通，诸症自可渐愈。

2. 脉苏散（侯玉芬经验方）

【处方组成】玄参 30g，黄芪 30g，金银花 30g，苍术 9g，全蝎 9g，蜈蚣 1 条，水蛭 9g，石斛 20g，牛膝 20g，丹参 30g。

【用法】水煎服。

【功用主治】滋阴益气，清热解毒，活血通络。主治糖尿病足、闭塞性动脉硬化症、血栓闭塞性脉管炎等属气阴亏虚，脉络瘀阻者。

【处方分析】玄参为君，清热凉血，滋阴降火，《本草正》曰"味苦而甘，苦能清火，甘能滋阴……故降性亦缓"；黄芪补气固表，利尿托毒，排脓敛疮生肌，《珍珠囊》谓之有"活血生血"之功；金银花清热解毒，《本草新编》谓其"少用则力单，多用则力厚，尤妙在补先于攻，消毒而不耗气血"，两药合用，量大力专，攻补兼施，共为臣药。蜈蚣、水蛭、丹参破血逐瘀，通络止痛。苍术味辛、苦，性温，归脾、胃经，功效燥湿健脾，祛风湿。石斛益胃生津，滋阴清热。牛膝引药下行。诸药合用，共为佐使药。本方通过滋阴益气以治消渴之本，清热解毒、活血通络以治内燥、血瘀之标。本方加蒲公英以助清热解毒、祛湿，黄柏、知母滋阴降火。

3. 八妙通脉汤（侯玉芬经验方）

【处方组成】金银花 30g，玄参 30g，当归 20g，甘草 10g，苍术 15g，黄柏 12g，怀牛膝 10g，薏苡仁 30g。

【用法】水煎服。

【功用主治】清热利湿，解毒活血。一切外科疮疡见红、肿、热、痛，或溃烂腐臭，疼痛剧烈，或见发热口渴，舌红脉数等。本方常用于动脉硬化闭塞症、血栓闭塞性脉管炎、糖尿病肢体动脉闭塞症、雷诺综合征等坏死期；深静脉血栓形成急性期、小腿溃疡伴感染；血栓性浅静脉炎，多发性大动脉炎、白塞病血管炎、变应性血管炎、结节性红斑活动期等。

【处方分析】方中苍术燥湿健脾，黄柏清热燥湿，薏苡仁清利湿热，共奏清热利湿之功；金银花、玄参清热解毒，滋阴泻火；当归活血和营；牛膝活血祛瘀，补肝肾，强筋骨，引药下行；生甘草解毒，调和诸药。本方由四妙勇安汤和四妙散组成。四妙勇安汤原系治疗热毒内蕴、血行不畅所致脱疽的经典方，而四妙散是治疗湿热痿证之妙剂。诸药合用，共奏清热利湿、解毒活血之效，成为临床治疗周围血管病证见湿热下注者的常用方剂证。

4. 血府逐瘀汤加味（侯玉芬经验方）

【处方组成】当归 12g，生地黄 12g，桃仁 12g，红花 9g，枳壳 9g，赤芍 12g，柴胡 10g，甘草 6g，川芎 10g，牛膝 9g，桔梗 9g，苍术 12g，党参 15g，鸡血藤 20g。

【用法】水煎服。

【功用主治】活血祛瘀，行气止痛。主治瘀血发热，舌质暗红，边有瘀斑或瘀点，唇暗或两目暗黑，脉涩或弦紧等瘀血证。本方常用于血栓性静脉炎、色素沉着、深静脉血栓形成、动脉硬化闭塞症、血栓闭塞性脉管炎、多发性大动脉炎、雷诺综合征等属瘀血内阻，日久不愈者。

【处方分析】本方在血府逐瘀汤的基础上加鸡血藤、党参、苍术而成。血府逐瘀汤由桃红四物汤（桃仁、红花、当归、川芎、生地黄、赤芍）、四逆散（柴胡、枳壳、甘草、赤芍）加桔梗、牛膝组成。其中，桃红四物汤活血化瘀而养血，防纯化瘀之伤正；四逆散疏理肝气，使气行则血行；桔梗引药上行，达于胸中（血府）；牛膝引瘀血下行而通利血脉。加鸡血藤养血通络；党参健脾益气以扶正；苍术燥湿健脾，祛风散寒，为治疗风寒湿邪的要药。诸药相合，以活血化瘀通络而不伤正、疏肝理气而不耗气，兼燥湿祛风散寒为特点，起到活血化瘀、行气止痛之功效。

5. 当归四逆汤加味（侯玉芬经验方）

【处方组成】当归 12g，桂枝 10g，杭芍 12g，细辛 3g，通草 6g，大枣 8 枚、炙甘草 6g，丹参 15g，川芎 15g，鸡血藤 30g。

【用法】水煎服。

【功用主治】温经散寒，养血通脉。手足厥寒，或腰、股、腿、足、肩臂疼痛，口不渴，舌淡苔白，脉沉细或细而欲绝。本方常用于血栓闭塞性脉管炎、动脉硬化闭塞症、多发性大动脉炎、雷诺综合征、手足冻疮等属血虚寒凝者。

【处方分析】本方证由营血虚弱，寒凝经脉，血行不利所致。素体血虚而又经脉受寒，寒邪凝滞，血行不利，阳气不能达于四肢末端，营血不能充盈血脉，遂手足厥寒、脉细欲绝。此手足厥寒仅指掌至腕、踝不温，与四肢厥逆有别。治当温经散寒，养血通脉。本方以桂枝汤去生姜，倍大枣，加当归、通草、细辛组成。方中当归甘温，养血和血；桂枝辛温，温经散寒，温通血脉，为君药。细辛温经散寒，助桂枝温通血脉；白芍养血和营，助当归补益营血，共为臣药。通草通经脉，以畅血行；大枣、甘草益气健脾养血，共为佐药。重用大枣，既合当归、白芍以补营血，又防桂枝、细辛燥烈太过，伤及阴血。甘草兼调药性而为使药。全方共奏温经散寒、养血通脉之效。本方的配伍特点是温阳与散寒并用，养血与通脉兼施，温而不燥，补而不滞。腰、股、腿、足疼痛属血虚寒凝者，酌加川续断、牛膝、鸡血藤、木瓜。

6. 五味消毒饮加味（侯玉芬经验方）

【处方组成】金银花 30g，野菊花 12g，蒲公英 30g，紫花地丁 12g，紫背天葵 10g，生地黄 15g，生甘草 10g。

【用法】水煎服。

【功用主治】清热解毒，消散疔疮。疔疮初起，发热恶寒，疮形如粟，坚硬根深，状如铁钉，以及痈疡疖肿，红肿热痛，舌红苔黄，脉数。本方常用于体表急性感染性疾病，如疔、疮、丹毒等。

【处方分析】方中金银花、野菊花，功擅清热解毒散结，金银花入肺、胃经，可解中、上焦之热毒，野菊花入肝经，专清肝胆之火，二药相配，善清气分热结；蒲公英、紫花地丁均具清热解毒之功，为痈疮疔毒之要药；蒲公英兼能利水通淋，泄下焦之湿热，与紫花地丁相配，善清血分之热结；紫背天葵能入三焦，善除三焦之火；生地黄入血分，清热凉血。诸药合用，气血同清，三焦同治，兼能开三焦热结，利湿消肿。

7. 八珍汤（《正体类要》）

【处方组成】当归（酒拌）12g，川芎 12g，白芍 12g，熟地黄（酒拌）15g，人参 3g，白术（炒）10g，茯苓 12g，炙甘草 6g。

【用法】水煎服。

【功用主治】补益气血。面色苍白或萎黄，头晕眼花，四肢倦怠，气短懒言，心悸怔忡，食欲减退，舌质淡，苔薄白，脉细虚。本方适用于闭塞性动脉硬化症、糖尿病足等肢体缺血性溃疡，证属气血两虚者。

【处方分析】方用参、术、苓、草补脾益气；归、芍、地滋养心肝，加川芎入血分而理气，则归、地补而不滞。诸药配合，共收气血双补之功。

8. 痛风散（侯玉芬经验方）

【处方组成】生大黄 9g，山慈菇 6g，金果榄 6g，两头尖 6g，生甘草 12g。

【用法】水煎服。

【功用主治】泻下攻浊，清热解毒，消肿止痛。主治痛风急性期，局部红肿热痛明显者。

【处方分析】方中生大黄，味苦，性寒，功擅泻下攻浊，清热解毒，凉血祛瘀，能直达下焦，荡涤肠胃积滞，清泄血分实热，为君药。金果榄味苦性寒，归肺、大肠经，清热解毒，消肿止痛；山慈菇味辛，性寒，清热解毒，消痈散结，两者共为臣药。两头尖味辛，性热，功擅祛风湿，消痈肿，为佐药。生甘草清热解毒，调和诸药。上药共奏泻下攻浊，清热解毒，消肿止痛之功。

9. 活血通脉饮加减（侯玉芬经验方）

【处方组成】金银花 30g，当归 15g，土茯苓 30g，牛膝 15g，益母草 15g，川芎 15g，丹参 30g，赤芍 15g，郁金 15g 等。

【用法】水煎服。

【功用主治】活血化瘀，佐以利湿。主治血栓闭塞性脉管炎、闭塞性动脉硬化症、下肢静脉曲张、淤积性皮炎等血瘀湿阻者等。

【处方分析】方中当归、川芎、丹参、赤芍、郁金、益母草活血化瘀，行气止痛；牛膝活血化瘀，利尿通淋，引药下行；土茯苓利湿解毒，利关节；金银花清热解毒。上药共奏活血化瘀，清热利湿之功。

注：在尚德俊经验方活血通脉饮的基础上加减而成。

10. 顾步汤加减（尚德俊经验方）

【处方组成】黄芪 30g，党参 30g，炒白术 15g，石斛 30g，鸡血藤 30g，当归 15g，赤芍 15g，牛膝 15g，丹参 15g，甘草 10g。

【用法】水煎服。

【功用主治】补气养血，活血通脉。主治血栓闭塞性脉管炎、大动脉炎等。

【处方分析】方中黄芪、党参、白术以益气养血，当归、丹参、赤芍、鸡血藤以活血化瘀，牛膝以活血通络，甘草调和诸药，共用之可补气养血、调和营卫。

11. 补肾活血汤（尚德俊经验方）

【处方组成】熟地黄 30g，川续断 15g，怀牛膝 15g，桑寄生 15g，鸡血藤 15g，山药 15g，淫羊藿 15g，补骨脂 15g，茯苓 15g，当归 12g，川芎 12g，威灵仙 12g，丹参 12g，赤芍 12g，白术 10g。

【用法】水煎服。

【功用主治】补肾活血，通络止痛。主治颈椎病、增生性脊椎炎、增生性关节炎、肩关节周围炎，以及脑动脉硬化、闭塞性动脉硬化症等。

注：此方是尚德俊教授根据我国中医肾主骨和瘀血证的理论，于 1965 年所创。本方由补肾药物和活血化瘀药物所组成，具有强壮身体，补肾健脾，活血止痛作用。主要用于治疗增生性骨关节炎，以及闭塞性动脉硬化症、脑动脉硬化等。经本方治疗，患者骨关节疼痛明显减轻或消失，恢复活动功能。补肾活血汤与四虫片结合应用，能增强活血止痛作用。

12. 四妙勇安汤加味（尚德俊经验方）

【处方组成】金银花、玄参各 30g，当归、赤芍、牛膝各 15g，黄柏、黄芩、栀子、连翘、苍术、防己、紫草、生甘草各 10g，红花、木通各 6g。

【用法】水煎服。

【功用主治】清热利湿，活血化瘀。主治急性感染，如丹毒、急性蜂窝织炎、痈等，以及血栓性浅静脉炎、下肢深静脉血栓形成、血栓闭塞性脉管炎、急性肢体动脉栓塞、红斑性肢痛病和肢体缺血性坏疽、糖尿病性坏疽、大动脉炎等。

【处方分析】方中金银花、连翘、黄芩、黄柏、栀子、玄参清热利湿；苍术、防己、木通利湿消肿；当归、紫草、红花、牛膝活血通络；甘草调和诸药。共用之以清热利湿为主，活血化瘀为辅。

13. 丹参通脉汤（尚德俊经验方）

【处方组成】丹参、赤芍、黄芪、桑寄生、当归、鸡血藤各 30g，郁金、川芎、川牛膝各 15g。

【用法】水煎服。

【功用主治】益气活血。主治闭塞性动脉硬化症、雷诺综合征等。

【处方分析】方以丹参、黄芪为君药，功用益气活血；赤芍、当归、川芎、桑寄生为臣药；郁金、鸡血藤为佐；川牛膝为使。全方将活血法与补气法相结合，补其不足，攻其瘀滞，攻补兼施，目的在于消除瘀阻，流通血脉，调和气血。

注：此方为尚德俊 1975 年所创，与四虫片结合应用，治疗闭塞性动脉硬化症有显著疗效，具有活血通脉作用，能使血液黏度下降，消除动脉痉挛，改善肢体血液循环。

14. 阳和汤加味（尚德俊经验方）

【处方组成】熟地黄 30g，黄芪 30g，鸡血藤 30g，党参 15g，当归 15g，干姜 15g，赤芍 15g，怀牛膝 15g，肉桂 10g，白芥子 10g，熟附子 10g，炙甘草 10g，地龙 15g，麻黄 6g，鹿角霜 10g（冲）。

【用法】水煎服。

【功用主治】温经散寒，活血通络。主治血栓闭塞性脉管炎、雷诺综合征、闭塞性动脉硬化症以及冻疮等。

【处方分析】方中重用熟地黄温补营血。鹿角霜温阳，借血肉有情之品助熟地黄养血，黄芪、党参益气；当归、赤芍、牛膝、鸡血藤以活血化瘀，地龙以通络；寒性凝滞，非温通经脉不足以解散寒凝，故以干姜、肉桂、附子温中有通；麻黄开腠理以达表；白芥子祛皮里膜外之痰；与温补药共用，可使补而不腻。甘草调和诸药。共用之可温经散寒、活血通脉。

注：此方剂是尚德俊根据清代王洪绪著《外科证治全生集》所载阳和汤，结合外科临床实践，于 1964 年组成并应用于临床。本方具有温阳散寒、温通活血之功效，成为治疗外科疾病的重要方剂。

15. 三物黄芩汤（张百铭经验方）

【处方组成】生地黄 120g，苦参 30g，黄芩 60g。

【用法】水煎服。

【功用主治】养阴，清热，凉血。主治红斑性肢痛症。

【处方分析】方用黄芩清热，地黄滋阴养血，苦参燥湿祛风，刚柔并用，祛风而不燥，滋阴而不腻。

【加减运用】胃纳呆者，加太子参 15g，陈皮、干姜、砂仁各 10g；身冷畏寒者，加黄芪 20g，用生地黄 20g ～ 40g，苦参、黄芩各 10g；大便次数增多者，加地榆炭 20g，罂粟壳 10g。

注：此方剂由张百铭于 1981 年首先创用和报道，用于治疗红斑性肢痛症。路立然曾应用此方剂，并临床随证加减，治疗红斑性肢痛症 28 例，均获痊愈，取得显著疗效。

16. 四虫片（尚德俊经验方）

【处方组成】蜈蚣、全虫、土鳖虫、地龙各等份。

【制法】将上药共研为细末，水泛为丸，如绿豆大，晾干，备用（四虫丸）。或压制成 0.3g 的片剂。

【用法】口服，每次 1.5 ～ 3g，或 5 ～ 10 片，2 ～ 3 次 / 天。

【功用主治】解毒镇痉，活血化瘀，通络止痛。主治血栓闭塞性脉管炎、闭塞性动脉硬化症、大动脉炎、血栓性静脉炎、增生性骨关节炎、淋巴结结核、骨与关节结核、肠粘连，以及各种慢性瘀血炎症、癌症等。

注：此方为尚德俊根据中医理论和西医的见解于 1964 年所创，广泛应用于临床治疗外科疾病有显著疗效，与清热解毒法、温经散寒法、软坚散结法等结合应用，可以增强解毒镇痉、活血化瘀、通络止痛作用。如用黄酒、舒脉酒冲服四虫片，具有良好的活血止痛作用。

17. 散结片（山东中医药大学附属医院）

【处方组成】柴胡、生牡蛎、白芍、丹参、夏枯草、海藻、昆布、玄参、当归、大贝母、黄芩、猫爪草各 3120g，香附、郁金、陈皮、山慈菇、川芎、红花、天葵子各 1560g。

【制法】将上药共研为细末，压制成 0.3g 的片剂。

【用法】口服，10 片 / 次，3 次 / 天。

【功用主治】软坚散结，活血通络。主治血栓闭塞性脉管炎、慢性瘀血炎块、烧伤瘢痕、腹腔粘连、结节性红斑、硬结性红斑、淋巴结结核、甲状腺腺瘤等。

18. 花栀通脉片

【处方组成】丹参 180g，赤芍、土茯苓各 90g，当归 60g，金银花、川芎各 30g。

【制法】共研为细末，压制成 0.3g 的片剂。

【用法】口服，10 ～ 20 片 / 次，3 次 / 天。

【功用主治】活血化瘀。主治慢性瘀血炎块、增生性骨关节炎、血栓闭塞性脉管炎、闭塞性动脉硬化症、大动脉炎、原发性下肢静脉瓣膜功能不全、下肢深静脉血栓形成等。

19. 活血通脉片（尚德俊经验方）

【处方组成】丹参 180g，赤芍、土茯苓各 90g，当归 60g，金银花、川芎各 30g。

【制法】共研为细末，压制成 0.3g 的片剂。

【用法】口服，10 ～ 20 片 / 次，3 次 / 天。

【功用主治】活血化瘀。主治慢性瘀血炎块、增生性骨关节炎、血栓闭塞性脉管炎、闭塞性动脉硬化症、大动脉炎、原发性下肢静脉瓣膜功能不全、下肢深静脉血栓形成等。

20. 活血祛瘀片（山东中医药大学附属医院）

【处方组成】刘寄奴 45g，制无名异 60g，当归、赤芍、羌活各 30g，土鳖虫、红花、穿山甲珠各 24g，木香 18g，生大黄、公丁香各 15g。

【制法】共研为细末，压制成 0.3g 的片剂，备用。

【用法】口服，10 片 / 次，3 次 / 天。

【功用主治】活血散瘀，通络消肿。主治软组织损伤及骨折，局部瘀血肿胀疼痛者；慢性瘀血炎块；血栓闭塞性脉管炎、雷诺综合征、血栓性静脉炎等。

21. 通脉安（尚德俊经验方）

【处方组成】洋金花 1.5g，丹参 60g，鸡血藤、炒枣仁各 30g，当归、川芎、赤芍、琥珀各 15g。

【制法】共研为细末，压制成 0.3g 的片剂，备用。

【用法】口服，10 片 / 次，3 次 / 天。

【功用主治】活血止痛，镇静安神。主治血栓闭塞性脉管炎、闭塞性动脉硬化症、雷诺综合征等。

22. 四妙活血汤（吉林医科大学）

【处方组成】金银花、蒲公英、紫花地丁各 30g，玄参、当归、黄芪、生地黄、丹参各 15g，牛膝、连翘、漏芦、防己各 12g，黄芩、黄柏、贯众、红花各 10g，乳香、没药各 3g。

【用法】水煎服。

【功用主治】清热解毒，活血化瘀。主治血栓闭塞性脉管炎、闭塞性动脉硬化症并发肢体坏疽继发感染热毒炽盛型，以及糖尿病坏疽等。

【处方分析】方中金银花、蒲公英、紫花地丁、连翘、漏芦、贯众功专清热解毒；黄芩、黄柏燥湿解毒；防己祛风止痛，利湿消肿；玄参、生地黄养阴清热；当归、丹参、红花、乳香、没药以活血化瘀、通络止痛；黄芪健脾补中，利尿，托毒；牛膝逐瘀通经，引药下行。诸药共奏清热解毒、活血化瘀之功。

23. 养阴活血汤（尚德俊经验方）

【处方组成】生地黄、玄参、石斛、赤芍各 30g，鸡血藤 21g，当归、青蒿、白薇、牡丹皮各 12g，牛膝 18g，川芎、黄芩各 10g，甘草 6g。

【用法】水煎服。

【功用主治】养阴清热，活血化瘀。主治大动脉炎。

【处方分析】方中用玄参、石斛、生地黄、赤芍、青蒿、白薇以养阴清热；当归、鸡血藤以养血活血；牡丹皮、川芎以清热活血；黄芩以清热；牛膝以引血下行；甘草调和诸药。全方共奏养阴清热，活血通络之效。

24. 活血通脉饮Ⅱ号（尚德俊经验方）

【处方组成】丹参 30g，赤芍 60g，当归、川芎、鸡血藤、川牛膝各 15g。

【用法】水煎服。

【功用主治】活血化瘀。主治血栓闭塞性脉管炎、闭塞性动脉硬化症等。

【处方分析】方中丹参活血祛瘀，赤芍凉血散瘀，当归补血活血，川芎活血行气，鸡血藤活血补血、调经活络，川牛膝逐瘀通经。诸药共奏活血化瘀，通络止痛之功。

25. 黄芪桂枝五物汤（《金匮要略》）

【处方组成】黄芪 30g，芍药、桂枝各 10g，生姜 15g，大枣 6 枚。

【用法】水煎服。

【功用主治】益气活血，温经通脉。主治雷诺综合征、大动脉炎、冻疮等。

【加减运用】寒重者，加熟附子；血瘀重者，加丹参、红花、地龙等。

【处方分析】方中黄芪为君，甘温益气，补在表之卫气。桂枝散风寒而温经通痹，与黄芪配伍，益气温阳，和血通经。桂枝得黄芪益气而振奋卫阳；黄芪得桂枝，固表而不致留邪。芍药养血和营而通血痹，与桂枝合用，调营卫而和表里，两药为臣。生姜辛温，疏散风邪，以助桂枝之力；大枣甘温，养血益气，以资黄芪、芍药之功；与生姜为伍，又能和营卫，调诸药，以为佐使。诸药合用，共奏益气活血、温经通脉之效。

26. 活络效灵丹（《医学衷中参西录》）

【处方组成】当归、丹参、生乳香、生没药各 15g。

【用法】水煎服。

【功用主治】活血化瘀，行气止痛。主治红斑性肢痛病等。张锡纯指出："治内外疮疡，心腹四肢疼……"

【处方分析】方中四药皆入血分，具活血化瘀、通络止痛之功。张锡纯解析此方说："此方，于流通气血之中，大具融化气血之力……气血凝滞者，恒多奇效。"诸药品，皆善入血分，通经络。其中，乳香、没药为"宣通脏腑、流通经络之要药，故凡心胃、胁腹、肢体关节诸疼痛皆能治之"。"治心腹疼痛，无论因凉、因热、气郁、血郁皆有效。""又善治女子行经腹疼，产后瘀血作疼，月事不以时下。其通气活血之力，又善治风寒湿痹，周身麻木，四肢不遂及一切疮疡肿疼，或其疮硬不疼。外用为粉以敷疮疡，能解毒、消肿、生肌、止疼，虽为开通之品，不至耗伤气血，诚良药也。""乳香、没药，最宜生用，若炒用之则其流通之力顿减。"

（刘政、秦红松）

第二节 外用方剂

1. 愈疡灵软膏（山东中医药大学附属医院经验方）

【处方组成】紫草、地骨皮、黄柏、当归、血竭、冰片、麻油等。

【制法】共研为细末，用麻油调和成膏。

【用法】外涂疮口，或摊在消毒纱布上外敷疮口，换药 1～2 天 1 次。

【功用】清热活血。

【主治】各种皮肤溃疡或者创面，久不愈合。

2. 全蝎膏（黑龙江中医药大学附属医院经验方）

【处方组成】全蝎 21 个，蜈蚣 3 条，冰片 6g，凡士林 375g。

【制法】将凡士林熔化，入全蝎、蜈蚣煎熬，至冒出白烟为度，过滤去渣，待温后，再入研细之冰片，搅拌均匀，冷后成膏。

【用法】外涂疮口，或摊在消毒纱布上外敷疮口，换药 1～2 次 1 天。

【功用】祛腐生肌，活血止痛。

【主治】急性化脓性感染疾病创口有坏死组织，血栓闭塞性脉管炎、闭塞性动脉硬化症发生肢体坏疽溃烂，有坏死组织，剧烈疼痛者。

注：此方为黑龙江中医药大学盖世昌教授所创，临床应用 20 多年，对外科化脓性感染疾病创口有坏死组织、脓多，剧痛者，外敷创口，具有显著的祛腐生肌、活血止痛作用，促进坏死组织脱落和创口愈合。

3. 追毒丹（山东中医药大学附属医院经验方）

【处方组成】红升丹、大黄、白芷各 6g，冰片 0.6g。

【制法】共研为极细末，血备用。

【用法】用少许撒于创面。

【功用】提脓祛腐。

【主治】创口有坏死组织，脓液较多者。

4. 生肌散（山东中医药大学附属医院经验方）

【处方组成】乳香、没药、血竭、儿茶、煅龙骨、煅象皮、珍珠等。

【制法】共研极细末，贮瓶备用。

【用法】均匀撒布于创口一薄层，外盖生肌玉红膏油纱布包扎。

【功用】活血生肌敛口。

【主治】化脓性感染创口的后期，坏死组织及脓液已净者，或慢性溃疡等，能促进肉芽组织及上皮组织增生使创口愈合。

5. 生肌珍珠散（山东中医药大学附属医院经验方）

【处方组成】乳香、没药、樟丹、血竭、儿茶、煅龙骨、芦荟、煅象皮、煅石决明、煅海巴各 9g，珍珠、冰片各 0.6g，轻粉 3g。

【制法】共研极细末，贮瓶备用。

【用法】均匀撒布于创口一薄层，外盖玉红膏油纱布包扎。

【功用】活血生肌敛口。

【主治】化脓性感染创口的后期，坏死组织及脓液已净者，或慢性溃疡等，能促进肉芽组织及上皮组织增生使创口愈合。

6. 大黄油纱布（尚德俊教授经验方）

【处方组成】大黄。

【制法】将大黄熬成浓汁，用凡士林调成膏，加纱布条经高压蒸气灭菌后，制成大黄油纱布换药用。

【用法】外敷疮口，每天换药1次。

【功用】清热解毒。

【主治】急性化脓性感染疮口，血栓闭塞性脉管炎、闭塞性动脉硬化症、糖尿病足肢体溃烂，以及下肢溃疡，而脓液较多者。

7. 玉红油膏纱布（山东中医药大学附属医院经验方）

【处方组成】当归60g，白芷15g，紫草6g，甘草36g，血竭、轻粉各12g，白蜡60g，香油500g。

【制法】将前四味药放入香油内浸泡5天，再将药煎枯为度，过滤去渣，继加热熬油，再把血竭、白蜡放入油内熔化，后再加入轻粉，搅匀成膏（《外科正宗》的生肌玉红膏）。如加纱布条经高压蒸气灭菌后，即制成玉红膏油纱布，备用。

【用法】外敷疮口，每日或隔日换药1次。

【功用】解毒祛腐，生肌敛口。

【主治】一切溃疡，疮口坏死组织及脓液很少者。

8. 润肌膏油纱布（尚德俊经验方）

【处方组成】当归、生地黄各20g，紫草、甘草各10g，凡士林200g。

【制法】将四味药放入凡士林内，煎枯为度，过滤去渣，冷却后即成润肌膏。加纱布条经高压蒸气灭菌后，即制成润肌膏油纱布。

【用法】常规换药时，外敷创口，或外涂患处，每天1次。

【功用】润肤生肌。

【主治】慢性溃疡，动脉缺血性溃疡，静脉瘀血性溃疡，烫伤、皮肤干裂等。

9. 马黄酊（重庆市中医研究所经验方）

【处方组成】黄连、马前子。

【制法】将上药放入300mL 75%乙醇溶液内，浸泡3～5天，密封备用。

【用法】外涂患处，每天3～5次。

【功用】解毒祛腐，生肌敛口。

【主治】消炎止痛。

10. 独圣散（《疡科纲要》）

【处方组成】急性子。

【用法】将上药研为细末，沸水冲后，待温后浸泡患处。

【功用】破血软坚，散瘀消肿。

【主治】用于血栓闭塞性脉管炎阴寒证，闭塞性动脉硬化症 1、2 期阴寒证等。

11. 温络通（侯玉芬经验方）

【处方组成】附子、干姜、当归、花椒、红花等。

【用法】将以上药物研为细末，沸水冲调，待温后浸泡患处。

【功用】温经散寒，通络止痛。

【主治】用于血栓闭塞性脉管炎、闭塞性动脉硬化症之阴寒证等。

12. 脉络通（侯玉芬经验方）

【处方组成】红花、川芎、当归、透骨草、丹参等。

【用法】将以上药物研为细末，沸水冲后，待温后浸泡患处。

【功用】活血化瘀，通络止痛。

【主治】用于血栓闭塞性脉管炎、闭塞性动脉硬化症之血瘀型等。

13. 解毒洗剂（山东中医药大学附属医院经验方）

【处方组成】蒲公英、苦参、黄柏、连翘、木鳖子、金银花、白芷、赤芍、牡丹皮。

【用法】将上药共研为粗末，用纱布包扎好，加水煎煮后，过滤去渣，趁热熏洗或溻渍患处，每天 1 ～ 2 次。如有疮口，熏洗后，再常规换药。

【功用】清热解毒，活血消肿，祛腐排脓。

【主治】一切化脓性感染疾病，红、肿、热痛或破溃流脓甚多者，如疔、痈、丹毒、急性蜂窝织炎，以及血栓性静脉炎、血栓闭塞性脉管炎等。

14. 活血止痛散（山东中医药大学附属医院经验方）

【处方组成】透骨草、延胡索、当归、姜黄、川椒、海桐皮、威灵仙、川牛膝、乳香、没药、羌活、白芷、苏木、五加皮、红花、土茯苓。

【用法】将上药共研为粗末，用纱布包扎好，加水煎煮后，过滤去渣，趁热熏洗或溻渍患处。

【功用】活血散瘀，舒筋止痛。

【主治】软组织损伤、局部瘀血肿痛，或骨折愈合后，肢体关节活动功能障碍者，以及复发性丹毒所致象皮肿，血栓性浅静脉炎，下肢深静脉血栓形成，血栓闭塞性脉管炎，闭塞性动脉硬化症，雷诺综合征等。

（刘政、秦红松）

主要参考文献

［1］尚德俊，王嘉桔，张柏根.中西医结合周围血管疾病学［M］.北京：人民卫生出版社，2004.

［2］汪忠镐，舒畅.血管外科临床解剖学（第2版）［M］.济南：山东科学技术出版社，2020.

［3］陈柏楠，侯玉芬，周涛.周围血管疾病中西医诊疗［M］.北京：中国中医药出版社，1999.

［4］陈淑长.实用中医周围血管病学［M］.北京：人民卫生出版社，2005.

［5］陆信武，蒋米尔.临床血管外科学（第5版）［M］.北京：科学出版社，2018.

［6］侯玉芬，刘明，周黎丽，等.实用周围血管疾病学［M］.北京：金城出版社，2005.

［7］钟嘉杰，潘建清，简瑞.不同超声技术检测颈动脉血流量的对照研究［J］.中国医学工程，2018，26（9）：17-20.

［8］于国俊，程新，唐素勒，等.彩色多普勒超声对糖尿病肾病患者颈动脉结构及血流动力学改变的检测价值［J］.临床医学工程，2019，26（8）：1013-1014.

［9］贺利霞，刘晓妮.彩色多普勒超声检测TACI患者颈动脉硬化病变的诊断价值［J］.海南医学，2018，29（24）：3490-3493.

［10］田丽丽，刘晓妮.彩色多普勒超声仪在老年高血压患者颈动脉结构及血流动力学指标检测中的应用分析［J］.医学理论与实践，2019，32（12）：1921-1923.

［11］姜惠悦，姚公志，周璇，等.超声检测脑卒中患者颈、椎动脉粥样硬化与血流动力学临床分析［J］.中国现代医药杂志，2018，20（2）：77-79.

［12］李沆.超声在老年冠心病患者颈动脉硬化及血流动力学检测中的价值［J］.影像研究与医学应用，2020，4（7）：105-106.

［13］吴禧.糖尿病肾病患者颈动脉结构及血流动力学改变检测中彩色多普勒超声的应用分析［J］.现代医用影像学，2021，30（4）：775-777.

［14］抗血小板治疗中国专家共识［J］.中华心血管病杂志，2013（3）：183-194.

［15］李哲昀，王利新，符伟国.最新腹主动脉瘤腔内治疗指南解读［J］.中国普外基础与临床杂志，2021，28（11）：1414-1415.

［16］韩茂男，赵纪春.腹主动脉瘤腔内治疗随访期并发症及处理［J］.中国普外基础与临床杂志，2021，28（11）：1409-1411.

［17］陈忠.我国腹主动脉瘤腔内修复技术发展现状和展望［J］.中国实用外科杂志，2021，41（3）：257-260.

［18］尤家运，余朝文，聂中林，等.主动脉穿透性溃疡的临床特点与治疗方法［J］.中华全科医学，2021（5）：778-781.

［19］吴丹明，沈世凯.主动脉溃疡的诊治要点［J］.中国普外基础与临床杂志，2018（5）：619-621.

［20］Radonic V，Koplic S，Giunio L，et al. Popliteal artery entrapment syndrome：diagnosis and management, with report of three cases. Tex Heart Inst J. 2000,27（1）:3-13.

［21］Criado PR，Rivitti EA，Sotto MN，et al. Livedoid vasculopathy：an intringuing cutaneous disease. An Bras Dermatol, 2011, 86（5）: 961-977.

［22］Criado PR，Rivitti EA，Solo MN，et al. Livedoid vasculopathy as a coagulation disorder. Autoimmun Rev, 2011, 10（6）: 353-360.

［23］Alavi A，Hafner J，Dutz JP，et al. Livedoid vasculopathy：an indepth analysis using a modified Delphi approach. J Am Acad Dermatol, 2013, 69（6）: 1033-1042.

［24］Vasconcelos R，Criado PR，Belda W Jr. Livedoid vasculopathy secondary to high levels of lipoprotein(a). Br J Dermatol, 2011, 164（5）: 1111-1113.

［25］Yong AA，Tan AW，Giam YC，et al. Livedoid vasculopathy and its association with factor V Leiden mutation. Singapore Med J, 2012, 53（12）: 258-260.

［26］Callen JP. Livedoid vasculopathy：what it is and how the patient should be evaluated and treated. Arch Dermatol, 2006, 142（11）: 1481-1482.

［27］Kim EJ，Yoon SY，Park HS，et al. Pulsed intravenous immunoglobulin therapy in refractory ulcerated livediod vasculopathy：seven cases and a literature review. Dermatol Ther, 2015, 28（5）: 287-290.

［28］姜振，张玥，张玉冬．中西医结合治疗青斑血管病 1 例报告［J］．中国中西医结合外科杂志，2017，23（4）：438–440.

［29］闻娟．青斑样血管病 42 例临床分析［D］．郑州：郑州大学，2020.

［30］Yang Y, Wang Y, Li S, et al. Mutations in SCN9A, encoding a sodium channel alpha subunit, in patients with primary erythermalgia. J Med Genet, 2004, 41（3）：171–174.

［31］张黎黎，林志淼，马志红，等．原发性红斑肢痛症中 SCN9A 基因突变的热点［J］．中国皮肤性病学杂志，2006，20（11）：649.

［32］Skeik N, Rooke TW, Davis MD, et al. Severe case and literature review of primary erythromelagia：Novel SCN9 a genemutation. Vascular Medicine, 2012, 17（1）：44–49.

［33］赵小玲，侯萍．四逆散加味治疗手足紫绀症 26 例［J］．实用中医内科杂志，2005，19（4）：373–374.

［34］张韬，郭伟．腹主动脉瘤诊断和治疗中国专家共识（2022 版）［J］．中国实用外科杂志，2022，42（4）：380–387.

［35］吴彪，郭旭昌，胡克亮，等．主动脉夹层 93 例临床分析［J］．岭南急诊医学杂志，2020（2）：160–162，183.

［36］叶仕高，刘永春．主动脉夹层的治疗研究进展［J］．中国医学创新，2019（12）：169–172.

［37］钱陈凤，李竹琴．急性主动脉综合征的临床研究进展［J］．临床急诊杂志，2017（4）：316–319.

［38］孙丽，鲁云泉，姜新华．中医中药对主动脉夹层的治疗功效［J］．中国卫生标准管理，2016（17）：146–147.

［39］江晓波．98 例主动脉夹层患者的临床特征及中医证候规律初探［D］．广州：广州中医药大学，2012.

［40］周育平，张红霞．主动脉夹层中医证候特点分析［J］．中国中医急症，2007（12）：1487–1489，1496.